影像解剖学

第 3 版

ANATOMY IN DIAGNOSTIC IMAGING

THIRD EDITION

编著　〔丹〕弗莱肯施泰因（Peter Fleckenstein）

　　　〔丹〕詹森（Jørgen Tranum-Jensen）

　　　〔丹〕米歇茨基（Peter Sand Myschetzky）

主译　闫　东　刘德泉

主审　程晓光

译者　（按姓氏拼音排序）

　　　蔡　韦　高　璇　邵季超

北京科学技术出版社

Title: Anatomy in diagnostic imaging, third edition by Peter Fleckenstein, Jørgen Tranum-Jensen , Peter Sand Myschetzky
ISBN: 978-1-4051-3991-5

This third edition first published 2014, ©Peter Fleckenstein, Jørgen Tranum-Jensen and Peter Sand Myschetzky. First edition 1993 © Munksgaard/Blackwell/Saunders, second edition 2001 © Munksgaard/Blackwell.

All Rights Reserved. Authorised translation from the English language edition published by John Wiley & Sons Limited. Responsibility for the accuracy of the translation rests solely with Beijing Science and Technology Publishing Co.,Ltd. and is not the responsibility of John Wiley & Sons Limited. No part of this book may be reproduced in any form without the written permission of the original copyright holder, John Wiley & Sons Limited. Copies of this book sold without a Wiley sticker on the cover are unauthorized and illegal.

著作权合同登记号　图字：01-2017-6987

图书在版编目（CIP）数据

影像解剖学：第3版 /（丹）弗莱肯施泰因（Fleckenstein, P.），（丹）詹森（Jensen, J.T.），（丹）米歇茨基（Myschetzky, P.S.）编著；闫东，刘德泉主译 .—北京：北京科学技术出版社，2018.6（2023.12 重印）
书名原文：Anatomy in Diagnostic Imaging，3e
ISBN 978-7-5304-9672-5

Ⅰ. ①影…　Ⅱ. ①弗…　②詹…　③米…　④闫…　⑤刘…　Ⅲ. ①影象 - 人体解剖学　Ⅳ. ①R813

中国版本图书馆 CIP 数据核字（2018）第 085957 号

责任编辑：张真真
责任校对：贾　荣
责任印制：吕　越
封面设计：华　艺
出 版 人：曾庆宇
出版发行：北京科学技术出版社
社　　址：北京西直门南大街 16 号
邮政编码：100035
电话传真：0086-10-66135495（总编室）　0086-10-66113227（发行部）
网　　址：www.bkydw.cn
印　　刷：北京捷迅佳彩印刷有限公司
开　　本：889mm×1194mm　1/16
字　　数：700 千字
印　　张：32.75
版　　次：2018 年 6 月第 1 版
印　　次：2023 年 12 月第 7 次印刷
ISBN 978-7-5304-9672-5

定　　价：298.00 元

译者序 ▶▶

医学影像学诞生已百余年，虽然新技术日新月异、新方法层出不穷，但是形态学诊断依然是医学影像诊断的基础并占据重要地位。因此，影像解剖学作为解剖和影像间的桥梁，其作用不言而喻。

翻阅近十几年来我国编写或翻译的影像解剖相关著作，虽然数量众多，但集 X 线平片、CT、MR、PET、超声和核医学于一体，同时涵盖诸多解剖系统并中英文对照解剖标注的图谱却寥寥无几。由丹麦 Peter Fleckenstein、Jørgen Tranum-Jensen 等人编著、北京积水潭医院放射科副主任医师闫东等主译的《影像解剖学》第 3 版将弥补相关领域的缺憾。而作为一本重要的医学影像工具书，其第 1 版和第 2 版已经过市场检验，得到同行的一致肯定和好评。

该书第一部分深入浅出地阐述了与影像诊断相关的 X 线、CT、MR 等成像技术的基本概念和原理。之后通过近 1000 幅精挑细选的清晰影像图像，将各个系统的正常解剖结构从不同方位精确、完美地展示出来。与前两版相比，第 3 版与时俱进地增加了多幅骨肌关节的 MR 影像图像，这对骨放射科和骨科临床医生提高 MR 诊断水平是个很大的帮助；产科超声图像的扩充，为产检提供了全面、标准的范例；另外，大量老旧图像的更换也进一步提高了本书的品质。

《影像解剖学》第 3 版凝聚了原著作者和译者的辛勤汗水，其成像方式多样、图像清晰、中英对照解剖标注翔实，相信以它的全面性、实用性必将成为放射科医师和临床医师手中的一本必备参考书。

北京积水潭医院放射科

2018 年 5 月 7 日

译者前言 ▶▶

近年来，随着影像技术的不断发展，医学影像学检查在临床诊断和治疗中发挥了越来越大的作用。影像解剖学作为影像诊断的基础，无论对放射科医师，还是临床医师都有着重要意义。

Peter Fleckenstein 医师及合著者所著的《影像解剖学》，不仅涉及人体诸多解剖部位，而且涵盖了 X 线平片、CT、MR、PET、超声波和核素显像等多种成像方式，作为一本全面解析正常影像的参考书，第 2 版译著于 2003 年 1 月出版后，深受广大影像学及临床相关学科医师和医学生的喜爱与好评，重印 10 余次之多。

此次第 3 版在保持原有特色的基础上与时俱进，增加了近 300 幅图像，使总图像达到了近 1000 幅，同时更换了大量老旧、模糊图像，特别是颅脑 CT 图像，使解剖部位更加详尽，影像图像更加清晰。尤其值得一提的是增加了诸如肩、膝、踝等大关节及眼眶、腰椎的 MR 图像，极大地满足了运动损伤相关专业医师日益增长的骨关节 MR 图像细节解剖的需求，对全民健身运动的顺利开展、对运动损伤的及时诊断和治疗提供了有力的帮助。与此同时，第 3 版译著保留了解剖部位的英文标注，中英文双语对照也是本书的特色之一，帮助读者在学习医学影像的同时，提高医学英语水平，适应国际化学习与交流的需求。

本书翻译过程中，我们力求准确并忠于原著，但难免有不当之处，恳请同道们不吝赐教和斧正。

承蒙各位参译人员的通力协助与帮助，在此我对他们的辛勤劳动表示最衷心的感谢和诚挚的谢意。

最后，衷心感谢我的研究生导师、亚洲骨放射学会主席、北京积水潭医院放射科主任程晓光教授在百忙之中为本书审校、作序。

北京积水潭医院放射科

闫东

2018 年 5 月 7 日

原著前言 ▶▶

　　《影像解剖学》第 1 版已出版近 20 年，我们受到第 2 版的鼓舞，觉得是时候准备第 3 版了。作为一本全面解析正常影像的参考书，第 3 版保持了既往版本的范畴，以满足学生和从事影像诊断工作的专业医务人员的需求。

　　随着影像技术的不断发展，在第 3 版，我们增加了主要关节的 MR 成像，如肩关节、肘关节、髋关节、膝关节和踝关节的两或三平面图像。同时添加了颅骨 CT 图像，替换了老旧的颅脑 CT 图像。产科超声检查部分也被极大扩充，已涵盖正常妊娠期间进行的所有标准检查。此外，我们还增加了一个眼眶的 MR 序列图像和一个新的腰椎序列图像，其他图像也进行了补充或取代。

　　第 3 版对导言一章已经重新做了修订和更新，但秉承的宗旨未变，即通俗易懂地介绍影像诊断原理和成像技术。

原著致谢 ▶▶

　　在第 3 版的编撰过程中，我们再次得益于许多同仁的慷慨帮助：哥本哈根 Rigshospitalet 医院的 Connie Jørgensen 和 Peter Oturai；哥本哈根 Hamlet Private 医院的 Anne-Mette Leffers；哥本哈根 Hvidovre 医院的 Henrik Lundell 和 Glostrup 医院的 Martin Vinten，以及 Gentofte 医院 X 线普放中心的所有同事和工作人员，我们还要感谢哥本哈根大学细胞和分子医学部的摄影师 Keld Ottosen 在制作摄影底片上的帮助。

　　我们还要感谢 Wiley Blackwell 在编写第 3 版过程中所表现出的优秀合作素质以及极大的耐心。

　　第 3 版的准备和编撰令人兴奋，但与此同时也极大地减少了陪同家人的时间，在这里，对于家人们再次的慷慨和支持，表示我们深深的、无比的感谢！

Peter Fleckenstein

Jørgen Tranum-Jensen

Peter Sand Myschetzky

目　　录 ▶▶

第一章

影像诊断的原理和技术

影像诊断学通过应用几种物理学原理，使生命体的结构、组成和功能可视化。对成像技术和基本物理原理的初步了解是充分认识诊断可能性和全面、精准解析图像的前提。

本章摒弃了冗杂的技术细节和深奥的数学公式，简明扼要地介绍与影像诊断相关的一些基本物理原理、成像技术和概念。

第一节 以 X 线为基础的技术

X 线的产生和特性

X 线是一种具有一定频谱范围的电磁波，用于诊断成像的波长在 0.006~0.06nm 之间。与可见光不同，X 线不能被镜头或类似设备发现和检出，因此，X 线的衍射和波动等光学特性在影像诊断中被极大忽略。把 X 线理解成线性传播的、连续的能量量子（光子）流是非常有用的。因此，人们通常将光子能量作为 X 线的特征，而非其波长或波频。因为 X 线是电子在千伏特（kV）等级的电场加速后，通过能量转换而产生的，所以 X 线光子的能量单位是千电子伏特（keV），与诊断相关的范围是 20~200keV（图 1-1）。

电磁波的传播速度（c）是常数（在真空里）：3×10^{17} nm/s，与波长（λ）和频率（ν）的关系是：$c = \lambda \times \nu$。

电磁波以不连续的能量量子（光子）形式发射，光子的能量（E）与其频率（ν）的关系是：$E = h \times \nu = h \times c/\lambda$，h 是 Planck（普朗克）常数。如果能量 E 用 keV 表示，波长 λ 用 nm 表示，则关系式变为 $E = 1.24/\lambda$。

1 电子伏特（eV）是 1 个电子通过 1 伏特梯度电压加速后获取的能量。1000eV=1keV。

X 线管

X 线管是影像诊断用 X 线的发生器（图 1-2）。在 X 线管内，钨丝（阴极）通电加热后产生的窄电子束在真空管内加速撞击阳极靶，此时发生能量转换，入射电子能量很小的一部分（0.2%~2%）形成 X 线，剩余能量转换成热能。阳极靶通常由具有高热稳定性的钨合金构成，呈圆盘状并高速旋转，以利于将产生的热能均匀、广泛地散出去。

X 线管产生的 X 线能量（波长）主要通过阴阳两极间的电位差（加速电压）来调节。高电压是由整流和变压器产生的，通常将 50~60Hz 的交流电转换成 50000Hz 的交流电。高电压呈波形，并以此显示峰值电压和最小电压的不同，后者用峰值电压的百分比表示（通常为绝大多数高压发电机峰值电压的 5%~10%）。X 线管的高电压设置通常是指峰值电压，并且用 kVp 表示。

在一定的电压下，X 线管产生的 X 线强度是由撞击阳极靶的电子数量决定的，即由从阴极到阳极经过真空管的电子束形成的电流决定，我们称其为束电流或管电流，单位为毫安培（mA）。当加速电压在 40kV（饱和电压）以上时，管电流很大程度上取决于阴极灯丝的温度，也可由加热灯丝的供电电流来调节。

X 线的辐射剂量与管电流及时间成正比，用毫安秒（mAs）表示。阳极发射的 X 线光子具有不同的能量，当管电压最大时，X 线谱中的光子能量也达到最大。因此，X 线束是多变的，即使管电压不变，X 线束仍然多变，这与 X 线在阳极产生过程中的特性（韧致辐射）有关，在此不详细叙述。

能量低于 20keV 的光子不能用于 X 线成像，这是因为它们无法穿透人体的受检部位。而且由于其能量被受照部位的浅表组织（尤其是皮肤）吸收，对人体是有害的。在 X 线束通过的路径上插入薄铝片或铜片以去除这些低能的光子，这一过程称为滤过（图 1-3）。滤过使光子平均能量增加，此时 X 线束称为硬 X 线。乳腺摄影则应用最低能量的 X 线（25~30keV），通过正常组织和癌组织对 X 线吸收的微小差别来发现病变。

X 线管被一铅罩包绕，仅留一窗口让 X 线束通过。窗口的大小和形状通过调节光圈来改变（图 1-2）。

Anatomy in Diagnostic Imaging, Third Edition. Peter Fleckenstein and Jørgen Tranum-Jensen.

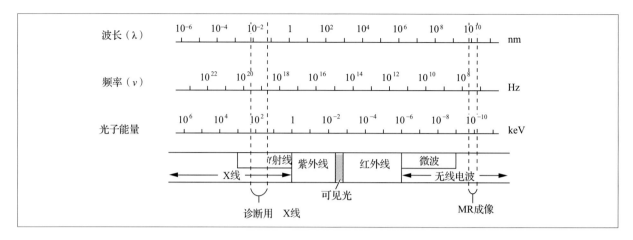

图 1-1　电磁波谱及其对应的波长、频率和光子能量

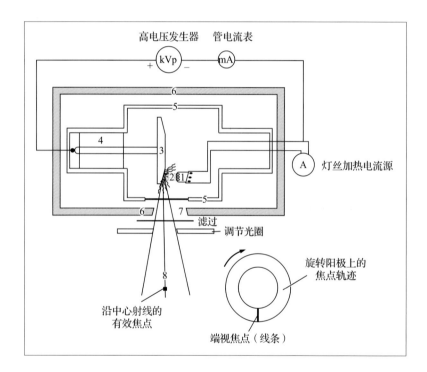

图 1-2　诊断用 X 线管基本构造示意图（电路细节未提供）
1. 阴极灯丝
2. 电子束
3. 旋转阳极
4. 阳极电机驱动装置
5. 真空管
6. 铅罩
7. 窗口
8. 中心射线

X 线以发散的形式自阳极电子束撞击处（焦点）向外辐射，并受 X 线管出口孔径大小的限制。线束的中轴称为中心射线，沿此轴看到的焦点叫作有效焦点。有效焦点尺寸越小，所获影像的分辨率越高。它们几乎都是 1mm² 或更小；在乳腺摄影时甚至达到 0.1mm² 以下，以便发现恶性肿瘤经常出现的微小钙质沉着。

X 线束应当被光圈严格限制，使所需投照的身体区域最小化，尽量减少辐射暴露，这种调整被称为准直。

X 线与物质的相互作用

用于影像诊断的 X 线能量有三种相互作用形式，即弹性散射、光电效应和非弹性散射（康普顿效应）。

弹性散射：仅改变光子方向，而无能量损失。与诊断相关的光子都会发生弹性散射，但仅占总散射率很小的一部分。

光电效应（图 1-4）：入射的 X 线光子将能量全部传递给原子核外某一内层电子，该电子获得

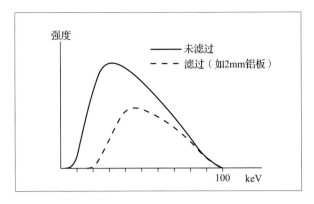

图 1-3 滤过对 X 线束光子能量分布的影响（管电压 100kVp）

即便未经滤过，当 X 线束通过 X 线管壁时，最低能量的线束也已经被滤去。附加的滤过降低了整体能量，但却增加了光子的平均能量

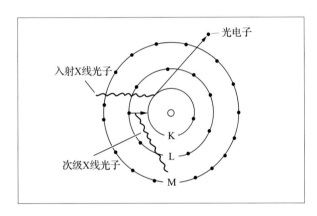

图 1-4 光电效应

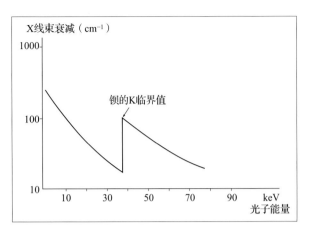

图 1-5 K 临界效应

当光子能量等于 K 层电子的结合能时，X 线吸收急剧增加，这就是所谓的 K 临界值

表 1-1 不同元素的 K 临界值

元素	K 临界值（keV）
碳	0.3
氮	0.4
氧	0.5
磷	2.1
钙	4.0
碘	33.2
钡	37.4
铅	88.1
铁	7.1

能量后脱离原子核束缚成为自由电子，又被称为光电子。内层电子被激发后，较外层的电子填补空位，多余能量随之释放，产生方向随机的新的 X 线光子，该光子具有可确定物质元素组分和含量的特征性能量。新光子的能量比先前光子的能量低，它可以作为次级射线辐射出去，但更多的是被新的相互作用所吸收。原子电离后释放的电子与其他原子碰撞，产生数量更多的次级电离。当入射光子能量略高于内层电子与原子核的结合力时，光电效应会很强。在诊断相关的 X 线能量范围内，只有最内层（K 层）2 个电子拥有足够高的结合能时才会产生光电效应。我们将恰好能使 K 层释放出 1 个光电子的光子能量，称为 K 临界值，X 线就以此能量作为阈值，出现衰减的急剧增加（图 1-5）。不同元素各自具有特征性

的 K 临界值（表 1-1）。由低序数元素（碳、氮、氧）组成的软组织，当光子能量大于 35keV 时，光电衰减在数量上即变得不重要。而由于高序数元素（如钙）的 K 层电子结合力高，对于骨成像来说，即便光子能量达到 50keV，光电效应在数量上仍然非常重要。钡和碘具有很高的 K 临界值，分别为 37.4keV 和 33.2keV，因此在 X 线检查时作为对比剂使用。

非弹性（康普顿）散射（图 1-6）：是 X 线光子与外层电子间相互作用的结果，后者被撞出离子外（即反冲电子），入射光子能量减少且方向

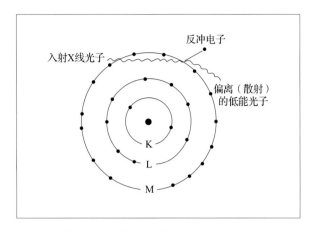

图 1-6 非弹性（康普顿）散射

改变。一个 X 线光子在通过物质的路径上可能会发生数次非弹性散射，甚至直到释放其所有能量，即其能量被组织完全吸收。康普顿散射是诊断放射学中所占比重最大的散射，它主要取决于组织单位体积中电子的数量，也就是说与组织的质量密度几乎呈线性相关，而与原子序数无关。这就是高能 X 线下，骨与软组织对比度反而降低的原因，而此时没有光电效应。

光电效应和非弹性散射都导致原子失去电子，这可能导致化学键断裂，而且因为电离原子（特别是碳、氮和氧）具有高化学反应性，从而产生与原组织不同的新化学键。正因为具有引起电离的能力，X 线才被归入电离辐射一族。也正是因为电离以及由其引起的化学反应，导致了辐射的生物学损害。

吸收剂量的单位和电离辐射的生物学效应

组织吸收的能量用单位 gray（Gy）表示，1Gy 等于 1 千克组织吸收 1 焦耳（1J/kg）能量。之前的吸收剂量单位是 rad，与 gray 的关系是：1Gy=100rad。

实际测量电离辐射（等效剂量）生物学效应（损害）的单位是 sievert（Sv），用以表示特殊类型辐射的吸收剂量，是 gray 与"质量系数"的乘积。诊断用 X 线和 γ 放射线核素的质量系数约是 1，α 射线的是 10~20，β 射线的是 1~2，这取决于自身的能量。如果 α 射线和 β 射线通过核素进入体内并且在某些特殊的组织中浓聚（如骨髓），即使两种射线的穿透性较差，也会对组织造成严重损害。之前的单位 rem，与 Sv 的关系是：1Sv=100rem。

组织不同，散射和吸收 X 线光子的能力也不一样。但是无论机制如何，都可引入线性衰减系数（cm^{-1}）的概念，其代表沿 X 线束方向，穿过 1cm 组织后的强度衰减。给定组织的线性衰减系数随 X 线光子能量的变化而不同，即能量越低，光电效应越显著，线性衰减系数越高；能量越高，康普顿散射占主导，线性衰减系数越低。因此，X 线的衰减主要取决于组织密度，而非物质的原子组成（图 1-7，图 1-8）。

常规 X 线成像

常规 X 线成像装置非常简单（图 1-9），是以 X 线管的焦点作为点光源。身体受检部位是由不同衰减系数的元素构成的，所获图像是三维物体的二维投影，这与影子一样，遵循中心投影里简单的几何规则。因此，这与光学成像完全不同，后者成像有清晰的焦平面和像平面。

经过准直、滤过的 X 线束离开球管后，在其横截面上的强度基本一致，而且，强度的降低与距离（距焦点）的平方成正比。线性传播的 X 线光子流（射线）以不同的线性路径穿过物体时，能量因散射和吸收出现不同程度的衰减，这与物质的厚度、密度和元素构成有关。因此，穿过物体的 X 线束，在横截面上各位点的强度不同，从而间接反映出所过路径中物体的相关性质信息。这种经过改变的 X 线，有时被称为空间投影，可以被照相机、荧光屏或者数字图像记录仪所记录。

成像几何学

X 线成像遵循图像总被放大的中心投照原理。当物体 - 胶片距离（OFD）增加时，影像放大率也变大；当焦点 - 物体距离（FOD）增加时，影像放大率减小。这意味着影像的失真是不可避免的，表现为离焦点近的物质与离焦点远的物质相比，放大率增加（图 1-9B）。相对于焦点 - 胶片的距离（FFD）来讲，物体越厚，上述效应越明显。成像原理的另一固有特性是同一线

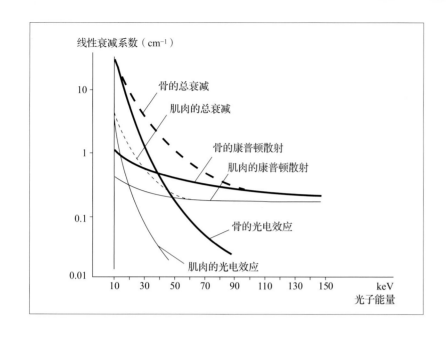

图 1-7　X 线在骨骼和肌肉内的光电效应和康普顿散射

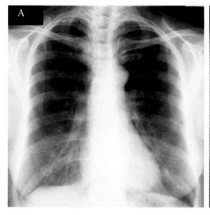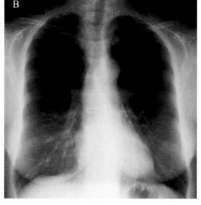

图 1-8　X 线能量对骨和软组织图像对比度的影响

图 A 电压设置为 50kVp，图 B 电压设置为 150kVp。低能 X 线提高了骨和软组织的对比度（图 A），这是因为低电压条件下，光电效应在骨成像时占主导地位

性路径上的物质结构都是重叠的，因此，影像中不包含物体各结构的相对深度信息。

所摄物体（如骨小梁）轮廓的清晰度主要取决于焦点的大小，也与 OFD 和 FOD 有关；OFD 越短，FOD 越长，物体轮廓越清晰锐利。模糊轮廓的宽度（即半影）等同于焦点通过物体所在位置一微小针孔的投影图像（图 1-10）。FOD 越短，OFD 越长，模糊轮廓越宽。

散射辐射

散射辐射指入射 X 线与物质的相互作用引发 X 线光子的随机散射。一方面，这是 X 线线性衰减的主要原因，是 X 线成像的基础；另一方面，由于散射光子是随机分布的，如果被成像设备接收，将会作为噪声影响图像的对比度和分辨率。因此，在放射学中，防止散射 X 线到达胶片是备受关注的问题之一。可采用以下措施来预防。

1. 将 X 线束准直到受检物体所需的最小范围，不但可以消除来自无关结构的散射辐射，而且是放射防护的重要举措。
2. 合理定位可以缩短 X 线通过受检部位的路径距离，乳腺摄影时可以用加压法来实现。

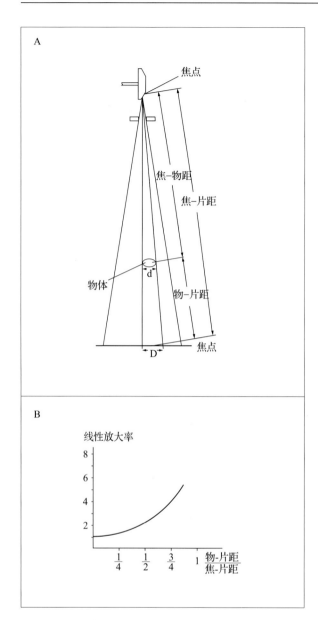

图 1-9　X 线成像几何学

A. 线性放大率 $M = \dfrac{D}{d} = \dfrac{FFD}{FOD} = \dfrac{FFD}{FFD-OFD}$

B. 放大率是 OFD 相对 FFD 的一个函数

3. 增大物体 – 胶片间空气带间隙，可以使更多的散射光子离开胶片。虽然为此增加了放大率，但是可以通过增大焦点 – 物体的距离来补偿。

4. 根据不同物质，选择合适的 kVp 设置，使光电效应最大化（例如，在骨骼和对比剂中），以大大提高对比度。

5. 在胶片前、X 线束路径上插入滤线栅是去除散射光子常用且有效的方法。滤线栅由紧密

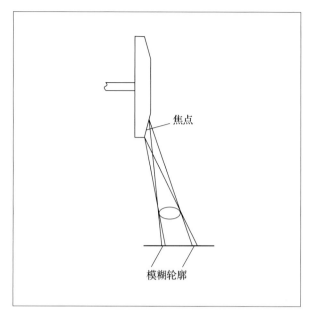

图 1-10　焦点大小对图像清晰度的影响

相邻的薄铅条组成，铅条间用易透 X 线的物质填充。滤线栅可以吸收非平行到达铅条的 X 线。铅条按照一定角度排列，以与通过成像平面的非散射 X 线相匹配（图 1-11）。滤线栅会以平行线的方式重叠在图像上，这在某些应用上是不可以的，需要通过胶片曝光时横向移动滤线栅来消除上述平行线，引导这种机械运动的装置被称为活动滤线器。

常规 X 线体层摄影

　　体层摄影的意思是"一层图像"，是一种特殊类型的 X 线成像技术，只对身体某一选定层面上的结构成像，而该层面以外的结构则在投影过程中被模糊掉。常规体层摄影的基本原理是：曝光过程中 X 线管和胶片盒相对固定轴同时做相反方向的运动，此固定轴确定了体层成像的层面位置（图 1-12）。上述运动可以是简单的直线平移，也可以是复杂的路径。可清晰成像的组织层厚取决于相对固定轴的角度（体层角），即角度越大，层厚越薄。

　　目前，常规 X 线体层摄影已基本被计算机断层扫描（CT）所取代，但某些特殊设备仍在应用常规体层摄影技术，用于曲面物质全景成像，如最为熟知的是全景牙片。

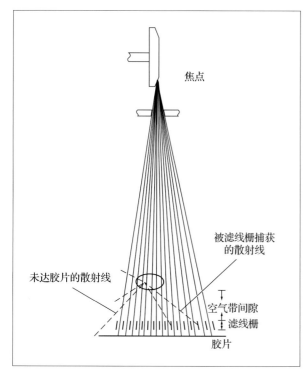

图 1-11 空气带间隙和滤线栅消除散射线

此为"聚焦"型滤线栅，成角度的薄片按一定焦－片距排列

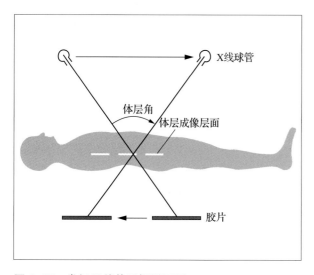

图 1-12 常规 X 线体层摄影原理

X 线胶片

用于 X 线成像的胶片，可以有效探测、接收 X 线光子，这是通过胶片两面涂布的一种特殊感光乳剂实现的。然而双面涂层会轻微降低影像的分辨率，因此对于要求高分辨率的特殊成像（如乳腺成像），则需要单面涂布。感光乳剂对 X 线光子的感光效应一般，因此，可在一个防光但可透 X 线的胶片盒中将胶片置于两层增感屏间，可增强感光效应（可达 100 个系数）。增感屏由可自由通过 X 线的薄箔片组成，同时含有一种被一个高能量 X 线光子撞击后发射多个低能量光子（处于可见光波谱）的物质。

X 线胶片（有增感屏）作为 X 线图像的记录介质，可以用特征曲线表示（图 1-13）。该特征曲线随 kVp 以及应用条件的改变而变化。速度和对比度是胶片的两个关键参数。速度表示需要达到特定光密度的曝光，通常为 1。对比度是特征曲线线性部分的斜率，用 γ 表示，代表曝光范围，用白与黑间的灰阶显示。γ 值越低，覆盖的曝光范围越大，但在两个曝光剂量相近的灰阶中差异越小，即被 X 线穿过的衰减差异小的两个结构，其图像对比度低。

目前，经典的 X 线胶片已迅速被各种影像记录系统所取代，后者提供数字化影像，即数字 X 线摄影（见下文）。

荧光屏和影像增强管

由穿过患者的 X 线形成的图像，可以直接在涂有磷的屏幕上看到，这是因为磷被 X 线撞击后可发射可见光（荧光），这种在屏幕上观看 X 线影像的检查称为透视。透视的优点是可以直接观察运动的影像，如吞咽对比剂后其从咽部到食管的过程。这种屏幕的光亮度非常低，只有让患者承受很高剂量的 X 线才能产生能被肉眼观看到足够亮的图像。所以之前的影像诊断医生需要长时间呆在昏暗的光线下看这种屏幕。影像增强管（图 1-14）的出现极大地改进了透视技术，该管的输入屏幕接收来自患者的 X 线，由磷发射多个低能光子。这些光子依次引起邻近光电阴极层释放电子，电子沿管方向被高梯度电场加速，同时被一静电透镜聚焦撞击管另一端涂磷的小屏幕，从而高效地发射可见光（黄色—绿色）。从输入屏到输出屏，屏幕亮度得到数千倍的增强。输出屏幕上的图像通常用摄影机观察，同时显示在电视监视器上。

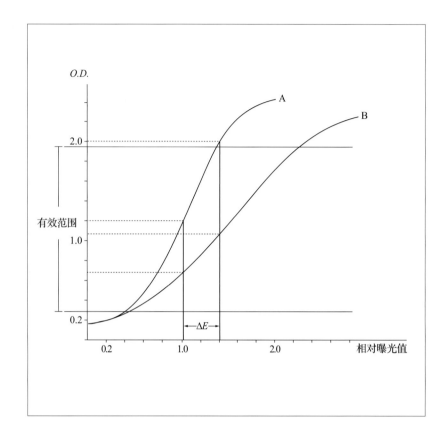

图 1-13　两种不同胶片的特征曲线

胶片 A 比 B 速度快（更敏感）。胶片 A 的对比度也高于 B，因为给定的窄曝光范围（ΔE）拥有更多可分辨的灰阶。同时，胶片 B 在有效的胶片密度范围内（$O.D.$ 为 0.25~2.0）可以显示更宽的曝光范围。

以 X 线观片灯上的 X 线片为例，一个透光物体的光密度（$O.D.$）被定义为 $O.D. = \log \dfrac{I_e}{I_i}$，$I_e$ 和 I_i 分别代表入射光和穿透光的强度。因此，$O.D.$ 为 2 表示仅有 1/100 的入射光从盒中穿透，这意味着这张 X 线胶片几乎是黑的

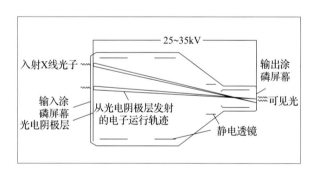

图 1-14　影像增强管的基本设计（详解见正文）

数字 X 线摄影

不使用感光乳剂，图像也可以记录在涂有存储荧光材料的成像板上，并保留一些入射 X 线能量作为潜在影像，类似于传统感光乳剂的潜像。当被长波长的光（例如红色激光）曝光时，存储在荧光体中的能量以短波长光的形式释放出来，这种现象称为光致发光。此种成像板被强聚

焦的红色激光束扫描时，短波长光被光电倍增管获取，后者的输出信号即可逐点构建成数字化图像（图 1-15）。在所得图像中，每一点（像素）都近似于聚焦激光束的大小。

数字化图像也可以被直接记录在平板探测器上（图 1-16），这种探测器是由一层非晶态硒构成，后者受到 X 线光子撞击后产生电荷对（+/-，其中负号为自由电子）。穿过硒层的电场将直线行进的电子带到分立探测器的薄膜上，后者沉积在玻璃基板的二维阵列中。探测器与最终图像中像素一一对应。探测器储存的电荷与接收的电子数量成正比，也与硒层接收的 X 线光子数成正比。每个探测器的大小约是 $100\,\mu\text{m} \times 100\,\mu\text{m}$，同时包含一个存储电荷的电容和薄膜晶体管（TFT）开关，以便读取每个像素对应的电荷。其他平板探测器是基于电子的间接释放，即入射 X 线首先撞击荧光体后释放可见光光子，然后从光电阴极层释放电子，类似于影像增强管输入屏中的过程。

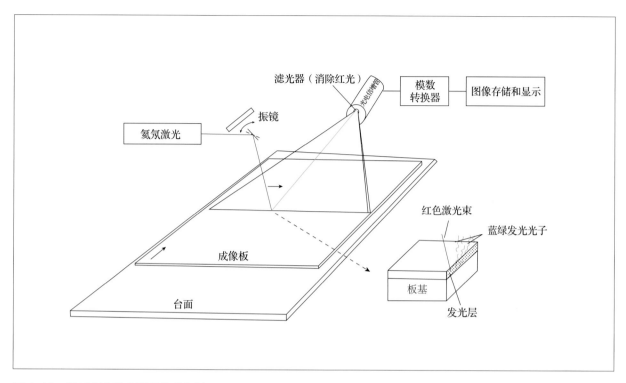

图 1-15 基于光致发光原理的成像板

潜在的 X 线图像被存储在成像板发光层。置于台面的成像板被窄聚焦红色激光束扫描，从而释放出蓝绿色光，这与扫描线上每一点的 X 线曝光成正比。蓝绿色光被平面光纤导体接收并输入光电倍增管（PMT）。滤光器用来阻止红色激光到达 PMT。成像板被阅读后，潜在的图像被强光曝光后抹除，因此成像板可以被重复使用

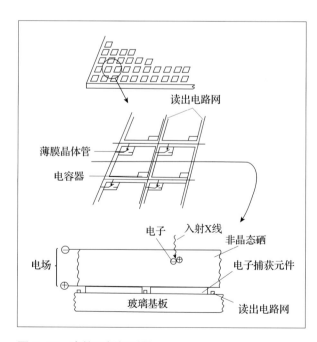

图 1-16 直接平板探测器

每个探测器元件由电子捕获区、电容器和薄膜晶体管（TFT）开关组成。X 线光子撞击非晶态硒层后释放自由电子。在电场作用下，自由电子沿线性路径到达探测器元件上，累积的电荷被存储在电容器中。在读出每个元件存储的电荷期间，TFT 开关由读出电路网控制

数字成像探测系统的主要优点是其特征曲线是线性的，而且具有更大的动态范围，即更广泛的曝光范围（图 1-17）。此外，图像数据可以被后期处理，如提高边缘的对比度和去除背景等。

数字减影 X 线成像

减影技术特别适用于血管成像。它包括在血管内注射对比剂之前的一张平片，以及注射对比剂期间和之后的一系列图像。第一张图像用反像做"蒙片"，当把蒙片与随后的任意一张图像重叠时，曝光期间所有静止的图像细节都被去除，只留下第二张图像中对比剂显示的结构（如动脉）。减影后的图像对比度被增加，可以清晰显示血管分支。身体受检部位的有效固定是减影成功的关键，表现为除了注入的对比剂外，两幅图像是完全相同的。这也意味着只有在心电图上的同一点触发曝光时，心脏才能通过数字减影来成像。对于胃肠道的血管成像，则可以通过药理学手段暂时停止胃肠道的蠕动。

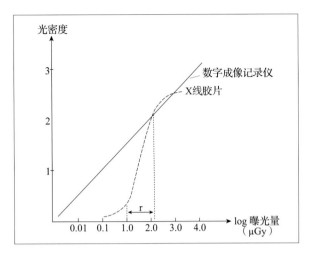

图 1-17 数字成像板（平板探测器）与经典 X 线胶片特征曲线的比较

与经典 X 线胶片相比，数字成像板的灵敏度是严格线性的，而且曝光范围更广泛。

r: X 线胶片的有用曝光范围

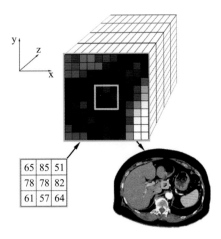

图 1-18 由像素组成的图像，每个像素代表一体积元素，即体素

黄框（左下）内包含 9 个像素，每个像素代表被算出 CT 数的组织体积（体素）。同时，每个像素根据这些数字被赋予一定灰度。所有像素集合在一起构成图像（右下）。体素的深度（z）等于层厚。只有体素是立方体时（x=y=z），多幅图像在任意角度内才能拥有相同的分辨率

减影技术也可用于两个快速连续记录的图像（管电压不同，如 50kVp 和 150kVp），以便提高或降低衰减系数在两个 kV 值间有显著变化的组织结构的对比度，如骨骼或对比剂，这一过程叫作双能减影。同样的原理被应用于 DXA（DEXA）扫描（双能 X 线吸收仪），患者被薄扇状、两种能量交替转换的 X 线束扫描。X 线探测器测量上述能量的传输。计算机计算骨骼的矿化并构建图像。矿化可以用骨矿含量来表示（BMC），单位是 g/cm，即在一个 1cm 层厚的骨骼中骨矿物质的总含量；或用平均骨密度（BMD）表示，单位是 g/cm^2，即 BMC 除以骨片的宽度（以 cm 为单位）。

计算机 X 线断层摄影

计算机 X 线断层摄影（computed X-ray tomogram，CT）图像是图像元素（像素）的方块矩阵。在身体被检部位的层面内（图 1-18），每个像素代表一个小的体积元素，即体素。每个体素的平均线性衰减系数是由 CT 扫描仪收集到的一系列测量结果计算出来的，并赋予一个与其大小呈线性相关的灰度值。因此，与常规 X 线成像一样，诸如骨皮质这样高衰减的结构显示为白色，而轻微衰减的结构（如空气）显示为黑色。因此，CT 图像是一幅计算出的 X 线衰减系数空间分布图。

CT 图像的分辨率原则上取决于图像矩阵的大小，后者与成像区域——视野（FOV）相关。用于诊断成像的矩阵范围通常从 128×128 到 1024×1024。512×512（262144 个像素）是最常用的矩阵。当 FOV 是 40cm×40cm 时，像素大小为 0.8mm×0.8mm；如果 FOV 是 20cm×20cm，则像素将变为 0.4mm×0.4mm。在实践中，真正的分辨率要比理论值小。

当像素减小时，每个像素（体素）的信号以及信噪比也随之降低。光子信号的信噪比为 $N/N^{1/2}$，其中 N 是光子数（泊松统计）。这意味着如果像素减小，只有增加采样时间或剂量率才能真正提高分辨率。

CT 扫描机

常用 CT 扫描机的基本设计如图 1-19 所示。X 线球管在环形的轨道上运动，机架环绕患者，而患者位于机架中央的检查床上。X 线束经准直后呈扇形穿过患者。扇形角度的大小决定了成像范围，一般约 60° 可以覆盖患者躯干整个横断面。一组紧密排列的探测器与 X 线球管在同一

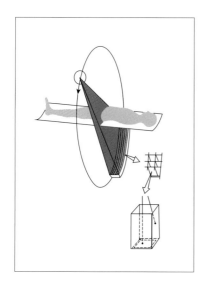

图 1-19　多层螺旋 CT 的基本设计
X 线球管和探测器同步旋转，后者由大量平行排列的探测器组成，用以记录球管 – 探测器旋转期间多方向穿过患者的 X 线强度。每个探测器前都设有准直器，所以探测器只接收与其垂直的 X 线束

机架内，两者完全同步旋转。探测器主要用于记录穿过患者的 X 线强度，X 线球管旋转一周，探测器记录沿着大量线性路径发射的 X 线强度（数以百万计或更多）。在最新一代 CT 机中，几排探测器彼此平行安装，X 线球管旋转一周，可以同时采集几个相邻层面的数据，被称为多层技术。同时记录的层数可以过百，一些机型甚至可达 320 层，一次旋转的所有记录时间不超过 1 秒钟。当探测器宽度为 0.5cm 时，320 层螺旋 CT 将覆盖患者 16cm 厚的横断面。探测器被窄准直器准直后，只能接收垂直于探测器的 X 线束。

X 线管的管电压通常被设定得很高（120~140kV），以便使非弹性（康普顿）散射成为 X 线束能量衰减的唯一方式。这意味着 CT 图像具有良好相似度，可以作为组织的密度图被读取。

早期（第三代）设计的探测器被安装在 X 线球管的对面，并与 X 线球管做同步的圆周运动。测量是通过从断层平面采样完成的，每次 360° 采样结束后，扫描床移动一段距离，然后再进行另一层面采样。现在的扫描床是以恒定速度移动的，因此数据以螺旋轨迹被采集，即所谓的螺旋扫描，这极大减少了检查时间。重建平

面图像的数据用内插法从螺旋数据中获得。螺距表示在 X 线球管旋转一周过程中扫描床相对于层厚所移动的距离。因此，螺距值 1 表示采集 5mm 层厚的数据，床移动了 5mm；如果床移动了 10mm，螺距就是 2（图 1-20）。螺距值大于 1 时，成像结构的清晰度就会下降，其小结构的细节也可能被忽略。螺距小于 1 意味着层面的重叠，也就是所谓的过采样，分辨率被提高。

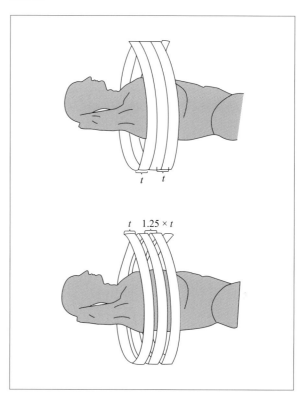

图 1-20　螺旋 CT 扫描
患者躺在扫描床上，后者匀速通过多层扫描仪。如果扫描床在 X 线球管 360° 旋转期间的移动距离与探测器阵列的宽度（t）相同，则螺距等于 t；螺距因子为 1（上图）。如果扫描床移动速度增加 25%，螺距因子将变为 1.25，则层间出现间隔，即有 1/4 层厚的组织未能成像（下图）。螺距因子小于 1，意味着图形有重叠

如果 X 线球管和探测器保持静止，同时扫描床上的患者纵向通过机架，CT 机也可像常规 X 线成像那样采集一幅图像。这种在检查开始前获取的图像称为"定位像"，用于为随后进行的断层成像制订扫描计划，也被用作显示断层图像所处的位置。

为了减少心脏 CT 成像时的运动伪影，可以通过心电门控在心动周期的特定时相进行数据采

集。呼吸运动伪影可以要求患者在数据采集期间通过短暂地屏气来避免。

图像重建

　　每个扫描层面都有众多路径的 X 线通过，沿其中一条路径记录的 X 线衰减值是所经过的所有体素衰减值的总和，而且层面内所有体素都被数目众多的 X 线束交织。通过一个被称为滤波反投影法的计算程序，可以计算出每个体素的平均线性衰减系数。衰减系数是相对于水来计算的，而且为了方便又通过乘以常数，使之成为大整数。水的衰减系数被定义为零，而空气的系数则为 -1024（2^{10}）（原空气系数为 -1000，这点差异几乎没有实际意义）。最致密骨的衰减系数达到 $+2000$ 左右。这个跨度为 4024 单位的衰减系数范围（$-1024 \sim +3000$）被称为亨氏范围，一个单位叫作一个 CT 值或亨氏单位（HU）。CT 值范围如图 1-21 所示，同时给出了一些组织的 CT 值。CT 值在某种程度上取决于仪器设备，尤其是加速电压和光束滤波。可以用光标在 CT 图像上选取特定的组织区域，以测量其平均 CT 值和标准差（图 1-22）。在临床实践中，结构或组织成像透明度低的称为低密度，即它的 X 线衰减小于周围的结构或组织，相反则是高密度。

　　人眼不能辨别 20 级以上的灰阶。因为许多组织仅有几个 HU 的差别，所以当灰阶只显示小范围 CT 值时，这些组织才能在图像中被区分。图像中显示的 HU 范围为窗宽（W），窗宽的中心值为窗位（L）。例如，窗宽为 100HU，灰阶被分为 20 级，那每一级就包含 5HU。如果体素的 CT 值超过窗宽上限，就显示为白色，低于下限则显示为黑色。窗位不变窗宽改变和窗宽不变窗位改变的图像效果如图 1-23 所示。显然，必须选择合适的窗宽和窗位来辨别感兴趣的不同组织。特定组合如骨、软组织和肺的标准窗值设定如图 1-24 所示。

　　体素的 CT 值和相应像素的灰阶是由该体素的平均衰减决定的，记住这一点非常重要。这一成像原理意味着结构的 CT 值可能会被明显扭

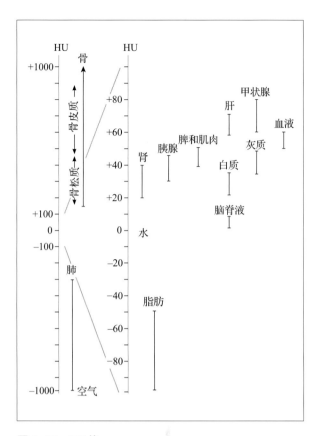

图 1-21　CT 值

一些组织和器官的 CT 值

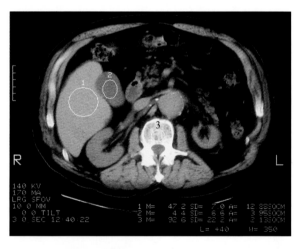

图 1-22　腹部 CT 图像

R 和 L 表示患者的右侧和左侧。图像左边的厘米刻度给出了线性校准。图像窗位和窗宽分别为 40 和 350，管电压为 140kVp，管电流为 170mA，层厚为 10mm，并在 3 秒内采集完重建图像的数据。选取了三个位置显示 X 线的衰减值，位置 1 在肝内，面积为 12.88cm²，平均 CT 值为 47.2，标准差（SD）是 7.0；位置 2 在胆囊；位置 3 在椎体的骨松质内。注意后者的高 SD。主动脉和右肾动脉可见动脉粥样硬化的钙化

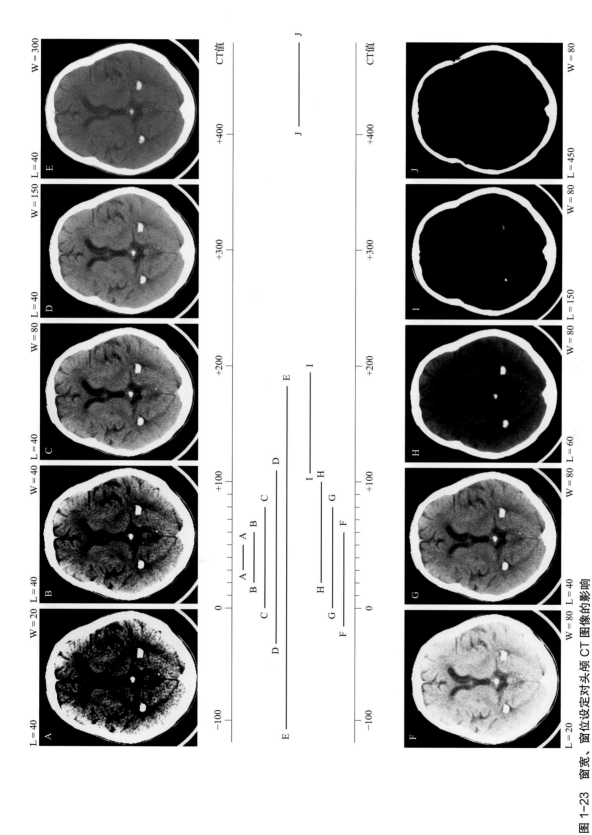

图 1-23 窗宽、窗位设定对头颅 CT 图像的影响

上面一排图像窗位固定（40），从左至右窗宽增加。下面一排图像窗宽固定（80），从左至右窗位增加。注意松果体和脉络丛钙化

曲，当相邻组织的 CT 值相差很大时尤为明显，例如骨和大脑。如果一个体素按体积计算含有 10% 的骨和 90% 的脑，平均 CT 值可能在 120 左右。如果以 100 的窗宽和 40 的窗位显示该图像，则窗宽的上限是 90，大于上限的像素就显示为白色，这意味着骨看起来比实际要厚。如果将窗位提高到 150，那么 20 级灰阶范围内的 CT 值跨度就是从 100 到 200，也就是说，它将包括 120 的体素，显示为一个深灰色像素，就好像它全部是脑组织一样。CT 图像中的这种偏差被称为部分容积效应。由于更多不同的组织可能被包含在体素中，所以层厚越厚，部分容积效应越明显。这种影响在气道和空气的交界也非常明显。因此，当选取用以观察肺小血管的窗宽、窗位时，支气管直径就会显得很小。还请注意图 1-23F~J，颅骨的厚度从左到右明显变薄。

随着 X 线穿过组织，低能光子先被吸收和散射，X 线束变得越来越"硬"，线性衰减系数也因此减小。尽管在预期平均值的基础上，但 CT 计算程序仍将这种影响考虑进去。如果层面内有一块金属（如牙齿充填物），总伪影将会增加，即所谓的射线硬化伪影。这种伪影也见于被厚骨包绕的软组织，如后颅窝。

图像后处理

一组连续的二维横断位图像包含扫描部位所有体素的 CT 值信息。如果体素是各向同性的（即微小的立方体），容积中任意平面或曲面都可以算出与原始横断位图像相同的分辨率。这个过程称为多平面重建（MPR）。如果一幅图像是通过对假定平行光束通过的所有体素衰减系数求和而得到的，就会得到一个类似常规 X 线的二维图像。如果图像只由每一个假想光束通过的拥有最高 CT 值的体素组成，则图像仅仅显示高对比度的结构，例如钙化和对比剂填充的血管。这个过程称为最大密度投影（MIP）。如果仅仅选定一定数量的连续图像（总容积的一部分且包含感兴趣结构），则可以提高细节的可视化（图 1-25）。如果将所有体素的 CT 值都显示在一个直方图中，某些值可能会被排除在外。例如

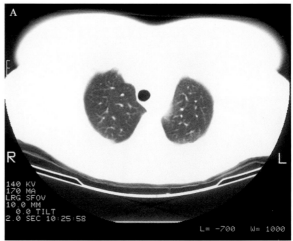

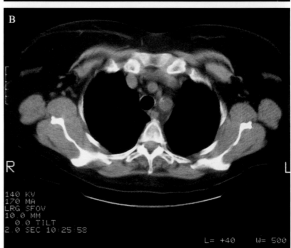

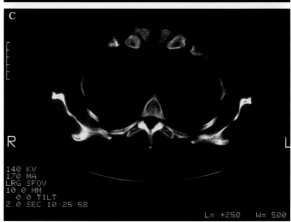

图 1-24　胸部 CT 标准窗值设定

上幅（A）：肺窗（L=-700，W=1000）
中幅（B）：软组织窗（L=40，W=500）
下幅（C）：骨窗（L=250，W=500）

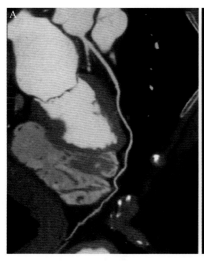
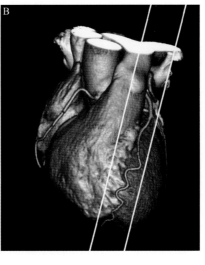

图 1-25　心脏的最大密度投影，MIP（A）和容积再现（B）

图 A 是心脏 MIP 的斜位图像，层面位置及层厚如 B 图所示。图 B 是容积再现图像，只显示心脏肌肉和有对比剂填充的结构

小于 −100 的所有体素，就意味着脂肪和充满空气的肺组织将不会显示。同样，致密骨也可能被排除在图像外。不同 CT 值范围的结构可以通过不同的颜色和透明度显示，从而提高可视化，如充满造影剂的血管等。同理，阈值设置得足够高，就可以只让骨骼成像（图 1-26）。基于选择性包含所有体素颜色和透明度编码信息的技术，可以用来行容积再现（VR）三维重建（图 1-27）。构建表面再现图像也是可行的，主要用于显示 CT 值差距巨大的两种相邻组织（如从组织到空气），如虚拟结肠镜（图 1-28）。容积再现技术可以根据任意角度上的像素信息重建图像，只要有足够的计算机功率，重建的三维图像可以在屏幕上缓慢旋转。添加一个产生阴影的虚拟光源可以提高三维演示效果。

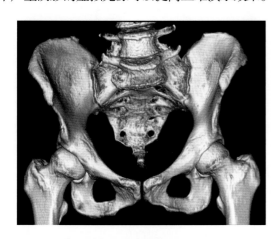

图 1-26　骨盆和髋关节的容积再现

此图像仅显示具有骨 CT 值的体素信息

X 线对比剂

对比剂用于增加或降低组织或器官的 X 线衰减系数，以形成阳性或阴性对比，从而突出于周围组织。

目前使用的所有阳性对比剂都含有碘或钡。这些元素的 K 吸收临界值分别是 33keV 和 37keV（图 1-5，表 1-1），这意味在 33~55keV 能量范围内，它们能通过光电效应有效地吸收 X 线光子。当管电压在 80~100kVp 时，其光电效应最为明显；而在高 kVp 时（如 150kV），由于康普顿散射占优势，上述元素的阳性对比效应显著降低。因此，当对比剂浓度较低时，常规 X 线成像通常采用较低的管电压。

钡

钡是一种用于消化道成像的硫酸钡微粒悬浮液。根据不同的检查目的，钡的含量、黏滞度也各不相同。在吞咽钡剂过程中，可以用透视检查咽和食管。在吞服钡剂后胃、十二指肠和小肠也可进行同样的检查。检查胃部时，经常在钡剂内添加碳酸氢钠，后者释放出的二氧化碳气体使胃腔扩张，同时也可作为阴性对比剂，这种检查又被称为气钡双重造影，可以更加清晰地显示胃黏膜的微小结构。钡剂灌肠被广泛用于直肠、

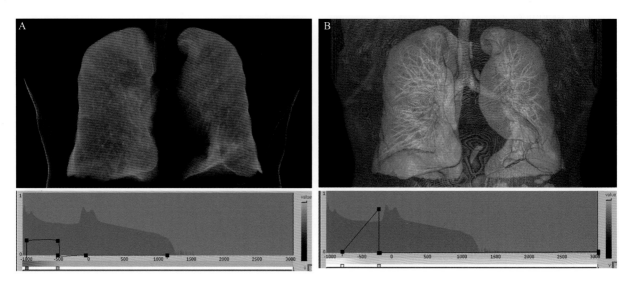

图 1-27 肺容积再现

图 A 下方图像显示的是扫描部位所有体素的 CT 值直方图，从 –1000（空气）到 1300（致密骨）。只有左边矩形内的体素才能被图像显示，并按照下方对应的伪彩进行编码。图 B 左边的三角形表示用于成像的 CT 值范围（–800~–225），但如下方的伪彩刻度所示，透明度随 CT 值的降低而增加，所以肺组织透明度高，从而可以对其内的支气管成像

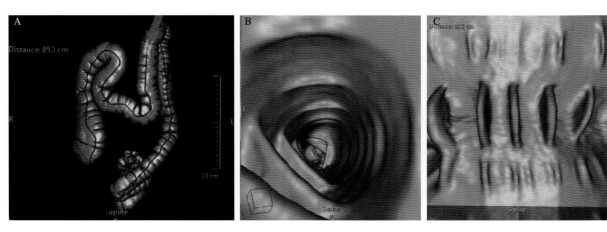

图 1-28 虚拟结肠镜

充气结肠的表面再现图像如图 A 所示。虚拟结肠镜检查的路径由红线表示。蓝色箭头代表视线的方向，黄色段横结肠腔内影像如图 B 所示，距离肛门的距离在左侧显示。图 C 是图 B 所谓的剖面图，结肠被切开以显示表面黏膜

结肠和回肠末端的检查，通常同时注入气体产生双对比图像，以此来提高对黏膜细节的观察。

碘

以稳定共价与各种有机分子结合的碘被用作对比剂。无毒、水溶性碘造影剂可以通过静脉和蛛网膜下腔注射，并且通过肾脏排泄迅速被清除，这是放射学的重大突破。从实际应用观点看，在不考虑其化学特性的前提下，水溶性对比剂通常被分为离子型和非离子型、高渗性和低渗性。

对比剂产生的对比度增强是由 X 线光子沿线性路径穿过物体时所遇到的碘原子数量决定的。如果路径很短，如小的血管或导管，则必须提高对比剂浓度。因此，对比剂浓度通常要高于血浆渗透压（300mOsm/kg），有时甚至高达 1500mOsm/kg，这经常引起对比剂不良反应。这一问题在离子型对比剂应用时尤为突出，因为它们在溶液中会解离产生两个或多个渗透效应物。

通过各种非离子替换或增加每分子中的碘原子数量，研发出的非离子型、低渗性对比剂特别适用于血管造影，可以在高分辨率血管造影时，维持血管内渗透压在 500mOsm/kg 以下或更低。

泌尿系造影的主要问题是对比剂肾清除率高，从而导致尿液里对比剂浓度高。因此，对比剂可以低浓度、缓慢静脉注射，这样即使使用离子型对比剂，血管渗透压仍能保持较低水平。

水溶性碘对比剂也可用于其他部位检查，如涎腺造影、泪囊造影、直接肾盂造影和膀胱造影、子宫输卵管造影、胆道造影、关节造影和支气管造影，也可用于胃肠道检查，特别是在 CT 成像中。

气体

空气或二氧化碳被用作阴性对比剂。它们的使用在胃肠气钡双重造影中已被提到。

第二节 基于磁共振的技术

磁共振扫描原理

核磁偶极距

一个具有角动量即自旋性质的电荷，能沿其自旋轴产生磁偶极距。电子和氢质子由于都可以自旋及带有电荷，因此会产生磁偶极距。中子由于其内部组成粒子的电荷分布不均匀也会产生磁偶极距。两个相同且紧密结合的粒子，如原子核内的 2 个氢质子或 2 个中子，由于它们的自旋排列相互对齐（平行反向排列），导致它们的磁偶极距被相互抵消。所以只有奇数质子和（或）中子数的原子核整体上具有磁偶极距。在与生物相关的具有磁偶极距的原子核当中，氢原子 ^1H，即单个质子，在数量上占统治地位，并无所不在地存在于活体中。其他一些生物相关元素的核素，如 ^{13}C、^{23}Na、^{31}P，也具有磁偶极距并被应用于实验。^{19}F 可以作为分子标记用于诸如药物和代谢产物上。

磁共振成像（MRI 或 MR）是基于通过施加外磁场操控核磁偶极距，随后记录并分析响应原子核所发射的无线电信号。磁共振现象长期以来

一直被人们所利用，已成为一种成果丰硕的化学分析工具。开发磁共振的诊断成像技术需要构建能够产生强大且均匀磁场的设备，大到能够容纳整个人体，且需开发能够解析复杂的发自体内无线电信号拓扑来源的方法。

由于迄今为止绝大多数诊断用 MR 成像都与氢质子有关，以下的描述将涉及氢质子，但其原理和概念也适用于其他具有磁偶极矩的原子核。

MR 扫描仪

图 1-29 显示了 MR 扫描仪的基本元件的简化示意图。主磁体的腔内能够产生非常强且均匀的磁场 0.3~3T（在一些特殊扫描仪可达 7T）。这种磁场必须有非常强的时间稳定性，通常是由浸泡在液氦中的超导线圈制成。一些小型设备会采用电阻线圈，其余的是在永久铁磁性磁体上建造的，但均无法达到超导磁体的磁场强度和稳定性。使用强磁场的主要原因是能够产生较高的信噪比，从而提高 MR 成像质量。

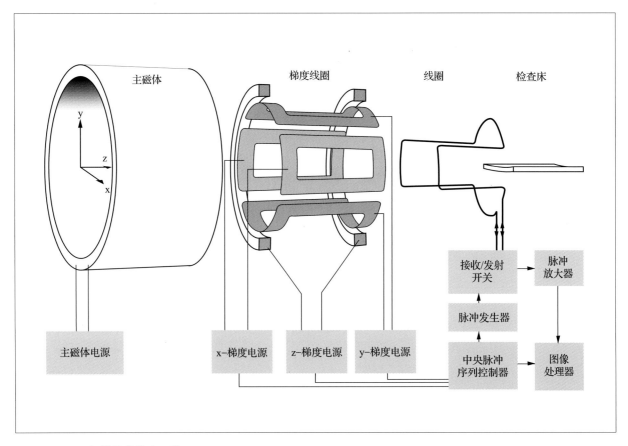

图 1-29　MR 扫描仪的基本设计

　　全身 MR 扫描仪由于体积大、费用高，很多方面并不适用，因此，多种可容纳肢体和头部的小型扫描仪被开发出来。

　　在磁体腔内安装 3 套能产生磁场的线圈，1 套与主磁场同向（z 轴），2 套垂直于主磁场方向（x 轴、y 轴）。覆盖整个人体的梯度磁场强度只有主磁场强度的 1%，能够及时快速变化。梯度线圈中装有射频脉冲（RF）发射 / 接收线圈。

　　出于一些功能需要，一些小型独立接收线圈，适合人体某个部位轮廓的表面线圈被直接放置在人体表面。这将进一步提高信噪比及最终图像的分辨率，但其检查范围受到限制。

　　患者最终会被安置在腔体中心的检查床上，通过一个脉冲序列控制器操作梯度场的电源及射频线圈的接收 / 发射开关，通过一些复杂的序列完成各种 MR 成像模式。接收到的射频信号在图像处理器中经过傅里叶变换及空间编码分析最终显示为图像，这种射频脉冲幅度的参数图来自患者成像层面内被激发的微小体积单元，即体素。

质子的磁化作用

　　当质子被置于稳定的外磁场中时，作用于磁偶极距的力使其沿外磁场方向平行排列，但由于自旋的性质，质子并不像磁针那样摆动，而是做持续的环形运动，称为进动。其自旋轴围绕与平行外磁场方向成一定角度的方向旋转，很像在重力场中的玩具陀螺（图 1-30）。自旋质子的磁偶极矩具有大小和方向，因此可用矢量表示。矢量可被分解为沿自旋轴平行的方向，即"纵向分量"，和与外磁场方向垂直的分量，即以进动频率旋转的"横向分量"（图 1-30）。

　　进动频率，或称拉莫（Larmor）频率，与外磁场强度呈线性相关，见 Larmor 方程。氢质子的进动频率为 42.58MHzT^{-1}，此常数记为旋磁比（γ）。所有氢质子的拉莫频率并非完全相同，但仅有几百万分之一（ppm）的差别，是由于其所在化学键的不同导致的。水中的氢质子和脂肪酸链中的氢质子的拉莫频率有 3ppm（约 130Hz）的差别，这种差别被称为化学位移。化学位移会导致在某些成像序列中脂肪相对于水沿频率编码方向发生位移。

Larmor 方程

拉莫频率 $\omega = \upsilon_L \times 2\pi = \gamma \times T$，$\omega$ 为角速度，υ_L 为进动频率，γ 为磁旋比，T 是场强 Tesla。一些物质的磁旋比（单位 MHzT^{-1}）：

^{1}H: 42.58　　^{13}C: 10.71　　^{23}Na: 11.27　　^{31}P: 17.25

　　根据量子力学原理，进入外磁场中的自旋会处于两种不连续（离散）的能级，在此不予详述。处于低自旋能级的磁化矢量的纵向分量指向与外磁场相同方向，而处于高能级的磁化矢量的纵向分量指向其相反的方向（图 1-31）。处于两种能级状态的质子分布比例取决于温度和外磁场的场强。即便在诊断用的强磁场中（0.2~2T），温度为 37℃ 时，这种由少量处于低能态的多余氢质子所产生的净磁化效应也是很微弱的（1T 场强下仅为几个 ppm）。为方便起见，这种净磁

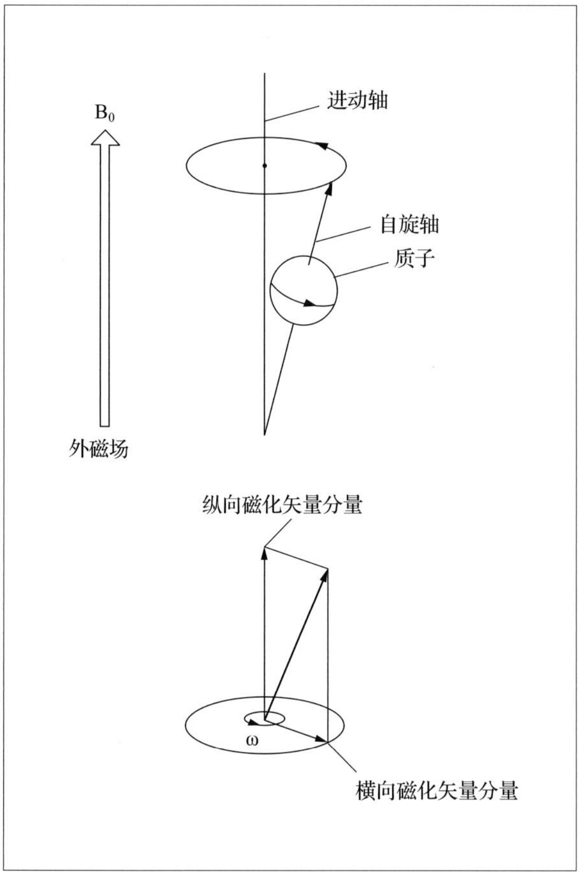

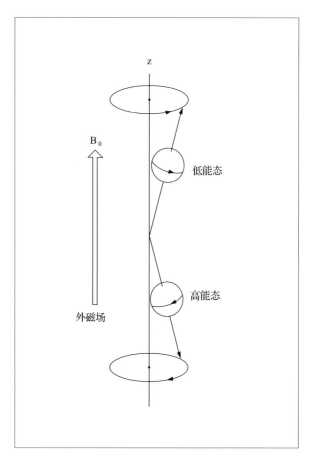

图 1-30　质子自旋和进动

图 1-31　质子自旋能级的示意图

化效应也可用描述单个氢质子磁偶极矩的矢量表示（图1-32）。需指出的是，这种净磁化矢量代表大量质子在热力学（布朗）运动影响下，以及在两种自旋能级之间不停变换下的统计学平衡。这种平衡态净磁化矢量与外磁场方向平行一致（纵向），而横向转动矢量则由于在平衡态时个体质子之间处于反相位而互相抵消。

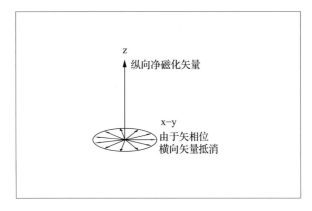

图1-32　净磁化矢量的示意图

共振

当身体一部分或组织被置于MR扫描仪稳定且均匀的强磁场中，在数秒钟之内，以净磁化矢量表示的平衡态就被建立起来了。这种平衡态可被垂直于主磁场方向的处于质子拉莫频率的电磁波（光子）脉冲（42.58MHz在1T场强下）所干扰并发生偏移。这种频率实则位于电磁波谱的无线电射频脉冲（RF）的频率范围内（图1-1），仅当RF波的频率等于该频率时，才能传递能量给进动氢质子产生共振，理论上等同于一个磁棒以42.58×10^6rps的速度放入主磁场中旋转所产生的效果。这种通过共振的能量传递对于进动的氢质子具有两种影响。

第一，位于低能级的氢质子将吸收RF光子的能量，向高能级跃迁并伴随磁矩方向的改变。当越来越多的质子向高能态跃迁时，相应的纵向磁化矢量减少。当在特定的RF能量输入下，纵向磁化矢量消失。进一步RF能量输入会使多余质子跃升至高能态，而纵向磁化矢量再次出现，但方向相反。

第二，RF使氢质子进入相干态（"同相位"或"同步"）进动，这时可以观察到横向磁化矢量的出现，并以拉莫频率转动。

净磁化矢量是在任意给定时间上纵向磁化矢量和横向磁化矢量的合成，随着RF脉冲能量的增加，纵向磁化矢量减少，横向磁化矢量增加，净磁化矢量将向横向倾斜直到以拉莫频率转动（图1-33）。净磁化矢量与主磁场之间的夹角称为翻转角。当RF的能量刚好使净磁化矢量翻转到横向时被称为90°脉冲；当大小为其2倍并可以使纵向磁化矢量重新出现并处于主磁场的相反方向时，此时的RF被称为180°脉冲，即此时的氢质子已饱和；当RF的能量输入介于90°至180°之间，此时的氢质子发生了部分饱和。为说明其时间尺度，在MR成像中用于激发的RF脉冲持续时间只有几毫秒。

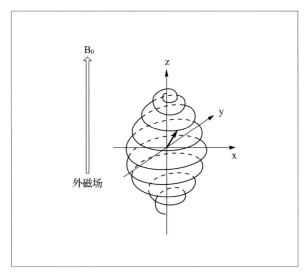

图1-33　在由RF波（处于拉莫频率）携带的输入能量不断增大的影响下，净磁化矢量的逐渐变化

弛豫

当关闭RF脉冲后，受激发的质子经一段时间后恢复到初始的平衡态，这一过程称为弛豫。重要的是纵向磁化矢量的恢复和横向磁化矢量的衰减时间过程的不同。尽管都遵循指数方程，但两者具有不同的时间常数，纵向磁化恢复时

间可用 T_1 表示，横向磁化衰减时间可用 T_2 表示。T_1 为纵向磁化恢复到平衡态大小的 63% 的时间，T_2 为感应性横向磁化衰减了最大强度的63%（至 37%）所用的时间（图 1–34）。两种弛豫过程反映了两种不同的进动质子与周围环境的交互作用。

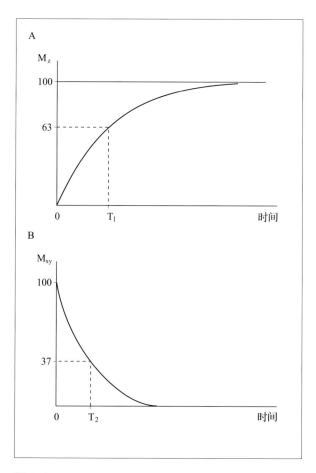

图 1–34

A. 在 0 时刻 90° RF 终止后，纵向净磁化矢量（M_z）呈指数形式恢复。其大小为：$M_z=M^0\left(1-e^{-t/T_1}\right)$，其中 M_0 为平衡态时的净磁化矢量，T_1 为恢复过程的时间常数。当 $t=T_1$ 时，$M_z=M_0\times(1-1/e)=M_0\times0.63$

B. 在 0 时刻 90° RF 终止后，横向旋转净磁化矢量（M_{xy}）的指数衰减。M_{xy} 的大小为时间 t 的函数：$M_{xy}=M_0e^{-t/T_2}$，T_2 为衰减过程的时间常数。当 $t=T_2$ 时，$M_{xy}=M_0\times1/e=M_0\times0.37$

纵向磁化的恢复意味着部分受 RF 激发跃迁至高能态的质子失去能量并回落的能量丧失的过程。这种能量丧失的过程符合热力学特性，即分子与周围环境分子（可统称为晶格）的随机碰撞，根据这一特性纵向弛豫又被称为"热力学弛

豫时间"或"自旋 – 晶格弛豫时间"。

横向磁化衰减意味着进动质子相位相干性（一致性）的丧失，这一过程源于质子之间磁场的相互作用以及质子与局部不均匀磁场之间的作用，例如出现具有磁矩的其他原子，以及由于化学位移或外磁场不均匀性 / 不稳定而出现的不同进动频率的质子。不同自旋的原子核的交互作用是导致横向弛豫的主要因素，故又称其为"自旋 – 自旋弛豫时间"。在纯液体中，以运动分子为特征，内源性和局部磁场变异总处于快速波动状态并且趋于平均化，即相互抵消。在固体中，分子比较固定，局部内源性磁场不均匀性趋于恒定，导致质子间的系统性失相位。所以在固体中的 T_2 时间比较短（约几毫秒），而在液体中则很长（达几秒）。

T_1 通常总是长于 T_2，但在液体中两者十分接近。在体温上，人体组织可以简单地看作介于固体和液体之间，即含有固体、溶质、溶剂（水）、脂质的混合物。目前水和脂质中的脂肪酸链是诊断性成像中 MR 信号的主要贡献者，而其余成分可以被看作是处于复杂"晶格"中的元素，它们共同形成了热力学弛豫，可用 T_1 表示，并产生局部（内在）磁场的不均匀性，从而形成由 T_2 表示的自旋 – 自旋弛豫。因此，T_1 和 T_2 在特定组织中是一种平均化的结果。提高场强通常会增加 T_1，T_2 在一些组织中不会受很大影响，而在另一些组织中则会增加。在 1T 场强下，软组织的 T_1 值介于脂肪的约 200 毫秒到脑灰质的约 800 毫秒之间。作为比较，T_1 在纯水中约为2500 毫秒，在脑脊液中约为 2000 毫秒。T_2 也有类似变化，从肝和肌肉的约 40 毫秒，纯脂肪和脑白质的约 80 毫秒，到脑脊液的约 300 毫秒。氢质子在水与脂肪中的化学位移（约 3ppm）导致横向磁化的迅速衰减，尤其在脂肪与含水组织交融的地方，例如骨髓。致密骨组织中的可移动质子数量太少以致不能在诊断性影像上测得 MR信号。

在 MR 成像中可探测到的组织中的氢质子浓度被称为"质子自旋密度"或"质子密度"，尽管后者忽略了部分质子与信号的产生关系不大，甚至毫无关系。MR 成像旨在探测和显示体

内不同组织、液体之间的自旋密度和参数（例如 T_1 和 T_2）的差异（图 1-35），并以质子密度，T_1、T_2 加权成像来表示。

在磁化组织的弛豫期间，适当放置的接收线圈中可产生感应电动势，即与进动质子同步的射频信号。这种射频信号被分析解码后显示为图像。只有位于同相位进动的质子才能产生可接收的 MR 信号，也就是说，当净磁化矢量的横向分量衰减后，即使其纵向分量还未恢复，从某一体积单元（体素）中介导产生的无线电信号也会停止发射。因此，为探测不同组织的 T_1 差异和充分利用 T_2 差异，多种复杂的激发脉冲序列被应用，不在此详述。另一点比较重要的是，完全饱和的质子，即纵向磁化矢量被完全翻转，并不产生无线信号。

自旋回波现象

失去相位相干性，即"失相位"，意味着 RF 信号的丢失，部分是由于由 T_2 表示的自旋 - 自旋弛豫。它是一种物质或组织的内在属性。由于磁场的不均匀性，观测到的相位相干衰减速率通常更快，即所谓的 T_2^*。后者是对观测的外在干扰，这种影响可以通过自旋回波的方式消除，解释见图 1-36。方便起见，将磁化矢量放入以拉莫频率旋转的坐标系来可视化描述质子间的微小进动频率差异。想象当我们位于旋转坐标系中，这时所观察到的 x、y、z 轴是固定的。采用自旋回波可有效地抵消由于各种磁场不均匀而导致的失相位，前提是它们（磁场不均匀性）在产生回波的时间（TE）段上保持稳定。

如果两个回波是在第一次 90° 激发脉冲后，由间隔一定时间的两个 180° 脉冲产生，其中第一个回波是在激发后不久采集的（短 TE），并在不同 T_2 弛豫时间导致的信号衰减之前，这个回波将产生组织的质子密度图像。采集到的第二个回波具有较长的 TE，能够产生显示组织间的 T_2 差异的图像。两个 90° 激发脉冲之间的时间称为重复时间，即 TR。当今绝大多数的成像序列是基于回波信号采集的。

梯度回波

另一种重新聚焦失相位质子（也即回波）的方法是利用反转纵向梯度磁场的效应，因此称作"梯度回波"。这种方法用于快速成像序列，使用小翻转角（例如 30°）来缩短 TE 及缩短纵向磁化恢复所需的时间（T_1）。与自旋回波相比，由于采用小翻转角，可明显减少 RF 脉冲的时间间隔（TR），在质子到达饱和之前可以施加多个 RF 脉冲，而不需要等纵向弛豫完全恢复。这种小翻转角和梯度回波的结合被称为 FLASH（快速小角度激发）序列，与自旋回波相比具有速度快的优点，成像速度是其的数倍，但代价是分辨

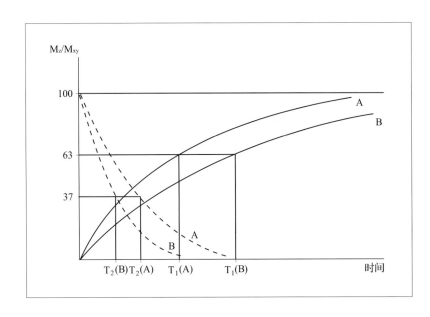

图 1-35

在两种组织 A 和 B 中，纵向磁化恢复（M_z，实线）和横向磁化衰减（M_{xy}，虚线），组织 A 具有短 T_1 和长 T_2

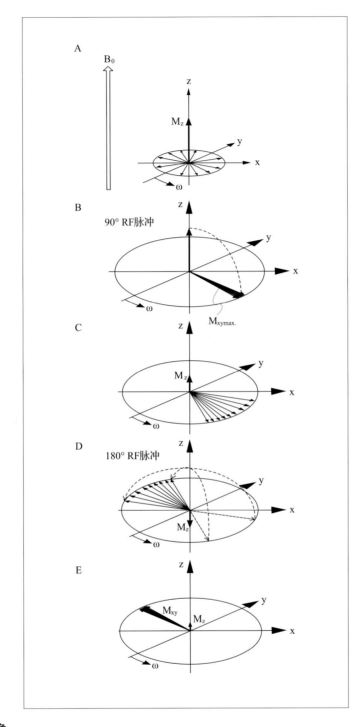

图 1-36　自旋回波现象

A. 平衡态的质子磁化矢量的横向分量处于失相位，纵向磁化矢量分量之和 M_z 与主磁场方向一致（B_0），Omega（ω）代表进动的角速度

B. 与 x 或 y 轴平行的 90° RF 将纵向矢量翻转到水平面，并使最大化横向矢量 M_{xy} 处于同相位进动，导致 M_{xy} 向量达到最大并以拉莫频率发射无线电信号

C. 90° 脉冲终止后，由于质子间微小的频率差异，横向分量开始分散，例如 T_2 弛豫。与此同时，由于 T_1 弛豫纵向矢量开始增大

D. 180° 脉冲施加于 TE/2 时刻，反转了纵向矢量以及进动方向，使快速进动的质子逐渐追赶上慢速进动的质子，即分散的向量又再度聚拢

E. 在 TE 时间（回波时间 =2 × TE/2）质子磁化矢量的横向分量重新聚集（重聚集）并再次发出一个强的无线电信号，但因发生于 TE 期间的 T_1 弛豫而减少

率降低，这是由于梯度回波无法恢复由磁场不均匀性导致的失真，以及小翻转角造成较弱的 RF 信号产生的横向磁化减少所带来的低信噪比。FLASH 序列速度快，特别适合运动物体如心脏及蠕动内脏的成像。这些快速序列采集一层图像的时间可短至 1 秒甚至更短，使实时 MRI 成为可能。

MR 对比剂

组织的 T_1、T_2 弛豫时间可被引入的顺磁性物质缩短，顺磁性物质由于其原子内不成对电子的存在而扮演了干扰性强磁偶极子的外加混合物角色。这一效应的应用是在 MR 成像中使用稀有元素钆，从而明显缩短 T_1 而提高了 T_1 加权像的对比度。游离态的钆有剧毒，但螯合后可以长时间保持稳定且可通过尿液排出体外，前提是肾功能正常或接近正常。目前有数种此类螯合物面市。钆对比剂在中枢神经系统成像中特别有用，由于其不能通过正常血脑屏障，因此可用于检测如肿瘤导致的屏障缺损。它们也用于血管造影，及各器官的血流灌注参数图集及模拟普通 X 射线和 CT 影像的泌尿系统的检查。

负性对比剂可产生信号缺失。氧化铁颗粒就是这类可产生局部磁场不均匀性的对比剂。它仅被用于胃肠道的 MR 成像。空气不能产生 MR 信号，可作为阴性对比剂应用于直肠及结肠检查。

获得 MR 信号的空间（拓扑）分辨率

最终的 MRI 图像和 CT 一样是像素组成的矩阵，每个像素代表成像平面内小的体积单元，即体素。每个像素被赋予灰度值，其正比于体素在射频脉冲激发后的特定时间里发射的无线电信号幅度大小，选择该值以最大化区别各个组织间的特征参数，例如 T_1 或 T_2。

为获取所需的空间分辨率，需要了解体素的 3 个坐标，为选择断层的位置（第一个坐标是 z），沿患者方向的梯度磁场被建立起来（图 1-37A），给予仅能激发相应梯度 / 患者断层范围的射频，改变 RF 激发频率会使断面沿梯

度移动至另一位置以匹配相应的拉莫频率。磁场梯度越陡峭，RF 脉冲的频带越窄，激发的层面越薄。通常基于成像目的，梯度和带宽被调整到使激活层面厚度为 0.5~5mm。层面选择梯度出现在 RF 脉冲激发期间，用于设定断面的位置。

另外两个用于体素设定的坐标（x 和 y）是由施加两个弱梯度场来获得的，分别是相位编码梯度和频率编码梯度。

相位编码梯度施加在垂直于层面选择梯度的方向，开启时间很短，只有 3~5ms，位于激发脉冲关闭以后。其导致整个层面的进动相位发生连续性变化，所以一个特定的相位对应特定的一行体素（图 1-37B 中的垂直行）。

频率编码梯度施加在与层面选择梯度和相位编码梯度两者均成直角的方向，它在相位编码梯度已关闭后开启，并在采集 RF 信号时保持开启，所以又被称为"读出梯度"。该梯度的作用是使层面一边到另一边的进动（拉莫）频率连续增加，从而提取整个层面中特定一行体素所对应的特定频率（图 1-37B 中的水平行）。

通用的图像矩阵为 256×256 或 512×512 像素，为获得 x 和 y 方向上相同的图像分辨率，需要进行 256 或 512 次数据采样，即需要进行 256 或 512 次各自独立的相位梯度设定，这就是 MR 图像采集时间长于 CT 的主要原因。

利用三个磁场梯度获得空间分辨率的原理存在固有问题，即它们都会产生相位变化。其中两者相互作用会造成由相位编码梯度产生的目标相位变化不清晰。局部磁场不均匀性也导致失相位的速度增加，从而缩短 T_2。这些效应可以通过在适当时间施加反方向梯度磁场弥补，以抵消其导致的相位变化。层面选择梯度可由施加幅度大小相同、方向相反、与 RF 脉冲持续时间相同的梯度来抵消。信号采样发生在频率编码梯度开启周期的中间，在信号采样之前施加相反方向的平衡梯度，持续时间刚好为前者（频率编码梯度）的一半，可以在信号采集时正好达到平衡点。射频脉冲序列的时序、梯度激活和信号采样在图 1-38 中均有描绘，以一个自旋回波成像序列为示例。

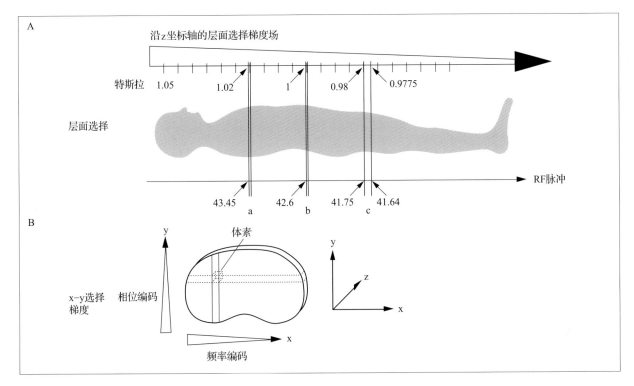

图 1-37 空间分辨率的原理

a 层由射频脉冲如 43.45MHz 激发，改变 RF 脉冲频率至 42.6MHz 将使激发层面移至 b 位置。如果 RF 脉冲的带宽为 41.64~41.75MHz，一个更厚的层面 c 会被激发

现在，由受激层面发出的复杂的无线电信号由接收线圈接收并进行傅里叶分析，这意味着其被分解成有若干分量的成分正弦波。这些成分波的频率和相位共同定义了它们起源的体素坐标。现在，成分波的振幅可以被赋予与其幅值成比例的灰阶，并显示为图像中的相应像素。与 CT 图像一样，这一灰阶值有 20 级，并且"窗宽"和"窗位"均可调。在临床实践中，与周围组织相比信号强度低（暗）的组织被称为"低信号"，反之为"高信号"。有时使用额外的颜色编码。

用于获得 MR 信号空间分辨率的三个梯度可以互换，这样就可以在不移动患者的情况下自由地生成轴面、矢状面和冠状面图像。此外，与 CT 一样，任何斜截面都可以通过数据计算得出，前提是采集到的层面为连续无间隔的。还能以适当的间隔激发多个部位和采集无线电信号，以加速长系列部位的采集，被称为多层面成像，可使整体检查时间加快 10 倍。尽管如此，常规的

MR 检查仍需数分钟。

多次重复的成像序列，每次都有一个新的相位编码梯度设置，大大延长了计算图像所需数据的采样时间。为了减少采样时间，开发了回波链技术：每个回波具有不同的相位编码梯度，由一系列 180° 脉冲在自旋回波序列的初始 90° 脉冲之后产生。这些序列被称为快速或加速自旋回波序列，显著地缩短了数据获取时间，但意味着在 T_1 恢复曲线的过程中对信号进行了平均。相对于经典的自旋回波成像，这影响了读片中对于图像对比度的解释。采用类似技术的低翻转角的梯度回波也明显加快了数据采集速度。

磁共振成像中的流动效应和运动伪影

血流和脑脊液的流动可能以非常复杂的方式影响 MR 成像。应用的 RF 脉冲序列不同，流动的存在可能会产生比预期更弱或更强的信号。显而易见，方向垂直于成像层面的快速流动可能会带走那些本应在 RF 信号采样周期内发出信号的

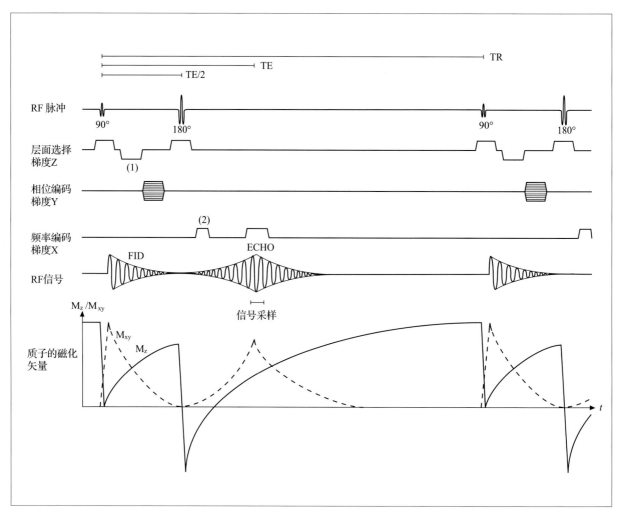

图 1-38　标准自旋回波脉冲序列

这个序列开始于一个 90°的射频脉冲，其施加于层面选择（Z）梯度开启后。之后为 Z- 反转梯度（1）用于补偿 RF 期间由选层梯度引起的失相位。由 90°脉冲引发的，通过 M_{xy} 磁化矢量产生的 RF 信号，在下图中有描绘（亦可见图 1-36B）。这个信号呈指数衰减，即所谓的自由感应衰减（FID）。在 TE/2 时刻选层梯度再次接通，并发出 180°射频脉冲（亦可参见图 1-36D）。其作用是在 TE 时刻重聚焦失相位的 M_{xy} 矢量并产生回波信号，其大小呈指数上升和下降。回波信号通常在其中点附近取样。该射频信号被沿 x 轴和 y 轴的两个附加梯度所编码。X- 梯度（"读出梯度"），在信号采样时激活，预激活梯度（2）来补偿它产生的失相位。预激活梯度在这个序列里为正向，因为相位已被 180°脉冲逆转，否则应该为负向。相位编码（Y）梯度符号中的多个水平条，代表每次序列在以 TR（重复时间）为间隔的重复过程中，这个梯度被赋予一个新的强度，直到足够多的序列被运行以计算图像，通常为 256 次。由 Y- 梯度产生的这种有目的性的相位变化显然是不需要反向梯度补偿的

质子，这种效应会导致血管产生信号丢失而使其管腔在图像上呈现黑色。

另外一些情况下，预先激发的流动质子可能流入到层面内。这可能发生在一系列的图像 / 层面的快速连续采集的情况下，含有已激发质子的血液流入了下一个层面并被进一步激发，直到它们完全饱和，而使信号丢失。在相反方向上流动的血液不会被饱和，因为它流入的这些层面之前没有被激发。这就解释了为什么动脉和静脉在血流方向相反时它们的图像对比也总是相反的。如

果在成像层面的两端都施加 90°预激发脉冲，则流入成像层面的动脉和静脉血都被饱和而都显示为信号流空。

层面内流动会干扰空间编码导致伪影产生，当图像中出现血流时一定要考虑到血流信号的强度可能具有假象以及特定部位的伪影。比较常见的是条带状模糊伪影，沿图像的相位编码方向展开。

通常由于 MR 数据采集时间更长，运动伪影的问题也比 CT 更加常见。为了更好地进行心脏

成像，数据采集必须与心电图门控配合，呼吸节律的门控往往也是必要的。遗憾的是肠蠕动伪影也经常出现并使腹部成像的分辨率劣化。

MR 血管成像（MRA）

已有多种技术运用于选择性地检测流动的质子，在不使用对比剂的情况下生成血管造影成像。

目前常用的方法有两种。

时间飞跃（TOF）：基于抑制静止组织的信号，采用 180° 射频脉冲对质子进行预饱和。新流入预饱和组织中的血液中携带的质子被暴露在 RF 脉冲下，而其净磁化矢量产生小于 90° 的偏转（如 45°），之后是快速重复梯度回波及之后新的 45° 脉冲（短 TR），直至整个系列图像采集完成。持续的 45° 脉冲饱和了静止的质子，然而层块内流入成像层面的血液最终也会被不断重复的 45° 脉冲所饱和，因此有成像层块厚度受限的问题。一些可扩展 TOF-MRA 成像范围的方法在此不再赘述。

相位对比（PC）法：在三个方向（x、y 和 z）上施加相位编码，在编码和信号采样期间，移动的质子因具有与周围静态环境不同的相位编码而可以被识别。通过调整梯度强度，可以区分快速和慢速血流，从而产生单独的动脉图和静脉图。相位对比法（PC-MRA）允许检测所有方向上的流动，但数据采集时间很长。

所有的非对比 MRA 技术都有局限性，因此在临床实践中，MR 对比剂得到了广泛的应用。

磁共振成像模式与脉冲序列

在诊断实践中，有三种基本的 MR 成像模式。

1. 质子自旋密度加权成像旨在显示组织间质子密度的差别，而忽略它们在化学键上的差异以及 T_1 和 T_2 的差异。然而有些质子不利于成像，因为它们的流动性受到限制，例如在骨骼和肌腱中。所以在临床影像中，选用质子自旋密度这个术语来替代质子密度以表明其

信号来源不反映真实的组织内质子密度。其像素的对比度可转换成体素内质子的自旋密度。

2. T_1 加权成像用于显示 RF 脉冲后不同组织恢复到纵向稳态磁化的时间差异，体素中 T_1 差异被显示为图像中像素的差异，T_1 加权成像通常能产生最佳的、全面的解剖分辨率。

3. T_2 加权成像旨在显示 RF 脉冲后引发横向磁化在各组织间衰减时间的差异。因此，体素间 T_2 的差异在图像中显示为像素之间的对比度。T_2 加权成像对脑脊液等液体的鉴别特别有用。病理改变常伴有组织内和（或）细胞外水肿的液体积聚，因此可在 T_2 加权成像中清晰显示。

除了上述三种基本成像模式外，还有许多其他的成像模式，在临床实践中应用较少。这里只介绍以下两种模式。

磁共振波谱

质子进动频率的微小变化取决于它们所参与的化学键，即所谓的化学位移，这种差异反映了分子的特征，MR 技术可以检测到特定分子相对于周围组织浓度所导致的差异，在这里不再详述。原则上可以确定每一个体素的相对浓度，但通常是采集一个 64 体素的集合。所测的相对浓度如乳酸被色彩编码并叠加到某个器官的 MR 图像层面上。除实验性研究外，其经常用于中枢神经系统的诊断，例如乳酸堆积提示局部缺氧。其他一些分子聚集于某些特定肿瘤，另外有些分子是坏死组织的特征。

弥散加权成像

这种成像模式显示了质子在组织中的扩散迁移率，水是可扩散质子的主要载体。扩散迁移率是与 T_1、T_2 和质子自旋密度加权成像有本质区别的参数。扩散是分子随机热运动的结果。如果不受屏障的限制，一簇分子就会从一个起源进行球形扩散。然而，组织中的细胞膜起着屏障作用，限制了细胞内及细胞外分子的移动。在缺氧的早期阶段，组织细胞水肿，细胞间隙变窄，所

以细胞外水分子运动受限。分子在组织中的扩散迁移率用分子每秒在 1mm^2 区域内的净位移表示，称为表观扩散系数（ADC）。由于屏障的存在，ADC 值在不同的方向上会有不同，尤其是在具有明显定向性的组织中。这在神经纤维束中尤为明显，特别是如果神经纤维束脱髓鞘，即被包裹在几层细胞膜之内。

ADC 值可通过前面提到的类似于 MR 相位对比血管造影（PC-MR）的方法来确定，但是在微观尺度上，通过使用薄层和快速成像序列来确定小距离位移的质子自旋则需用一种不同的相位编码。这种方法可确定位移相对 x 轴、y 轴、z 轴的大小差异。通过各个方向上的颜色编码可以生成扩散张量图像，并将其显示为层面内不同方向迁移率差异的参数图。该技术特别适用于显示中枢神经系统白质神经纤维的方向性（图 1-39）。通过选择一个小体积的组织，例如在大脑皮层内，追踪具有相同张量方向的相邻体素等，可以将映射扩展到三维空间，继而将传导束映射至中枢神经系统的各级水平（图 1-40）。

基本磁共振脉冲序列

这一部分总结了 MR 成像的几个主要重点，并举例说明了它们在一些脉冲序列中的应用。多年来大量脉冲序列已经被开发，其中一些脉冲序列相当复杂，超出了本文的范畴，本文仅举几个较简单的例子。

在平衡状态下，已被主磁场磁化的组织并不会发出无线电信号。这是由于纵向磁化矢量沿主磁场排列，而各个质子间的旋转横向磁化矢量由于处于失相位而相互抵消。只有当净磁化矢量具有旋转的横向分量时才发射无线电信号，也就是说，足够数量的质子必须在同相位中进动才可以产生可检测到的无线电信号。

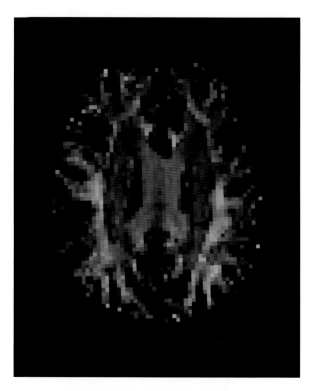

图 1-39　大脑横断面的扩散加权 MR 图像

在空间上扩散受限的方向的张量是经过颜色编码的，在水平方向（左右）具有自由迁移率的体素被标为红色，头尾方向的迁移率以蓝色代表，而背腹侧（前后）的迁移率以绿色代表。在图像中间的红色体素的集合代表胼胝体。外侧蓝色的为放射冠，再外侧的绿色为联络纤维束

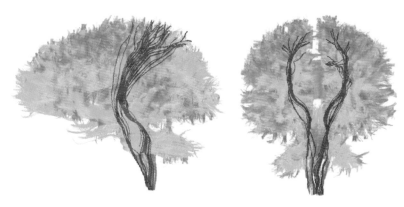

图 1-40　脑与脊髓间传导束的映射图，详见文中解释

为了获得与组织的质子自旋密度、T_1 或 T_2 参数相关的特定无线电信号，必须采用不同时间控制的射频脉冲序列。重复这些脉冲序列，直到采集足够的信号来计算图像。通常，2~4 个独立采样集被平均以产生高质量的图像。图 1-41 和图 1-42 解释了自旋回波序列中 TR 和 TE 的时间是如何影响不同组织的相对信号强度的，以脑成像为例，以及如何通过适当的时间选择来产生 T_1、T_2 和质子密度加权图像。图 1-36 和图 1-38 更详细地说明自旋回波序列的原理。梯度回波不使用 90° RF 脉冲来引出回波，而使用梯度反转来引出回波（参见第 24 页）。

T_1 加权图像的记录采用 200~700ms 的短 TR（重复时间）和 15~30ms 的短 TE（回波时间）。相反的 T_2 加权记录使用长 TR（2000~3000ms），长 TE（80~200ms）。用长 TR 和短 TE 记录的图像被称为质子自旋密度加权（有时称居中加权图像），因为信号反映了大多数组织的相对质子自旋密度，但脑脊液除外，由于其 T_1 太长了。

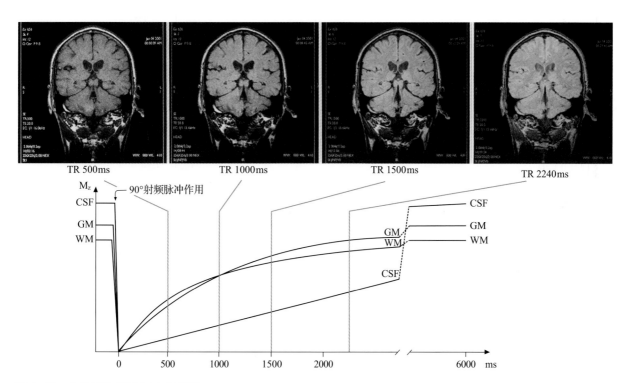

图 1-41　自旋回波序列中 T_1 的影响

图示在 0 时刻 90° 射频脉冲后，脑脊液（CSF）、灰质（GM）和白质（WM）中纵向磁化（M_z）恢复的近似过程。这些物质的近似相对质子密度显示在 M_z 轴。在 90° 脉冲后 500ms、1000ms、1500ms 和 2240ms 产生了一个短 TE（20ms）的自旋回波。短 TE 的效果是 T_2 弛豫对信号强度的影响不明显，从而反映了纵向磁化的恢复水平，即由物质的 T_1 决定。生成的图像见上方图像，所有显示的图像窗宽和窗位设置均相同，以便评估图像之间的相对信号强度。

在 500ms 时，整体信号强度较低，白质信号略高于灰质的信号，而脑脊液的信号非常低。该图像最清楚地反映了 T_1 的差异，因此是 T_1 加权图像。在 1000ms 时，来自白质和灰质的信号相等。在 1500ms 时，灰质的信号已经超过白质，在 2240ms 时更是如此。此时，灰质和白质均接近平衡态，信号强度反映了白质相对于灰质的质子自旋密度，但无法与脑脊液进行比较，因其较长的 T_1 远未达到平衡态，所以产生相对较低的信号。

在大约 5000ms 时，脑脊液接近平衡态。TR 为 5000ms，TE 为 20ms 的自旋回波脉冲序列，即所谓的饱和恢复脉冲序列将反映所有组织/流体的相对质子自旋密度。然而，如此长的 TR 值因需要长时间的数据采集而变得不现实，在实际中没有被应用。上部面板中的图像都是采用较短 TR 的部分饱和恢复序列

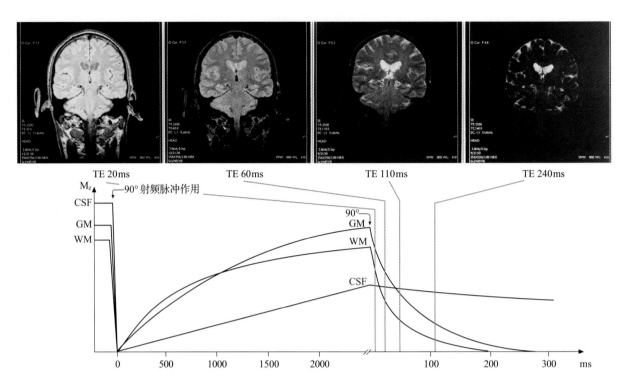

图 1-42 自旋回波序列中 T_2 的影响

图示（类似于图 1-41）白质、灰质和脑脊液的纵向磁化的恢复，自初始 90° RF 脉冲后至 2500ms。在 2500ms（TR）时，另外施加一个 90° 脉冲。该时间点右侧的曲线显示（在扩展的时间轴上）横向磁化矢量衰减的近似时间过程，由组织/脑脊液的 T_2 决定。在 90° 脉冲后的 10ms、30ms、55ms 或 120ms（TE/2），施加一个 180° 的射频脉冲并产生回波（参考图 1-36），在 20ms、60ms、110ms 和 240ms（TE）处取样。每 2500ms 重复施加 90° 脉冲，直到收集足够的数据来计算图像，其结果图像显示在上方。

当 TE 为 20ms 时，来自灰质和白质的信号很高，因为 T_2 弛豫还比较有限。脑脊液的信号较低，是因为 TR 相对于脑脊液的 T_1 较短。

在 TE 为 60ms 时，白质和灰质的 T_2 弛豫迅速，故信号强度明显降低，白质信号已经低于脑脊液信号。

在 TE 为 110ms 时，白质和灰质信号都已明显低于脑脊液。该图像清晰地显示了组织/脑脊液中 T_2 的差异，是一种 T_2 加权图像。

在 TE 为 240ms 时，只有脑脊液的信号得以保留，因为其有较长的 T_2

反转恢复脉冲序列

因为该脉冲序列延长了 T_1 恢复的周期，并可用于生成重 T_1 加权图像，所以更适用于选择性地抑制来自特定类型组织的信号。例如脂肪，其信号可以掩盖来自小的嵌入结构如神经的信号，它们的 T_1 值差别微小，但可被这种序列区分出来，因为其 $T_{1/2}$（ τ ）恢复时间被延长了。采用这种方法的序列被命名为脂肪抑制序列，也被称为 STIR（短时间反转恢复）。通过图 1-43 中的脑成像来解释和举例说明这种反转恢复序列。

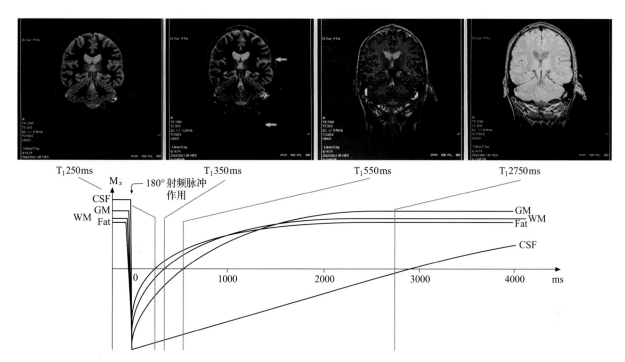

图 1-43　反转恢复脉冲序列

该图显示了 180° 射频脉冲后不同组织纵向磁化恢复的近似时间过程，该脉冲反转了相对于主磁场的纵向净磁化矢量。在反向净纵向磁化恢复过程中，在某一时间点上会变为零。由于恢复速率不同（脂肪最快，其次是白质、灰质、脑脊液），所以不同组织的净纵向磁化强度变零的时间点不同。这个"零时刻"标志着每个组织在其恢复曲线上与横坐标的交叉点。此时施加 90° 脉冲（"反转时间" T_1），之后很快伴随 180° 脉冲产生回波信号时，"零"组织将不会产生信号。上图显示反转时间（ T_1 ）为 250ms、350ms、550ms 和 2750ms 的图像，以及相同的短 TE 为 20ms 的图像。选择长 TR，3500ms，允许在反转脉冲之间组织完全恢复（脑脊液除外）。请注意来自不同组织的信号取决于其矢量值的大小，而不是它们的方向。

在 T_1 为 250ms 时，皮下脂肪的信号几乎为零，来自白质的信号较弱，而灰质和脑脊液则产生清晰的信号。

在 T_1 为 350ms 时，白质的信号消失，皮下脂肪和颈部肌肉之间的脂肪（箭头）出现微弱的信号。同时，灰质信号减弱，而脑脊液信号几乎保持不变。

在 T_1 为 550ms 时，灰质已经变成无信号，而来自白质的信号重新出现，来自脂肪的信号则变得更强。

在 T_1 为 2750ms 时，所有组织的信号都达到了最大值，而脑脊液信号接近"零"点

—— 第三节　以超声波反射为基础的技术 ——

使用超声波技术的临床影像学方法称为超声检查或超声诊断，其主要基于高频声波的发射以及对声波在受检组织和器官中传播时产生反射回波的记录分析。超声检查设备的基本构成包括负责发射和接收超声波的换能器（探头）、超声脉冲发生器、波束成形器、反射/接收系统开关、接收信号处理器以及图像显示装置等。

超声的产生与特性

超声波为机械波，在媒质中方能传播，其传播基础是媒质的组成分子（质点）沿波前的传播方向呈纵向的相干性振动。传播媒质通常被看作由众多小质量的"声学质点"组成，这些质点无须，通常也并不具有均一的分子构成。每个质点犹如悬挂在两个弹簧之间弹动的小球，在固定空间内在其平衡位置周围振动。质点每秒振动的次数称为声波频率，单位为赫兹（Hz）。质点的相干性振动在媒质中传播时，将动能从一个质点通过机械迁移传递到下一个质点，从而形成压缩区和稀疏区的更迭，并以一定的速度在媒质中传播。不同媒质具有各自恒定的传播速度。相邻的两个压缩区（或稀疏区）间的距离称为声波波长。与其他类型的波一样，声波传播的参数也包括频率（ν）、波长（λ）和传播速度（c），三者间的关系为：$c = \nu \times \lambda$。

用于超声成像的声波频率通常在 2~18MHz，而诸如眼科和皮肤科等特殊领域，其使用的频率甚至可接近 40MHz。声波在软组织、血液以及水中的传播速度（声速）仅有极小差别，平均约为 1540m/s。由此可知，若声波频率为 2MHz，其波长则约为 0.75mm；若频率升至 16MHz 时，其波长则降至约 0.1mm。声波在密质骨中的传播速度更高（约 3500m/s），而在空气中则相对较低（约 300m/s）。

决定声波在媒质中传播速度的特性称为声阻抗（Z），其与媒质密度（ρ）和弹性模量（E）相关：

$$Z = \sqrt{\rho \times E} = \rho \times c$$

不同软组织间的声阻抗略有差异，而超声成像正是利用了此原理。

应注意媒质中的声波传播现象与质点相干性振动之间的差别。质点在经过其平衡位置时速度最大，该速度与声波在媒质中的能量迁移相关。在用于超声成像的声波输入能量状态下，软组织中的质点最大速度仅有 4cm/s 或更低，而质点距平衡位置的最大位移（振幅）约 2nm 或更低。注意勿混淆质点的振幅与声波的波长。

超声换能器（探头）

诊断性超声成像的声源来自于压电超声换能器（图 1-44），其关键元件为压电陶瓷晶片，该晶片的组成分子具有电偶极性且有序排列。陶瓷晶片两侧镀有薄层导电金属，在晶片两侧形成电场（约 150V）。晶片内的电偶极子在电场作用下发生重排，晶片厚度随之变化。在高频交变电压作用下，晶片产生振动。当交变电压设为某一特定频率时，晶片振动幅度达到最大且频率一致，此频率被称为共振频率。交变电压关闭后，晶片仍会以共振频率继续振动。共振频率取决于晶片厚度。

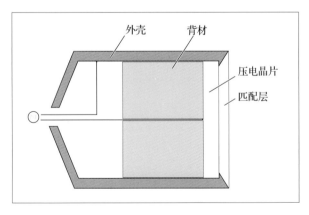

图 1-44　超声换能器基本设计示意图

背材为换能器内的另一重要元件，其不仅可快速阻尼"后向振动"，还可使超声脉冲长度降至极短（约 $1\mu s$），这对于降低空间脉冲长度从而提高轴向分辨率至关重要。此外，通过降低声波波长（如增加频率）也可降低空间脉冲长度，提高分辨率。

换能器覆盖有一层薄的匹配层，其材质声阻抗介于压电陶瓷晶片和人体皮肤之间。在换能器与皮肤接触前，在皮肤上涂抹一层耦合剂，则可进一步改善换能器与皮肤间的声阻抗。

压电超声换能器还具有接收反射回波的功能。声波的接收时间（数百微秒）比发射时间更长，从而保证有充足的时间捕获从深部结构反射回来的声波。负责接收的换能器晶片受到回返声波的撞击后可产生轻度形变，从而在晶片周围产生约 $2\mu V$ 的电位，而这些电信号便可用于生成超声图像。

为简便起见，一个扫描设备仅被视作配备一个换能器元件。换能器的陶瓷晶片作为振源，用以产生一束超声波（图 1-45）。对于平面圆形晶片（平面圆片换能器），声束在离晶片较近的一段距离内近似呈圆柱形，称为近场或 Fresnel 区，其声强度在声束边缘显著减少，此段声束可用于超声成像。而在离晶片较远的区域内，声束呈锥形发散，称为远场或 Fraunhofer 区，不能用于成像。凹型换能器或在平面换能器上加装声透镜，可使声束在焦点处会聚，但成像区域长度也随之缩短（图 1-45）。侧向分辨率取决于声束宽度，因此声束聚焦可增加组织成像的侧向分辨率，但会降低其厚度分辨率。

值得注意的是，当换能器用于成像时，在发射极短脉冲的超声波后暂停，以接收反射回波。虽然单个脉冲的空间长度仅有 2mm 甚或更短，却形成了以其作为传播截面的连续声束。

超声与组织的相互作用

所有用于诊断性成像的超声波，无论频率和强度高低，其与人体组织间均可产生 3 种类型的相互作用：吸收、反射以及散射，这些也均与声强度的衰减相关。另外，其还可产生折射和衍射现象，但实际意义较小。若超声声强度和持续时间超过诊断性应用范围，则可对组织产生破坏性影响，此处不再详述。

吸收

超声波在组织中的吸收就是质点相干性振动的机械动能转变为质点无序运动的热能，而后者是由组织的构成分子间的相互摩擦所致。吸收是导致超声衰减的主要因素，声强度随深度增加而呈指数性递减，单位通常使用分贝（dB）。此外，在软组织内，吸收与声波频率呈正比，每兆赫兹每厘米深度的平均吸收量为 1dB。因此，5MHz 的声束在 10cm 的深度上声强度减少 100000 倍，达 50dB。另外，由于此深度上的回波还要继续传播 10cm 才能回到换能器，因此其回波信号比皮肤表面的回波衰减约 100dB。

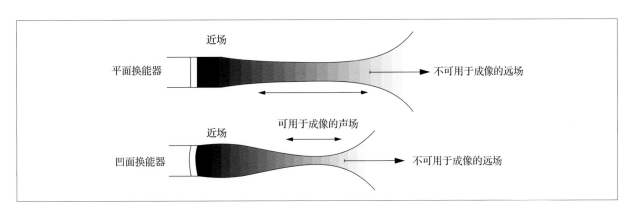

图 1-45　非聚焦换能器和聚焦换能器产生声束的形状

分贝（dB）是计量声强度相对大小的单位。

定义：$1dB = 10 \times \log \dfrac{I_2}{I_1}$，其中 I_1 为声波离开换能器时的声强度，而 I_2 为声波到达指定深度或回波到达接收换能器时的声强度。

声强度为垂直于声束方向上单位面积的能流量，常用单位为 W/cm^2，1W 等于 1J/s。

经历如此多衰减后的信号实际上已经无法用于成像，因此，对于深部结构，如腹部，应选用低频换能器进行成像，但其分辨率会损失。由于尿液对声波的吸收远低于软组织，因此充盈后的膀胱可作为"声窗"，用来显示盆腔脏器。

反射

传播中的超声波在两种声阻抗不同的组织界面上，部分声能被反射成为回波。若两种组织的声阻抗相同，则不产生回波；若声阻抗差异很大，如软组织与骨或空气之间，则所有的声能均被反射，导致高强度的回波，在骨或含气器官后方出现"声影"。这种效应导致无法经成人颅骨显示脑部结构，而对于新生儿，则可经前囟很好地显示颅内结构。肺脏和含气的肠管也无法成像。

不同组织间声阻抗的轻中度差异导致界面产生超声反射回波是进行超声成像的基础。若界面完全平滑且足够大，则声波呈镜面反射（图 1-46A），此时若界面与声束存在角度，则反射回波可能无法到达换能器。因此，非常光滑的表面，如脐带，仅与声束垂直的那部分表面才可成像。然而，若界面粗糙，则反射回波的方向各异，部分可被换能器接收（图 1-46B）。这也就是为什么有的器官表面弯曲通常也可成像。不过随着声束与表面角度的增大，图像对比分辨率会逐渐减低。

若组织结构可产生回波，则在超声图像上表现有亮度，称之为"有回声"。组织产生回波的强度可存在差异，若回波多于周围结构，则称为"高回声"，反之则称为"低回声"。

散射

当超声波遇到细波纹样界面或尺寸小于波长的微粒（如小血管）且其声阻抗与周围组织不同时，可在微粒周围形成球面波形式的散射（图 1-46C）。尽管这些散射波只有极少数可以被换能器接收，但正是这些被接收的散射波形成了

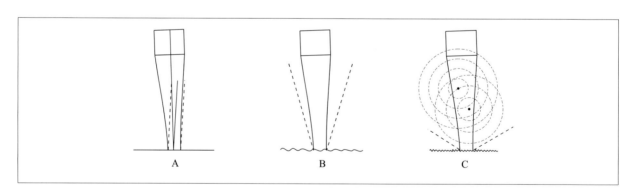

图 1-46

A. 镜面反射。入射角等于反射角。若入射角度偏离垂线一点，则反射波可能无法被换能器接收

B. 粗糙界面反射。反射波向多个方向传播，仅有小部分可到达换能器

C. 散射。声波遇到小的微粒或细波纹样界面时会向各个方向传播，仅有极少部分可到达换能器

诸如肝、脾、肾、子宫等实质脏器以及骨骼肌等结构内的细小光点。

小气泡可作为产生散射的有效途径。在持续声波的作用下，小气泡可发生振动并产生环形声波，其频率是换能器发射的声波频率的整数倍，称为谐波或谐波频率。

超声成像模式

如前所述，超声波在软组织中以近乎恒定的速度传播（1540m/s），因此可以根据换能器发射 1μs 脉冲至接收到回波的时间直接推算出至反射界面的距离，这与渔民使用声呐估测鱼群所在位置的深度相似。从发射至接收到 10cm 深度的回波时间约 130μs，因此时间分辨率需要非常准确。

若将静态换能器接收到的回波显示为示波器荧光屏上的波形，其波幅高低表示反射回波的强弱，称为"幅度模式"或"A 型成像"（图 1-47A）。若回波强弱不用波幅高低表示，而是通过调制示波器光束强度使之在荧光屏上呈现不同亮度的光点，则称为"辉度模式"或"B 型成像"（图 1-47B）。若反射界面距离探头的距离随时间变化，则回声光点将沿示波器轨迹前后移动，因此若将示波器轨迹记录在条带记录器上，则可显示出反射界面运动对时间的变化曲线，称为"运动模式"或"M 型成像"，该模式最常用于心脏疾病检查，如瓣膜运动等（图 1-47M）。

然而，以上各模式并未生成真正的图像。若使换能器按某一固定的角速度（约 20 次 / 秒）摆动扫描，并将回波以 B 型模式同步显示在视频屏幕上，则可生成以超声反射回波为基础的实时断层图像，即二维 B 型模式（图 1-47Sector）。

换能器设计

摆动式扇形扫描可通过带有活动部件的机械结构实现（图 1-48A），然而目前几乎均被线阵（或凸阵）换能器取代，后者系多个换能器组建而成的固态装置，每个换能器组件均呈矩形且非

常薄（通常宽度小于所产生声波波长的一半），因此在阵列内可容纳大量密集排列的这种换能器组件（如每厘米 25 个）。

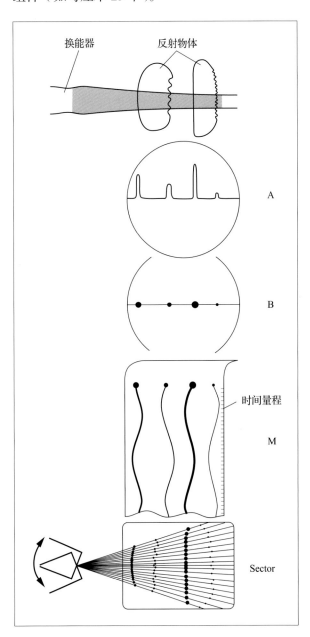

图 1-47　超声成像模式

超声声束途经不同反射界面。

A 型成像，幅度模式：将反射回波显示为示波器屏幕上的曲线，其波幅和位置与反射界面对应。

B 型成像，辉度模式：将反射回波显示为示波器屏幕上的光点，其亮度和位置与反射界面对应。

M 型成像，运动模式：将反射回波以 B 型模式记录在条带记录器上。若界面移动，其运动则记录为波形曲线，运动的周期性和波幅可清晰显示。

Sector 扇形扫描，实时断层模式：当换能器沿一定角度（扇形）摆动扫描时，反射回波以 B 型模式显示在视频屏幕上

线形换能器阵列可基于下列两种原理进行操控：

阵列中的一组（如20个）换能器元件被同时激发，产生一个短脉冲超声波（如同由单个换能器发射一样）。脉冲进入组织后，以更多换能器元件开始接收回波。然后，再激发下一组（20个）换能器元件（与前一组元件部分重叠，如4个）。如此继续，直至完成所有阵列，最终形成矩形影像（图1-48B）。

另一种操控线形阵列的方法是相控阵。阵列所有换能器元件中，相邻元件间的激发存在很小的时间间隔，使得换能器发射的波阵面间产生相位差，并相互干涉而导致叠加波束方向与法线之间形成一定角度 ϕ（图1-48C）。随后，所有换能器元件均参与接收回波。在下一个激发时，相邻元件的激发时间间隔会略有变化，若时间间隔减少，则 ϕ 角度也变小。如此继续，所有换能器元件依次扫描，将形成梯形影像，而换能器一侧为梯形的短边。通过对时间间隔进一步精确控制，可使合成的波阵面在远侧呈现一个凹型弧

面，从而实现选定深度上的聚焦，在该深度上达到最佳分辨率。此外，通过在单个扫描束聚焦和两个或多个扫描束叠加图像聚焦之间进行切换，可实现在不同深度上两处或多处区域的最佳分辨率，然而该操作可导致帧速降低。操控时间延迟以及发射期和接收期更替的电子电路称为波束成形器。

为了补偿声波在传播过程以及反射回波过程中能量的指数性损耗，所有超声扫描设备都配备了时间增益控制装置，用来增强不同深度的信号强度和逆转因吸收导致的能量衰减。时间增益补偿是基于能量的平均衰减，而大多数超声扫描仪还可根据操作者需求对某一深度的信号进行增强或降低。此外，电子边缘增强技术也可用于辅助显示某些结构。

不同构造的探头可用于不同检查目标，如经阴道探头可用于检查子宫，经直肠探头可用于检查前列腺，经食管探头可用于检查心脏，血管内超声可用于支架植入等。

有些探头在本身不移动的情况下，可快速采

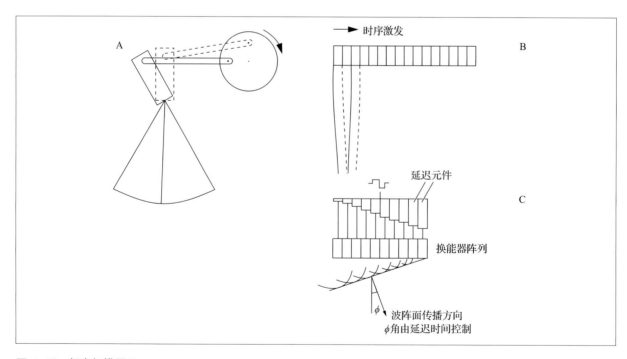

图 1-48 超声扫描原理

A. 经简单的机械驱动产生扇形扫描

B. 线形换能器阵列

C. 相控阵换能器

集一组图像，然后使用与 CT 扫描类似的计算程序对图像进行三维重建（3D 静态成像）。目前，这种重建成像模式已广泛应用于产科超声领域。这是由于羊水和胎儿皮肤间存在锐利的分界，适宜于表面重建成像。配备有数千个换能器元件的专用快速相控阵超声扫描设备可实现实时 3D 成像，即 4D 扫描。

有些探头可增强回波和高次谐波（谐波频率为探头发射频率的整数倍），特别适用于微泡造影剂检查，后者可产生更多的谐波。这类超声探头还可减少探头附近因机械作用而形成的部分伪像，从而改善"普通"超声的成像效果，此处不再详述。

多普勒频移和多普勒成像

当物体朝远离探头方向移动时，其反射回波的频率降低（波长增加）。反之，若物体朝向探头移动，则反射回波的频率增加。这种频率变化称为多普勒频移，其计算公式为：

$$\Delta f = f_i - f_r = 2 \times \frac{v}{v+c} \times f_i$$

其中，Δf 为频移，f_i 为探头频率，f_i 为回波频率，v 为反射物体的速度，c 为声波在软组织中的速度（1540m/s）。若探头频率为 5MHz，朝向探头的血流速度为 30cm/s，则计算的多普勒频率为 1.95kHz。若血流方向与声束呈一定角度（ϕ），则应使用 $\cos\phi$ 予以校正。由于血流速度远低于声速，上述公式分母中的 v 值可以忽略。由此计算流速（v）的公式为：

$$v = \frac{\Delta f \times c}{2f_i \times \cos\phi}$$

ϕ 越小，流速测值越准确。

血流速度测量通常使用双功超声扫描仪，其中一组通道（换能器元件）经 A 型成像测量多普勒频移，而另一组通道则用于显示普通二维 B 型成像。在此图像上，使用一条取样线来表示 A 型通道的方向，并通过鼠标在此取样线上选择测量的深度，从而只有自此深度上并经历一定时间延迟后的回波多普勒频移被予以分析。因此，测量位点可被精确放置，而多普勒频移随时间变化的波形则与二维图像一起显示（图 1-49）。

彩色血流成像

在包含血管的一个较小区域内，以 M 型成像模式并使用彩色编码方式将血流的多普勒频移转化为图像（图 1-50）。此成像方式的原理是，自移动目标上回返的连续脉冲回波途经扫描线选定区域时，对比并分析其在频率（或位置）上的细微差别，对朝向或背离探头的运动予以区分并赋予相应的彩色编码，如朝向探头的运动编码为红色，背离探头的运动为蓝色。

超声造影剂

若微泡足够小（<8μm），则可穿透肺毛细血管，从而用于增强循环血液回声。在静脉注射之前，将生理盐水和空气用两个注射器进行反复抽吸，可生成 <8μm 的简单空气微泡。然而，这种空气微泡并不稳定，在循环中会快速消散。目前已研制开发多种稳定微泡，其机制是使用可降解生物材料（如变性蛋白质或各种脂类）在微泡外膜形成一层保护罩。另外，使用非空气气体（如八氟丙烷等）也可进一步改善微泡的稳定性和回声特性。

这些超声造影剂可显著增强血液回声，从而使富血供组织回声比少血供组织回声更突出。由于癌性组织通常比正常组织血供更丰富，因此超声造影可用于协助鉴别。心脏成像时，这些造影剂可增强左室血液回声，协助发现间隔缺损。此外，造影剂也有利于发现附壁血栓，因为血栓并不吸收造影剂微泡，从而使血液和血凝块之间产生明显的回声差异。

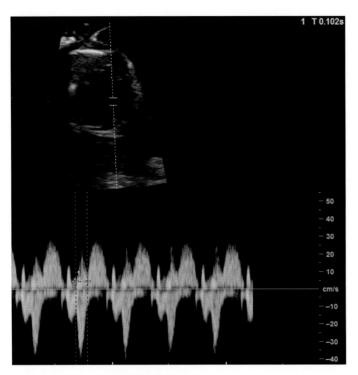

图 1-49 胎儿心脏的双功超声扫查

血流多普勒测量时，根据超声图像选定测量位置，并用取样线上的两条平行短线表示。同时在图像下方显示多普勒频移随时间变化的频谱（cm/s），记录超过 5 个心动周期的血流振幅和方向以用于分析。两个向下频谱代表心房血液流入心室，其中第一个为心室充盈所致，而第二个向下的尖峰为心房收缩所致。向上的宽峰代表主动脉的流出血流。频谱上标注的距离"1"代表房室传导时间

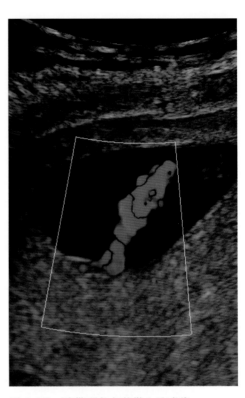

图 1-50 脐带彩色多普勒血流成像

脐静脉和脐动脉内血流方向相反，被相应编码为蓝、红两种不同颜色

第四节　以放射性核素为基础的技术

放射性核素显像

显像诊断包括以下基本内容：一种合适的、具有适当的化学和药物结构并能分布到体内特定靶器官的放射性核素（同位素），以及常见的放射性核素分布记录系统。γ 相机通常作为记录系统，可以探测到放射性核素的分布。

合适的放射性核素

发射 80~200keV 光子能量范围的 γ 光子的核素是最常规的诊断放射性核素。这和常规的诊断用 X 射线光子能量相当（图 1-1）。γ 射线和 X 射线命名方式是指光子的来源：X 射线光子来自原子核的核外电子，而 γ 射线光子来自某些原子核不稳定核素。

γ 射线的光子辐射能量因核反应不同而不同，这种辐射是单一频率的。而 X 射线的光子是连续谱中的多种频率。γ 射线单频性的重要性在于可以利用能量的不同对 γ 光子的来源进行区分和分析。

在前面提到的能量范围的 γ 光子能很好地穿透组织，因此很容易脱离身体组织并被外部探测器记录。

放射性核素发出的 β⁻ 和 α 射线一般对诊断成像没有用处，因为这些类型的射线在身体组织中会被有效地吸收，而且它们的辐射能引起大量的二次电离，会造成生物损伤。一些放射性核素发射的 γ 射线也不能使用，因为它们衰变的产物是有害的 β⁻ 粒子。正电子（β⁺）射线的特殊应用（PET）在本章结尾有简要涉及。

显然，患者接受的辐射剂量必须保持在最低限度。为此，放射性核素的半衰期（$T_{1/2}$）应该足够短，在检查结束后应尽快衰变以减少不必要的辐射剂量。放射性核素的半衰期是临床检查时间的 2 倍比较合适。在某些检查中肾脏的代谢和呼吸会进一步加速辐射的消除。一般来说，核素检查的患者接受的辐射剂量约等于 X 射线检查。

理想放射性核素在所需的剂量下应该是无毒的，化学性质易于与药物结合，同时可以聚集在特定的组织和器官。最后，它应该以合理的成本保证其实用性。满足这些需求的放射性核素并被用于临床诊断的包括 ^{67}Ga（$T_{1/2}$ 约 78 小时）、^{81m}Kr（$T_{1/2}$ 约 13 秒）、^{99m}Tc（$T_{1/2}$ 约 6 小时）、^{123}I（$T_{1/2}$ 约 13 小时）和 ^{133}Xe（$T_{1/2}$ 约 5 天）。还有其他几种放射性核素也可供选择用于一些特殊用途。

药物制剂

在大多数情况下，放射性核素被标记在特定的化学药物制剂中，通过新陈代谢通路或生理/病理生理现象，被特定的组织器官摄取并聚集。^{123}I 是用于甲状腺显像的碘化物。^{81m}Kr 或 ^{133}Xe 可作为肺通气检查的吸入气体。^{99m}Tc 在影像诊断中是占主导地位的，因为它的半衰期非常理想，所发射的 γ 光子的能级（140keV）可以很好地穿透组织并被 γ 相机探测。伴随着 β⁻ 射线，^{99m}Tc 进一步衰变成稳定的钌（Ru）核素，但这种转变的半衰期太长（2×10^5 年），因此它在生物学应用上就不重要。^{99m}Tc 很容易以高锝酸盐的形式（TcO_4^-）从发生器中获得（俗称 $^{99}_{42}$ 钼锝"母牛"，可以每天淋洗），具有易于发生耦合反应的化学特性。^{99m}Tc 的耦合膦酸化合物可应用于骨显像（图 1-51），耦合的 HIDA 可应用于胆道显像，耦合的巯基乙酰基三甘氨酸（MAG3）应用于肾动态显像；与白蛋白的聚合体可应用于灌注研究，例如肺灌注显像；可被标记在结合胶体中，以研究巨噬细胞在肝、脾、骨髓中的分布，结合于葡庚糖酸盐成六甲基丙二胺肟中用于脑显像等。

γ 相机

用于核素诊断成像的 γ 相机的基本设计如图 1-52 所示。γ 光子检测器是一种掺入铊的碘

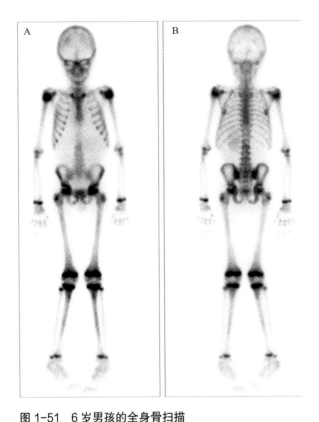

图 1-51　6 岁男孩的全身骨扫描

A. γ 相机采集到的男孩的前位像

B. 采集到的后位像。骨骺及生长点的信号增高。通过对比两张图像可以看出信号的强弱和探头的距离有关

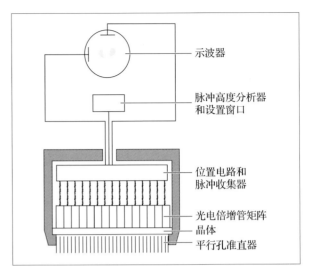

图 1-52　γ 相机平行孔准直器的基本结构示波器

化钠的大型单晶体。准直器由晶体和安装在晶体前面的铅板组成。有的铅板上有紧密的平行孔，有的铅板上的孔是朝着患者的不同方向，以此来获得较大的视野或者得到细节更多的放大图像。这个准直器会吸收平行或几乎平行于孔轴线的 γ 光子。因此，通过准直器规定了 γ 光子的入射方向，使其每一点都落到晶体上。

当受到 γ 光子照射，晶体产生蓝色光的强度与 γ 光子的入射能量成正比。所激发的光由一个含有多达约一百个的六角形阵列的光电倍增管接收，光电倍增管与晶体背面紧密地进行光学接触。光电倍增管的信号进入计算机执行两个基本计算。首先，闪烁事件的位置（x–y 坐标）是通过光电倍增管的信号强度与光源的对比来计算的。其次，"脉冲高度"的计算是属于单一闪烁事件的所有信号强度之和。脉冲的高度与 γ 光子的能量成正比，而 γ 光子又对应特定的核素。如果脉冲高度比预期的要低，则它很可能来自散射的 γ 光子，在到达 γ 相机的过程中失去能

量。一个可调的"窗口"设置为拒绝小于最大脉冲高度 90% 的脉冲。被接收的闪烁存储和显示在屏幕上，最终逐渐形成图像。一个典型的 γ 相机能够处理每秒 50000 次的闪烁，合理的图像质量要求达到 10^6 级别的闪烁。

图像采集的结果反映了核素在体内分布的二维空间投影。第一，因为探头只识别特定范围入射角度的光子，所以随着探头的距离增加，空间分辨率迅速下降。探测源距离探头 5cm 时，γ 相机的分辨率为 1.5~2cm。第二，由于 γ 射线的强度在特定方向上随射线源距离平方的增加而减小，从探测源深层发出的光子到达探头的数量要小于从探测源浅层发出的数量。因此，从探测源深部发出的光子更容易因为能量不足或发生散射而不能被准直器或脉冲高度分析器接受。因此，身体表面和距离探头近的扫描图像与身体内部和距离探头远的相比较，前者对比度和分辨率更高。因此，在检查中大部分扫描图像都是从不同方位被采集的。

单光子发射计算机断层扫描仪（SPECT）和正电子发射计算机断层扫描仪（PET）

SPECT

γ 相机采集核素发出的 γ 射线，相机探头围绕患者进行 180° 或 360° 旋转，每几度采集一

次图像数据。计算机分析程序与 CT 类似，通过分析图像可以获得二维的断层图像和三维的重建图像。数据采集时间较长并且空间分辨率约为 1cm。

PET

射线由发射正电子的核素产生。正电子从核内发射出来后，在经过很短的距离（1~2mm）后，与一个电子结合消失，发生湮灭，正、负电子的质量转变为两个能量相等（511keV）、方向相反的光子，这种现象被用于断层成像（PET）。PET 扫描仪由一个探测器环组成，探测器环决定了系统的视野。湮灭事件产生的 511keV 光子沿直线相反方向运动，两个探测器会同时探测到两个光子。探测到的信号被进一步分析，γ 相机通过患者的实际方向进行衰减矫正，低于限定的信号则被拒绝，以提高信号的分辨精度。当记录

了足够次数的湮灭事件后，通过计算机进行断层图像重建来获得正电子核素的空间分布图。空间分辨率可以精确到 5mm。PET 使用最普遍的核素是 ^{18}F，半衰期是 109 分钟。通常被广泛使用的是 ^{18}F- 脱氧葡萄糖（FDG）。^{18}F-FDG 可以被细胞摄取，但是不能作为葡萄糖参与细胞的糖酵解。恶性肿瘤细胞由于糖酵解旺盛，细胞中会大量积累 ^{18}F-FDG。

SPECT 和 PET 与 CT 的结合

将 CT 技术与 PECT、PET 相结合，可以使 SPECT 和 PET 显像的解剖定位更加精准。CT 扫描仪和 SPECT 扫描仪共用一个检查床，患者躺在检查床上，保持平静呼吸依次通过 CT 扫描仪和 SPECT 扫描仪，得到同一个位置的两种采集图像，进而实现图像融合（图 1-53）。

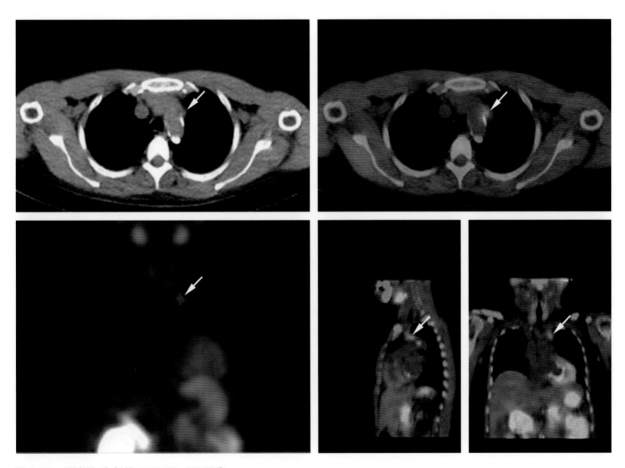

图 1-53 颈部和胸部的 SPECT-CT 显像

患者注射单位计量的 ^{99m}Tc-MIBI。这是一种可以被甲状旁腺摄取的显像剂。左上角是 CT 的横断位图像，左下角是 SPECT 的冠状位断层图像。右上角是 SPECT-CT 的叠加融合图像，右下角分别是 SPECT-CT 的矢状位和冠状位的融合图像。检查所示上纵隔位置（箭头）有异位的甲状旁腺组织

第五节　术语和定位

在影像诊断中用来表示平面、方向和位置的词汇与传统的解剖学术语一致，这些术语都采用"解剖学标准位置"，即直立、手臂置于身体两侧和掌心朝前。按照惯例，在影像诊断中同义的"放射学术语"取代一些解剖学术语，并被补充到解剖学词汇中。

解剖平面通常是指切面，这与断层成像有关。

正中切面（图1-54A）是把身体平均分成对称的两半。

矢状面是指与正中切面平行的任何切面。正中切面有时称为正中矢状面。

旁正中切面是靠近正中切面的矢状面。

额切面（图1-54B）是指任何垂直于正中切面的垂直切面。在影像诊断中，额切面通常被称为冠状面，因为它们与冠状缝的平面平行。

横切面（图1-54C）是指与冠状面和矢状面都垂直的平面。它有时被称为水平面，但在放射学中的术语是轴切面。之所以如此命名，是因为身体的一个横切面被一束沿身体轴线方向投射的X线通过后就产生了图像。

对于头部MR轴位扫描，标准的断层平面平行于眶耳平面，这个平面是由眼的外眦和外耳道中心来定位的，上述两个解剖部位易于确认。此平面实际上与解剖学的Frankfurter平面（"German horizontal"）相一致，即通过眶下缘至外耳道上缘的平面。在脑部横断位CT扫描中，通常断层平面是倾斜的，且起始层面从眼球上方开始，这是为了避免不必要的晶状体辐射。

在常规X线成像中，一个物体的固有放大率取决于它在X线管焦点和胶片之间光束路径中的位置。因此，X线从头骨入射让置于枕后的胶片曝光，与相反方向入射成像相比，额窦的放大率高得多。因此，实际工作中通常用以下术语表示X线束行进方向（图1-55）：

前后位（AP）X线是指X线从身体前部（腹侧）入射，曝光置于身体后面（背侧）的胶片。后前位（PA）X线行进方向与前后位X线相反。

左侧位X线是指X线从右侧入射，让置于身体左侧的胶片曝光。右侧位X线正好相反。

轴位X线是指X线沿身体轴线（头侧或足侧）入射，曝光横切面放置的胶片。

倾斜X线是指入射X线束与横断面成一定的角度。

斜位X线是指入射X线束与矢状面成一定的角度。

右前斜位（RAO）X线是指X线束从左侧背部入射，让置于身体右前方的胶片曝光。

左前斜位（LAO）与上面右前斜位左右互换。

手、腕和前臂的X线成像通常为X线从手背入射，让置于手掌侧的胶片曝光，这被称为背掌位X线片。足部X线与此相同，称为足的背跖位X线片。

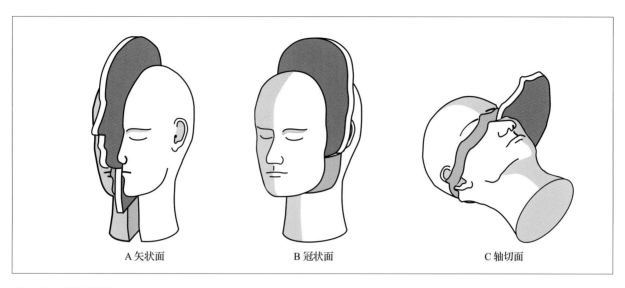

A 矢状面　　　　　　B 冠状面　　　　　　C 轴切面

图 1-54　断层平面

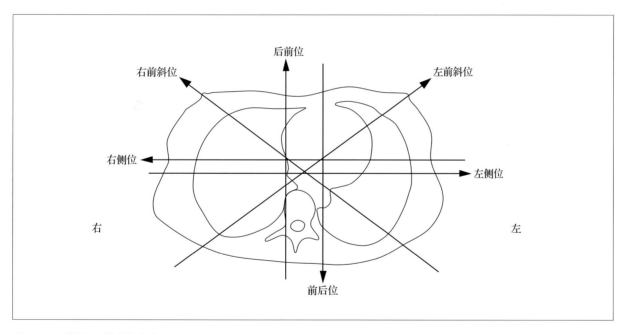

图 1-55　常规 X 线成像方向
箭头表示 X 线前进方向

本书图谱成像遵循以下原则：

常规 X 线

前后位和后前位 X 线片显示患者面对观察者。

侧位 X 线片显示患者的左侧朝向观察者。

仰卧和俯卧位 X 线片显示患者的头向上或向左。

断层成像

横断面是从下面看，这是国际惯例。

冠状面是从患者前方看。

矢状面是从患者左侧看。

命名依据

解剖学术语：国际解剖学术语由解剖命名联合委员会制定（FCAT），斯图加特，纽约，1998。

第二章

上　肢

第一节　肩 和 上 臂

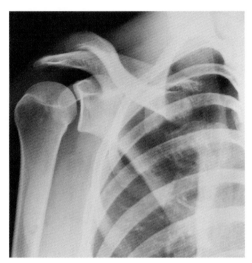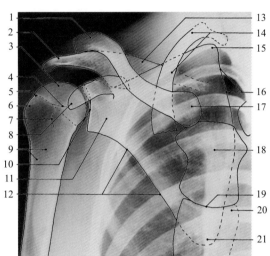

图 2-1　肩，前后位 X 线片

1. 锁骨肩峰端　Acromial end of clavicle
2. 肩峰　Acromion
3. 肱骨头　Humeral head
4. 骺线痕迹　Epiphyseal scar
5. 解剖颈　Anatomical neck
6. 大结节　Greater tubercle
7. 小结节　Lesser tubercle
8. 喙突　Coracoid process
9. 外科颈　Surgical neck
10. 关节盂　Glenoid cavity
11. 肩胛颈　Neck of scapula

12. 肩胛骨外缘　Lateral border of scapula
13. 肩胛冈　Spine of scapula
14. 第一肋骨　First rib
15. 肩胛骨上角　Superior angle of scapula
16. 肩胛骨内缘　Medial border of scapula
17. 锁骨胸骨端　Sternal end of clavicle
18. 胸骨柄　Manubrium of sternum
19. 胸骨角　Sternal angle
20. 胸骨体　Body of sternum
21. 肩胛骨下角　Inferior angle of scapula

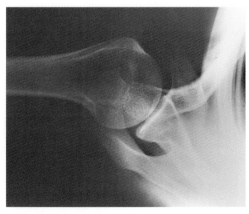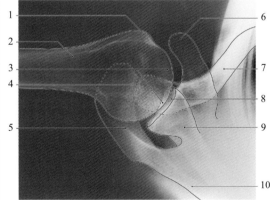

图 2-2　肩，轴位 X 线片

1. 大结节　Greater tubercle
2. 肱骨外科颈　Surgical neck of humerus
3. 肱骨头　Humeral head
4. 肩锁关节　Acromioclavicular joint
5. 肩峰　Acromion

6. 喙突　Coracoid process
7. 锁骨　Clavicle
8. 关节盂　Glenoid cavity
9. 肩胛颈　Neck of scapula
10. 肩胛冈　Spine of scapula

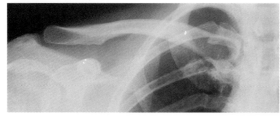

图 2-3　锁骨，前后位 X 线片

1. 锁骨体　Shaft of clavicle
2. 锁骨肩峰端　Acromial end of clavicle
3. 肩锁关节　Acromioclavicular joint
4. 肩峰　Acromion
5. 喙突　Coracoid process

6. 第二肋骨　Second rib
7. 肋横突关节　Costotransverse joint
8. 锁骨胸骨端　Sternal end of clavicle
9. 第一肋骨　First rib
10. 肋椎关节　Costovertebral joint

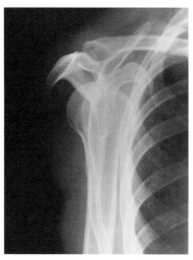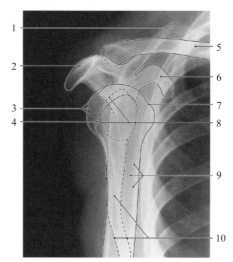

图 2-4　肩胛骨，斜位 X 线片

1. 肩胛骨上缘　Superior margin of scapula
2. 肩峰　Acromion
3. 肱骨头　Head of humerus
4. 大结节　Greater tubercle
5. 锁骨　Clavicle

6. 喙突　Coracoid process
7. 小结节　Lesser tubercle
8. 关节盂　Glenoid cavity
9. 肱骨外科颈　Surgical neck of humerus
10. 肩胛骨边缘　Scapula from edge

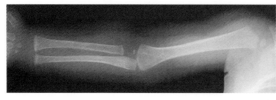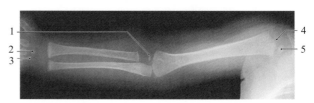

图 2-5　肩和上肢，1 岁儿童，前后位 X 线片

1. 肱骨小头（骨化中心）　Capitulum（ossification center）
2. 头状骨（骨化中心）　Capitate bone（ossification center）
3. 钩骨（骨化中心）　Hamate bone（ossification center）

4. 大结节（骨化中心）　Greater tubercle（ossification center）
5. 肱骨头（骨化中心）　Humeral head（ossification center）

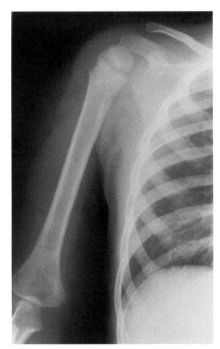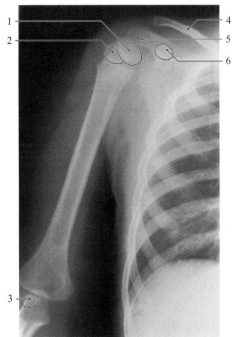

图 2-6　肩和上肢，5 岁儿童，前后位 X 线片

1. 肱骨头（骨化中心）　Humeral head（ossification center）
2. 大结节（骨化中心）　Greater tubercle（ossification center）
3. 肱骨小头（骨化中心）　Capitulum（ossification center）
4. 锁骨　Clavicle
5. 肩峰　Acromion
6. 喙突（骨化中心）　Coracoid process（ossification center）

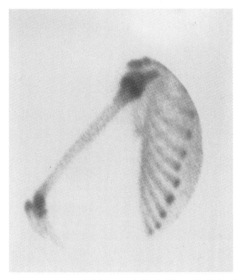

图 2-7　肩和上肢，12 岁儿童，^{99m}锝 - 亚甲基二膦酸盐，骨显像

1. 肱骨头　Humeral head
2. 肱骨近端生长板　Growth plate of proximal epiphysis of humerus
3. 滑车和肱骨小头　Trochlea and capitulum
4. 鹰嘴　Olecranon
5. 桡骨头　Head of radius
6. 肩峰　Acromion
7. 喙突　Coracoid process
8. 肩胛骨外缘　Lateral margin of scapula
9. 肋骨肋软骨移行部　Osteochondral transition of ribs

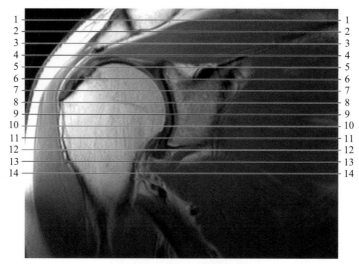

图 2-8　肩部扫描定位像

线 1~14 为 MR 横断位扫描层面。后文箭头←、→和↔分别代表在前一层、后一层和前后两层图像中都可以看到同一解剖结构。本例
定位像所选图像可见于冠状位图像 9（见图 2-20）

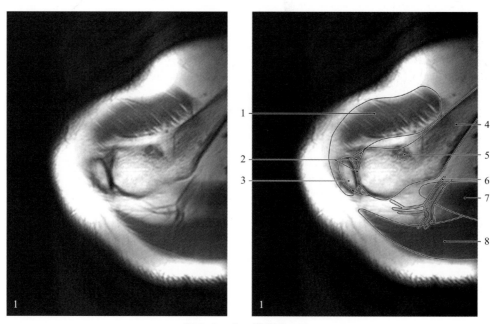

图 2-9　肩，横断位 MR

1. 三角肌　Deltoideus →
2. 肩锁关节及关节盘　Acromioclavicular joint with articular disc →
3. 肩峰　Acromion →
4. 锁骨　Clavicle →
5. 喙锁（斜方）韧带（附着点）Coracoclavicular（trapezoid）ligament

  （attachment）→
6. 肩胛上动脉和静脉　Suprascapular artery and vein →
7. 冈上肌　Supraspinatus →
8. 斜方肌　Trapezius →

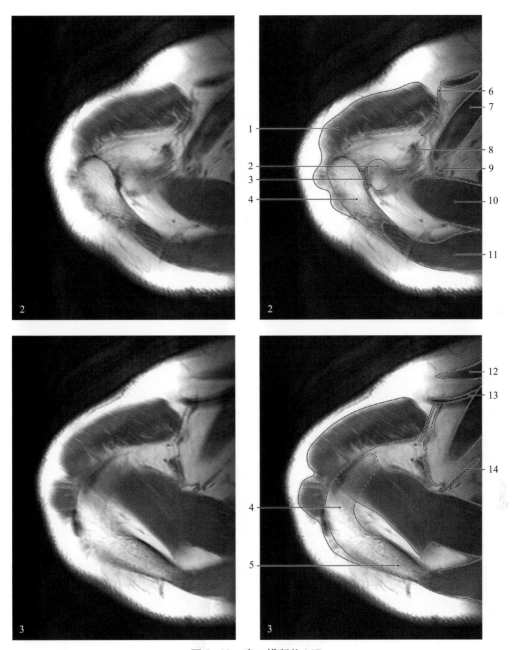

图 2-10　肩，横断位 MR

定位像见图 2-8

1. 三角肌　Deltoideus ↔
2. 锁骨（肩峰端）Clavicle（acromial extremity）←
3. 肩锁关节　Acromioclavicular joint ←
4. 肩峰　Acromion ↔
5. 肩胛冈　Spine of scapula →
6. 胸肩峰动脉 / 静脉　Thoracoacromial artery/vein
7. 锁骨下肌　Subclavius muscle

8. 喙锁（斜方）韧带　Coracoclavicular（trapezoid）ligament ↔
9. 喙锁（锥状）韧带　Coracoclavicular（conoid）ligament →
10. 冈上肌　Supraspinatus ↔
11. 斜方肌　Trapezius ↔
12. 胸大肌　Pectoralis major →
13. 头静脉　Cephalic vein →
14. 肩胛上动脉 / 静脉　Suprascapular artery/vein ←

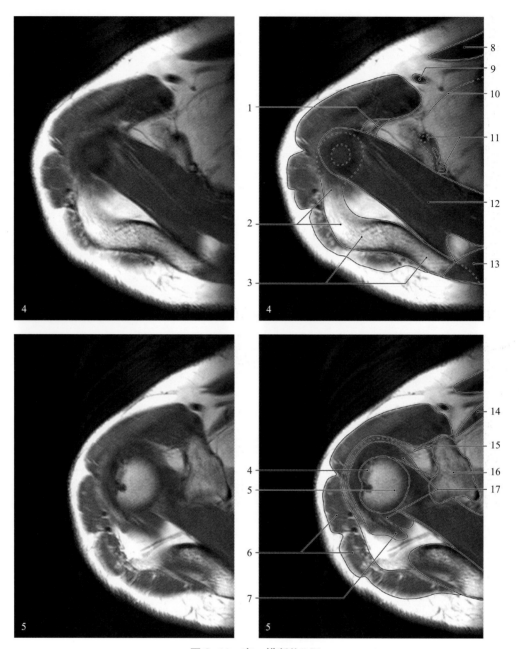

图 2-11 肩，横断位 MR

定位像见图 2-8

1. 喙锁韧带　Coracoacromial ligament →
2. 肩峰　Acromion ←
3. 肩胛冈　Spine of scapula ↔
4. 肱骨大结节　Greater tubercle of humerus →
5. 肱骨头　Head of humerus →
6. 三角肌　Deltoideus ↔
7. 冈下肌　Infraspinatus →
8. 胸大肌　Pectoralis major ↔
9. 头静脉　Cephalic vein ↔

10. 胸锁筋膜　Clavipectoral fascia
11. 斜方韧带和锥状韧带（喙突附着点）Trapezoid and conoid ligament（attachment on coracoid process）←
12. 冈上肌　Supraspinatus ↔
13. 斜方肌　Trapezius ↔
14. 胸小肌　Pectoralis minor →
15. 喙肩韧带（附着点）Coracoacromial ligament（attachment）←
16. 喙突　Coracoid process →
17. 关节囊 / 肩袖　Articular capsule/rotator cuff →

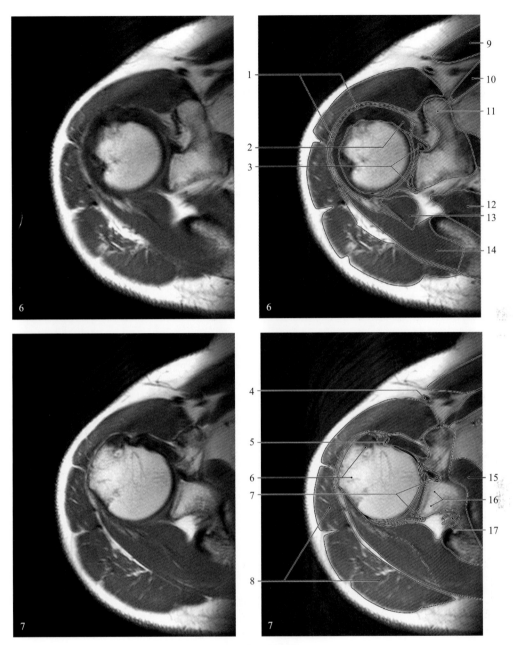

图 2-12 肩，横断位 MR

定位像见图 2-8

1. 三角肌下滑囊　Subdeltoid bursa
2. 喙肱韧带　Coracohumeral ligament
3. 盂唇　Glenoid labrum →
4. 头静脉　Cephalic vein ←→
5. 肱二头肌，长头　Biceps brachii, long head →
6. 肱骨大结节　Greater tubercle of humerus ←→
7. 关节囊反折　Reflection of articular capsule →
8. 三角肌　Deltoideus ←→
9. 胸大肌　Pectoralis major ←→
10. 胸小肌　Pectoralis minor ←→
11. 喙突　Coracoid process ←
12. 冈上肌　Supraspinatus →
13. 冈下肌　Infraspinatus ←→
14. 小圆肌　Teres minor →
15. 肩胛下肌　Subscapularis →
16. 肩胛颈　Neck of scapula →
17. 肩胛上动脉 / 静脉　Suprascapular artery and vein →

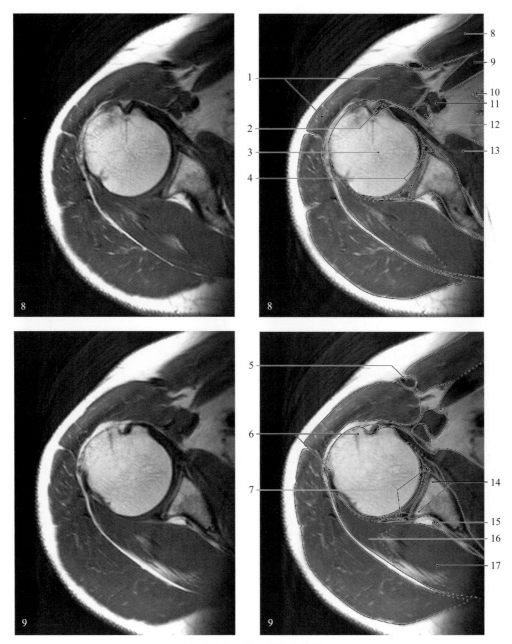

图 2-13 肩，横断位 MR

定位像见图 2-8

1. 三角肌 Deltoideus ↔
2. 结节间沟内肱二头肌长头腱 Biceps brachii, long head in intertubercular sulcus ↔
3. 肱骨头 Head of humerus ↔
4. 关节盂 Glenoid cavity ↔
5. 头静脉 Cephalic vein ↔
6. 肱骨大结节 Greater tubercle of humerus ↔
7. 盂唇 Glenoid labrum ↔
8. 胸大肌 Pectoralis major ↔

9. 胸小肌 Pectoralis minor ↔
10. 淋巴结 Lymph node
11. 肱二头肌，短头 Biceps brachii, short head →
12. 喙肱肌 Coracobrachialis →
13. 肩胛下肌 Subscapularis ↔
14. 肩胛颈 Neck of scapula ↔
15. 肩胛上动脉 / 静脉 Suprascapular artery and vein
16. 小圆肌 Teres minor ↔
17. 冈下肌 Infraspinatus ↔

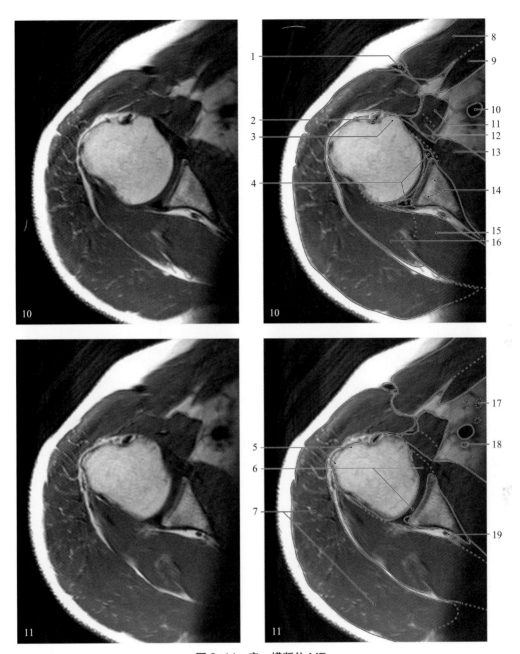

图 2-14 肩，横断位 MR

定位像见图 2-8

1. 头静脉　Cephalic vein ↔
2. 肱二头肌，长头　Biceps brachii, long head ↔
3. 肱骨小结节　Lesser tubercle of humerus →
4. 盂唇　Glenoid labrum ←
5. 肱骨大结节　Greater tubercle of humerus ↔
6. 关节囊，下隐窝　Articular capsule, lower recess →
7. 三角肌　Deltoideus ↔
8. 胸大肌　Pectoralis major ↔
9. 胸小肌　Pectoralis minor ↔
10. 腋动脉　Axillary artery →

11. 肱二头肌，短头　Biceps brachii, short head ↔
12. 喙肱肌　Coracobrachialis ↔
13. 肩胛下肌　Subscapularis ↔
14. 肩胛颈　Neck of scapula ↔
15. 冈下肌　Infraspinatus ↔
16. 小圆肌　Teres minor ↔
17. 淋巴结　Lymph node →
18. 臂丛神经后束　Posterior cord of brachial plexus
19. 肩胛上动脉/静脉　Suprascapular artery and vein ←

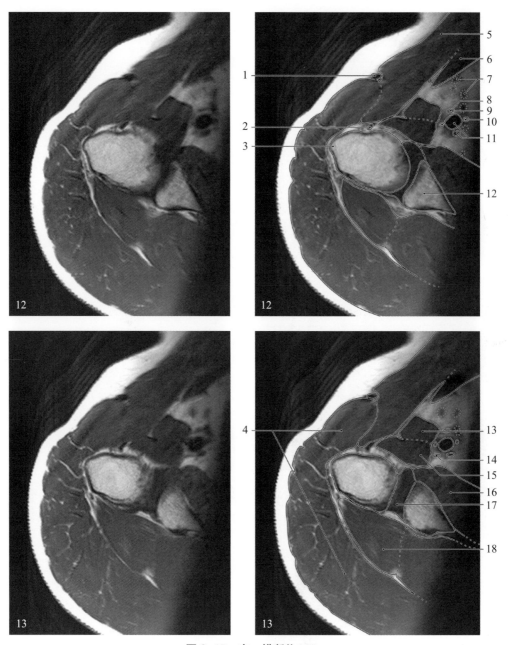

图 2-15　肩，横断位 MR

定位像见图 2-8

1. 头静脉　Cephalic vein ↔
2. 肱二头肌，长头　Biceps brachii, long head ↔
3. 肱骨大结节　Greater tubercle of humerus ←
4. 三角肌　Deltoideus ↔
5. 胸大肌　Pectoralis major ↔
6. 胸小肌　Pectoralis minor ↔
7. 淋巴结　Lymph nodes ↔
8. 正中神经　Median nerve →
9. 肌皮神经　Musculocutaneous nerve →

10. 尺神经　Ulnar nerve →
11. 腋动脉和桡神经　Axillary artery and radial nerve →
12. 肩胛颈　Neck of scapula ←
13. 肱二头肌，短头　Biceps brachii, short head ↔
14. 腋神经　Axillary nerve →
15. 喙肱肌　Coracobrachialis ↔
16. 肩胛下肌　Subscapularis ↔
17. 关节囊，下隐窝　Articular capsule, lower recess ↔
18. 小圆肌　Teres minor ↔

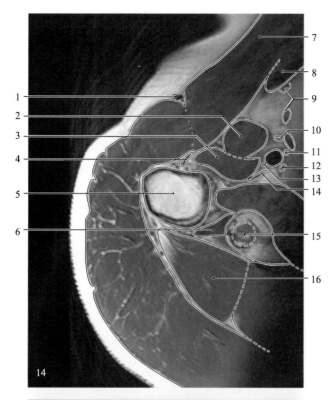

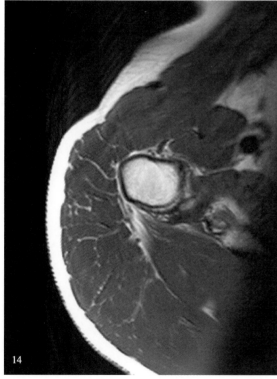

图 2-16 肩，横断位 MR

定位像见图 2-8

1. 头静脉 Cephalic vein ←
2. 肱二头肌，短头 Biceps brachii, short head ←
3. 喙肱肌 Coracobrachialis ←
4. 肱二头肌，长头 Biceps brachii, long head ←
5. 肱骨外科颈 Surgical neck of humerus
6. 关节囊，下隐窝 Articular capsule, lower recess ←
7. 胸大肌 Pectoralis major ←
8. 胸小肌 Pectoralis minor ←
9. 淋巴结 Lymph nodes ←
10. 正中神经 Median nerve ←
11. 尺神经 Ulnar nerve ←
12. 桡神经 Radial nerve ←
13. 肌皮神经 Musculocutaneous nerve ←
14. 腋神经 Axillary nerve ←
15. 肱三头肌，长头（起点）Triceps brachii, long head（origin）
16. 小圆肌 Teres minor ←

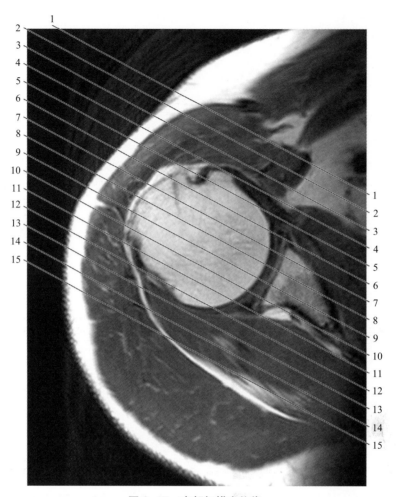

图 2-17 肩部扫描定位像

线 1~15 是下述 MR 图像扫描层面，其方向近似平行于肩胛骨前外缘（斜冠状位）。此定位像所选图像是横断位图像 9（见图 2-13）

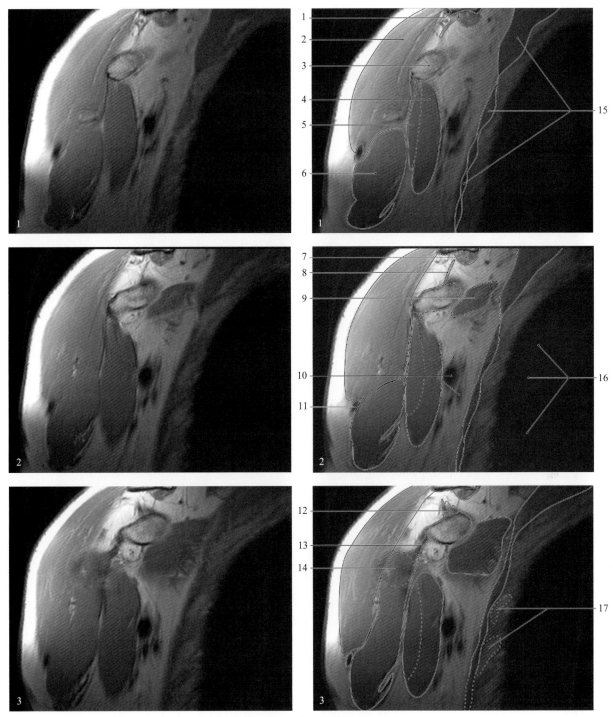

图 2-18 肩，冠状位 MR

定位像见图 2-17

1. 锁骨 Clavicle →
2. 三角肌 Deltoideus →
3. 喙突 Coracoid process →
4. 喙肱肌 Coracobrachialis →
5. 肱二头肌，短头 Biceps brachii, short head →
6. 胸大肌 Pectoralis major →
7. 锁骨下肌 Subclavius muscle →
8. 喙锁（斜方）韧带 Coracoclavicular（trapezoid）ligament
9. 肩胛下肌 Subscapularis →

10. 腋窝静脉，淋巴结和神经 Vessels, lymph nodes and nerves in axillary fossa →
11. 头静脉 Cephalic vein →
12. 喙锁（锥状）韧带 Coracoclavicular（coronoid）ligament →
13. 喙肩韧带 Coracoacromial ligament →
14. 肱骨头 Head of humerus →
15. 前锯肌 Serratus anterior →
16. 肺 Lung
17. 肋骨 Ribs

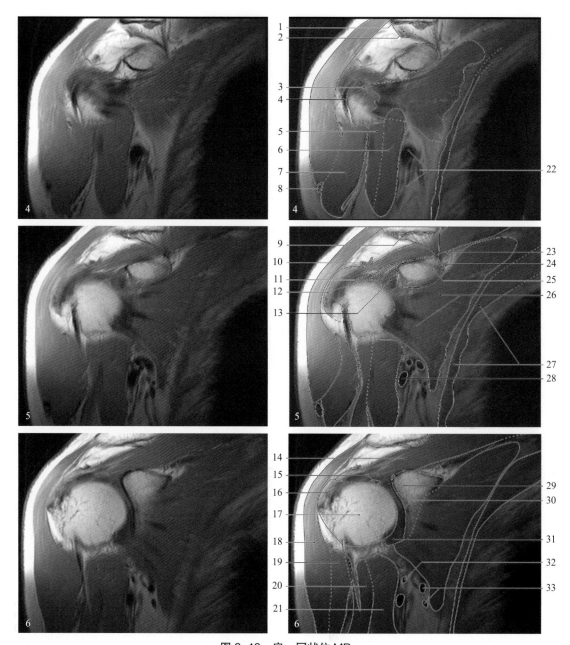

图 2-19　肩，冠状位 MR

定位像见图 2-17

1. 锁骨　Clavicle ↔
2. 喙锁（锥状）韧带　Coracoclavicular（coronoid）ligament ←
3. 肱骨小结节　Lesser tubercle of humerus
4. 肱二头肌，长头　Biceps brachii, long head →
5. 肱二头肌，短头　Biceps brachii, short head ←
6. 喙肱肌　Coracobrachialis ↔
7. 胸大肌　Pectoralis major ↔
8. 头静脉　Cephalic vein ←
9. 喙锁（锥状）韧带　Coracoclavicular（coronoid）ligament ←
10. 喙肩韧带　Coracoacromial ligament ↔
11. 喙肱韧带　Coracohumeral ligament
12. 肱二头肌，长头　Biceps brachii, long head ↔
13. 关节囊，下隐窝　Articular capsule, lower recess →
14. 冈上肌　Supraspinatus →
15. 肱二头肌，长头　Biceps brachii, long head ↔
16. 肱骨大结节　Greater tubercle of humerus →
17. 肱骨头　Head of humerus ↔

18. 三角肌　Deltoideus ↔
19. 胸大肌　Pectoralis major ↔
20. 肱二头肌，短头　Biceps brachii, short head ↔
21. 喙肱肌　Coracobrachialis ↔
22. 腋窝血管，淋巴结和神经　Vessels, lymph nodes and nerves in axillary fossa ↔
23. 肩胛上动脉　Suprascapular artery →
24. 肩胛上神经　Suprascapular nerve →
25. 喙突（根部）　Coracoid process（root）←
26. 肩胛下肌　Subscapularis →
27. 前锯肌　Serratus anterior →
28. 腋动脉　Axillary artery →
29. 盂唇　Glenoid labrum →
30. 关节窝　Glenoid fossa →
31. 关节囊，下隐窝　Articular capsule, lower recess →
32. 旋肱后动脉　Posterior circumflex humeral artery →
33. 旋肩胛动脉/静脉　Circumflex scapular artery and vein →

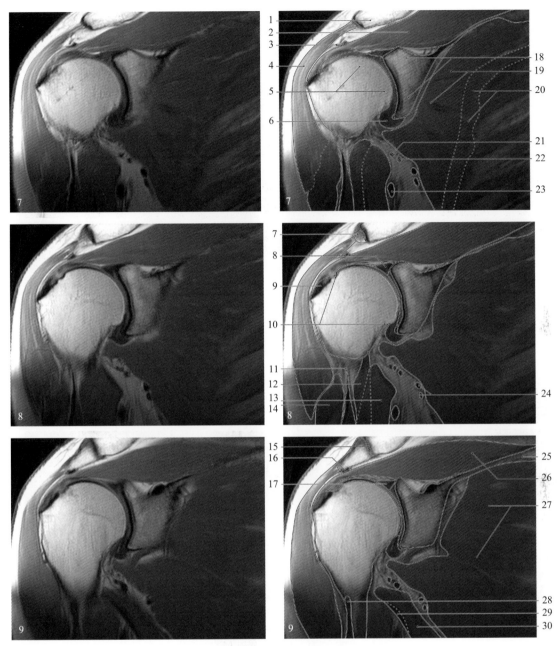

图 2-20　肩，冠状位 MR

定位像见图 2-17

1. 锁骨　Clavicle ←
2. 冈上肌　Supraspinatus ↔
3. 喙肩韧带　Coracoacromial ligament ↔
4. 三角肌　Deltoideus ↔
5. 肱骨头　Head of humerus →
6. 关节囊，下隐窝　Articular capsule, lower recess ↔
7. 肩峰　Acromion →
8. 盂唇　Glenoid labrum ↔
9. 肱骨大结节　Greater tubercle of humerus ↔
10. 肱骨解剖颈　Anatomical neck of humerus
11. 肱二头肌，长头　Biceps brachii, long head ←
12. 背阔肌和大圆肌（止点）Latissimus dorsi and teres major（insertion）→
13. 喙肱肌　Coracobrachialis ↔
14. 胸大肌　Pectoralis major ↔
15. 肩锁关节　Acromioclavicular joint
16. 喙肩韧带（附着点）Coracoacromial ligament（attachment）←
17. 盂唇　Glenoid labrum ↔
18. 肩胛颈　Neck of scapula →
19. 肩胛下肌　Subscapularis ↔
20. 前锯肌　Serratus anterior ←
21. 旋肱后动脉　Posterior circumflex humeral artery ↔
22. 腋神经　Axillary nerve →
23. 腋动脉　Axillary artery ←
24. 旋肩胛动脉和静脉　Circumflex scapular artery and vein ↔
25. 肩胛冈　Spine of scapula →
26. 冈上肌　Supraspinatus ←
27. 冈下肌　Subscapularis ←
28. 胸大肌（止点）Pectoralis major（insertion）←
29. 背阔肌（肌腱）Latissimus dorsi（tendon）←
30. 大圆肌　Teres major →

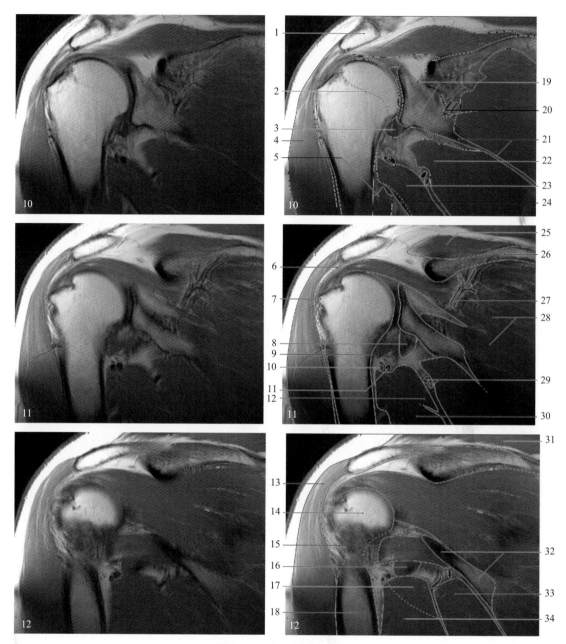

图 2-21　肩，冠状位 MR

定位像见图 2-17

1. 肩峰　Acromion ←
2. 骺线　Epiphysial line
3. 关节囊，下隐窝　Articular capsule, lower recess ←
4. 三角肌　Deltoideus ↔
5. 喙肱肌（止点）　Coracobrachialis (insertion) ←
6. 肩峰下 – 三角肌下滑囊　Subacromial and subdeltoid bursa
7. 肱骨大结节　Greater tubercle of humerus ←
8. 肱三头肌，长头（起点）　Triceps brachii, long head (origin) →
9. 肱骨外科颈　Surgical neck of humerus
10. 腋神经　Axillary nerve ↔
11. 旋肱后动脉　Posterior circumflex humeral artery ↔
12. 大圆肌　Teres major ↔
13. 三角肌　Deltoideus ↔
14. 肱骨头　Head of humerus ←
15. 小圆肌　Teres minor →
16. 肱三头肌，长头　Triceps brachii, long head ↔
17. 大圆肌　Teres major ←

18. 肱骨干　Shaft of humerus
19. 肩胛颈　Neck of scapula ←
20. 旋肩胛动脉 / 静脉（29）的分支　Branches of #29
21. 肩胛骨前外缘　Blade of scapula
22. 肩胛下肌　Subscapularis →
23. 大圆肌　Teres major ↔
24. 背阔肌（肌腱）　Latissimus dorsi (tendon) ↔
25. 冈上肌　Supraspinatus ←
26. 肩胛冈　Spine of scapula ↔
27. 旋肩胛动脉 / 静脉（29）的分支　Branches of #29
28. 冈下肌　Infraspinatus →
29. 旋肩胛动脉 / 静脉　Circumflex scapular artery and vein ↔
30. 背阔肌　Latissimus dorsi
31. 斜方肌　Trapezius →
32. 肩胛骨外缘　Lateral margin of scapula
33. 小圆肌　Teres minor →
34. 背阔肌　Latissimus dorsi →

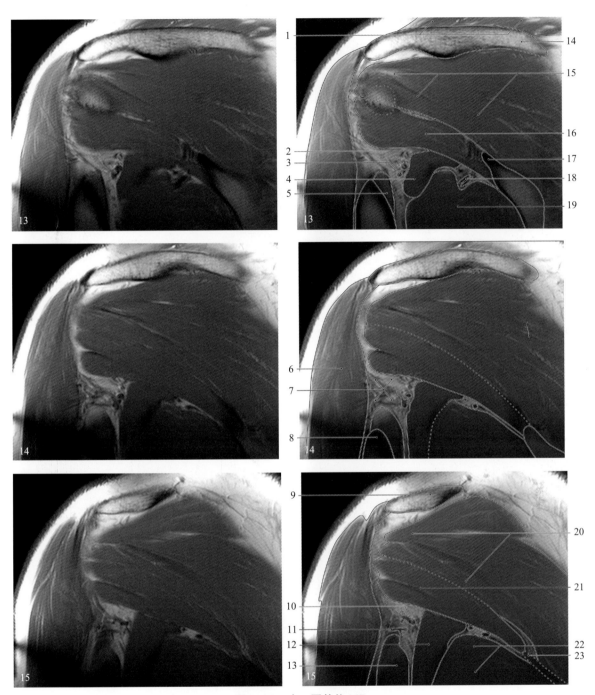

图 2-22 肩，冠状位 MR

定位像见图 2-17

1. 斜方肌 Trapezius ←
2. 旋肱后动脉 Posterior circumflex humeral artery ↔
3. 腋神经 Axillary nerve ↔
4. 肱三头肌，长头 Triceps brachii, long head ↔
5. 肱三头肌，外侧头 Triceps brachii, lateral head →
6. 三角肌 Deltoideus ←
7. 四边孔 "Quadrangular space"
8. 肱骨干 Shaft of humerus ←
9. 肩胛冈 Spine of scapula ←
10. 旋肱后动脉 Posterior circumflex humeral artery ←
11. 腋神经 Axillary nerve ←
12. 肱三头肌，长头 Triceps brachii, long head ←

13. 肱三头肌，外侧头 Triceps brachii, lateral head ←
14. 肩胛冈 Spine of scapula →
15. 冈下肌 Infraspinatus →
16. 小圆肌 Teres minor ↔
17. 肩胛骨外缘 Lateral margin of scapula
18. 旋肩胛动脉 / 静脉 Circumflex scapular artery and vein ↔
19. 背阔肌 Latissimus dorsi ↔
20. 冈下肌 Infraspinatus ←
21. 小圆肌 Teres minor ←
22. 背阔肌 Latissimus dorsi ←
23. 肩胛骨外缘 Lateral margin of scapula ←

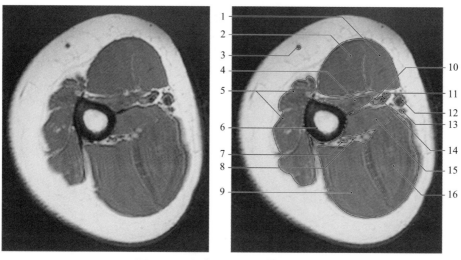

图 2-23 上臂，上 1/3，横断位 MR

1. 肱二头肌，短头 Biceps brachii, short head
2. 肱二头肌，长头 Biceps brachii, long head
3. 头静脉 Cephalic vein
4. 喙肱肌 Coracobrachialis
5. 三角肌 Deltoid muscle
6. 肱骨干 Shaft of humerus
7. 桡神经 Radial nerve
8. 肱深动脉 Profunda brachii artery

9. 肱三头肌，外侧头 Triceps brachii, lateral head
10. 正中神经和肌皮神经 Median and musculocutaneus nerve
11. 肱静脉 Brachial vein
12. 贵要静脉 Basilic vein
13. 尺神经 Ulnar nerve
14. 肱动脉 Brachial artery
15. 肱三头肌，内侧头 Triceps brachii, medial head
16. 肱三头肌，长头 Triceps brachii, long head

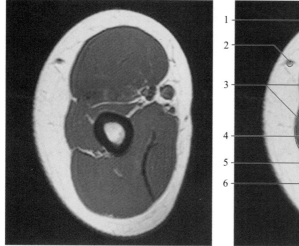

图 2-24 上臂，中段，横断位 MR

1. 肱二头肌 Biceps brachii
2. 头静脉 Cephalic vein
3. 肱肌 Brachialis muscle
4. 肱骨干 Shaft of humerus
5. 桡神经和肱深动脉 Radial nerve and profunda brachii artery
6. 肱三头肌，外侧头 Triceps brachii, lateral head
7. 正中神经 Median nerve

8. 肱动脉和肱静脉 Brachial artery and veins
9. 贵要静脉 Basilic vein
10. 肌皮神经 Musculocutaneous nerve
11. 尺神经 Ulnar nerve
12. 肱三头肌，内侧头 Triceps brachii, medial head
13. 肱三头肌，长头 Triceps brachii, long head
14. 肱三头肌内筋膜 Internal aponeurosis of triceps brachii

第二节　肘　关　节

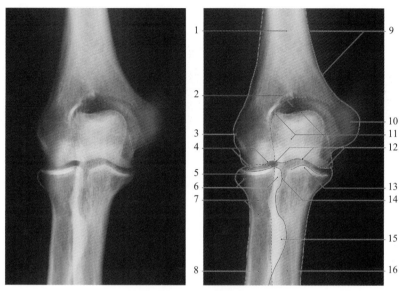

图 2-25　肘，前后位 X 线片

1. 肱骨干　Shaft of humerus
2. 鹰嘴窝和冠突窝（重叠）Olecranon fossa, and coronoid fossa
   （superimposed）
3. 外上髁　Lateral epicondyle
4. 肱骨小头　Capitulum
5. 肱桡关节　Humeroradial joint
6. 桡骨头　Head of radius
7. 桡骨颈　Neck of radius
8. 桡骨干　Shaft of radius

9. 内上髁嵴　Medial supracondylar ridge
10. 内上髁　Medial epicondyle
11. 鹰嘴　Olecranon
12. 滑车　Trochlea
13. 冠突　Coronoid process
14. 桡骨环状关节面　Articular circumference of radius
15. 桡骨粗隆　Radial tuberosity
16. 尺骨干　Shaft of ulna

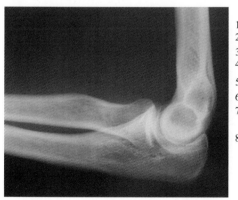
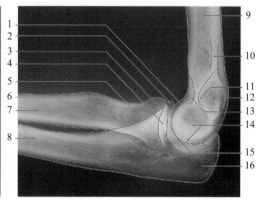

图 2-26　肘，侧位 X 线片

1. 肱骨小头　Capitulum
2. 冠突　Coronoid process
3. 桡骨头　Head of radius
4. 桡骨关节凹　Articular fovea of radius
5. 桡骨颈　Neck of radius
6. 桡骨粗隆　Radial tuberosity
7. 桡骨干　Shaft of radius
8. 尺骨干　Shaft of ulna

9. 肱骨干　Shaft of humerus
10. 内上髁嵴　Medial supracondylar ridge
11. 鹰嘴窝　Olecranon fossa
12. 内上髁　Medial epicondyle
13. 冠突窝　Coronoid fossa
14. 滑车　Trochlea
15. 肱尺关节　Humero-ulnar joint
16. 鹰嘴　Olecranon

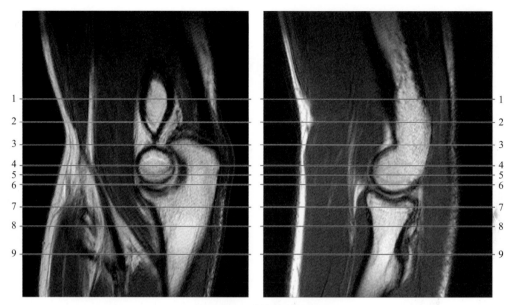

图 2-27 肘关节定位像

线 1~9 是下述 MR 横断位的扫描层面，此定位像所选图像为矢状位图像 1 和 3（见图 2-34，2-35）。注意到本系列横断位图像中肱动脉在入肘窝前即分出桡动脉，这一变异出现的概率大约为 15%。分支处远端的"肱动脉"也可称为"尺动脉"（取代了原有肱动脉的位置）。前臂为旋前位

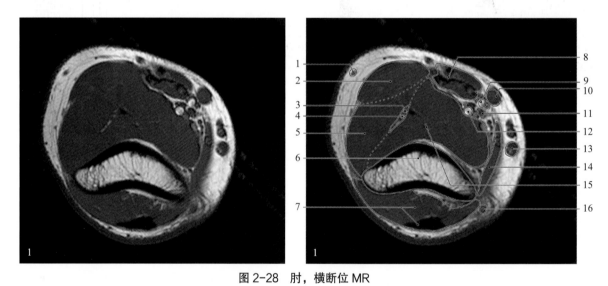

图 2-28 肘，横断位 MR

1. 头静脉　Cephalic vein →
2. 肱桡肌　Brachioradialis →
3. 桡神经，浅支　Radial nerve, superficial branch →
4. 桡神经，深支　Radial nerve, deep branch →
5. 桡侧腕长伸肌　Extensor carpi radialis longus →
6. 肱骨　Humerus →
7. 肱三头肌，肌肉和肌腱　Triceps brachii, muscle and tendon →
8. 肱二头肌　Biceps brachii →
9. 桡动脉（高位分支）及伴行静脉　Radial artery（high division）

with comitant veins →
10. 肘正中静脉　Median cubital vein →
11. 正中神经　Median nerve →
12. 肱动脉及伴行静脉　Brachial artery with comitant veins →
13. 贵要静脉　Basilic vein →
14. 旋前圆肌（肱头）　Pronator teres（humeral head）→
15. 肱肌　Brachialis muscle →
16. 尺神经　Ulnar nerve →

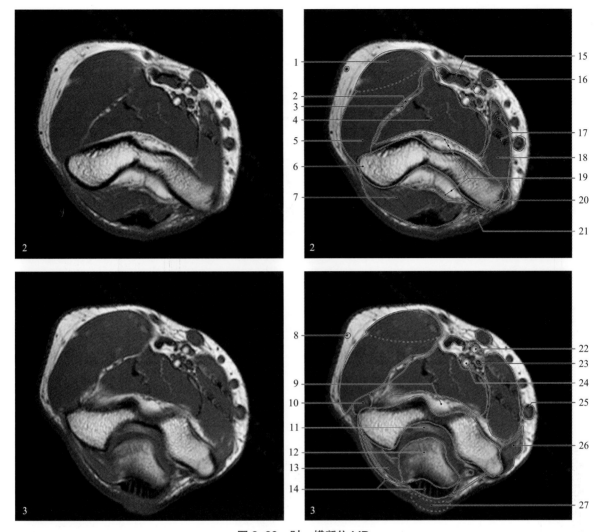

图 2-29　肘，横断位 MR

定位像见图 2-27

1. 肱桡肌　Brachioradialis ↔
2. 桡神经，浅支　Radial nerve, superficial branch ↔
3. 桡神经，深支　Radial nerve, deep branch ↔
4. 肱肌　Brachialis muscle ↔
5. 桡侧腕长伸肌　Extensor carpi radialis longus ↔
6. 肱骨外上髁　Lateral epicondyle of humerus ↔
7. 肱三头肌　Triceps brachii ↔
8. 头静脉　Cephalic vein ←
9. 冠突窝及滑膜下脂肪　Coronoid fossa with subsynovial fat
10. 桡侧腕短伸肌　Extensor carpi radialis brevis →
11. 鹰嘴窝　Olecranon fossa
12. 鹰嘴　Olecranon →
13. 肘肌　Anconeus →
14. 肱三头肌，止点　Triceps brachii, insertion ←

15. 肱二头肌　Biceps brachii ↔
16. 肘正中静脉　Median cubital vein ↔
17. 动脉搏动伪影　Flow artefacts from arteries
18. 旋前圆肌（肱头）　Pronator teres（humeral head）↔
19. 关节囊和滑膜下脂肪　Articular capsule and subsynovial fat
20. 肱骨内上髁　Medial epicondyle of humerus
21. 尺神经　Ulnar nerve ↔
22. 桡动脉及伴行静脉　Radial artery with comitant veins ↔
23. 正中神经　Median nerve ↔
24. 肱动脉及伴行静脉　Brachial artery with comitant veins ↔
25. 贵要静脉　Basilic vein ↔
26. 桡侧腕屈肌　Flexor carpi radialis →
27. 鹰嘴滑囊　Olecranon bursa →

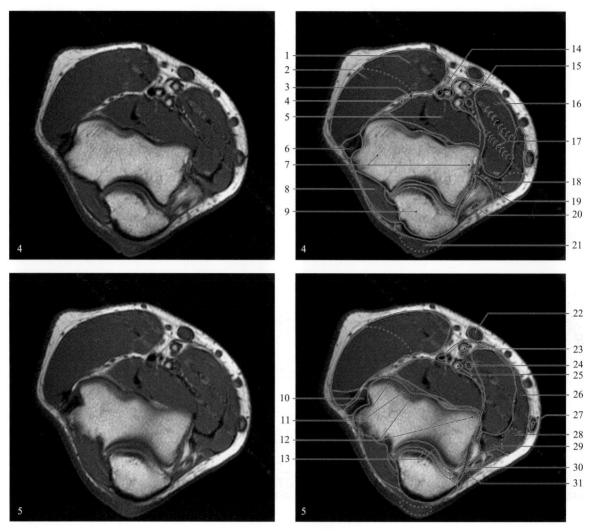

图 2-30　肘，横断位 MR

定位像见图 2-27

1. 肱桡肌　Brachioradialis ↔
2. 桡侧腕长伸肌　Extensor carpi radialis longus ↔
3. 桡神经，浅支　Radial nerve, superficial branch ↔
4. 桡神经，深支　Radial nerve, deep branch ↔
5. 肱肌　Brachialis muscle ↔
6. 桡侧腕短伸肌　Extensor carpi radialis brevis ↔
7. 肱骨髁　Condyle of humerus
8. 肘肌　Anconeus ↔
9. 鹰嘴　Olecranon ↔
10. 指伸肌和尺侧腕伸肌（肱头），共腱起点　Extensor digitorum and extensor carpi ulnaris（humeral head），common origin →
11. 肱骨小头　Capitulum of humerus →
12. 肱骨滑车　Trochlea of humerus →
13. 关节软骨　Articular cartilage
14. 肱二头肌，肌腱　Biceps brachii, tendon ↔
15. 肱二头肌，腱膜　Biceps brachii, aponeurosis →
16. 旋前圆肌　Pronator teres ↔

17. 动脉搏动伪影　Flow artefacts from arteries
18. 指浅屈肌（肱头）　Flexor digitorum superficialis（humeral head）→
19. 尺侧腕屈肌（肱头）　Flexor carpi ulnaris（humeral head）→
20. 尺神经　Ulnar nerve ↔
21. 鹰嘴滑囊　Olecranon bursa ←
22. 肘正中静脉　Median cubital vein ↔
23. 桡动脉及伴行静脉　Radial artery with comitant veins ↔
24. 正中神经　Median nerve ↔
25. 肱动脉　Brachial artery ↔
26. 桡侧腕屈肌　Flexor carpi radialis ↔
27. 贵要静脉　Basilic vein ↔
28. 掌长肌　Palmaris longus ↔
29. 指浅屈肌　Flexor digitorum superficialis ↔
30. 尺侧副韧带　Ulnar collateral ligament ←
31. 尺侧腕屈肌（尺头）　Flexor carpi ulnaris（ulnar head）→

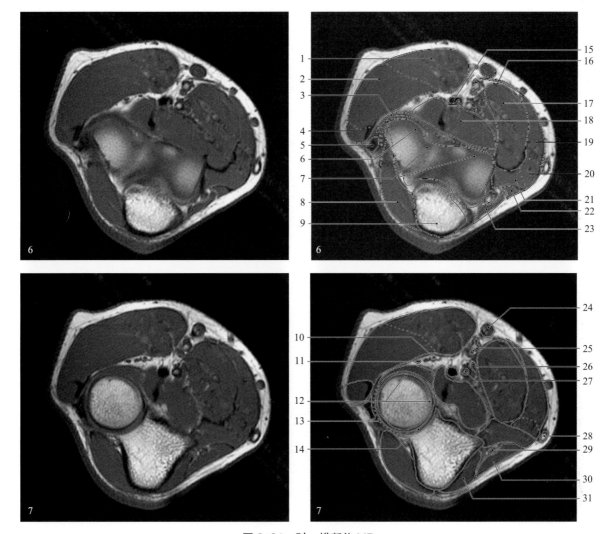

图 2-31　肘，横断位 MR

定位像见图 2-27

1. 肱桡肌　Brachioradialis ←→
2. 桡侧腕长伸肌　Extensor carpi radialis longus ←→
3. 旋后肌，肱头　Supinator, humeral head →
4. 桡侧腕短伸肌　Extensor carpi radialis brevis ←→
5. 指伸肌和尺侧腕伸肌　Extensor digitorum and extensor carpi ulnaris ←→
6. 肱骨小头和桡侧副韧带　Capitulum and radial collateral ligament ←
7. 肱骨滑车　Trochlea of humerus ←
8. 肘肌　Anconeus ←→
9. 鹰嘴　Olecranon ←→
10. 桡神经，浅支　Radial nerve, superficial branch ←→
11. 桡神经，深支　Radial nerve, deep branch ←→
12. 桡骨头环状关节面　Articular circumference of head of radius
13. 环状韧带　Anular ligament
14. 上尺桡关节　Proximal radio-ulnar joint
15. 肱二头肌，肌腱　Biceps brachii, tendon ←→
16. 肱二头肌，腱膜　Biceps brachii, aponeurosis ←

17. 旋前圆肌　Pronator teres ←→
18. 肱肌　Brachialis muscle ←→
19. 桡侧腕屈肌　Flexor carpi radialis ←→
20. 掌长肌　Palmaris longus ←→
21. 指浅屈肌（肱头）　Flexor digitorum superficialis（humeral head）←→
22. 尺侧腕屈肌（肱头）　Flexor carpi ulnaris（humeral head）←→
23. 尺侧腕屈肌（尺头）　Flexor carpi ulnaris（ulnar head）→
24. 肘正中静脉　Median cubital vein ←→
25. 桡动脉及伴行静脉　Radial artery with comitant veins ←→
26. 正中神经　Median nerve ←→
27. 肱动脉　Brachial artery ←→
28. 贵要静脉　Basilic vein ←→
29. 尺神经　Ulnar nerve ←→
30. 尺侧腕屈肌（肱头和尺头融合）　Flexor carpi ulnaris（humeral and ulnar head fused）←→
31. 指深屈肌　Flexor digitorum profundus →

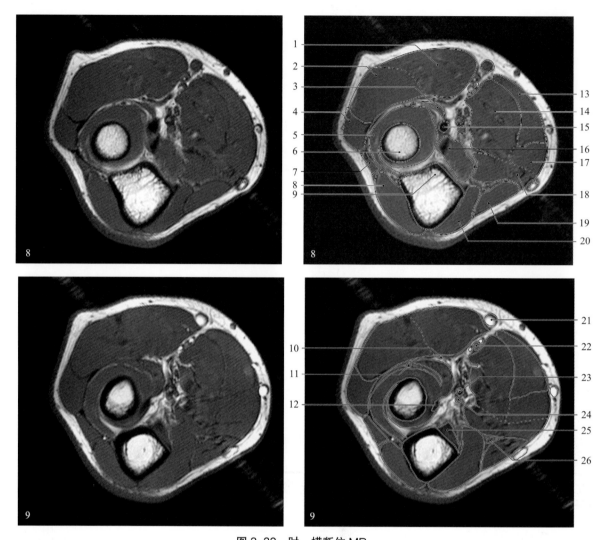

图 2-32　肘，横断位 MR

定位像见图 2-27

1. 肱桡肌　Brachioradialis ↔
2. 桡侧腕长伸肌　Extensor carpi radialis longus ↔
3. 旋后肌，肱头　Supinator, humeral head ↔
4. 桡侧腕短伸肌　Extensor carpi radialis brevis ↔
5. 旋后肌，尺头　Supinator, ulnar head ↔
6. 桡骨颈　Neck of radius →
7. 指伸肌和尺侧腕伸肌　Extensor digitorum and extensor carpi ulnaris ↔
8. 肘肌　Anconeus ↔
9. 冠突　Coronoid process →
10. 桡神经，浅支　Radial nerve, superficial branch ←
11. 桡神经，深支　Radial nerve, deep branch ←
12. 肱二头肌，肌腱　Biceps brachii, tendon ←
13. 桡侧腕屈肌　Flexor carpi radialis ↔

14. 旋前圆肌　Pronator teres ↔
15. 肱二头肌，肌腱　Biceps brachii, tendon ↔
16. 肱肌　Brachialis muscle ↔
17. 掌长肌　Palmaris longus ↔
18. 指浅屈肌　Flexor digitorum superficialis ↔
19. 尺侧腕屈肌　Flexor carpi ulnaris ↔
20. 指深屈肌　Flexor digitorum profundus ↔
21. 肘正中静脉　Median cubital vein ←
22. 桡动脉及伴行静脉　Radial artery with comitant veins ←
23. 肱动脉　Brachial artery ←
24. 正中神经　Median nerve ←
25. 肱肌，止点　Brachialis muscle, insertion ←
26. 尺神经　Ulnar nerve ←

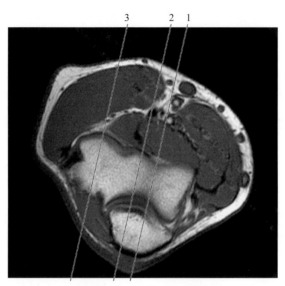

图 2-33　肘关节定位像

线 1~3 是下述 MR 矢状位图像的扫描层面，此定位像所选图像为横断位图像 5（见图 2-30）

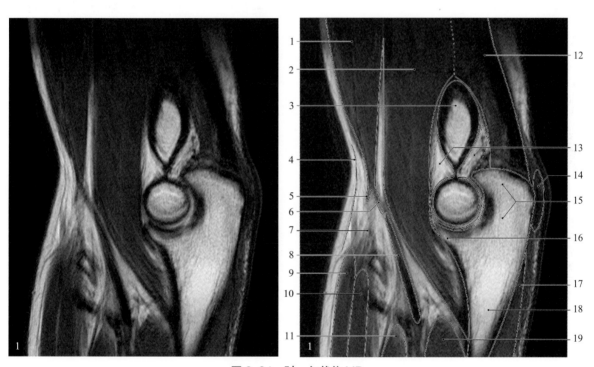

图 2-34　肘，矢状位 MR

1. 肱二头肌　Biceps brachii →
2. 肱肌　Brachialis muscle →
3. 肱骨干　Humerus shaft →
4. 肘部筋膜　Cubital fascia
5. 肱二头肌，腱膜　Biceps brachii, aponeurosis
6. 肱二头肌肌腱　Biceps tendon →
7. 肘窝　Cubital fossa →
8. 肱动脉　Brachial artery
9. 桡侧腕屈肌　Flexor carpi radialis
10. 旋前圆肌　Pronator teres
11. 指浅屈肌　Flexor digitorum superficialis
12. 肱三头肌　Triceps brachii →
13. 冠突窝、鹰嘴窝及滑膜下脂肪　Coronoid fossa and olecranon fossa with subsynovial fat →
14. 鹰嘴滑囊　Olecranon bursa
15. 鹰嘴　Olecranon →
16. 冠突　Coronoid process →
17. 肘肌　Anconeus →
18. 尺骨干　Ulna, shaft →
19. 指深屈肌　Flexor digitorum profundus

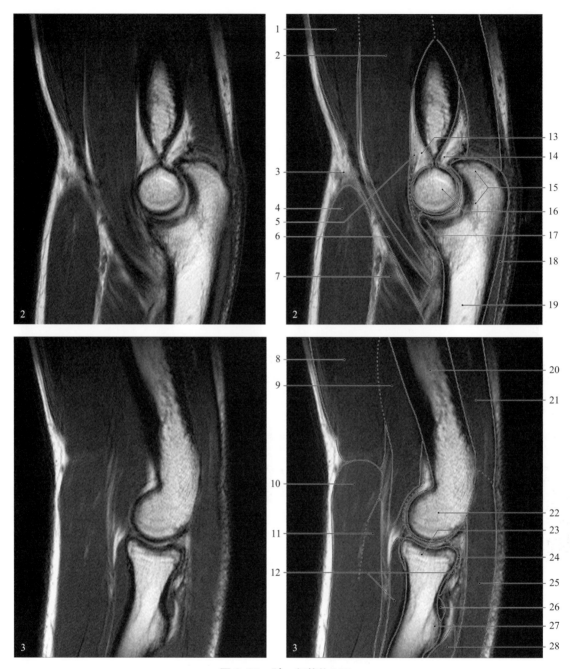

图 2-35 肘，矢状位 MR

定位像见图 2-33

1. 肱二头肌　Biceps brachii ↔
2. 肱肌　Brachialis muscle ↔
3. 肘部筋膜　Cubital fossa ←
4. 肱桡肌　Brachioradialis ←
5. 关节囊　Articular capsule ↔
6. 肱二头肌，肌腱　Biceps brachii, tendon ←
7. 旋后肌　Supinator →
8. 肱二头肌　Biceps brachii ←
9. 肱肌　Brachialis muscle ←
10. 肱桡肌　Brachioradialis ←
11. 桡侧腕长伸肌　Extensor carpi radialis longus
12. 旋后肌　Supinator ←
13. 冠突窝及滑膜下脂肪　Coronoid fossa with subsynovial fat ←
14. 鹰嘴窝及滑膜下脂肪　Olecranon fossa with subsynovial fat ←
15. 鹰嘴　Olecranon ←
16. 肱骨滑车　Trochlea of humerus
17. 冠突　Coronoid process ←
18. 肘肌　Anconeus ↔
19. 尺骨干　Ulna, shaft ←
20. 肱骨干　Humerus, shaft ←
21. 肱三头肌　Triceps brachii ←
22. 肱骨小头　Capitulum of humerus
23. 桡骨头　Head of radius
24. 环状韧带　Anular ligament
25. 肘肌　Anconeus ←
26. 肱二头肌（止点）　Biceps brachii（insertion）
27. 桡骨粗隆　Radial tuberosity
28. 指伸肌　Extensor digitorum

第三节 前 臂

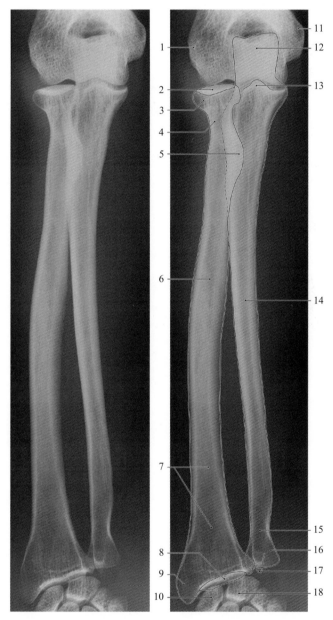

图 2-36 前臂，前后位 X 线片

1. 外上髁 Lateral epicondyle	10. 舟骨 Scaphoid bone
2. 桡骨关节凹 Articular fovea of radius	11. 内上髁 Medial epicondyle
3. 桡骨头 Head of radius	12. 鹰嘴 Olecranon
4. 桡骨颈 Neck of radius	13. 冠突 Coronoid process
5. 桡骨粗隆 Tuberosity of radius	14. 尺骨干 Shaft of ulna
6. 桡骨干 Shaft of radius	15. 尺骨颈 Neck of ulna
7. 桡骨远端 Distal end of radius	16. 尺骨头 Head of ulna
8. 桡骨腕关节面 Carpal articular surface of radius	17. 尺骨茎突 Styloid process of ulna
9. 桡骨茎突 Styloid process of radius	18. 月骨 Lunate bone

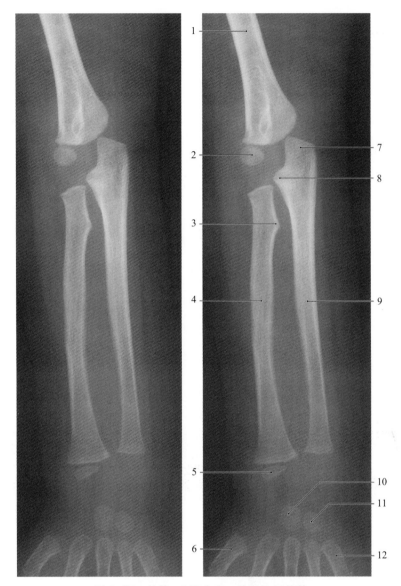

图 2-37 前臂，2 岁儿童，前后位 X 线片

1. 肱骨干　Diaphysis of humerus
2. 肱骨小头（骨化中心）　Capitulum（ossification center）
3. 桡骨粗隆　Tuberosity of radius
4. 桡骨干　Diaphysis of radius
5. 桡骨远端骨骺（骨化中心）　Distal epiphysis of radius（ossification center）
6. 第一掌骨　First metacarpal bone
7. 鹰嘴　Olecranon
8. 尺骨冠突　Coronoid process of ulna
9. 尺骨干　Diaphysis of ulna
10. 头状骨（骨化中心）　Capitate bone（ossification center）
11. 钩骨（骨化中心）　Hamate bone（ossification center）
12. 第五掌骨　Fifth metacarpal bone

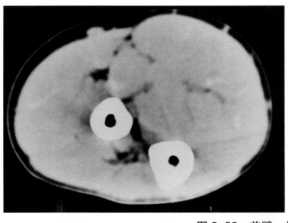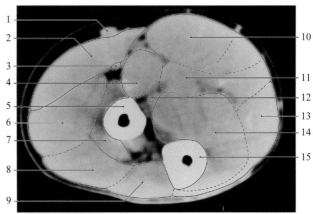

图 2-38 前臂，旋后，中段，横断位 CT

1. 皮下静脉　Subcutaneous vein
2. 肱桡肌　Brachioradialis
3. 桡动脉　Radial artery
4. 旋前圆肌　Pronator teres
5. 桡骨　Radius
6. 桡侧腕长伸肌和腕短伸肌　Extensor carpi radialis longus, and brevis
7. 旋后肌　Supinator
8. 指伸肌　Extensor digitorum
9. 尺侧腕伸肌　Extensor carpi ulnaris
10. 桡侧腕屈肌和掌长肌　Flexor carpi radialis, and palmaris longus
11. 指浅屈肌　Flexor digitorum superficialis
12. 正中神经　Median nerve
13. 尺侧腕屈肌　Flexor carpi ulnaris
14. 指深屈肌　Flexor digitorum profundus
15. 尺骨　Ulna

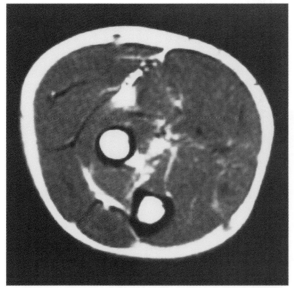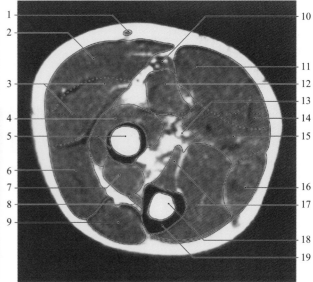

图 2-39 前臂，旋前，中段，横断位 MR

1. 头静脉　Cephalic vein
2. 肱桡肌　Brachioradialis
3. 桡侧腕长伸肌和腕短伸肌　Extensor carpi radialis longus and brevis
4. 旋后肌　Supinator
5. 桡骨干　Shaft of radius
6. 指伸肌　Extensor digitorum
7. 拇长展肌　Abductor pollicis longus
8. 拇短伸肌　Extensor pollicis brevis
9. 尺侧腕伸肌　Extensor carpi ulnaris
10. 桡动脉和桡静脉　Radial artery and veins
11. 桡侧腕屈肌　Flexor carpi radialis
12. 旋前圆肌　Pronator teres
13. 尺动脉和尺静脉　Ulnar artery and veins
14. 掌长肌　Palmaris longus
15. 指浅屈肌　Flexor digitorum superficialis
16. 尺侧腕屈肌　Flexor carpi ulnaris
17. 指深屈肌　Flexor digitorum profundus
18. 尺骨干（骨髓）　Shaft of ulna（bone marrow）
19. 骨皮质　Compact bone

第四节 腕关节和手

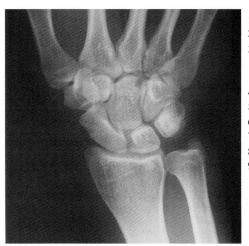

图 2-40 腕，背掌位 X 线片

1. 第一掌骨 First metacarpal bone
2. 头状骨 Capitate bone
3. 小多角骨 Trapezoid bone
4. 大多角骨 Trapezium
5. 大多角骨结节 Tubercle of trapezium
6. 舟骨结节 Tubercle of scaphoid bone
7. 舟骨 Scaphoid（navicular）bone
8. 桡骨茎突 Styloid process of radius

9. 桡骨腕关节面 Carpal articular surface of radius
10. 第五掌骨 Fifth metacarpal bone
11. 钩骨钩 Hook of hamate bone
12. 钩骨 Hamate bone
13. 三角骨 Triquetrum bone
14. 豌豆骨 Pisiform bone
15. 月骨 Lunate bone
16. 尺骨茎突 Styloid process of ulna

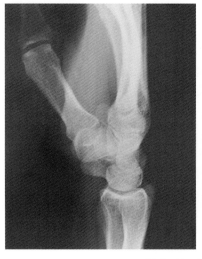
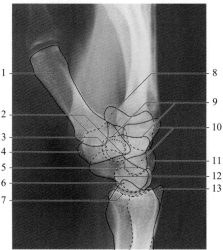

图 2-41 腕，侧位 X 线片

1. 第一掌骨 First metacarpal bone
2. 大多角骨 Trapezium
3. 豌豆骨 Pisiform bone
4. 大多角骨结节 Tubercle of trapezium
5. 舟骨 Scaphoid bone
6. 桡骨茎突 Styloid process of radius
7. 桡骨腕关节面 Carpal articular surface of radius

8. 钩骨钩 Hook of hamate bone
9. 小多角骨 Trapezoid bone
10. 头状骨 Capitate bone
11. 三角骨 Triquetrum bone
12. 月骨 Lunate bone
13. 尺骨茎突 Styloid process of ulna

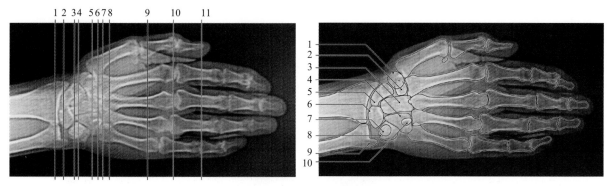

图 2-42　腕和手定位像

线 1~11 为下述 CT 图像的扫描层面（层厚 1.5mm）。箭头←、→和↔分别代表在前一层、后一层和前后两层图像中都可以看到同一解剖结构

1. 大多角骨　Trapezium
2. 小多角骨　Trapezoid bone
3. 头状骨　Capitate bone
4. 钩骨　Hamate bone
5. 舟骨　Scaphoid bone
6. 月骨　Lunate bone
7. 豌豆骨　Pisiform bone
8. 三角骨　Triquetrum bone
9. 尺骨茎突　Styloid process of ulna
10. 钩骨钩　Hook of hamate bone

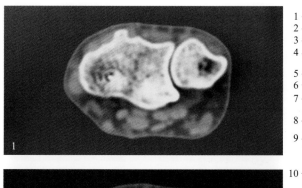
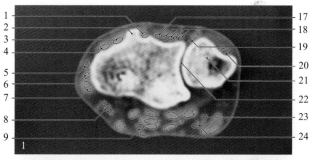
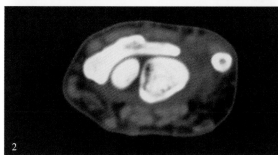
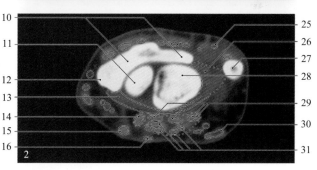

图 2-43　腕，横断位 CT

1. 拇长伸肌（肌腱）　Extensor pollicis longus（tendon）→
2. 桡骨背侧结节　Dorsal tubercle of radius
3. 桡侧腕短伸肌（肌腱）　Extensor carpi radialis brevis（tendon）→
4. 桡侧腕长伸肌（肌腱）　Extensor carpi radialis longus（tendon）→
5. 头静脉　Cephalic vein →
6. 拇短伸肌（肌腱）　Extensor pollicis brevis（tendon）→
7. 拇长展肌（肌腱）　Abductor pollicis longus（tendon）→
8. 桡动脉和桡静脉　Radial artery and veins →
9. 正中神经　Median nerve →
10. 桡骨远端边缘　Distal edge of radius
11. 舟骨　Scaphoid bone →
12. 桡骨茎突　Styloid process of radius
13. 关节囊及掌侧桡腕韧带　Joint capsule with palmar radiocarpal ligament
14. 拇长屈肌（肌腱）　Flexor pollicis longus（tendon）→
15. 桡侧腕屈肌（肌腱）　Flexor carpi radialis（tendon）→
16. 掌长肌（肌腱）　Palmaris longus（tendon）↔
17. 示指伸肌（肌腱）　Extensor indicis（tendon）→
18. 指伸肌（肌腱）　Extensor digitorum（tendons）→
19. 小指伸肌（肌腱）　Extensor digiti minimi（tendon）→
20. 尺侧腕伸肌（肌腱）　Extensor carpi ulnaris（tendon）→
21. 尺骨头　Head of ulna
22. 下尺桡关节　Distal radio-ulnar joint
23. 尺神经　Ulnar nerve →
24. 尺动脉和尺静脉　Ulnar artery and veins →
25. 贵要静脉　Basilic vein ↔
26. 关节盘　Articular disc
27. 尺骨茎突　Styloid process of ulna
28. 月骨　Lunate bone →
29. 指深屈肌（肌腱）　Flexor digitorum profundus（tendons）→
30. 尺侧腕屈肌（肌腱）　Flexor carpi ulnaris（tendon）↔
31. 指浅屈肌（肌腱）　Flexor digitorum superficialis（tendons）↔

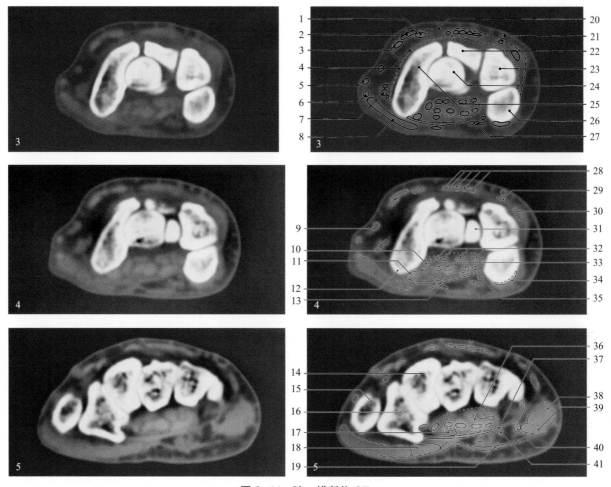

图 2-44　腕，横断位 CT

定位像见图 2-42

1. 桡侧腕短伸肌（肌腱）　Extensor carpi radialis brevis（tendon）↔
2. 拇长伸肌（肌腱）　Extensor pollicis longus（tendon）↔
3. 桡侧腕长伸肌（肌腱）　Extensor carpi radialis longus（tendon）↔
4. 关节囊　Articular capsule
5. 拇短伸肌（肌腱）　Extensor pollicis brevis（tendon）↔
6. 拇长展肌（肌腱）　Abductor pollicis longus（tendon）↔
7. 桡动脉和桡静脉　Radial artery and veins↔
8. 拇短展肌　Abductor pollicis brevis→
9. 头静脉　Cephalic vein↔
10. 拇长屈肌（肌腱）　Flexor pollicis longus（tendon）↔
11. 桡侧腕屈肌（肌腱）　Flexor carpi radialis（tendon）↔
12. 舟骨结节　Tubercle of scaphoid bone
13. 掌长肌（肌腱）　Palmaris longus（tendon）←
14. 小多角骨　Trapezoid bone→
15. 第一掌骨基底　Base of first metacarpal bone
16. 大多角骨　Trapezium→
17. 正中神经　Median nerve↔
18. 拇短屈肌　Flexor pollicis brevis→
19. 掌腱膜　Palmar aponeurosis→
20. 伸肌支持带　Extensor retinacle
21. 贵要静脉　Basilic vein↔

22. 月骨　Lunate bone←
23. 三角骨　Triquetrum bone→
24. 头状骨　Capitate bone→
25. 舟骨　Scaphoid bone↔
26. 豌豆骨　Pisiform bone→
27. 尺动脉和尺静脉　Ulnar artery and veins↔
28. 示指伸肌和指伸肌（肌腱）　Extensor indicis and digitorum（tendons）↔
29. 小指伸肌（肌腱）　Extensor digiti minimi（tendon）↔
30. 尺侧腕伸肌（肌腱）　Extensor carpi ulnaris（tendon）→
31. 钩骨　Hamate bone→
32. 指深屈肌（肌腱）　Flexor digitorum profundus（tendons）↔
33. 指浅屈肌（肌腱）　Flexor digitorum superficialis（tendons）↔
34. 尺侧腕屈肌（止点）　Flexor carpi ulnaris（insertion）←
35. 尺神经　Ulnar nerve↔
36. 指屈肌总腱滑膜鞘　Common synovial sheath of digital flexors↔
37. 屈肌支持带　Flexor retinacle↔
38. 小指展肌　Abductor digiti minimi→
39. 小指屈肌　Flexor digiti minimi→
40. 豆掌韧带　Pisometacarpeal ligament→
41. 豆钩韧带　Pisohamate ligament

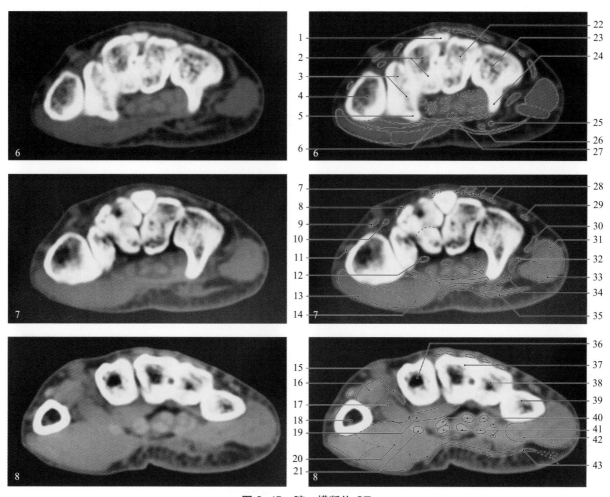

图 2-45 腕，横断位 CT

定位像见图 2-42

1. 第三掌骨茎突 Styloid process of third metacarpal bone
2. 小多角骨 Trapezoid bone ←
3. 大多角骨 Trapezium ←
4. 第一掌骨基底 Base of first metacarpal bone ↔
5. 大多角骨结节 Tubercle of trapezium
6. 屈肌支持带 Flexor retinacle ↔
7. 桡侧腕短伸肌（止点）Extensor carpi radialis brevis（insertion）←
8. 桡侧腕长伸肌（止点）Extensor carpi radialis longus（insertion）←
9. 拇长伸肌（肌腱）Extensor pollicis longus（tendon）↔
10. 桡动脉 Radial artery ↔
11. 拇短伸肌（肌腱）Extensor pollicis brevis（tendon）↔
12. 桡侧腕屈肌（肌腱）Flexor carpi radialis（tendon）←
13. 拇短展肌 Abductor pollicis brevis ↔
14. 拇短屈肌 Flexor pollicis brevis ↔
15. 桡动脉（转为掌深弓）Radial artery（turning into deep palmar arch）←
16. 第一骨间背侧肌 First dorsal interosseus muscle →
17. 拇短屈肌，深头 Flexor pollicis brevis, deep head
18. 第一掌骨体 Shaft of first metacarpeal bone ↔
19. 拇收肌 Adductor pollicis →
20. 拇对掌肌 Opponens pollicis ←
21. 拇长屈肌（肌腱）Flexor pollicis longus（tendon）←
22. 头状骨 Capitate bone ↔
23. 钩骨 Hamate bone ↔
24. 钩骨钩 Hook of hamate bone
25. 尺神经 Ulnar nerve ↔
26. 尺动脉 Ulnar artery ↔
27. 正中神经 Median nerve ↔
28. 示指伸肌和指伸肌（肌腱）Extensor indicis and digitorum（tendons）↔
29. 小指伸肌（肌腱）Extensor digiti minimi（tendon）↔
30. 尺侧腕伸肌（肌腱）Extensor carpi ulnaris（tendon）←
31. 小指展肌 Abductor digiti minimi ↔
32. 豆掌韧带 Pisometacarpeal ligament ←
33. 小指屈肌 Flexor digiti minimi ↔
34. 掌侧腕掌韧带 Palmar carpometacarpeal ligament
35. 掌腱膜 Palmar aponeurosis ↔
36. 第二掌骨基底 Base of second metacarpal bone →
37. 第三掌骨基底 Base of third metacarpal bone →
38. 第四掌骨基底 Base of fourth metacarpal bone →
39. 第五掌骨基底 Base of fifth metacarpal bone
40. 指深屈肌（肌腱）Flexor digitorum profundus（tendons）↔
41. 指浅屈肌（肌腱）Flexor digitorum superficialis（tendons）↔
42. 小指对掌肌 Opponens digiti minimi
43. 掌短肌 Palmaris brevis

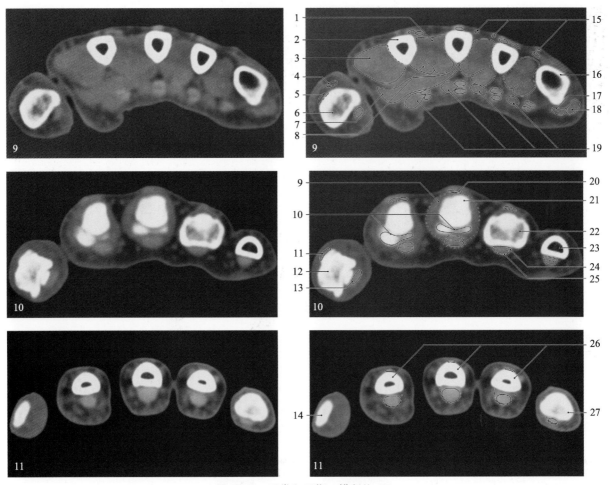

图 2-46 手掌和手指，横断位 CT
定位像见图 2-42

1. 第二骨间背侧肌 Second dorsal interosseus muscle ←
2. 第二掌骨体 Shaft of second metacarpal bone ←
3. 第一骨间背侧肌 First dorsal interosseus muscle ←
4. 拇长伸肌（肌腱） Extensor pollicis longus（tendon）↔
5. 拇短伸肌（肌腱） Extensor pollicis brevis（insertion）←
6. 近节拇指 Proximal phalanx of thumb
7. 拇收肌 Adductor pollicis ←
8. 第一骨间掌侧肌 First palmar interosseus muscle
9. 第三腕掌关节囊 Joint capsule of third carpometacarpeal joint
10. 掌侧韧带纤维软骨板 Fibrocartilaginous plates of palmar ligament
11. 拇长伸肌（止点） Extensor pollicis longus（insertion）←
12. 远节拇指 Distal phalanx of thumb
13. 拇长屈肌（肌腱） Flexor pollicis longus（tendon）←
14. 远节指骨粗隆 Tuberosity of distal phalanx

15. 静脉 Veins
16. 第五掌骨头 Head of fifth metacarpal bone
17. 小指屈肌 Flexor digiti minimi ←
18. 小指展肌 Abductor digiti minimi ←
19. 蚓状肌 Lumbrical muscles
20. 指伸肌（肌腱） Extensor digitorum（tendon）↔
21. 第三掌骨头 Head of third metacarpal bone
22. 第四近节指骨基底 Base of proximal phalanx of fourth finger
23. 第五近节指骨体 Shaft of proximal phalanx of fifth finger
24. 指深屈肌 Flexor digitorum profundus ↔
25. 指浅屈肌 Flexor digitorum superficialis ↔
26. 第二、三和四近节指骨体 Shafts of proximal phalanges of second, third and fourth finger
27. 第五中节指骨基底 Base of middle phalanx of fifth finger

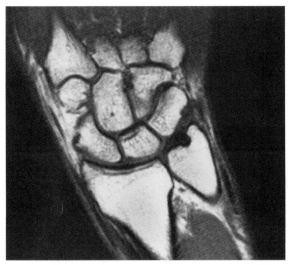
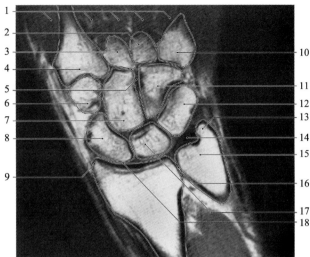

图 2-47　腕，冠状位 MR

1. 骨间肌　Interossei muscles
2. 第四掌骨基底　Base of fourth metacarpal bone
3. 第三掌骨基底　Base of third metacarpal bone
4. 第二掌骨基底　Base of second metacarpal bone
5. 骨间韧带　Interosseous ligaments
6. 小多角骨　Trapezoid bone
7. 头状骨　Capitate bone
8. 舟骨　Scaphoid bone
9. 桡骨茎突　Styloid process of radius
10. 第五掌骨基底　Base of fifth metacarpal bone
11. 钩骨　Hamate bone
12. 三角骨　Triquetrum bone
13. 尺骨茎突　Styloid process of ulna
14. 关节盘　Articular disc
15. 尺骨头　Head of ulna
16. 下尺桡关节　Distal radio-ulnar joint
17. 月骨　Lunate bone
18. 桡腕关节　Radiocarpal joint

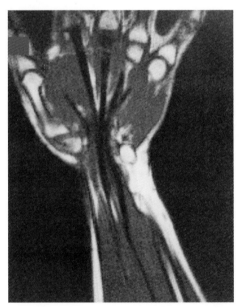
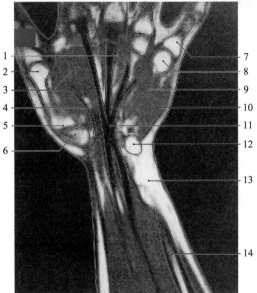

图 2-48　腕，腕管，冠状位 MR

1. 蚓状肌　Lumbricals
2. 第一掌骨头　Head of first metacarpal bone
3. 拇短屈肌和拇收肌　Flexor pollicis brevis, and adductor pollicis
4. 拇长屈肌（肌腱）　Flexor pollicis longus（tendon）
5. 第一掌骨基底　Base of first metacarpal bone
6. 大多角骨　Trapezium
7. 第五近节指骨　Proximal phalanx of fifth finger
8. 第五掌骨头　Head of fifth metacarpal bone
9. 小指屈肌　Flexor digiti minimi
10. 小指展肌　Abductor digiti minimi
11. 腕管内长屈肌腱　Long flexor tendons in canalis carpi
12. 豌豆骨　Pisiform bone
13. 皮下脂肪　Subcutaneous fat
14. 尺骨干　Shaft of ulna

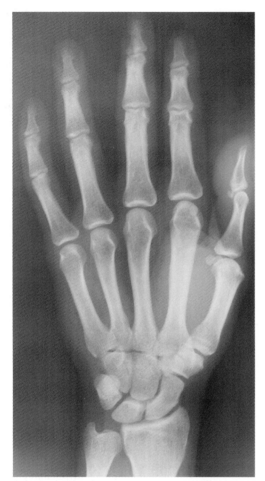
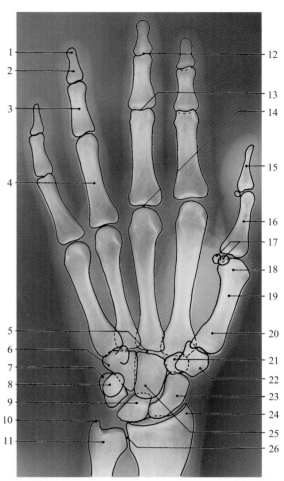

图 2-49　左手，背掌位 X 线片

1. 远节指骨粗隆　Tuberosity of distal phalanx
2. 远节指骨　Distal phalanx
3. 中节指骨　Middle phalanx
4. 近节指骨　Proximal phalanx
5. 腕掌关节　Carpometacarpeal joint
6. 钩骨　Hamate bone
7. 三角骨　Triquetrum bone
8. 豌豆骨　Pisiform bone
9. 月骨　Lunate bone
10. 尺骨茎突　Styloid process of ulna
11. 尺骨头　Head of ulna
12. 远端指间关节（DIP）Distal interphalangeal joint "DIP"
13. 近端指间关节（PIP）Proximal interphalangeal joint "PIP"
14. 掌指关节（MCP）Metacarpophalangeal joint "MCP"
15. 远节拇指　Distal phalanx of thumb
16. 近节拇指　Proximal phalanx of thumb
17. 籽骨　Sesamoid bones
18. 第一掌骨头　Head of first metacarpal bone
19. 第一掌骨体　Shaft of first metacarpal bone
20. 第一掌骨基底　Base of first metacarpal bone
21. 小多角骨　Trapezoid bone
22. 大多角骨　Trapezium
23. 舟骨　Scaphoid bone
24. 桡骨茎突　Styloid process of radius
25. 头状骨　Capitate bone
26. 下尺桡关节　Distal radio-ulnar joint

手 的 骨 龄

男孩和女孩的手骨骼发育见图 2-50 至图 2-91 所示。

左手骨龄上限依据 Greulich 和 Pyle[1] 标准，下限依据 Tanner 等[2] 人的 20 块骨评分系统，然后取 10%~90% 的百分位数区间变化。

[1] W.W. Greulich, S.J. Pyle. Radiographic atlas of skeletal development of the hand and wrist. Stanford University Press, 1959.

[2] J.M. Tanner, R.H. Whitehouse, N. Cameron, et al. Assessment of skeletal maturity and prediction of adult height（TW2 method）. Academic Press, 1983.

手的发育，男孩

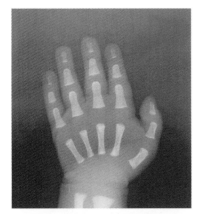

图 2-50　男孩，新生儿，0 岁

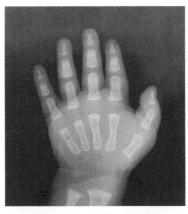

图 2-51　男孩，0.5 岁

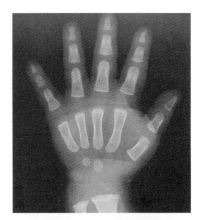

图 2-52　男孩，1 岁

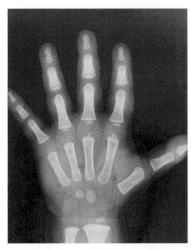

图 2-53　男孩，1.5 岁

1 岁 7 个月（1 岁 ~2 岁 5 个月）

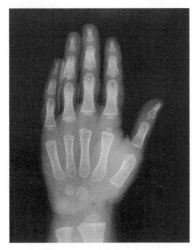

图 2-54　男孩，2 岁

2 岁（1 岁 5 个月 ~2 岁 9 个月）

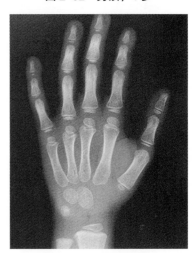

图 2-55　男孩，3 岁

3 岁 6 个月（2 岁 8 个月 ~4 岁 7 个月）

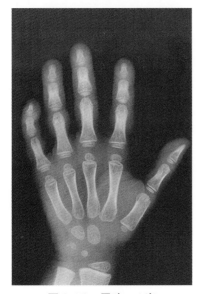

图 2-56　男孩，4 岁

4 岁（3 岁 1 个月 ~5 岁 4 个月）

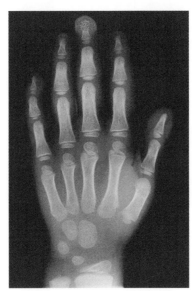

图 2-57　男孩，5 岁

4 岁 7 个月（3 岁 6 个月 ~5 岁 11 个月）

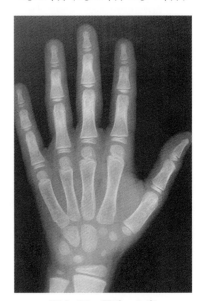

图 2-58　男孩，6 岁

7 岁（5 岁 10 个月 ~8 岁 6 个月）

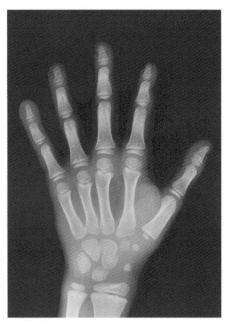

图 2-59　男孩，7 岁

7 岁 9 个月（6 岁 6 个月 ~9 岁 4 个月）

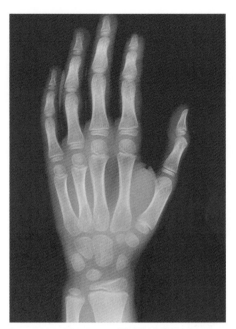

图 2-60　男孩，8 岁

8 岁 2 个月（6 岁 10 个月 ~9 岁 8 个月）

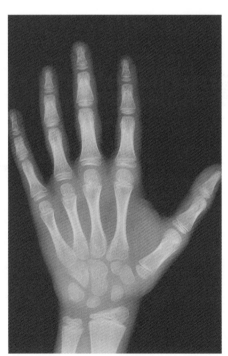

图 2-61　男孩，9 岁

9 岁（7 岁 7 个月 ~10 岁 5 个月）

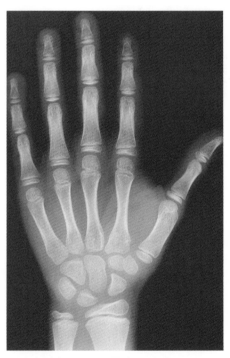

图 2-62　男孩，10 岁

10 岁 6 个月（9 岁 1 个月 ~11 岁 11 个月）

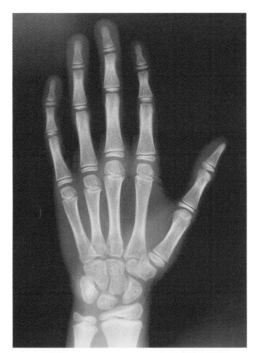

图2-63　男孩，11岁
11岁2个月（9岁9个月~12岁6个月）

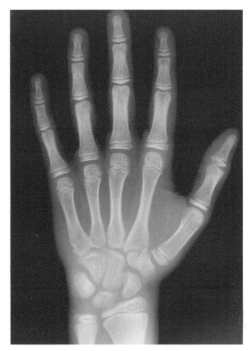

图2-64　男孩，12岁
11岁10个月（10岁5个月~13岁1个月）

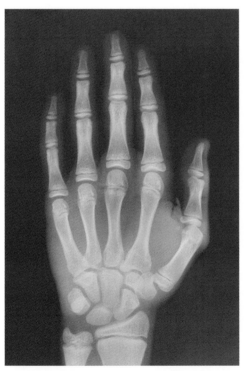

图2-65　男孩，13岁
13岁5个月（12岁~14岁9个月）

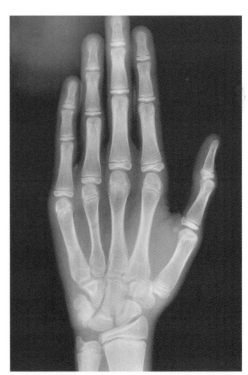

图2-66　男孩，14岁
13岁10个月（12岁6个月~15岁1个月）

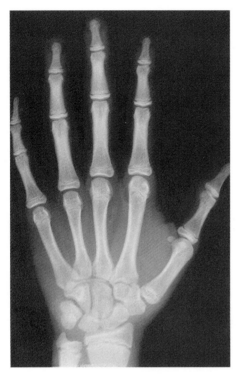

图 2-67 男孩，15 岁

15 岁 1 个月（13 岁 9 个月 ~16 岁 6 个月）

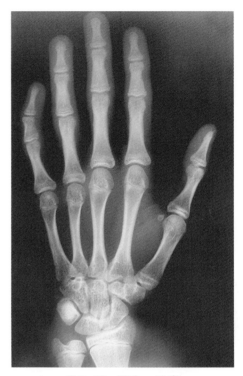

图 2-68 男孩，16 岁

15 岁 8 个月（14 岁 5 个月 ~17 岁 1 个月）

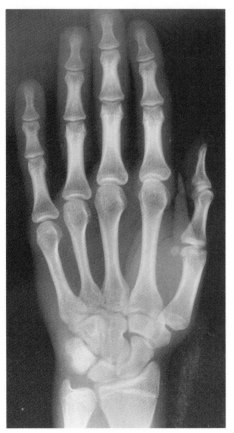

图 2-69 男孩，17 岁

17 岁（15 岁 7 个月 ~18 岁 5 个月）

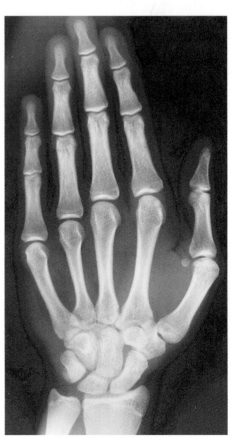

图 2-70 男孩，18 岁

18 岁（16 岁 6 个月 ~19 岁 4 个月）

手的发育，女孩

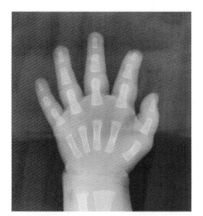

图 2-71　女孩，新生儿，0 岁

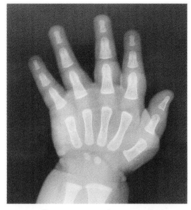

图 2-72　女孩，0.5 岁

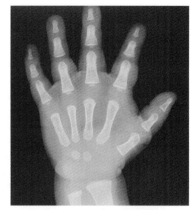

图 2-73　女孩，1 岁

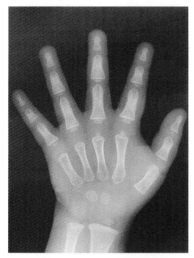

图 2-74　女孩，1.5 岁

1 岁 5 个月（1 岁 ~2 岁）

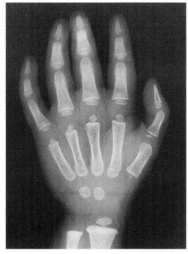

图 2-75　女孩，2 岁

1 岁 10 个月（1 岁 3 个月 ~2 岁 6 个月）

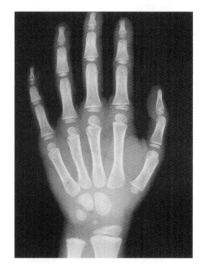

图 2-76　女孩，3 岁

3 岁 9 个月（2 岁 10 个月 ~5 岁）

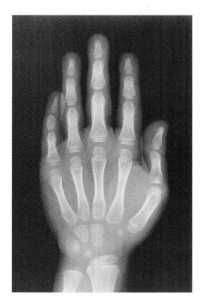

图 2-77　女孩，4 岁

4 岁 3 个月（3 岁 5 个月 ~5 岁 6 个月）

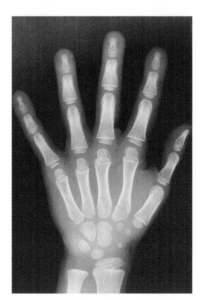

图 2-78　女孩，5 岁

5 岁 7 个月（4 岁 6 个月 ~7 岁）

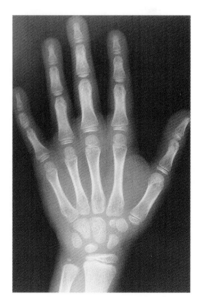

图 2-79　女孩，6 岁

6 岁 8 个月（5 岁 6 个月 ~8 岁 2 个月）

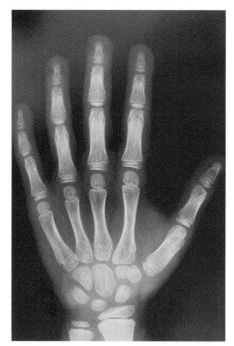

图 2-80　女孩，7 岁
7 岁 2 个月（6 岁 1 个月 ~8 岁 7 个月）

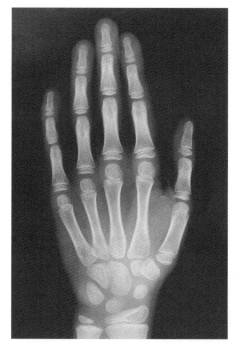

图 2-81　女孩，8 岁
7 岁 11 个月（6 岁 10 个月 ~9 岁 1 个月）

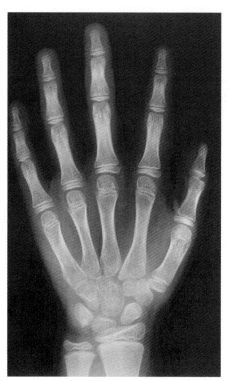

图 2-82　女孩，9 岁
9 岁 6 个月（8 岁 6 个月 ~10 岁 5 个月）

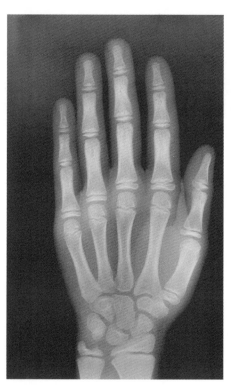

图 2-83　女孩，10 岁
9 岁 11 个月（8 岁 10 个月 ~11 岁）

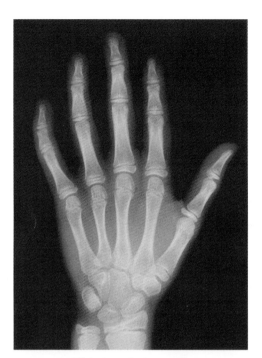

图 2-84　女孩，11 岁
10 岁 6 个月（9 岁 3 个月 ~11 岁 7 个月）

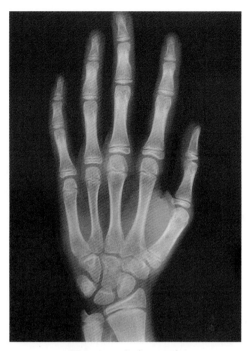

图 2-85　女孩，12 岁
11 岁 3 个月（10 岁 ~12 岁 4 个月）

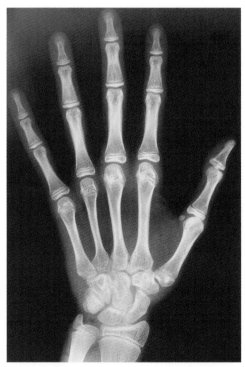

图 2-86　女孩，13 岁
12 岁 5 个月（11 岁 3 个月 ~13 岁 5 个月）

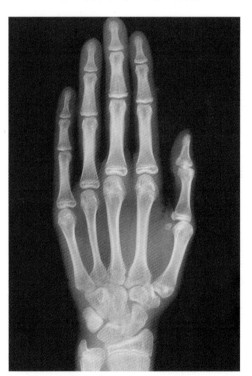

图 2-87　女孩，14 岁
13 岁 1 个月（11 岁 10 个月 ~14 岁 4 个月）

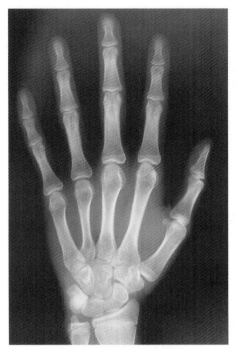

图 2-88　女孩，15 岁

14 岁 5 个月（13 岁 ~15 岁 7 个月）

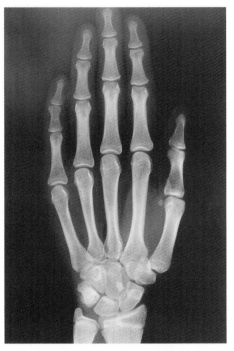

图 2-89　女孩，16 岁

15 岁 11 个月（14 岁 7 个月 ~17 岁 1 个月）

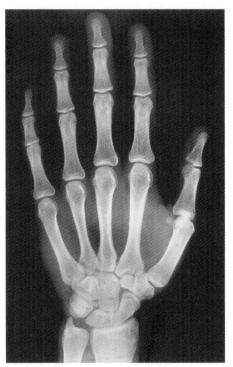

图 2-90　女孩，17 岁

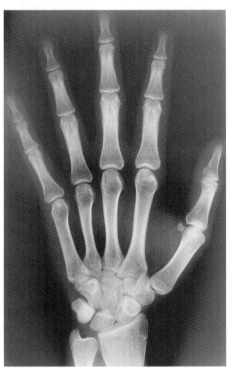

图 2-91　女孩，18 岁

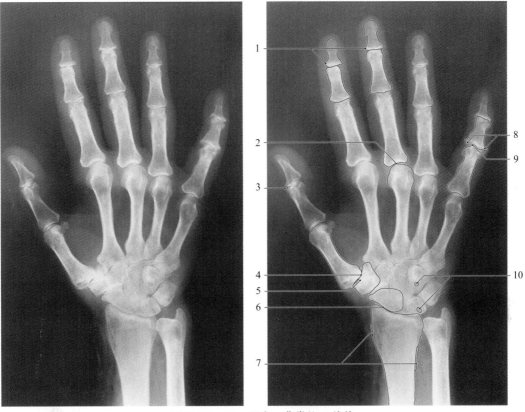

图 2-92 手，退变，背掌位 X 线片

1. 骨刺 Osteophytes
2. 掌指关节半脱位 Subluxation of metacarpophalangeal joint
3. 软组织钙化 Soft tissue calcification
4. 第一腕掌关节（变窄） First carpometacarpeal joint（narrowed）
5. 软骨下硬化（关节炎征象） Subchondral sclerosis（sign of arthrosis）
6. 桡腕关节（变窄） Radiocarpal joint（narrowed）
7. 骨膜钙化 Periosteal calcifications
8. 骨刺 Osteophytes
9. 指间关节（关节炎） Interphalangeal joint（arthrosis）
10. 腕骨内囊变 Cysts in carpal bones

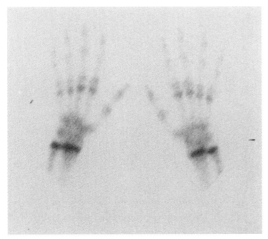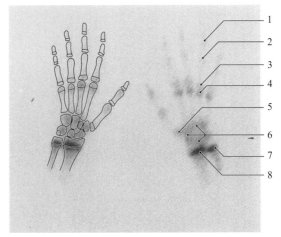

图 2-93 手，背掌位，12 岁儿童，^{99m} 锝 - 亚甲基二膦酸盐，骨显像

1. 第四远节指骨生长板 Growth plate of distal phalanx IV
2. 第四中节指骨生长板 Growth plate of middle phalanx IV
3. 第四近节指骨生长板 Growth plate proximal phalanx IV
4. 第四掌骨生长板 Growth plate of fourth metacarpal bone
5. 第一掌骨生长板 Growth plate first metacarpal bone
6. 腕骨 Carpal bones
7. 尺骨远端骨骺生长板 Growth plate of distal epiphysis of ulna
8. 桡骨远端骨骺生长板 Growth plate of distal epiphysis of radius

第五节　动脉和静脉

上肢，动脉

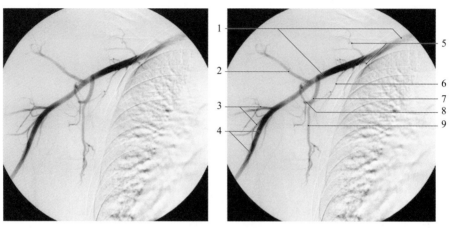

图 2-94　肩，前后位 X 线片，动脉造影（数字减影）

1. 腋动脉　Axillary artery
2. 旋肱后动脉　Posterior circumflex humeral artery
3. 肱深动脉　Profunda brachii artery
4. 肱动脉　Brachial artery
5. 胸肩峰动脉　Thoraco-acromial artery
6. 胸外侧动脉　Lateral thoracic artery
7. 肩胛下动脉　Subscapular artery
8. 旋肩胛动脉　Circumflex scapular artery
9. 胸背动脉　Thoracodorsal artery

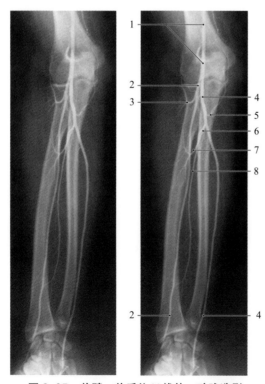

1. 肱动脉　Brachial artery
2. 桡动脉　Radial artery
3. 桡侧返动脉　Recurrent radial artery
4. 尺动脉　Ulnar artery
5. 尺侧返动脉　Recurrent ulnar artery
6. 骨间总动脉　Common interosseous artery
7. 骨间后动脉　Posterior interosseous artery
8. 骨间前动脉　Anterior interosseous artery

图 2-95　前臂，前后位 X 线片，动脉造影

手，动脉

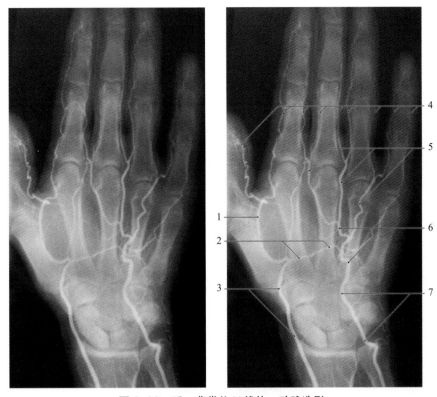

图 2-96　手，背掌位 X 线片，动脉造影

1. 拇主要动脉　Arteria princeps pollicis
2. 掌深弓　Deep palmar arch
3. 桡动脉　Radial artery
4. 指掌侧固有动脉　Proper palmar digital arteries

5. 指掌侧总动脉　Common palmar digital arteries
6. 掌浅弓（不完全）Superficial palmar arch（incomplete）
7. 尺动脉　Ulnar artery

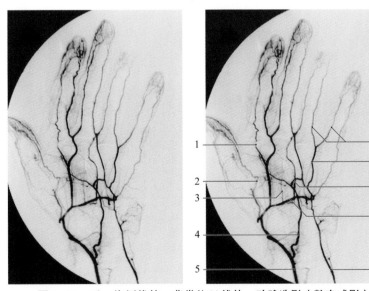

图 2-97　手，桡侧优势，背掌位 X 线片，动脉造影（数字减影）

1. 示指桡侧动脉　Radialis indicis artery
2. 拇主要动脉　Princeps pollicis artery
3. 掌心动脉　Metacarpeal artery
4. 桡动脉掌浅支　Superficial palmar branch of radial artery
5. 桡动脉　Radial artery

6. 指掌侧固有动脉　Proper palmar digital arteries
7. 指掌侧总动脉　Common palmar digital artery
8. 掌浅弓　Superficial palmar arch
9. 掌深弓　Deep palmar arch
10. 尺动脉　Ulnar artery

上肢，静脉

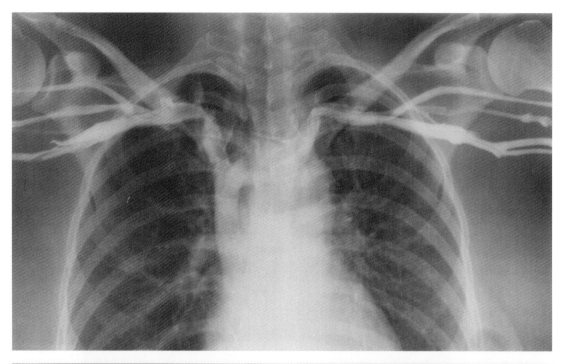

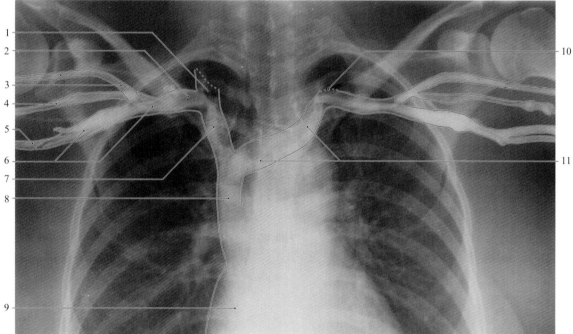

图 2-98　肩，前后位 X 线片，静脉造影

1. 右颈内静脉（末端）　Right internal jugular vein（termination）
2. 锁骨下静脉　Subclavian vein
3. 头静脉　Cephalic vein
4. 肱静脉　Brachial vein
5. 贵要静脉　Basilic vein
6. 腋静脉　Axillary vein

7. 右头臂静脉　Right brachiocephalic vein
8. 上腔静脉　Superior caval vein
9. 右心房　Right atrium
10. 左颈内静脉（末端）　Left internal jugular vein（termination）
11. 左头臂静脉　Left brachiocephalic vein

第三章

下　肢

骨盆
髋和大腿
膝
小腿
踝和足
动脉和静脉
淋巴系统

第一节 骨 盆

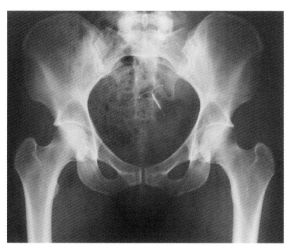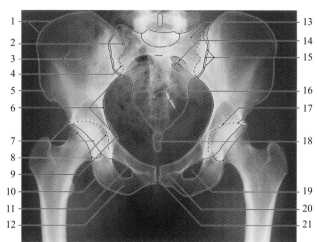

图 3-1 骨盆，女性，倾斜，前后位 X 线片

1. 髂嵴　Iliac crest
2. 髂后上棘　Posterior superior iliac spine
3. 髂骨翼　Wing of ilium
4. 髂后下棘　Posterior inferior iliac spine
5. 髂前上棘　Anterior superior iliac spine
6. 髂骨弓状线　Arcuate line of ilium
7. 髋臼缘　Acetabular rim
8. 髋臼窝　Acetabular fossa
9. 坐骨棘　Ischial spine
10. 坐骨结节　Ischial tuberosity
11. 耻骨上支　Superior ramus of pubis
12. 耻骨下支　Inferior ramus of pubis
13. 骶骨翼　Ala of sacrum
14. 骶前孔　Pelvic sacral foramina
15. 骶髂关节　Sacro-iliac joint
16. 宫内节育器（IUD）　Intrauterine contraceptive device（IUD）
17. 髋臼月状面　Lunate surface of acetabulum
18. 尾骨　Coccyx
19. 闭孔　Obturator foramen
20. 耻骨体　Body of pubis
21. 耻骨联合　Pubic symphysis

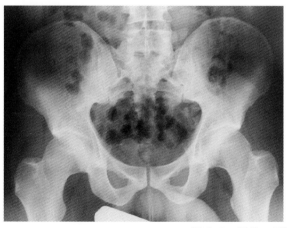

图 3-2 骨盆，男性，倾斜，前后位 X 线片

1. L5~S1 关节突关节　Zygapophysial（facet）joint L Ⅴ–S Ⅰ
2. L5 棘突　Spinous process of L Ⅴ
3. 骶岬　Promontory
4. 骶正中嵴　Median sacral crest
5. 髂前上棘　Anterior superior iliac spine
6. 髂前下棘　Anterior inferior iliac spine
7. 坐骨棘　Ischial spine
8. 耻骨下角　Subpubic angle
9. L5 横突　Transverse process of L Ⅴ
10. 髂坐线（影像学术语）　Ilio-ischial line（radiology term）
11. 股骨头　Femoral head

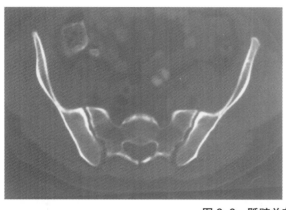

图 3-3　骶髂关节，横断位 CT（骨窗）

1. 骶髂关节　Sacro-iliac joint
2. 骶髂骨间韧带　Interosseous sacro-iliac ligament
3. 骶管　Sacral canal

4. 髂骨翼　Ala of ilium
5. 骶骨翼　Ala of sacrum

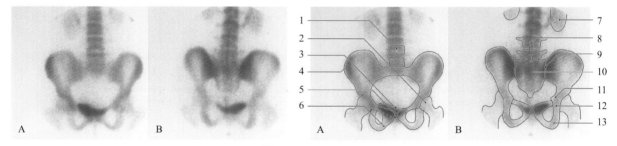

图 3-4　骨盆，^{99m} 锝 - 亚甲基二膦酸盐，骨显像
A. 前位像　B. 后位像

1. L4 椎体　Body of fourth lumbar vertebra
2. 股骨头　Femoral head
3. 膀胱　Urinary bladder
4. 髂结节　Tubercle of ilium
5. 耻骨联合　Pubic symphysis
6. 耻骨下支　Inferior ramus of pubis
7. 右肾　Right kidney

8. L4 棘突　Spinous process L IV
9. 骶髂关节　Sacro-iliac joint
10. 骶骨　Sacrum
11. 坐骨棘　Ischial spine
12. 坐骨体　Body of ischium
13. 坐骨结节　Ischial tuberosity

第二节　髋 和 大 腿

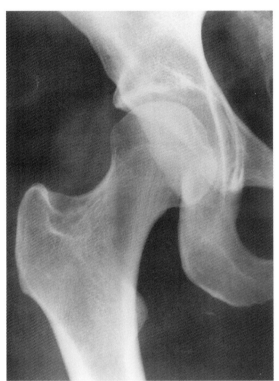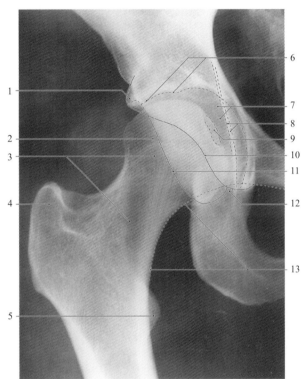

图 3-5　髋，前后位 X 线片

1. 髋臼缘　Acetabular rim
2. 股骨头　Femoral head
3. 股骨颈　Femoral neck
4. 大粗隆　Greater trochanter
5. 小粗隆　Lesser trochanter
6. 月状面　Lunate surface
7. 髋臼窝　Acetabular fossa

8. 髂坐线（影像学术语）　Ilio-ischial line（radiology term）
9. 股骨头凹　Fovea of femoral head
10. 髋臼前缘　Acetabular rim（anterior lip）
11. 髋臼后缘　Acetabular rim（posterior）
12. 髋臼切迹　Acetabular notch
13. 沈通氏线（影像学术语）　Shenton's line（radiology term）

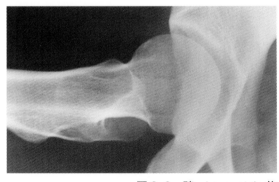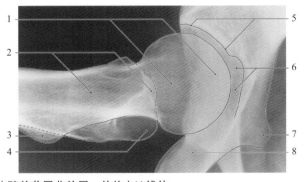

图 3-6　髋，Lauenstein 位（髋关节屈曲外展、外旋）X 线片

1. 股骨头　Femoral head
2. 股骨颈　Femoral neck
3. 小粗隆　Lesser trochanter
4. 大粗隆　Greater trochanter

5. 髋臼月状面　Lunate surface of acetabulum
6. 髋臼窝　Acetabular fossa
7. 坐骨棘　Ischial spine
8. 坐骨体　Body of ischium

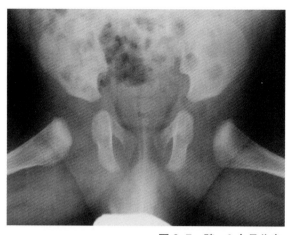

图 3-7 髋，3 个月儿童，Lauenstein 位，前后位 X 线片

1. 髂骨 Ilium
2. 股骨干骺端 Metaphysis of femur
3. 坐骨 Ischium
4. 耻骨 Pubis

5. S1 椎体 Sacral vertebra I
6. S5 椎体 Sacral vertebra V
7. 阴茎 Penis
8. 性腺铅屏蔽防护 Gonadal lead shield

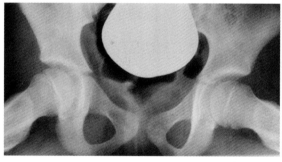
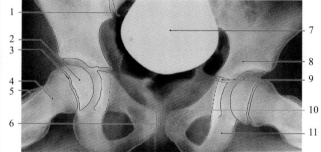

图 3-8 骨盆，7 岁儿童，Lauenstein 位，X 线平片

1. 骶髂关节 Sacro-iliac joint
2. 股骨头（骨骺） Femoral head（epiphysis）
3. 骨骺生长板 Epiphyseal growth plate
4. 股骨颈 Femoral neck
5. 大粗隆 Greater trochanter
6. 耻骨联合 Pubic symphysis

7. 性腺铅屏蔽防护 Gonadal lead shield
8. 髂骨体 Body of ilium
9. 髋臼软骨结合部 Synchondrosis of acetabulum
10. 耻骨体 Body of pubis
11. 坐骨体 Body of ischium

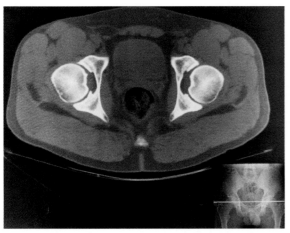

图 3-9　髋，横断位 CT

1. 髋臼窝　Acetabular fossa
2. 股骨头　Femoral head
3. 股骨头凹　Fovea of femoral head

4. 坐骨棘　Ischial spine
5. 髋臼月状面　Lunate surface of acetabulum

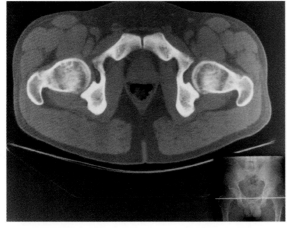
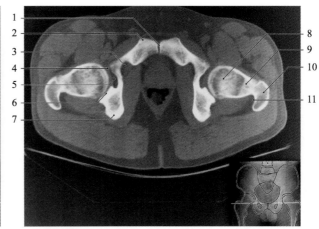

图 3-10　髋，横断位 CT

1. 耻骨联合　Pubic symphysis
2. 耻骨结节　Pubic tubercle
3. 闭膜管　Obturator canal
4. 髋臼切迹　Acetabular notch
5. 髋臼窝　Acetabular fossa
6. 月状面　Lunate surface

7. 坐骨体　Body of ischium
8. 股骨头　Femoral head
9. 股骨颈　Femoral neck
10. 大粗隆　Greater trochanter
11. 转子窝　Trochanteric fossa

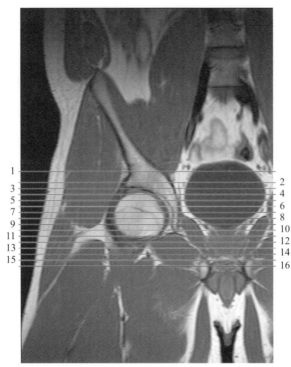

图 3-11　髋和男性骨盆定位像

线 1~16 为下述 MR 横断位图像扫描层面。箭头←、→和 ↔ 分别代表在前一层、后一层和前后两层图像中都可以看到同一解剖结构。此定位像所选图像为冠状位图像 2（见图 3-23）

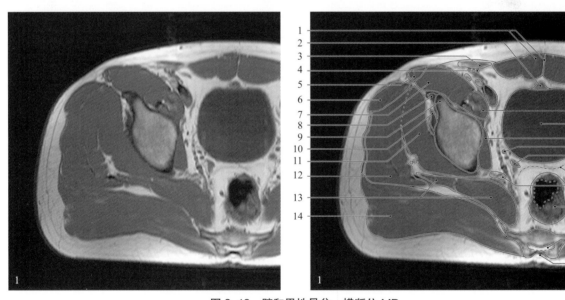

图 3-12　髋和男性骨盆，横断位 MR

1. 腹直肌和白线　Rectus abdominis and linea alba →
2. 脐正中韧带　Median umbilical ligament
3. 腹股沟管内精索　Spermatic cord in inguinal canal →
4. 腹壁下动脉和静脉　Inferior epigastric artery and veins →
5. 缝匠肌　Sartorius →
6. 阔筋膜张肌　Tensor fasciae latae →
7. 髂肌　Iliacus →
8. 股直肌，直头　Rectus femoris, straight head →
9. 髂前下棘　Anterior inferior iliac spine
10. 股直肌，反折头　Rectus femoris, reflected head
11. 臀小肌　Gluteus minimus →
12. 臀中肌　Gluteus medius →
13. 梨状肌和上孖肌　Piriformis and gemellus superior →
14. 臀大肌　Gluteus maximus →
15. 腰大肌　Psoas major →
16. 膀胱　Urinary bladder →
17. 闭孔内肌　Obturator internus →
18. 输尿管　Ureter →
19. 输精管　Ductus（vas）deferens →
20. 直肠膀胱陷凹　Recto-vesical pouch →
21. 坐骨神经　Sciatic nerve →
22. 直肠及内容物（粪便、气体）　Rectum with feces and gas →
23. 骶结节韧带和骶棘韧带　Sacrotuberous and sacrospinous ligaments →
24. 骶管　Sacral canal
25. 骶管裂孔　Sacral hiatus

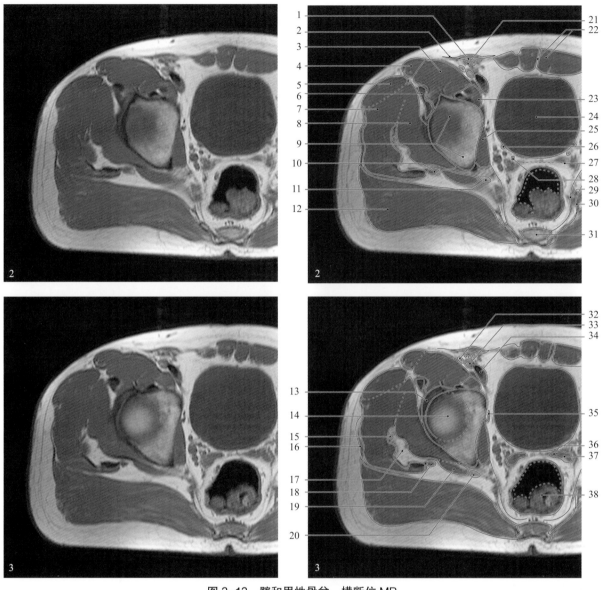

图 3-13　髋和男性骨盆，横断位 MR

定位像见图 3-11

1. 腹股沟管内精索　Spermatic cord in inguinal canal ↔
2. 阔筋膜　Fascia lata →
3. 髂肌　Iliacus ↔
4. 缝匠肌　Sartorius ↔
5. 阔筋膜张肌　Tensor fasciae latae ↔
6. 股直肌　Rectus femoris ↔
7. 臀中肌　Gluteus medius ↔
8. 臀小肌　Gluteus minimus ↔
9. 髂骨体　Body of ilium ↔
10. 梨状肌（肌腱）　Piriformis（tendon）↔
11. 坐骨神经　Sciatic nerve ↔
12. 臀大肌　Gluteus maximus ↔
13. 关节囊　Articular capsule →
14. 股骨头　Head of femur →
15. 臀上动脉　Superior gluteal artery ←
16. 髂胫束　Iliotibial tract ↔
17. 臀肌间隙　Intergluteal space ↔
18. 梨状肌（肌腱）　Piriformis（tendon）↔
19. 上孖肌　Gemellus superior ↔

20. 坐骨神经　Sciatic nerve ↔
21. 腹壁下动脉和静脉　Inferior epigastric artery and veins ↔
22. 腹直肌和白线　Rectus abdominis and linea alba ↔
23. 腰大肌　Psoas major ↔
24. 膀胱　Urinary bladder ↔
25. 闭孔内肌　Obturator internus ↔
26. 输尿管（末端）　Ureter（termination in bladder）←
27. 直肠膀胱陷凹　Recto-vesical pouch ←
28. 输精管　Ductus（vas）deferens ←
29. 提肛肌　Levator ani →
30. 骶结节韧带和骶棘韧带　Sacrotuberous and sacrospinous ligaments ↔
31. 尾骨　Coccyx →
32. 股神经　Femoral nerve ←
33. 髂外动脉　External iliac artery ↔
34. 髂外静脉　External iliac vein ↔
35. 闭孔动脉和闭孔神经　Obturator artery and nerve →
36. 输精管壶腹　Ampulla of ductus（vas）deferens
37. 精囊（腺）　Seminal vesicle（gland）→
38. 直肠及内容物（粪便、气体）　Rectum with feces and gas ↔

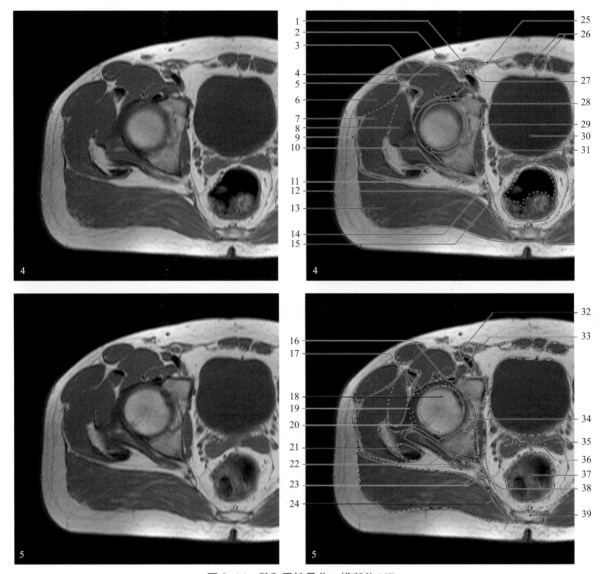

图 3-14　髋和男性骨盆，横断位 MR

定位像见图 3-11

1. 腹股沟管内精索　Spermatic cord in inguinal canal ↔
2. 腹股沟浅淋巴结　Superficial inguinal lymph node
3. 缝匠肌　Sartorius ↔
4. 髂肌　Iliacus ↔
5. 股直肌　Rectus femoris ↔
6. 阔筋膜张肌　Tensor fasciae latae ↔
7. 臀中肌　Gluteus medius ↔
8. 臀小肌　Gluteus minimus ↔
9. 髂胫束　Iliotibial tract ↔
10. 上孖肌　Gemellus superior ←
11. 梨状肌（肌腱）　Piriformis（tendon）←
12. 坐骨神经　Sciatic nerve ↔
13. 臀大肌　Gluteus maximus ↔
14. 提肛肌　Levator ani ↔
15. 骶结节韧带和骶棘韧带　Sacrotuberous and sacrospinous ligaments ↔
16. 髋臼盂唇　Acetabular labrum →
17. 髂股韧带　Iliofemoral ligament →
18. 股骨头　Head of femur ↔
19. 关节囊　Articular capsule ↔
20. 坐股韧带　Ischiofemoral ligament →

21. 大粗隆（臀中肌和梨状肌止点）　Greater trochanter（with insertion of gluteus medius and piriformis）→
22. 闭孔内肌　Obturator internus ↔
23. 臀下动脉和静脉　Inferior gluteal artery and vein →
24. 骶结节韧带　Sacrotuberous ligament ↔
25. 腹外斜肌（腱膜）　External oblique（aponeurosis）→
26. 腹直肌和白线　Rectus abdominis and linea alba ↔
27. 腹壁下动脉和静脉　Inferior epigastric artery and veins ←
28. 腰大肌　Psoas major ↔
29. 闭孔动脉和神经　Obturator artery and nerve ↔
30. 膀胱　Urinary bladder ↔
31. 闭孔内肌　Obturator internus ↔
32. 髂外动脉　External iliac artery ←
33. 髂外静脉　External iliac vein ←
34. 髋臼窝　Acetabular fossa ↔
35. 精囊（腺）　Seminal vesicle（gland）↔
36. 输精管壶腹　Ampulla of ductus（vas）deferens ↔
37. 直肠及内容物（粪便）　Rectum with feces ↔
38. 骶棘韧带　Sacrospinous ligament ↔
39. 尾骨　Coccyx ↔

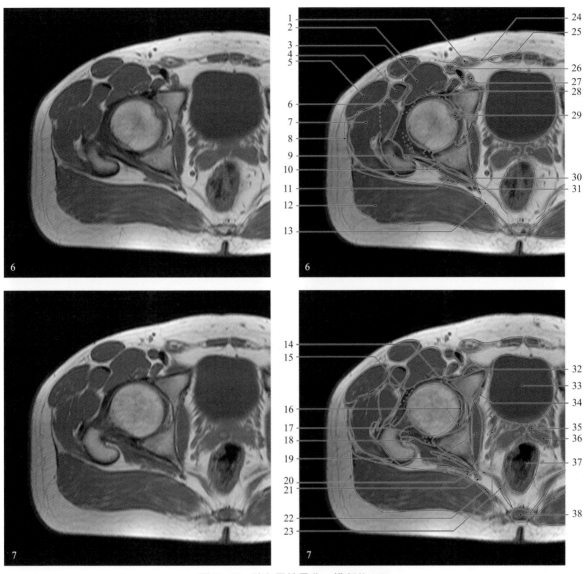

图 3-15 髋和男性骨盆，横断位 MR

定位像见图 3-11

1. 精索 Spermatic cord ↔
2. 缝匠肌 Sartorius ↔
3. 髂肌 Iliacus ↔
4. 股直肌 Rectus femoris ↔
5. 阔筋膜张肌 Tensor fasciae latae ↔
6. 臀小肌 Gluteus minimus ↔
7. 臀中肌 Gluteus medius ↔
8. 髂胫束 Iliotibial tract ↔
9. 大转子 Greater trochanter ↔
10. 闭孔内肌 Obturator internus ↔
11. 坐骨神经 Sciatic nerve ↔
12. 臀大肌 Gluteus maximus ↔
13. 骶结节韧带 Sacrotuberous ligament ↔
14. 髋臼盂唇 Acetabular labrum ↔
15. 髂股韧带 Iliofemoral ligament ↔
16. 股骨头韧带 Ligament of head of femur in pulvinar acetabuli
17. 关节囊 Articular capsule ↔
18. 下孖肌 Gemellus inferior
19. 闭孔内肌 Obturator internus ↔
20. 臀下动脉和静脉 Inferior gluteal artery and vein ↔

21. 阴部内动脉和神经 Internal pudendal artery and nerve →
22. 骶结节韧带 Sacrotuberous ligament ↔
23. 提肛肌 Levator ani ↔
24. 腹外斜肌（腱膜） External oblique（aponeurosis）←
25. 腹直肌 Rectus abdominis ↔
26. 股动脉 Femoral artery →
27. 股静脉和腹股沟深淋巴结 Femoral vein and deep inguinal lymph node
28. 腰大肌 Psoas major ↔
29. 股骨头韧带（股骨头凹附着点） Ligament of head of femur（attaching in fovea of head）
30. 坐骨棘 Ischial spine
31. 骶棘韧带 Sacrospinous ligament ←
32. 耻骨肌 Pectineus →
33. 膀胱 Urinary bladder ↔
34. 闭孔动脉和神经 Obturator artery and nerve ↔
35. 输精管壶腹 Ampulla of ductus（vas）deferens ←
36. 精囊（腺） Seminal vesicle（gland）↔
37. 直肠及内容物（粪便） Rectum with feces ↔
38. 尾骨 Coccyx ↔

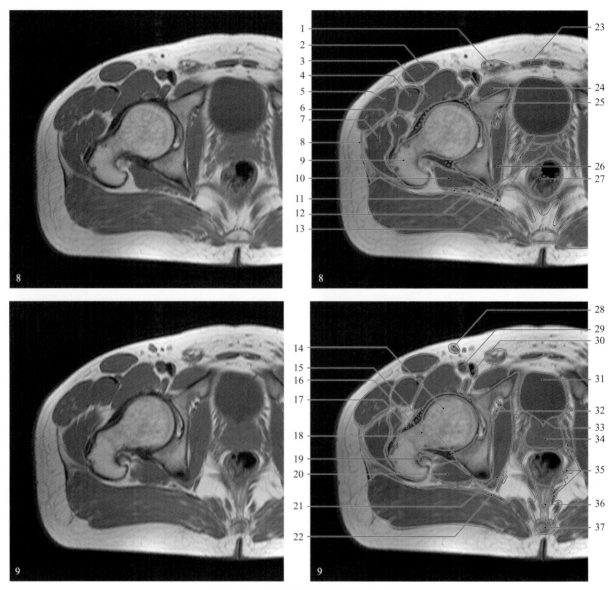

图 3-16 髋和男性骨盆，横断位 MR

定位像见图 3-11

1. 精索 Spermatic cord ↔
2. 缝匠肌 Sartorius ↔
3. 髂肌 Iliacus ↔
4. 股直肌 Rectus femoris ↔
5. 阔筋膜张肌 Tensor fasciae latae ↔
6. 臀小肌 Gluteus minimus ↔
7. 臀中肌 Gluteus medius ↔
8. 髂胫束 Iliotibial tract ↔
9. 大转子 Greater trochanter ↔
10. 下孖肌和股方肌 Gemellus inferior and quadratus femoris ↔
11. 坐骨神经 Sciatic nerve ↔
12. 臀下动脉和静脉 Inferior gluteal artery and vein ↔
13. 阴部内动脉和阴部神经 Internal pudendal artery and pudendal nerve ↔
14. 股骨头 Head of femur →
15. 髂股韧带 Iliofemoral ligament ↔
16. 股骨颈 Neck of femur →
17. 关节囊 Articular capsule ↔
18. 髋臼盂唇 Acetabular labrum ←
19. 闭孔外肌（止点） Obturator externus（insertion）→
20. 股方肌 Quadratus femoris →
21. 闭孔内肌 Obturator internus ↔
22. 骶结节韧带 Sacrotuberous ligament ↔
23. 腹直肌 Rectus abdominis ↔
24. 耻骨肌 Pectineus muscle ↔
25. 腰大肌 Psoas major ↔
26. 闭孔内肌 Obturator internus ↔
27. 直肠 Rectum ↔
28. 腹股沟浅淋巴结 Superficial inguinal lymph node ↔
29. 股动脉 Femoral artery ↔
30. 股静脉 Femoral vein ↔
31. 膀胱 Urinary bladder ↔
32. 闭膜管内闭孔动脉、静脉和神经 Obturator artery, vein and nerve in obturator canal ↔
33. 尿道内口 Internal urethral orifice
34. 前列腺 Prostate →
35. 提肛肌 Levator ani ↔
36. 肛尾韧带 Anococcygeal ligament
37. 尾骨 Coccyx ↔

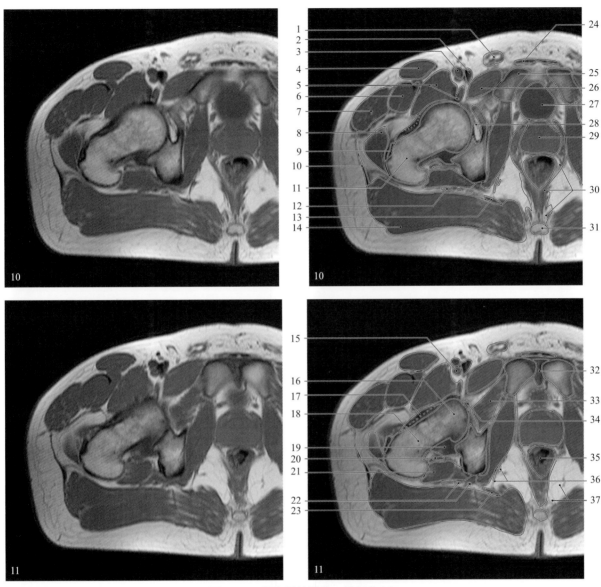

图 3-17 髋和男性骨盆，横断位 MR
定位像见图 3-11

1. 精索 Spermatic cord ↔
2. 股静脉 Femoral vein ↔
3. 股动脉 Femoral artery ↔
4. 缝匠肌 Sartorius ↔
5. 髂腰肌 Iliopsoas →
6. 股直肌 Rectus femoris ↔
7. 阔筋膜张肌 Tensor fasciae latae ↔
8. 臀中肌 Gluteus medius ↔
9. 臀小肌（止点） Gluteus minimus（insertion）←
10. 髂胫束 Iliotibial tract ↔
11. 大转子 Greater trochanter ↔
12. 坐骨神经 Sciatic nerve ↔
13. 骶结节韧带 Sacrotuberous ligament ↔
14. 臀大肌 Gluteus maximus ↔
15. 股深动脉 Deep femoral artery →
16. 股骨头 Head of femur ←
17. 髂股韧带 Iliofemoral ligament ↔
18. 股骨颈 Neck of femur →
19. 关节囊 Articular capsule ↔

20. 闭孔外肌（肌腱） Obturator externus（tendon）↔
21. 股方肌 Quadratus femoris ↔
22. 臀下动脉和静脉 Inferior gluteal artery and vein ↔
23. 骶结节韧带 Sacrotuberous ligament ↔
24. 腹直肌（肌腱） Rectus abdominis（tendon）↔
25. 耻骨结节 Pubic tubercle
26. 耻骨肌 Pectineus ↔
27. 膀胱（底） Urinary bladder（fundus）←
28. 髋臼窝 Acetabular fossa ←
29. 前列腺 Prostate ↔
30. 提肛肌 Levator ani ↔
31. 尾骨 Coccyx ↔
32. 耻骨联合 Pubic symphysis →
33. 闭孔外肌 Obturator externus ↔
34. 耻股韧带 Pubofemoral ligament
35. 直肠 Rectum ↔
36. 阴部内动脉和阴部神经 Internal pudendal artery and pudendal nerve ←
37. 坐骨肛门窝 Ischio-anal fossa →

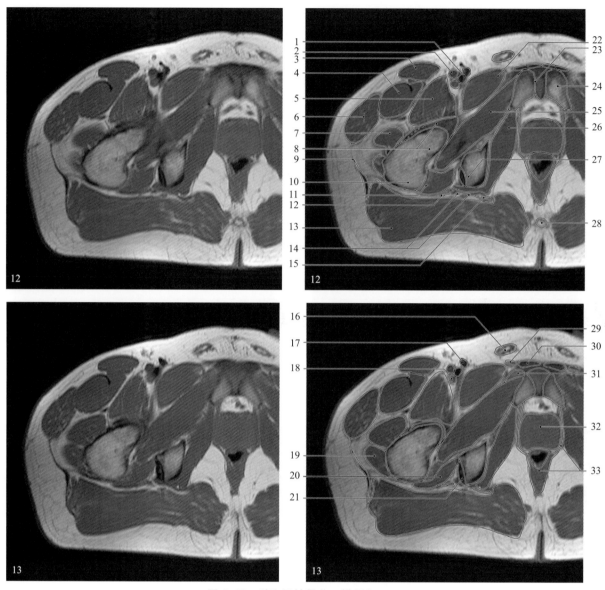

图 3-18　髋和男性骨盆，横断位 MR

定位像见图 3-11

1. 股静脉　Femoral vein ↔
2. 股动脉　Femoral artery ↔
3. 缝匠肌　Sartorius ↔
4. 股直肌　Rectus femoris ↔
5. 髂腰肌　Iliopsoas ↔
6. 阔筋膜张肌　Tensor fasciae latae ↔
7. 股中间肌　Vastus intermedius →
8. 股骨颈和关节囊　Neck of femur ← and articular capsule ↔
9. 髂胫束　Iliotibial tract ↔
10. 大转子　Greater trochanter ←
11. 股方肌　Quadratus femoris ←
12. 坐骨神经　Sciatic nerve ↔
13. 臀大肌　Gluteus maximus ↔
14. 臀下动脉和静脉　Inferior gluteal artery and vein ←
15. 骶结节韧带　Sacrotuberous ligament ↔
16. 精索　Spermatic cord ↔
17. 大隐静脉　Great saphenous vein →

18. 股深动脉　Deep femoral artery ↔
19. 股外侧肌　Vastus lateralis →
20. 大收肌　Adductor magnus →
21. 腘绳肌（起点）　Hamstring muscles（origin）→
22. 耻骨肌　Pectineus ↔
23. 耻骨联合　Pubic symphysis ↔
24. 耻骨体　Body of pubic
25. 闭孔外肌　Obturator externus ↔
26. 闭孔内肌　Obturator internus ↔
27. 坐骨结节　Ischial tuberosity →
28. 尾骨　Coccyx ←
29. 长收肌　Adductor longus →
30. 股薄肌　Gracilis →
31. 短收肌　Adductor brevis →
32. 前列腺　Prostate ↔
33. 提肛肌　Levator ani ↔

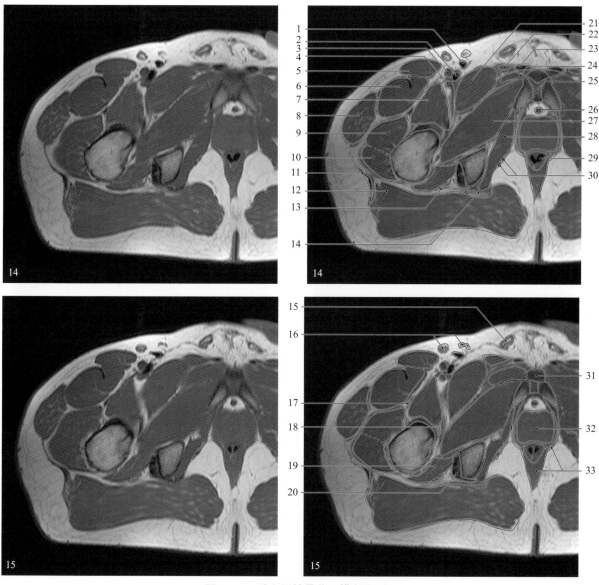

图 3-19　髋和男性骨盆，横断位 MR

定位像见图 3-11

1. 大隐静脉　Great saphenous vein ↔
2. 股静脉　Femoral vein ↔
3. 股动脉　Femoral artery ↔
4. 股深动脉　Deep femoral artery ↔
5. 缝匠肌　Sartorius ↔
6. 股直肌　Rectus femoris ↔
7. 髂腰肌　Iliopsoas ↔
8. 阔筋膜张肌　Tensor fasciae latae ↔
9. 股中间肌　Vastus intermedius ↔
10. 股外侧肌　Vastus lateralis ↔
11. 髂胫束　Iliotibial tract ↔
12. 臀大肌　Gluteus maximus ↔
13. 坐骨神经　Sciatic nerve ↔
14. 骶结节韧带　Sacrotuberous ligament ↔
15. 精索　Spermatic cord ↔
16. 腹股沟浅淋巴结　Superficial inguinal lymph nodes
17. 旋股外侧动脉　Lateral circumflex artery of femur →

18. 旋股内侧动脉　Medial circumflex artery of femur →
19. 大收肌　Adductor magnus ↔
20. 腘绳肌（起点）　Hamstring muscles（origin）↔
21. 耻骨肌　Pectineus ↔
22. 长收肌　Adductor longus ↔
23. 股薄肌　Gracilis ↔
24. 短收肌　Adductor brevis ↔
25. 耻骨联合　Pubic symphysis ↔
26. 阴茎静脉　Dorsal vein of penis →
27. 闭孔外肌　Obturator externus ↔
28. 闭孔内肌　Obturator internus ↔
29. 直肠　Rectum ←
30. 阴部内动脉和阴部神经　Internal pudendal artery and pudendal nerve ↔
31. 阴茎系韧带　Fundiform ligament of penis
32. 前列腺　Prostate ↔
33. 提肛肌（耻骨直肠肌）　Levator ani（puborectalis）↔

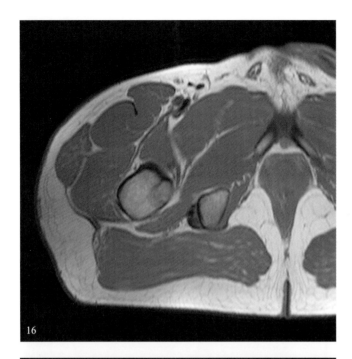

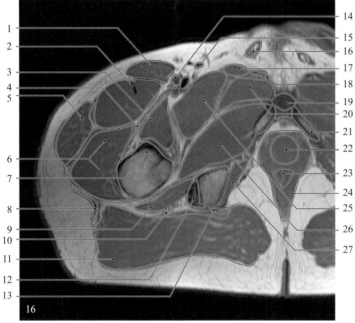

1. 缝匠肌　Sartorius ←
2. 股直肌　Rectus femoris ←
3. 髂腰肌　Iliopsoas ←
4. 旋股外侧动脉　Lateral circumflex artery of femur ←
5. 阔筋膜张肌　Tensor fasciae latae ←
6. 股中间肌和股外侧肌　Vastus intermedius and lateralis ←
7. 小转子　Lesser trochanter
8. 髂胫束　Iliotibial tract ←
9. 大收肌　Adductor magnus ←
10. 坐骨神经　Sciatic nerve ←
11. 臀大肌　Gluteus maximus ←
12. 腘绳肌（起点）　Hamstring muscles（origin）←
13. 骶结节韧带　Sacrotuberous ligament ←
14. 股动脉　Femoral artery ←
15. 大隐静脉　Great saphenous vein ←
16. 精索　Spermatic cord ←
17. 长收肌　Adductor longus ←
18. 股薄肌　Gracilis ←
19. 阴茎系韧带　Fundiform ligament of penis ←
20. 短收肌　Adductor brevis ←
21. 耻骨下支　Inferior pubic ramus ←
22. 前列腺　Prostate ←
23. 肛管　Anal canal
24. 提肛肌　Levator ani ←
25. 耻骨肌　Pectineus ←
26. 闭孔外肌　Obturator externus ←
27. 闭孔内肌　Obturator internus ←

图 3-20　髋和男性骨盆，横断位 MR
定位像见图 3-11

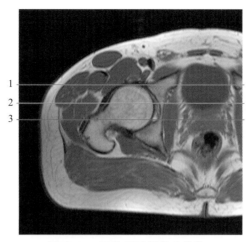

图 3-21 髋和男性骨盆定位像

线 1~3 为下述 MR 冠状位图像扫描层面。此定位像所选图像为横断位图像 8（见图 3-16）

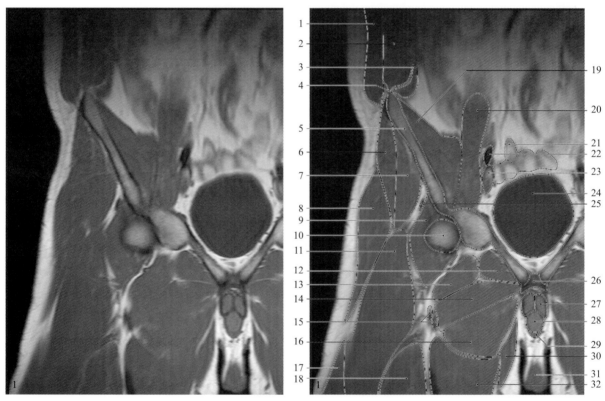

图 3-22 髋和男性骨盆，冠状位 MR

定位像见上图

1. 腹外斜肌　External oblique →
2. 腹内斜肌　Internal oblique →
3. 腹横肌　Transversus abdominis →
4. 髂嵴　Iliac crest →
5. 髂骨翼　Ala of ilium →
6. 臀中肌　Gluteus medius →
7. 臀小肌　Gluteus minimus →
8. 阔筋膜张肌　Tensor fasciae latae →
9. 髂腰肌　Iliopsoas →
10. 股骨头　Head of femur →
11. 股中间肌　Vastus intermedius →
12. 闭孔外肌　Obturator externus →
13. 耻骨肌　Pectineus →
14. 短收肌　Adductor brevis →
15. 股深动脉和静脉　Deep femoral artery and vein →
16. 长收肌　Adductor longus →
17. 股外侧肌　Vastus lateralis →
18. 股直肌　Rectus femoris
19. 髂肌　Iliacus →
20. 腰大肌　Psoas major →
21. 乙状结肠　Sigmoid colon →
22. 髂外动脉　External iliac artery →
23. 髂外静脉　External iliac vein →
24. 膀胱　Urinary bladder →
25. 股直肌（反折头）　Rectus femoris(reflected head)
26. 耻骨联合　Pubic symphysis
27. 阴茎海绵体　Corpus cavernosum penis →
28. 尿道海绵体　Corpus spongiosum penis →
29. 球海绵体肌　Bulbocavernosus muscle →
30. 股薄肌　Gracilis →
31. 阴囊内睾丸　Testis in scrotum
32. 大收肌　Adductor magnus →

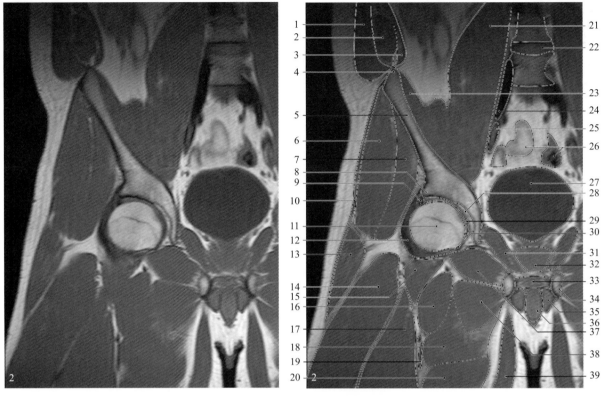

图 3-23　髋和男性骨盆，冠状位 MR

定位像见图 3-21

1. 腹外斜肌　External oblique ↔
2. 腹内斜肌　Internal oblique ↔
3. 腹横肌　Transversus abdominis ↔
4. 髂嵴　Iliac crest ↔
5. 髂骨翼　Ala of ilium ↔
6. 臀中肌　Gluteus medius ↔
7. 臀小肌　Gluteus minimus ↔
8. 髋臼缘　Acetabular rim ↔
9. 髋臼盂唇　Acetabular labrum ↔
10. 髂胫束　Iliotibial tract ↔
11. 股骨头　Head of femur ↔
12. 关节囊　Articular capsule ↔
13. 阔筋膜张肌　Tensor fasciae latae ↔
14. 股外侧肌　Vastus lateralis ↔
15. 髂腰肌　Iliopsoas ↔
16. 耻骨肌　Pectineus ↔
17. 股中间肌　Vastus intermedius ↔
18. 长收肌　Adductor longus ←
19. 股深动脉　Deep femoral artery ←
20. 大收肌　Adductor magnus ↔

21. 腰大肌　Psoas major ↔
22. 椎间盘　Intervertebral disc
23. 髂肌　Iliacus ↔
24. 髂外动脉　External iliac artery ↔
25. 髂外静脉　External iliac vein ↔
26. 乙状结肠　Sigmoid colon ←
27. 膀胱　Urinary bladder ↔
28. 髋臼窝　Acetabular fossa →
29. 股骨头韧带　Ligament of head of femur
30. 髋臼横韧带　Transverse acetabular ligament →
31. 闭孔内肌　Obturator internus →
32. 前列腺　Prostate →
33. 尿生殖膈　Urogenital diaphragm →
34. 耻骨下支　Inferior pubic ramus →
35. 阴茎脚　Crus of penis →
36. 尿道海绵体　Corpus spongiusum penis ↔
37. 闭孔外肌　Obturator externus ↔
38. 短收肌　Adductor brevis ↔
39. 股薄肌　Gracilis ↔

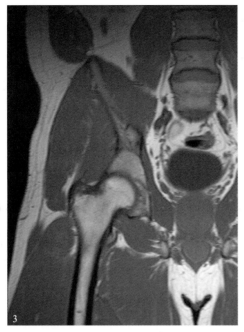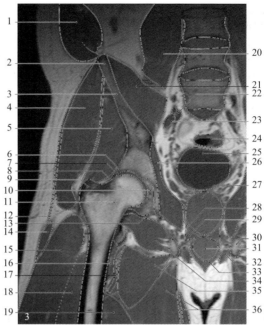

图 3-24　髋和男性骨盆，冠状位 MR

定位像见图 3-21

1. 腹外斜肌，腹内斜肌和腹横肌　External oblique, internal oblique and transversus abdominis ←
2. 髂嵴　Iliac crest ←
3. 髂骨翼　Ala of ilium ←
4. 臀中肌　Gluteus medius ←
5. 臀小肌　Gluteus minimus ←
6. 髋臼缘　Acetabular rim ←
7. 髋臼盂唇　Acetabular labrum ←
8. 关节囊　Articular capsule ←
9. 大转子　Greater trochanter
10. 髋臼窝　Acetabular fossa ←
11. 股骨颈　Femoral neck
12. 髂胫束　Iliotibial tract ←

13. 髋臼横韧带　Transverse acetabular ligament ←
14. 阔筋膜张肌　Tensor fasciae latae ←
15. 股外侧肌　Vastus lateralis ←
16. 耻骨肌　Pectineus ←
17. 穿动脉（股深动脉分支）Perforating artery from deep femoral artery
18. 股中间肌　Vastus intermedius ←
19. 股内侧肌　Vastus medialis
20. 腰大肌　Psoas major ←
21. 髂肌　Iliacus ←
22. 髂外动脉和髂内动脉　External and internal iliac arteries ←
23. 髂外静脉　External iliac vein ←

24. 直肠　Rectum
25. 膀胱　Urinary bladder ←
26. 闭孔内肌　Obturator internus ←
27. 前列腺　Prostate ←
28. 肛提肌　Levator ani
29. 尿生殖膈　Urogenital diaphragm ←
30. 耻骨下支　Inferior pubic ramus ←
31. 尿道球　Bulb of penis ←
32. 坐骨海绵体肌　Ischiocavernosus muscle
33. 球海绵体肌　Bulbospongiosus muscle ←
34. 闭孔外肌　Obturator externus ←
35. 短收肌　Adductor brevis ←
36. 大收肌和股薄肌　Adductor magnus and gracilis ←

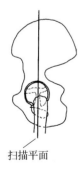

扫描平面

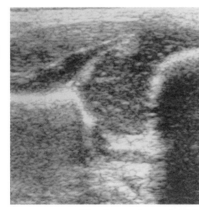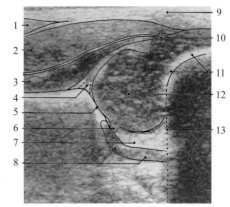

图 3-25　髋，3 个月儿童，冠状面超声

左侧示意图示扫描平面

1. 阔筋膜张肌　Tensor fasciae latae
2. 臀中肌　Gluteus medius
3. 臀小肌　Gluteus minimus
4. 髋臼唇　Acetabular labrum
5. 月状面　Lunate surface

6. 股骨头韧带　Ligament of head of femur
7. 髋臼脂肪垫　Acetabular fat pad
8. Y 形软骨　Triradiate cartilage
9. 皮下脂肪　Subcutaneous fat
10. 大转子　Greater trochanter

11. 股骨颈和股骨干深部骨化　Ossification deep in femoral neck and shaft
12. 股骨头　Head of femur
13. 声影　Acoustic shadow

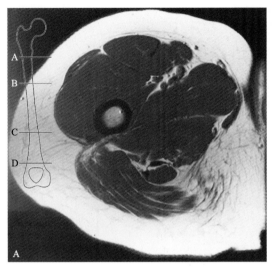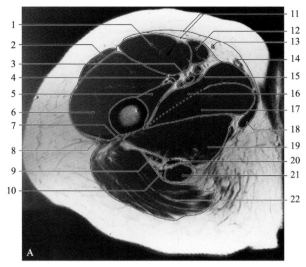

图 3-26　大腿，横断位 MR

1. 股直肌　Rectus femoris →
2. 阔筋膜张肌　Tensor fasciae latae
3. 股动脉　Femoral artery →
4. 大腿深动脉　Deep artery of thigh
5. 股内侧肌　Vastus medialis →
6. 股外侧肌　Vastus lateralis →
7. 臀大肌的臀肌粗隆止点　Insertion of gluteus maximus in gluteal tuberosity
8. 臀大肌的髂胫束止点　Insertion of gluteus maximus in iliotibial tract
9. 坐骨神经　Sciatic nerve →
10. 股二头肌（long head）　Biceps femoris（long head）→
11. 阔筋膜，股三角的深层和浅层　Fascia lata, deep and superficial layer of femoral triangle
12. 缝匠肌　Sartorius →
13. 副隐静脉　Accessory saphenous vein →
14. 大隐静脉　Great saphenous vein →
15. 股静脉　Femoral vein →
16. 长收肌　Adductor longus →
17. 短收肌　Adductor brevis
18. 股薄肌　Gracilis →
19. 大收肌　Adductor magnus →
20. 半膜肌　Semimembranosus →
21. 半腱肌　Semitendinosus →
22. 臀大肌　Gluteus maximus

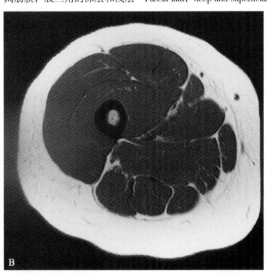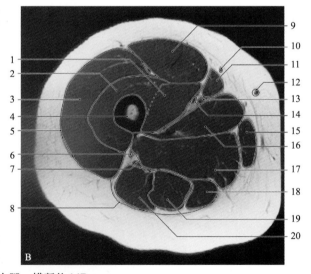

图 3-27　大腿，横断位 MR

1. 股内侧肌　Vastus medialis ↔
2. 股中间肌　Vastus intermedius →
3. 股外侧肌　Vastus lateralis ↔
4. 股骨干　Shaft of femur
5. 髂胫束　Iliotibial tract ↔
6. 大腿穿动脉分支　Branches of perforant arteries of thigh
7. 坐骨神经　Sciatic nerve ↔
8. 阔筋膜　Fascia lata →
9. 股直肌　Rectus femoris ↔
10. 副隐静脉　Accessory saphenous vein ↔
11. 缝匠肌　Sartorius ↔
12. 大隐静脉　Great saphenous vein ↔
13. 股动脉　Femoral artery ↔
14. 股静脉　Femoral vein ↔
15. 股薄肌　Gracilis ↔
16. 长收肌　Adductor longus ←
17. 大收肌　Adductor magnus →
18. 半膜肌　Semimembranosus →
19. 半腱肌　Semitendinosus →
20. 股二头肌（long head）　Biceps femoris（long head）↔

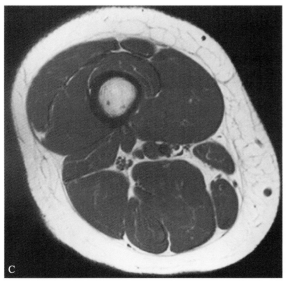
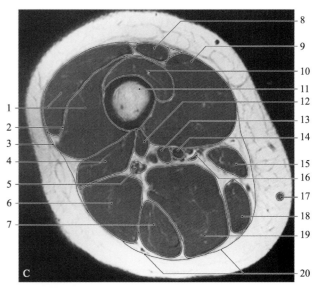

图 3-28 大腿,横断位 MR

1. 股外侧肌　Vastus lateralis ↔
2. 股外侧肌内筋膜　Internal aponeurosis of vastus lateralis
3. 髂胫束　Iliotibial tract ↔
4. 股二头肌(短头)　Biceps femoris(short head)
5. 坐骨神经　Sciatic nerve ←
6. 股二头肌(长头)　Biceps femoris(long head) ↔
7. 半腱肌　Semitendinosus ↔
8. 股直肌　Rectus femoris ↔
9. 股内侧肌　Vastus medialis ↔
10. 股中间肌　Vastus intermedius ↔
11. 股骨干　Shaft of femur

12. 大收肌　Adductor magnus ↔
13. 收肌腱裂孔处的股/腘静脉　Femoral/popliteal vein in adductor hiatus ↔
14. 收肌腱裂孔处的股/腘动脉　Femoral/popliteal artery in adductor hiatus ↔
15. 缝匠肌　Sartorius ↔
16. 大收肌(肌腱)　Adductor magnus(tendon) ↔
17. 大隐静脉　Great saphenous vein ↔
18. 股薄肌　Gracilis ↔
19. 半膜肌　Semimembranosus ↔
20. 阔筋膜　Fascia lata ↔

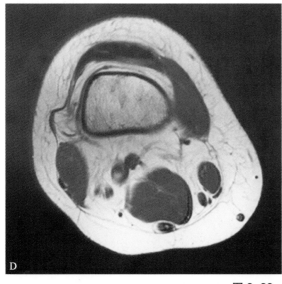
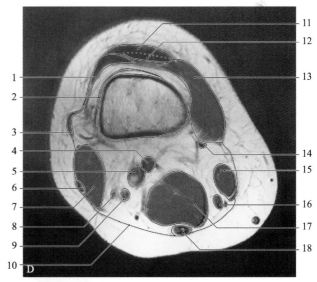

图 3-29 大腿,横断位 MR

1. 股外侧肌　Vastus lateralis ←
2. 髌上囊　Suprapatellar bursa
3. 髂胫束　Iliotibial tract ←
4. 腘动脉　Popliteal artery ←
5. 腘静脉　Popliteal vein ←
6. 股二头肌长头腱　Tendon of long head of biceps femoris ←
7. 股二头肌短头肌腹　Belly of short head of biceps femoris ←
8. 腓总神经　Common peroneal nerve
9. 胫神经　Tibial nerve

10. 阔筋膜　Fascia lata ←
11. 股直肌　Rectus femoris ←
12. 股中间肌　Vastus intermedius ←
13. 股内侧肌　Vastus medialis ←
14. 大收肌　Adductor magnus ←
15. 缝匠肌　Sartorius ←
16. 股薄肌　Gracilis ←
17. 半膜肌　Semimembranosus ←
18. 半腱肌　Semitendinosus ←

第三节　膝　关　节

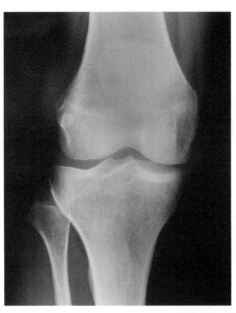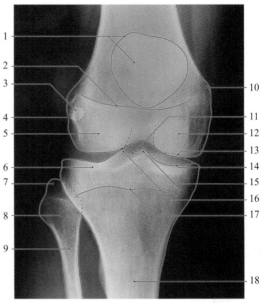

图 3-30　膝，前后位 X 线片

1. 髌骨　Patella
2. 骺线痕迹　Epiphyseal scar
3. 腓肠豆　Fabella
4. 腘肌腱附着点　Insertion of popliteus tendon
5. 股骨外侧髁　Lateral condyle of femur
6. 胫骨外侧髁　Lateral condyle of tibia
7. 腓骨尖　Apex of fibula

8. 腓骨头　Head of fibula
9. 腓骨颈　Neck of fibula
10. 收肌结节　Adductor tubercle
11. 髁间隆起　Intercondylar eminence
12. 股骨内侧髁　Medial condyle of femur
13. 胫骨内侧髁（前缘）　Medial condyle of tibia（anterior margin）
14. 胫骨内侧髁（后缘）　Medial condyle

of tibia（posterior margin）
15. 内侧髁间结节　Medial intercondylar tubercle
16. 外侧髁间结节　Lateral intercondylar tubercle
17. 骺线痕迹　Epiphyseal scar
18. 胫骨干　Body of tibia

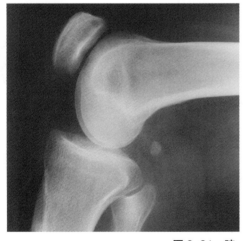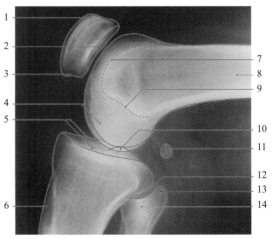

图 3-31　膝，屈曲，侧位 X 线片

1. 髌骨底　Base of patella
2. 髌骨关节面　Articular surface of patella
3. 髌尖　Apex of patella
4. 股骨髁　Femoral condyles
5. 胫骨上关节面　Superior articular surface of tibia

6. 胫骨粗隆　Tibial tuberosity
7. 股骨髌面　Patellar surface of femur
8. 股骨干　Shaft of femur
9. 髁间窝（底部）　Intercondylar fossa（bottom）
10. 髁间隆起　Intercondylar eminence

11. 腓肠豆　Fabella
12. 胫腓关节　Tibiofibular joint
13. 腓骨尖　Apex of fibula
14. 腓骨头　Head of fibula

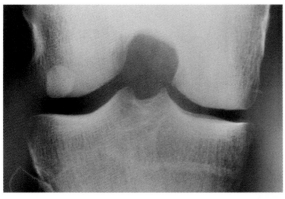

图 3-32 膝，半屈曲，髁间窝位，倾斜投照 X 线片

1. 髁间窝　Intercondylar fossa
2. 腘肌腱止点　Insertion of popliteus tendon
3. 腓肠豆　Fabella
4. 外侧胫股关节　Lateral femurotibial joint
5. 胫腓关节　Tibiofibular joint

6. 外侧髁间结节　Lateral intercondylar tubercle
7. 内侧髁间结节　Medial intercondylar tubercle
8. 内侧胫股关节　Medial femurotibial joint
9. 髁间隆起　Intercondylar eminence
10. 骺线痕迹　Epiphyseal scar

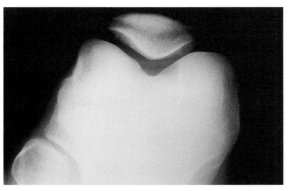
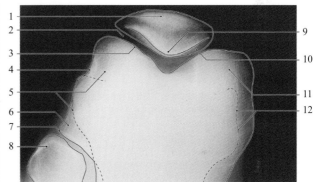

图 3-33 膝，屈曲，轴位 X 线片

髌骨"日出位"

1. 髌骨　Patella
2. 髌股关节　Femuropatellar joint
3. 股骨关节面　Articular surface of femur
4. 腘肌附着点　Site of insertion of popliteus muscle
5. 股骨外侧髁　Lateral condyle of femur
6. 胫骨外侧髁　Lateral condyle of tibia

7. 胫腓关节　Tibiofibular joint
8. 腓骨尖　Apex of fibula
9. 髌骨尖　Apex of patella
10. 髌骨关节面　Articular surface of patella
11. 股骨内侧髁　Medial condyle of femur
12. 胫骨内侧髁　Medial condyle of tibia

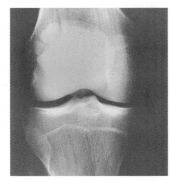
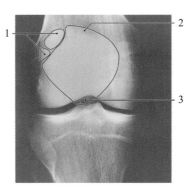

图 3-34 髌骨变异（2%），前后位 X 线片

髌骨分裂（三分髌骨）

1. 未融合的骨化中心　Unfused ossification centers
2. 髌骨底　Basis of patella

3. 髌骨尖　Apex of patella

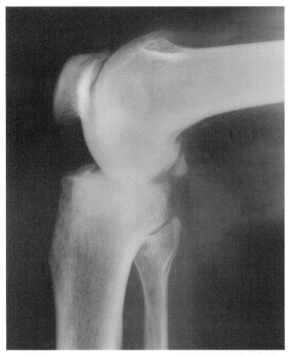
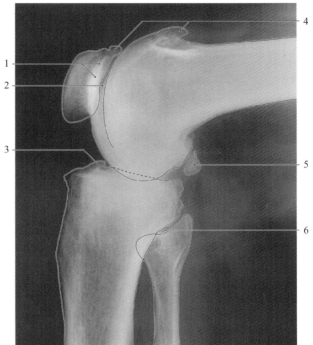

图 3-35　膝，屈曲，老年，侧位 X 线片

伴关节炎征象

1. 髌骨软骨下硬化　Subchondral sclerosis of patella
2. 髌股关节（变窄）　Femuropatellar joint（narrow）
3. 髁间前区骨刺　Osteophytes in anterior intercondylar area
4. 骨刺　Osteophytes
5. 腓肠豆　Fabella
6. 胫腓关节　Tibiofibular joint

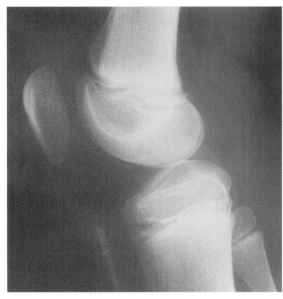
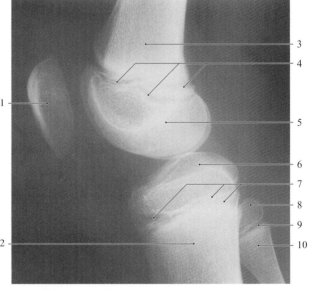

图 3-36　膝，11 岁儿童，侧位 X 线平片

1. 髌骨　Patella
2. 胫骨干骺端　Metaphysis of tibia
3. 股骨干骺端　Metaphysis of femur
4. 生长板　Growth plate
5. 股骨骨骺　Epiphysis of femur
6. 胫骨骨骺　Epiphysis of tibia
7. 生长板　Growth plate
8. 腓骨骨骺　Epiphysis of fibula
9. 生长板　Growth plate
10. 腓骨干骺端　Metaphysis of fibula

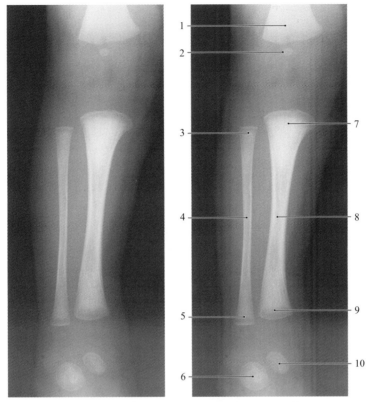

图 3-37　膝和小腿，新生儿，前后位 X 线片

1. 股骨远端干骺端　Distal metaphysis of femur
2. 股骨骨骺（骨化中心）　Epiphysis of femur（ossification center，Béclard）
3. 腓骨近端干骺端　Proximal metaphysis of fibula
4. 腓骨干　Diaphysis of fibula
5. 腓骨远端干骺端　Distal metaphysis of fibula
6. 跟骨（骨化中心）　Calcaneus（ossification center）
7. 胫骨近端干骺端　Proximal metaphysis of tibia
8. 胫骨干　Diaphysis of tibia
9. 胫骨远端干骺端　Distal metaphysis of tibia
10. 距骨（骨化中心）　Talus（ossification center）

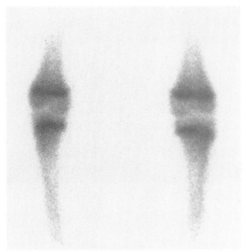
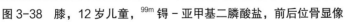
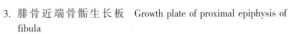

图 3-38　膝，12 岁儿童，^{99m}锝－亚甲基二膦酸盐，前后位骨显像

1. 股骨远端骨骺生长板　Growth plate of distal epiphysis of femur
2. 胫骨近端骨骺生长板　Growth plate of proximal epiphysis of tibia
3. 腓骨近端骨骺生长板　Growth plate of proximal epiphysis of fibula

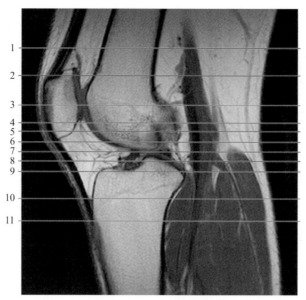

图 3-39　膝关节定位像

线 1~11 为下述 MR 横断位图像扫描层面。此定位像所选图像为矢状位图像 8（见图 3-51）

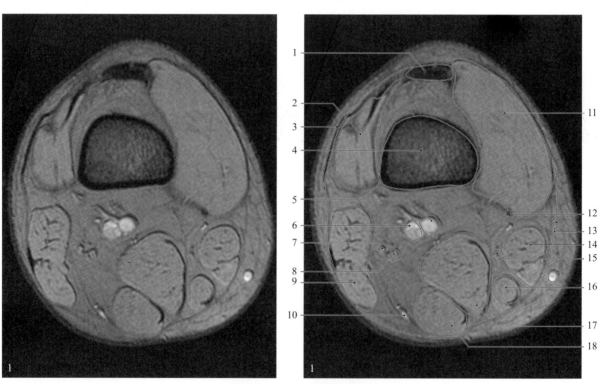

图 3-40　膝，横断位 MR

1. 股四头肌腱　Quadriceps tendon
2. 股外侧肌　Vastus lateralis →
3. 髂胫束　Iliotibial tract →
4. 股骨（干）　Femur（shaft）
5. 腘动脉　Popliteal artery →
6. 腘静脉　Popliteal vein →
7. 腓总神经　Common peroneal nerve →
8. 胫神经　Tibial nerve →
9. 股二头肌　Biceps femoris →

10. 小隐静脉　Small saphenous vein →
11. 股内侧肌　Vastus medialis →
12. 大收肌（肌腱）　Adductor magnus（tendon）→
13. 阔筋膜　Fascia lata →
14. 缝匠肌　Sartorius →
15. 隐神经　Saphenous nerve →
16. 股薄肌　Gracilis →
17. 半膜肌　Semimembranosus →
18. 半腱肌　Semitendinosus →

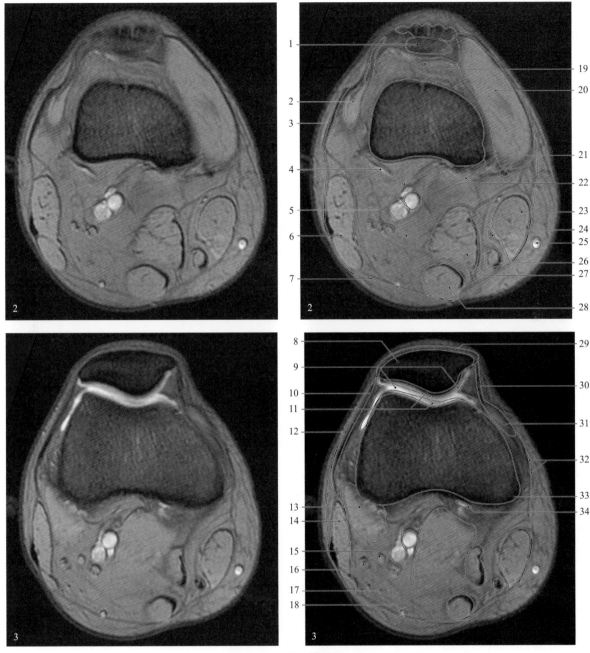

图 3-41　膝，横断位 MR

定位像见图 3-39

1. 髌骨（底）　Patella（basis）→
2. 股外侧肌　Vastus lateralis ↔
3. 髂胫束　Iliotibial tract ↔
4. 跖肌　Plantaris →
5. 腘窝　Popliteal fossa →
6. 股二头肌　Biceps femoris →
7. 腘筋膜　Popliteal fascia →
8. 髌骨　Patella →
9. 髌股关节腔（伴关节液）　Patellofemoral joint cavity（with synovia）
10. 髌骨外侧支持带　Lateral retinaculum patellae →
11. 髌骨和股骨的关节软骨　Articular cartilage of patella and femur

12. 髂胫束　Iliotibial tract ↔
13. 跖肌　Plantaris muscle →
14. 股二头肌　Biceps femoris ↔
15. 淋巴结　Lymph node
16. 腓总神经　Common peroneal nerve ↔
17. 胫神经　Tibial nerve ↔
18. 小隐静脉　Small saphenous vein ↔
19. 髌上囊　Suprapatellar bursa
20. 股内侧肌　Vastus medialis ←
21. 大收肌（肌腱）　Adductor magnus（tendon）←
22. 腓肠肌（内侧头）　Gastrocnemius（medial head）→
23. 缝匠肌　Sartorius ↔

24. 隐神经　Saphenous nerve ←
25. 大隐静脉　Great saphenous vein ↔
26. 股薄肌　Gracilis ↔
27. 半膜肌　Semimembranosus ↔
28. 半腱肌　Semitendinosus ↔
29. 股四头肌（肌腱）　Quadriceps femoris（tendon）
30. 内侧髌股韧带　Medial patellofemoral ligament
31. 股内侧肌　Vastus medialis ←
32. 阔筋膜　Fascia lata ↔
33. 收肌结节（大收肌止点）　Adductor tubercle（adductor magnus insertion）
34. 滑囊　Synovial bursa

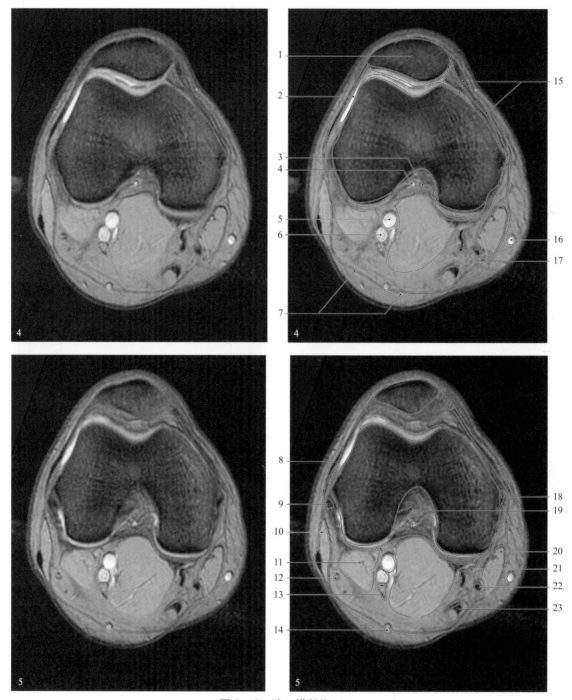

图 3-42　膝，横断位 MR

定位像见图 3-39

1. 髌骨　Patella ↔
2. 关节液　Synovia in joint cavity
3. 后关节囊　Posterior joint capsule
4. 膝中动脉　Median articular artery
5. 腘动脉　Popliteal artery ↔
6. 腘静脉　Popliteal vein ↔
7. 腘窝　Popliteal fascia ↔
8. 髂胫束　Iliotibial tract ↔
9. 腓（外）侧副韧带　Fibular（lateral）collateral ligament →
10. 股二头肌　Biceps femoris ↔
11. 跖肌和腓肠肌（外侧头）　Plantaris and gastrocnemius（lateral head）

12. 腓总神经　Common peroneal nerve ←
13. 胫神经　Tibial nerve ↔
14. 小隐静脉　Small saphenous vein ↔
15. 内侧髌股韧带　Medial patellofemoral ligament ↔
16. 大隐静脉　Great saphenous vein ↔
17. 半膜肌（肌腱）　Semimembranosus（tendon）↔
18. 胫（内）侧副韧带　Tibial（medial）collateral ligament →
19. 前交叉韧带　Anterior cruciate ligament →
20. 缝匠肌　Sartorius ↔
21. 半膜肌（肌腱）　Semimembranosus（tendon）↔
22. 股薄肌　Gracilis ↔
23. 半腱肌　Semitendinosus ↔

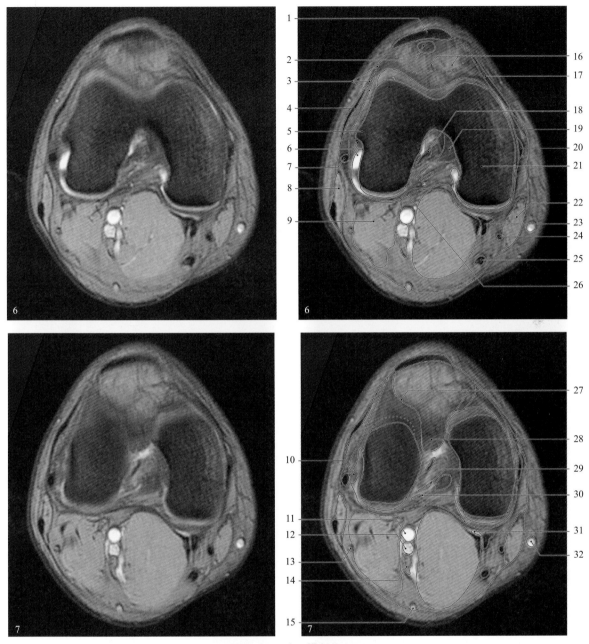

图 3-43　膝，横断位 MR

定位像见图 3-39

1. 髌韧带　Patellar ligament →
2. 髌骨尖　Apex of patella
3. 髌骨外侧支持带　Lateral patellar retinacula →
4. 髂胫束　Iliotibial tract ↔
5. 股骨外侧髁　Lateral epicondyle of femur
6. 腘肌腱（起点）和关节液　Popliteus tendon（insertion）and synovia →
7. 腓（外）侧副韧带　Fibular（lateral）collateral ligament ↔
8. 股二头肌　Biceps femoris →
9. 腓肠肌（外侧头）Gastrocnemius（lateral head）↔
10. 腘肌（肌腱）Popliteus（tendon）↔
11. 腘动脉　Popliteal artery ↔

12. 腘静脉　Popliteal vein ↔
13. 腓总神经　Common peroneal nerve ↔
14. 胫神经　Tibial nerve ↔
15. 小隐静脉　Small saphenous vein ↔
16. 髌下脂肪垫（Hoffa）Infrapatellar fat pad（Hoffa）↔
17. 髌骨内侧支持带　Medial patellar retinacula →
18. 前交叉韧带　Anterior cruciate ligament ↔
19. 后交叉韧带　Posterior cruciate ligament →
20. 胫（内）侧副韧带　Tibial（medial）collateral ligament ↔
21. 股骨内侧髁　Medial condyle of femur →
22. 缝匠肌　Sartorius ↔
23. 半膜肌（肌腱）Semimembranosus

（tendon）↔
24. 股薄肌（肌腱）Gracilis（tendon）↔
25. 半腱肌（肌腱）Semitendinosus（tendon）↔
26. 腘斜韧带　Oblique popliteal ligament →
27. 翼状襞　Alar fold
28. 髌下带状滑膜襞　Infrapateller band
29. 前半月板股骨韧带（Humphrey 韧带）Anterior meniscofemoral ligament（Humphrey）
30. 后半月板股骨韧带（Wrisberg 韧带）Posterior meniscofemoral ligament（Wrisberg）
31. 滑囊　Synovial bursa
32. 大隐静脉　Great saphenous vein ↔

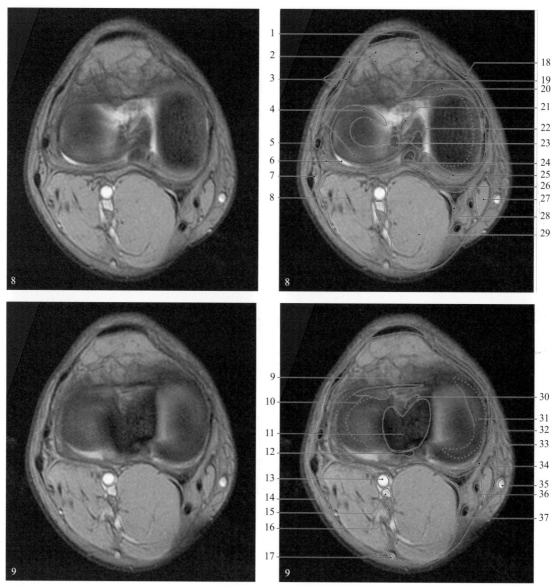

图 3-44　膝，横断位 MR

定位像见图 3-39

1. 髌韧带　Patellar ligament ↔
2. 髌下脂肪垫（Hoffa）　Infrapatellar fat pad（Hoffa）↔
3. 髂胫束和髌骨外侧支持带　Iliotibial tract and lateral patellar retinacula ↔
4. 外侧半月板　Lateral meniscus
5. 腓（外）侧副韧带　Fibular（lateral）collateral ligament ↔
6. 腘肌腱和滑膜隐窝　Popliteus tendon and synovial recess ←
7. 股二头肌　Biceps femoris ←
8. 腓肠肌（外侧头）　Gastrocnemius（lateral head）↔
9. 膝横韧带　Transverse ligament ←
10. 外侧半月板（前角）　Lateral meniscus（anterior horn）
11. 髁间隆起　Intercondylar eminence
12. 后交叉韧带　Posterior cruciate ligament ←
13. 腘动脉　Popliteal artery ↔
14. 腓总神经　Common peroneal nerve ↔
15. 腘静脉　Popliteal vein ↔
16. 胫神经　Tibial nerve ↔
17. 小隐静脉　Small saphenous vein ↔
18. 髌骨内侧支持带　Medial patellar retinacula ←
19. 膝横韧带　Transverse ligament →
20. 内侧半月板（前角）　Medial meniscus（anterior horn）
21. 前交叉韧带　Anterior cruciate ligament ←
22. 内侧髁间结节　Medial tubercle of intercondylar eminence
23. 外侧髁间结节　Lateral tubercle of intercondylar eminence
24. 后交叉韧带　Posterior cruciate ligament ←
25. 内侧半月板（后角）　Medial meniscus（posterior horn）
26. 腘斜韧带　Oblique popliteal ligament ←
27. 缝匠肌　Sartorius ↔
28. 滑囊　Synovial bursa ←
29. 腓肠肌（内侧头）　Gastrocnemius（medial head）←
30. 前交叉韧带　Anterior cruciate ligament ←
31. 内侧半月板　Medial meniscus
32. 胫（内）侧副韧带　Tibial（medial）collateral ligament ←
33. 半膜肌（水平束）　Semimembranosus（horizontal crus）
34. 半膜肌（斜束）　Semimembranosus（oblique crus）
35. 大隐静脉　Great saphenous vein →
36. 股薄肌（肌腱）　Gracilis（tendon）↔
37. 半腱肌（肌腱）　Semitendinosus（tendon）↔

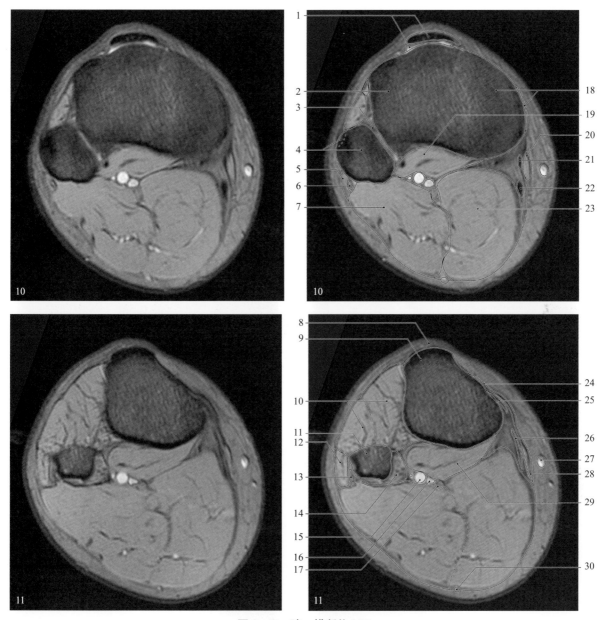

图 3-45　膝，横断位 MR

定位像见图 3-39

1. 髌韧带及髌下深囊　Patellar ligament with subtendinous bursa ←
2. 胫骨外侧髁　Lateral condyle of tibia
3. 上胫腓关节　Superior tibiofibular joint
4. 腓骨头（腓侧副韧带附着点）　Head of fibula with insertion of fibular collateral ligament
5. 腓骨长肌　Peroneus longus
6. 腓总神经　Common peroneal nerve ←
7. 腓肠肌（外侧头）　Gastrocnemius (lateral head) ←
8. 髌韧带（止点）　Patellar ligament (insertion) ←
9. 胫骨粗隆　Tibial tuberosity
10. 胫骨前肌和趾长伸肌　Tibialis anterior and extensor digitorum longus
11. 腓骨颈　Neck of fibula
12. 腓骨长肌　Peroneus longus
13. 腓总神经　Common peroneal nerve
14. 比目鱼肌　Soleus
15. 腘动脉　Popliteal artery ←

16. 腘静脉　Popliteal vein ←
17. 胫神经　Tibial nerve ←
18. 胫骨内侧髁和胫（内）侧副韧带附着点　Medial condyle of tibia and tibial collateral ligament (insertion)
19. 腘肌　Popliteus ←
20. 缝匠肌　Sartorius ←
21. 股薄肌（肌腱）　Gracilis (tendon) ←
22. 半腱肌（肌腱）　Semitendinosus (tendon) ←
23. 腓肠肌（内侧头）　Gastrocnemius (medial head) ←
24. 鹅足（缝匠肌）　Pes anserinus (sartorius)
25. 鹅足（股薄肌）　Pes anserinus (gracilis)
26. 鹅足（半腱肌）　Pes anserinus (semitendinosus)
27. 大隐静脉　Great saphenous vein ←
28. 缝匠肌　Sartorius ←
29. 腘肌　Popliteus ←
30. 小隐静脉　Small saphenous vein ←

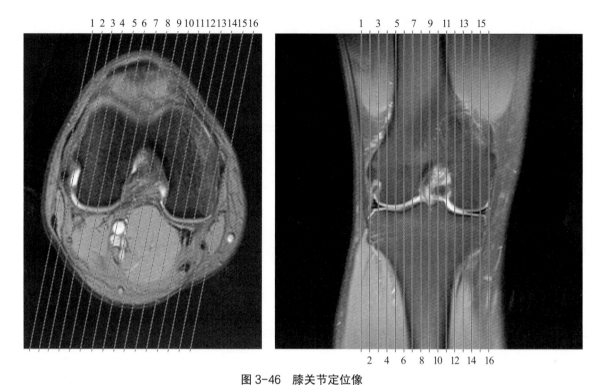

图 3-46　膝关节定位像

线 1~16 为下述 MR 矢状位图像扫描层面。此定位像所选图像为横断位图像 6（见图 3-43）和冠状位图像 5（见图 3-59）

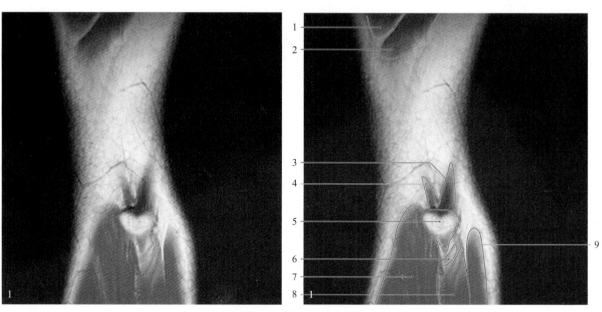

图 3-47　膝，矢状位 MR

1. 股外侧肌　Vastus lateralis →
2. 股中间肌　Vastus intermedius →
3. 股二头肌（止点）　Biceps femoris（insertion）→
4. 腓（外）侧副韧带（腓骨附着点）　Fibular（lateral）collateral ligament（fibular attachment）→
5. 腓骨头　Head of fibula →

6. 腓总神经　Common peroneal nerve →
7. 胫骨前肌　Tibialis anterior →
8. 腓骨长肌　Peroneus longus →
9. 腓肠肌（外侧头）　Gastrocnemius（lateral head）→

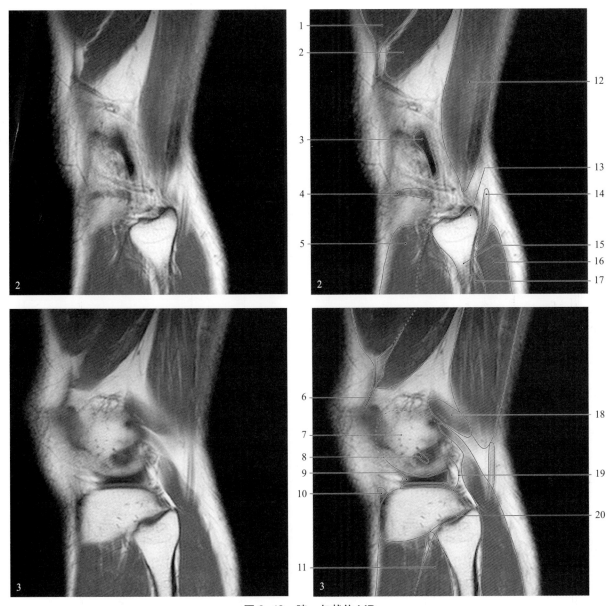

图 3-48　膝，矢状位 MR

定位像见图 3-46

1. 股外侧肌　Vastus lateralis ↔
2. 股中间肌　Vastus intermedius ↔
3. 腓侧副韧带（股骨附着点）　Fibular collateral ligament（femoral attachment）←
4. 胫骨外侧髁缘　Rim of lateral tibial condyle →
5. 胫骨前肌　Tibialis anterior ↔
6. 髌骨外侧支持带　Lateral patellar retinaculum →
7. 股骨外侧髁　Lateral femoral condyle →
8. 腘肌腱（起点）　Popliteus tendon（insertion）→
9. 外侧半月板　Lateral meniscus →
10. 髌骨外侧支持带（附着点）　Lateral patellar retinaculum（insertion）
11. 趾长伸肌　Extensor digitorum longus →
12. 股二头肌　Biceps femoris ↔
13. 腓骨尖　Apex of fibula
14. 腓总神经　Common peroneal nerve ↔
15. 腓骨颈　Neck of fibula →
16. 腓肠肌（外侧头）　Gastrocnemius（lateral head）↔
17. 腓骨长肌　Peroneus longus ←
18. 跖肌　Plantaris →
19. 关节囊　Articular capsule →
20. 上胫腓关节　Superior tibiofibular joint →

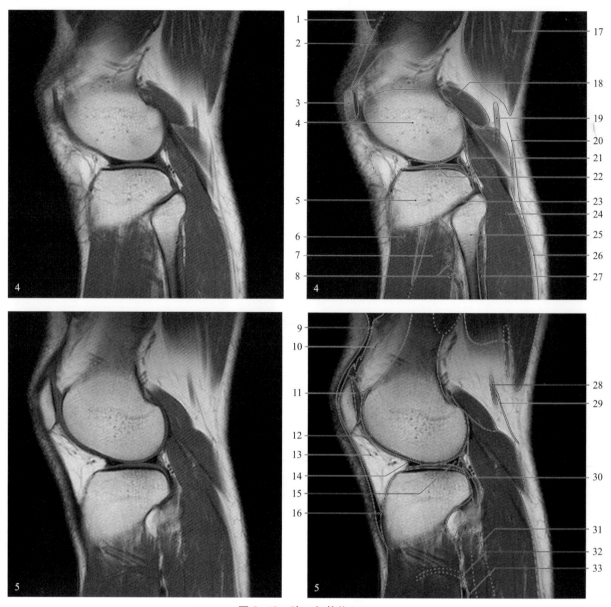

图 3-49　膝，矢状位 MR

定位像见图 3-46

1. 股外侧肌　Vastus lateralis ←
2. 股中间肌　Vastus intermedius ←
3. 髌骨　Patella →
4. 股骨外侧髁　Lateral femoral condyle ↔
5. 胫骨外侧髁　Lateral tibial condyle ↔
6. 胫骨前肌　Tibialis anterior ←
7. 趾长伸肌　Extensor digitorum longus ←
8. 胫前血管　Anterior tibial vessels
9. 股四头肌（肌腱）　Quadriceps（tendon）→
10. 髌上囊　Suprapatellar bursa →
11. 髌骨关节软骨　Articular cartilage of patella
12. 股骨外侧髁关节软骨　Articular cartilage of lateral femoral condyle
13. 髌下脂肪垫（Hoffa）　Infrapatellar fat pad（Hoffa）→
14. 外侧半月板（前角）　Lateral meniscus（anterior horn）↔
15. 外侧半月板（后角）　Lateral meniscus（posterior horn）↔
16. 髌韧带　Patellar ligament →
17. 股二头肌　Biceps femoris ↔
18. 趾肌　Plantaris ↔
19. 腓总神经　Common peroneal nerve ←
20. 腘筋膜　Popliteal fascia →
21. 腘肌（肌腱，在外侧半月板旁滑动）　Popliteus（tendon, sliding over lateral meniscus）↔
22. 胫骨外侧髁关节软骨　Articular cartilage of lateral tibial condyle
23. 上胫腓关节　Superior tibiofibular joint ←
24. 腓肠肌（外侧头）　Gastrocnemius（lateral head）↔
25. 腓骨颈　Neck of fibula ←
26. 小腿深筋膜　Deep fascia of leg
27. 比目鱼肌　Soleus →
28. 胫神经　Tibial nerve →
29. 腓肠内侧皮神经　Medial sural cutaneous nerve
30. 腘肌（肌腱）　Popliteus（tendon）→
31. 比目鱼肌　Soleus →
32. 骨间膜　Interosseus membrane
33. 胫骨后肌　Tibialis posterior →

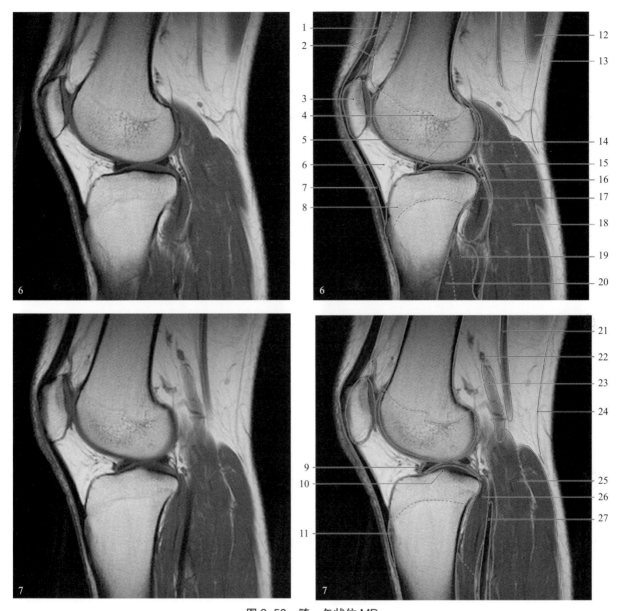

图 3-50　膝，矢状位 MR
定位像见图 3-46

1. 股四头肌（肌腱）　Quadriceps（tendon）↔
2. 髌上囊和关节肌肉　Suprapatellar bursa and articular muscle ↔
3. 髌骨　Patella ↔
4. 骺线　Epiphysial line →
5. 股骨外侧髁　Lateral condyle of femur ↔
6. 髌下脂肪垫（Hoffa）　Infrapatellar fat pad（Hoffa）↔
7. 髌韧带　Patellar ligament ↔
8. 胫骨外侧髁　Lateral condyle of tibia ←
9. 膝横韧带　Transverse ligament of knee →
10. 髁间隆起　Intercondylar eminence →
11. 胫骨粗隆　Tibial tuberosity →
12. 股二头肌　Biceps femoris ←
13. 胫神经　Tibial nerve ↔
14. 外侧半月板（前角）　Lateral meniscus（anterior horn）↔
15. 外侧半月板（后角）　Lateral meniscus（posterior horn）↔
16. 关节囊　Articular capsule
17. 腘肌　Popliteus ↔
18. 腓肠肌（外侧头）　Gastrocnemius（lateral head）↔
19. 比目鱼肌　Soleus ↔
20. 胫骨后肌　Tibialis posterior
21. 胫神经　Tibial nerve ↔
22. 淋巴结　Lymph node
23. 腘动脉　Popliteal artery →
24. 腘筋膜　Popliteal fascia ↔
25. 跖肌　Plantaris ←
26. 腘肌　Popliteus ↔
27. 腘动脉　Popliteal artery →

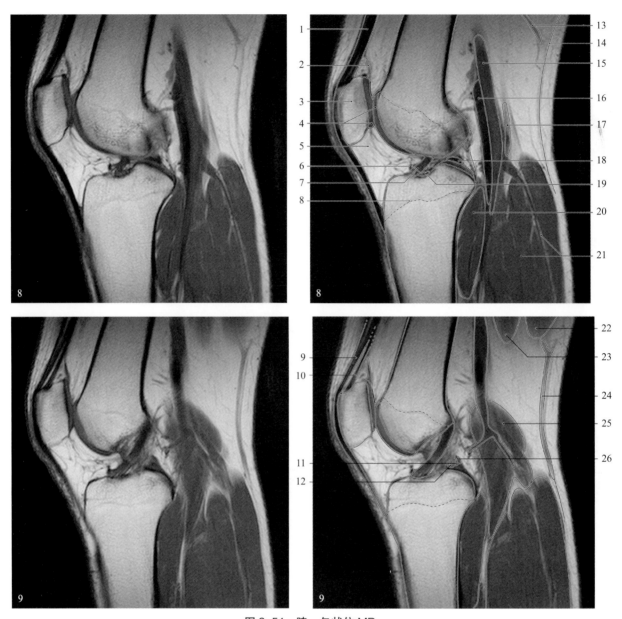

图 3-51　膝，矢状位 MR

定位像见图 3-46

1. 股四头肌腱　Quadriceps tendon ↔
2. 髌上囊　Suprapatellar bursa ↔
3. 髌骨　Patella ↔
4. 关节软骨　Articular cartilage
5. 髌下脂肪垫（Hoffa）　Infrapatellar fat pad（Hoffa）↔
6. 膝横韧带　Transverse ligament of knee ↔
7. 前交叉韧带　Anterior cruciate ligament →
8. 骺线　Epiphysial line ↔
9. 股直肌（肌腱）　Rectus femoris（tendon）↔
10. 股四头肌（肌腱）　Quadriceps（tendon）↔
11. 外侧半月板（后角，附着点）　Lateral meniscus（posterior horn, attachment）←
12. 前半月板股骨韧带（Humphrey 韧带）　Anterior meniscofemoral ligament（Humphrey）→
13. 小隐静脉　Small saphenous vein →
14. 腘筋膜　Popliteal fascia ↔

15. 腘静脉　Popliteal vein ↔
16. 腘动脉　Popliteal artery ↔
17. 胫神经　Tibial nerve ←
18. 外侧半月板（后角）　Lateral meniscus（posterior horn）↔
19. 外侧半月板（前角，止点）　Lateral meniscus（anterior horn, insertion）
20. 腘肌　Popliteus ↔
21. 腓肠肌（外侧头及营养血管）　Gastrocnemius（lateral head with nutrient vessels）↔
22. 半腱肌　Semitendinosus →
23. 半膜肌　Semimembranosus →
24. 小隐静脉（腘筋膜内）　Small saphenous vein（in popliteal fascia）←
25. 腓肠肌（内侧头）　Gastrocnemius（medial head）↔
26. 后半月板股骨韧带（Wrisberg 韧带）　Posterior meniscofemoral ligament（Wrisberg）

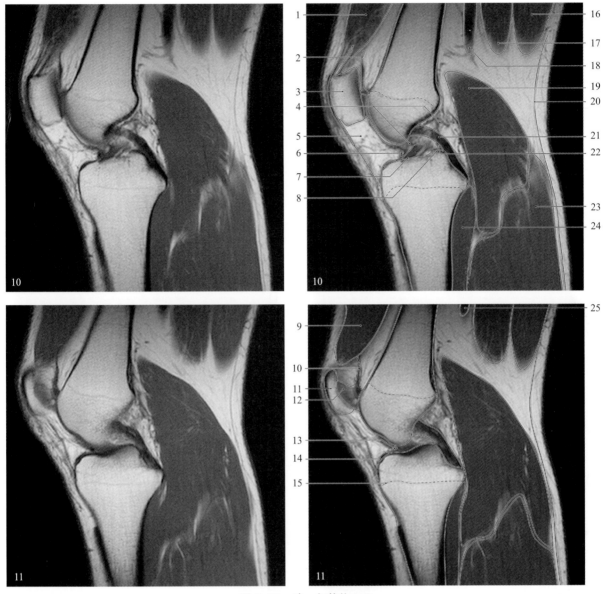

图 3-52 膝，矢状位 MR

定位像见图 3-46

1. 股四头肌　Quadriceps femoris ↔
2. 髌上囊　Suprapatellar bursa ↔
3. 髌骨　Patella ↔
4. 髁间窝　Intercondylar fossa
5. 髌下脂肪垫（Hoffa）　Infrapatellar fat pad（Hoffa）↔
6. 膝横韧带　Transverse ligament of knee ↔
7. 前交叉韧带　Anterior cruciate ligament ←
8. 髁间隆起　Intercondylar eminence →
9. 股四头肌　Quadriceps femoris ↔
10. 髌上囊　Suprapatellar bursa ↔
11. 髌骨　Patella ←
12. 髌上囊壁　Wall of suprapatellar bursa in imaging plane
13. 膝横韧带　Transverse ligament of knee ←
14. 内侧半月板（前角，附着点）　Medial meniscus（anterior horn,

attachment）→
15. 骺线　Epiphysial line ↔
16. 半腱肌　Semitendinosus ↔
17. 半膜肌　Semimembranosus ↔
18. 腘动脉和腘静脉　Popliteal artery and vein ↔
19. 腓肠肌（外侧头）　Gastrocnemius（lateral head）↔
20. 腘筋膜　Popliteal fascia ↔
21. 后交叉韧带　Posterior cruciate ligament →
22. 前半月板股骨韧带（Humphrey 韧带）　Anterior meniscofemoral ligament（Humphrey）↔
23. 腓肠肌（外侧头）　Gastrocnemius（lateral head）↔
24. 腘肌　Popliteus ↔
25. 腘动脉和腘静脉　Popliteal artery and vein ←

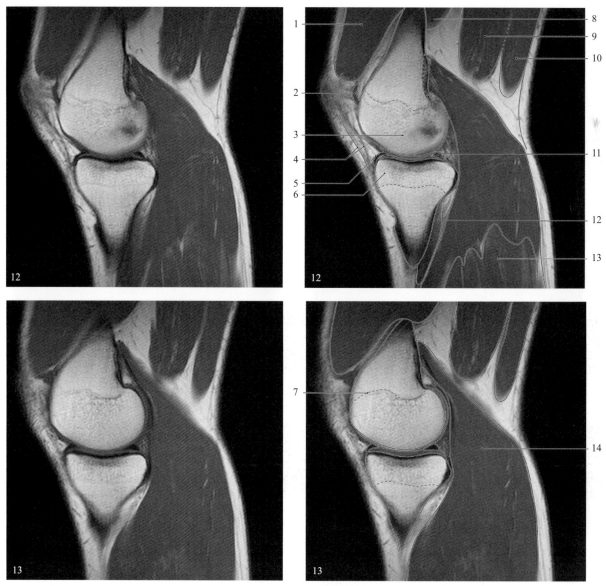

图 3-53　膝，矢状位 MR

定位像见图 3-46

1. 股四头肌　Quadriceps femoris ↔
2. 髌上囊　Suprapatella bursa ←
3. 股骨内侧髁　Medial condyle of femur →
4. 髌骨内侧支持带　Medial patellar retinaculum
5. 内侧半月板（前角）和前半月板胫骨韧带　Medial meniscus（anterior horn）and anterior meniscotibial ligament ↔
6. 胫骨内侧髁　Medial condyle of tibia →
7. 骺线　Epiphysial line ↔
8. 股内侧肌　Vastus medialis ↔
9. 半膜肌　Semimembranosus ↔
10. 半腱肌　Semitendinosus ↔
11. 内侧半月板（后角）　Medial meniscus（posterior horn）←
12. 腘肌　Popliteus ←
13. 腓肠肌（外侧头）　Gastrocnemius（lateral head）←
14. 腓肠肌（内侧头）　Gastrocnemius（medial head）→

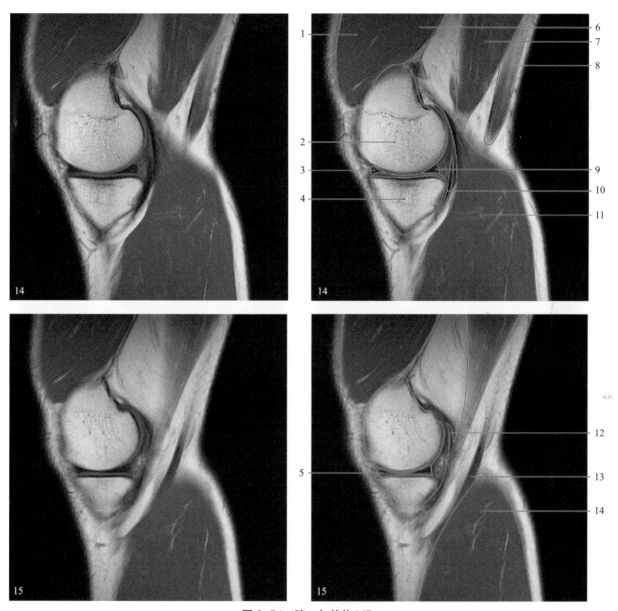

图 3-54　膝，矢状位 MR

定位像见图 3-46

1. 股四头肌　Quadriceps femoris ↔
2. 股骨内侧髁　Medial condyle of femur ↔
3. 内侧半月板（前角）　Medial meniscus（anterior horn）↔
4. 胫骨内侧髁　Medial condyle of tibia
5. 内侧半月板　Medial meniscus ↔
6. 股内侧肌　Vastus medialis ↔
7. 半膜肌　Semimembranosus ↔
8. 半腱肌　Semitendinosus ↔
9. 内侧半月板（后角）　Medial meniscus（posterior horn）↔
10. 半膜肌（垂直束）　Semimembranosus（vertical crus）→
11. 腓肠肌（内侧头）　Gastrocnemius（medial head）↔
12. 半膜肌（斜束／腘斜韧带）　Semimembranosus（oblique crus/oblique popliteal ligament）
13. 半腱肌　Semitendinosus ↔
14. 腓肠肌（内侧头）　Gastrocnemius（medial head）↔

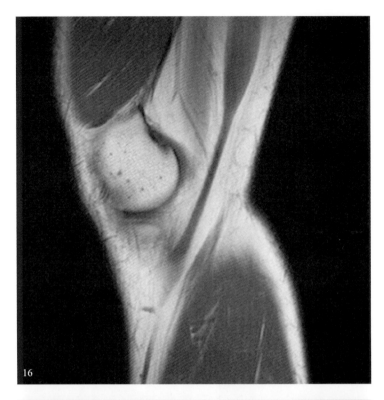

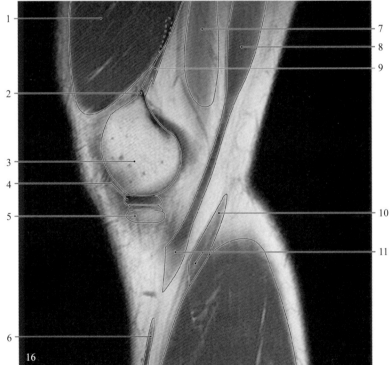

图 3-55　膝，矢状位 MR

定位像见图 3-46

1. 股四头肌　Quadriceps femoris ←
2. 收肌结节　Adductor tubercle
3. 股骨内侧髁　Medial condyle of femur ←
4. 内侧半月板（内缘）　Medial meniscus（medial rim）←
5. 胫骨内侧髁（缘）　Medial condyle of tibia（rim）←
6. 大隐静脉　Great saphenous vein

7. 缝匠肌　Sartorius
8. 股薄肌　Gracilis
9. 大收肌（肌腱）　Adductor magnus（tendon）
10. 半腱肌　Semitendinosus ←
11. 鹅足　Pes anserinus

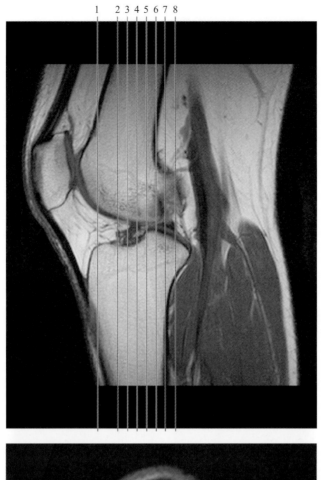

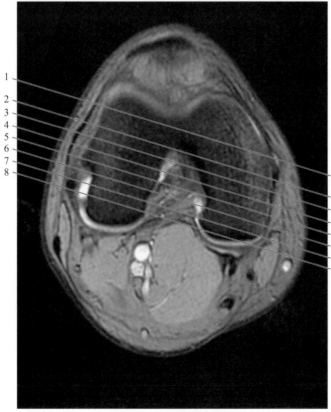

图 3-56 膝关节定位像

线 1~8 为下述 MR 冠状位图像扫描层面。此定位像所选图像为矢状位图像 8（见图 3-51）和横断位图像 6（见图 3-43）

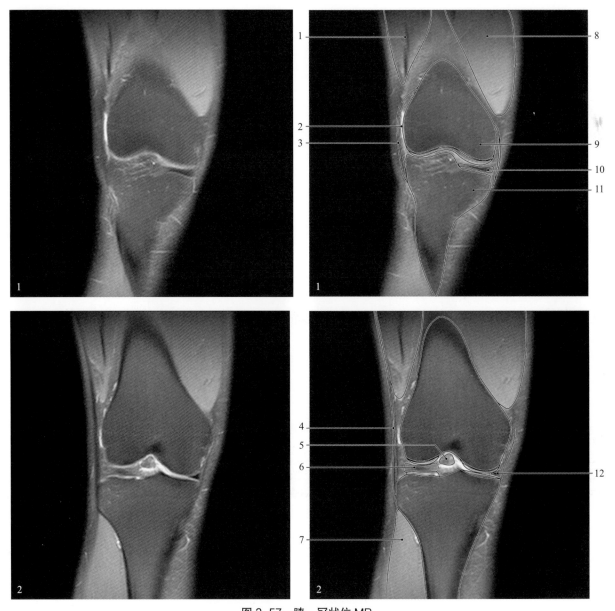

图 3-57 膝，冠状位 MR

定位像见图 3-56

1. 股外侧肌　Vastus lateralis →
2. 关节液　Synovia in joint cavity
3. 关节囊　Articular capsule
4. 髂胫束　Iliotibial tract →
5. 髌下滑膜皱襞　Infrapatellar synovial fold
6. 外侧半月板（前角）　Lateral meniscus（anterior horn）→

7. 胫骨前肌　Tibialis anterior →
8. 股内侧肌　Vastus medialis →
9. 股骨内侧髁　Medial condyle of femur →
10. 内侧半月板（前角）　Medial meniscus（anterior horn）→
11. 胫骨内侧髁　Medial condyle of tibia →
12. 内侧半月板　Medial meniscus →

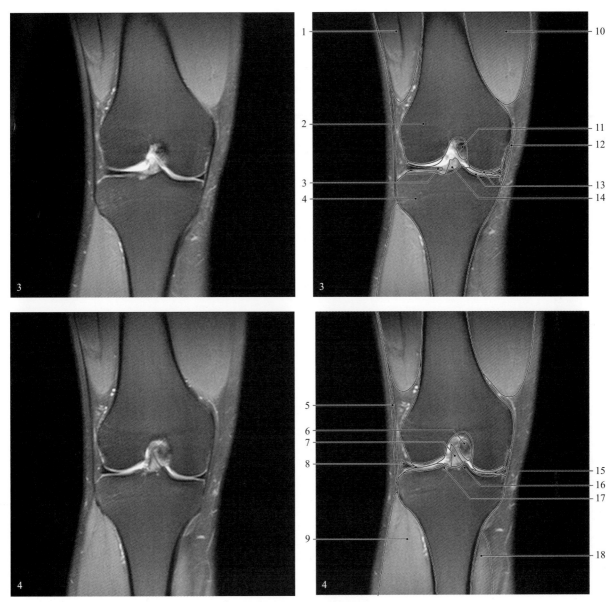

图 3-58 膝，冠状位 MR

定位像见图 3-56

1. 股外侧肌 Vastus lateralis ↔
2. 股骨外侧髁 Lateral condyle of femur ↔
3. 外侧半月板（前角） Lateral meniscus（anterior horn）↔
4. 胫骨外侧髁 Lateral condyle of tibia ↔
5. 髂胫束 Iliotibial tract ↔
6. 后交叉韧带 Posterior cruciate ligament ↔
7. 前交叉韧带 Anterior cruciate ligament →
8. 外侧半月板 Lateral meniscus ↔
9. 胫骨前肌 Tibialis anterior ↔

10. 股内侧肌 Vastus medialis ↔
11. 后交叉韧带 Posterior cruciate ligament →
12. 胫（内）侧副韧带 Tibial（medial）collateral ligament →
13. 股骨和胫骨关节软骨 Articular cartilage of femur and tibia
14. 前交叉韧带 Anterior cruciate ligament ↔
15. 内侧半月板 Medial meniscus ↔
16. 髁间隆起（内侧结节） Intercondylar eminence（medial tubercle）
17. 髁间隆起（外侧结节） Intercondylar eminence（lateral tubercle）
18. 腓肠肌（内侧头） Gastrocnemius（medial head）→

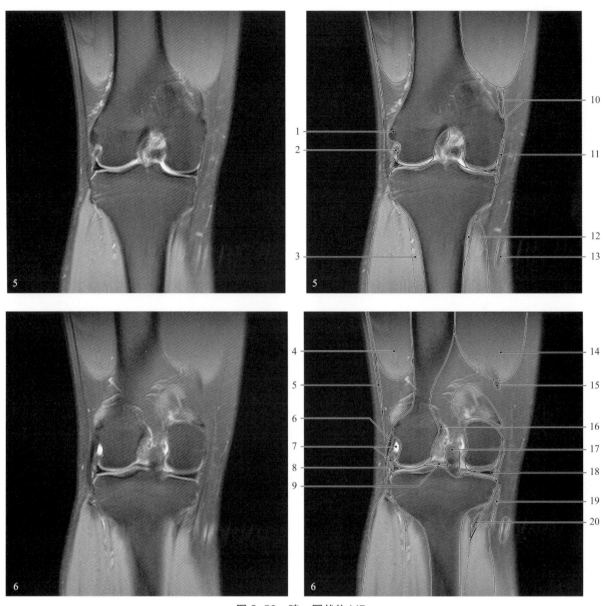

图 3-59　膝，冠状位 MR

定位像见图 3-56

1. 股骨外上髁　Lateral epicondyle of femur
2. 腘肌（肌腱）　Popliteus（tendon）→
3. 趾长伸肌　Extensor digitorum longus
4. 股外侧肌　Vastus lateralis ↔
5. 髂胫束　Iliotibial tract ↔
6. 腓（外）侧副韧带　Fibular（lateral）collateral ligament →
7. 腘肌（肌腱）和滑膜隐窝　Popliteus（tendon）and synovial recess →
8. 外侧半月板　Lateral meniscus ↔
9. 前半月板股骨韧带（Humphrey 韧带）　Anterior meniscofemoral ligament （Humphrey）
10. 大收肌（收肌结节止点）　Adductor magnus（insertion on adductor

tubercle）→
11. 胫（内）侧副韧带　Tibial（medial）collateral ligament ←
12. 腘肌　Popliteus muscle ↔
13. 大隐静脉　Great saphenous vein →
14. 股内侧肌　Vastus medialis ↔
15. 大收肌（肌腱）　Adductor magnus（tendon）↔
16. 前交叉韧带　Anterior cruciate ligament ↔
17. 后交叉韧带　Posterior cruciate ligament ↔
18. 内侧半月板　Medial meniscus ↔
19. 缝匠肌（肌腱）　Sartorius（tendon）→
20. 半膜肌（垂直束）　Semimembranosus（vertical crus）

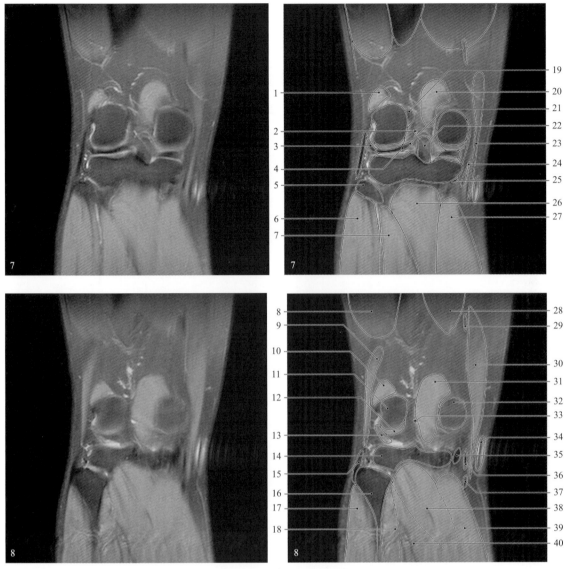

图 3-60 膝，冠状位 MR

定位像见图 3-56

1. 腓肠肌外侧头 Gastrocnemius，lateral head →
2. 膝中动脉 Middle genicular artery →
3. 腘肌（肌腱，外侧半月板旁滑动） Popliteus（tendon，sliding over lateral meniscus）↔
4. 外侧半月板（后角） Lateral meniscus（posterior horn）←
5. 腓骨头 Head of fibula →
6. 胫骨前肌 Tibialis anterior ↔
7. 胫骨后肌 Tibialis posterior ↔
8. 股外侧肌 Vastus lateralis ↔
9. 股二头肌 Biceps femoris
10. 腓肠肌（外侧头） Gastrocnemius（lateral head）←
11. 股骨外侧髁 Lateral femoral condyle ←
12. 关节软骨 Articular cartilage
13. 腘肌（肌腱） Popliteus（tendon）←
14. 胫骨外侧髁 Lateral condyle of tibia ←
15. 腓侧副韧带（附着点） Fibular collateral ligament（attachment）←
16. 腓骨头 Head of fibula ←
17. 胫骨前肌 Tibialis anterior ←
18. 胫骨后肌 Tibialis posterior ←
19. 前交叉韧带 Anterior cruciate ligament ←
20. 腓肠肌（内侧头） Gastrocnemius（medial head）←

21. 后半月板股骨韧带（Wrisberg 韧带） Posterior meniscofemoral ligament（Wrisberg）
22. 后交叉韧带 Posterior cruciate ligament ←
23. 股薄肌 Gracilis →
24. 缝匠肌 Sartorius ↔
25. 半膜肌（水平束） Semimembranosus（horizontal crus）
26. 腘肌 Popliteus ↔
27. 腓肠肌（内侧头） Gastrocnemius（medial head）↔
28. 股内侧肌 Vastus medialis ←
29. 大收肌（肌腱） Adductor magnus（tendon）
30. 股薄肌 Gracilis ←
31. 腓肠肌（内侧头） Gastrocnemius（medial head）←
32. 股骨内侧髁 Medial condyle of femur ←
33. 膝中动脉 Middle genicular artery ←
34. 大隐静脉 Great saphenous vein ←
35. 半膜肌（肌腱） Semimembranosus（tendon）←
36. 缝匠肌 Sartorius ←
37. 半腱肌 Semitendinosus
38. 腘肌 Popliteus ←
39. 腓肠肌（内侧头） Gastrocnemius（medial head）←
40. 比目鱼肌 Soleus

第四节　小　腿

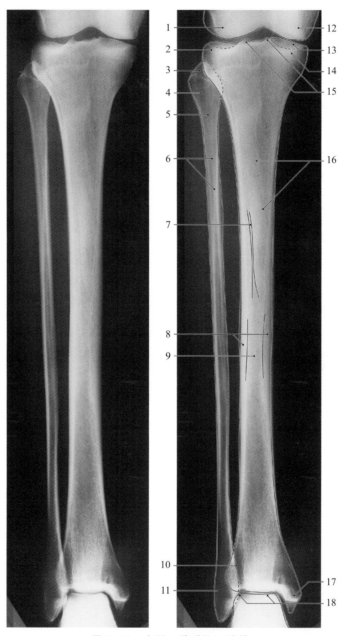

图 3-61　小腿，前后位 X 线片

1. 股骨外侧髁　Lateral condyle of femur
2. 胫骨外侧髁　Lateral condyle of tibia
3. 腓骨尖　Apex of fibula
4. 腓骨头　Head of fibula
5. 腓骨颈　Neck of fibula
6. 腓骨干　Shaft of fibula
7. 滋养管　Nutrient canal
8. 胫骨干致密骨　Compact bone of tibial

shaft
9. 胫骨骨髓腔　Medullary cavity of tibia
10. 胫骨腓骨切迹（下胫腓联合）　Fibular notch of tibia（syndesmosis）
11. 外踝　Lateral malleolus
12. 股骨内侧髁　Medial condyle of femur
13. 胫骨上关节面　Superior articular surface of tibia

14. 胫骨内侧髁　Medial condyle of tibia
15. 髁间内侧和外侧结节　Medial and lateral tubercle
16. 胫骨干　Shaft of tibia
17. 内踝　Medial malleolus
18. 距骨滑车　Trochlea of talus

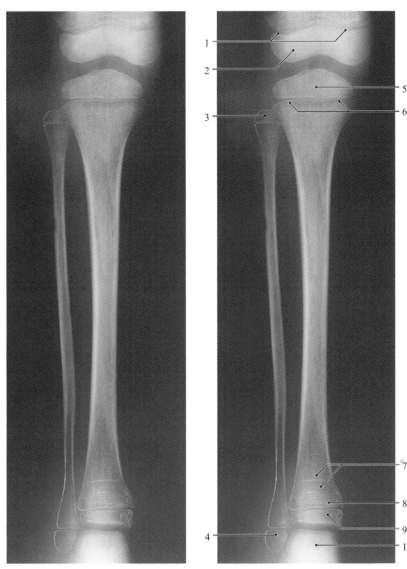

图 3-62 小腿，6 岁儿童，前后位 X 线片

1. 生长板　Growth plate
2. 股骨远端骨骺　Distal epiphysis of femur
3. 腓骨近端骨骺　Proximal epiphysis of fibula
4. 腓骨远端骨骺　Distal epiphysis of fibula
5. 胫骨近端骨骺　Proximal epiphysis of tibia
6. 生长板　Growth plate
7. Harris 线（暂时性生长障碍线）Harris lines（signs of temporary growth arrest）
8. 生长板　Growth plate
9. 胫骨远端骨骺　Distal epiphysis of tibia
10. 距骨　Talus

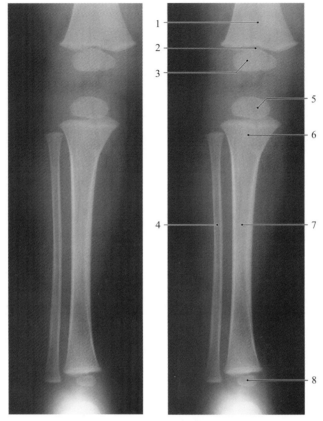

图3-63　小腿，1岁儿童，前后位X线片

1. 股骨干骺端　Metaphysis of femur
2. 生长板　Growth plate
3. 股骨外端骨骺　Distal epiphysis of femur
4. 腓骨干　Diaphysis of fibula

5. 胫骨近端骨骺　Proximal epiphysis of tibia
6. 胫骨干骺端　Metaphysis of tibia
7. 胫骨干　Diaphysis of tibia
8. 胫骨远端骨骺　Distal epiphysis of tibia

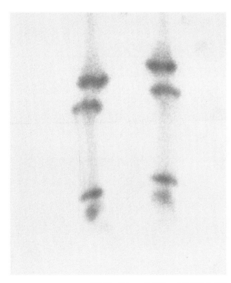

图3-64　小腿，12岁儿童，^{99m}锝－亚甲基二膦酸盐，骨显像

1. 股骨远端骨骺　Distal epiphysis of femur
2. 胫骨近端骨骺　Proximal epiphysis of tibia
3. 腓骨近端骨骺　Proximal epiphysis of fibula
4. 胫骨干　Diaphysis of tibia
5. 腓骨干　Diaphysis of fibula
6. 腓骨远端骨骺　Distal epiphysis of fibula

7. 距骨　Talus
8. 跟骨　Calcaneus
9. 股骨外端生长板　Distal growth plate of femur
10. 胫骨和腓骨近端生长板　Proximal growth plates of tibia and fibula
11. 胫骨和腓骨远端生长板　Distal growth plates of tibia and fibula
12. 跗骨　Tarsal bones

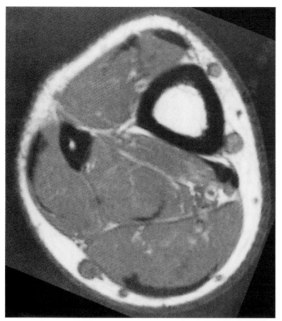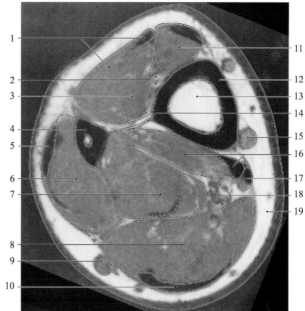

图 3-65　小腿，中段，横断位 MR

1. 趾长伸肌和肌腱　Extensor digitorum longus with tendon
2. 胫前动脉和腓深神经　Anterior tibial artery, and deep peroneal nerve
3. 姆长伸肌　Extensor hallucis longus
4. 腓骨　Fibula
5. 腓骨长肌（肌腱）　Peroneus longus（tendon）
6. 腓骨短肌　Peroneus brevis
7. 姆长屈肌和肌腱　Flexor hallucis longus with tendon
8. 比目鱼肌　Soleus
9. 小隐静脉　Small saphenous vein
10. 腓肠肌（肌腱）　Gastrocnemius（tendon）
11. 胫骨前肌和肌腱　Tibialis anterior（with tendon）
12. 胫骨骨皮质　Compact bone of tibia
13. 黄骨髓　Bone marrow（yellow）
14. 骨间膜　Interosseus membrane
15. 大隐静脉　Great saphenous vein
16. 胫骨后肌和肌腱　Tibialis posterior（with tendon）
17. 趾长屈肌和肌腱　Flexor digitorum longus（with tendon）
18. 胫后动脉，胫神经，胫后静脉　Posterior tibial artery, tibial nerve, and veins
19. 皮下脂肪　Subcutaneous fat

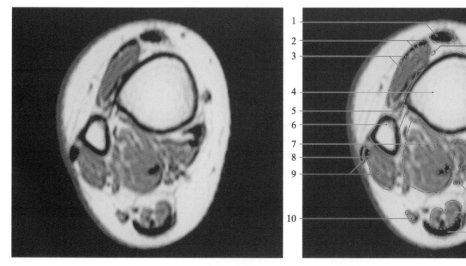

图 3-66　小腿，下 1/4，横断位 MR

1. 胫骨前肌　Tibialis anterior
2. 姆长伸肌　Extensor hallucis longus
3. 趾长伸肌　Extensor digitorum longus
4. 胫骨　Tibia
5. 骨间膜　Interosseus membrane
6. 腓骨　Fibula
7. 姆长屈肌和肌腱　Flexor hallucis longus（with tendon）
8. 腓骨长肌（肌腱）　Peroneus longus（tendon）
9. 腓骨短肌　Peroneus brevis
10. 小隐静脉和腓肠神经　Small saphenous vein and sural nerve
11. 胫前动脉　Anterior tibial artery
12. 大隐静脉　Great saphenous vein
13. 胫骨后肌　Tibialis posterior
14. 趾长屈肌　Flexor digitorum longus
15. 胫后静脉　Posterior tibial veins
16. 胫后动脉　Posterior tibial artery
17. 胫神经　Tibial nerve
18. 比目鱼肌　Soleus
19. 跟腱（Achilles 腱）　Calcaneal tendon（Achilles）

第五节　踝　和　足

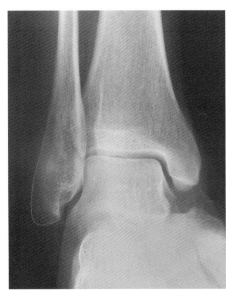

图 3-67　踝，前后位 X 线片

1. 腓骨　Fibula
2. 胫腓联合　Tibiofibular syndesmosis
3. 外踝　Lateral malleolus
4. 距骨滑车　Trochlea of talus
5. 距骨外突　Lateral process of talus
6. 跟骨　Calcaneus
7. 胫骨　Tibia
8. 内踝　Medial malleolus
9. 距小腿关节　Talocrural joint

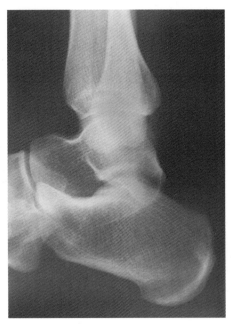
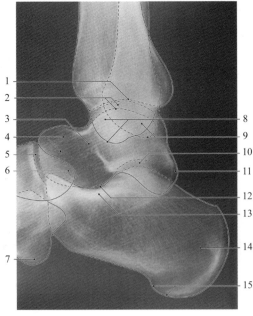

图 3-68　踝，侧位 X 线片

1. 胫骨下关节面　Inferior articular surface of tibia
2. 距骨滑车　Trochlea of talus
3. 距骨颈　Neck of talus
4. 距骨头　Head of talus
5. 距舟关节　Talonavicular joint
6. 足舟骨粗隆　Tuberosity of navicular bone
7. 骰骨粗隆　Tuberosity of cuboid bone
8. 内踝　Medial malleolus
9. 外踝　Lateral malleolus
10. 距下关节　Subtalar joint
11. 距骨后突　Posterior process of talus
12. 中距跟关节　Middle talocalcanean joint
13. 载距突　Sustentaculum tali
14. 跟骨结节　Tuber calcanei
15. 跟骨粗隆　Calcaneal tuberosity

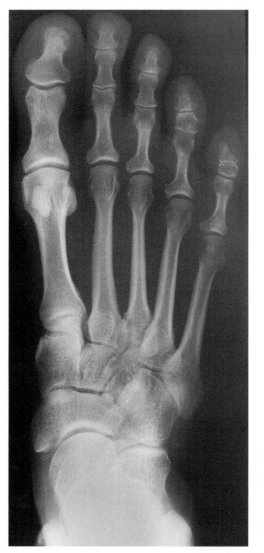

图 3-69 足，背跖位 X 线片

1. 跨趾远节趾骨　Distal phalanx of great toe
2. 跨趾近节趾骨　Proximal phalanx of great toe
3. 第一跖骨头　Head of first metatarsal bone
4. 籽骨　Sesamoid bones
5. 第一跖骨体　Shaft of first metatarsal bone
6. 第一跖骨基底　Base of first metatarsal bone
7. 足舟骨　Navicular bone
8. 距舟关节　Talonavicular joint
9. 足舟骨粗隆　Tuberosity of navicular bone
10. 趾长屈肌腱内籽骨　Sesamoid bone in tendon of flexor digitorum longus
11. 距骨头　Head of talus
12. 内踝　Medial malleolus
13. 远节趾骨粗隆　Tuberosity of distal phalanx

14. 远节趾骨　Distal phalanx
15. 中节趾骨　Middle phalanx
16. 近节趾骨　Proximal phalanx
17. 远端趾间关节（DIP）　Distal interphalangeal joint（"DIP"）
18. 近端趾间关节（PIP）　Proximal interphalangeal joint（"PIP"）
19. 跖趾关节（MTP）　Metatarsophalangeal joint（"MTP"）
20. 内侧楔骨　Medial cuneiform bone
21. 中间楔骨　Intermediate cuneiform bone
22. 外侧楔骨　Lateral cuneiform bone
23. 骰骨　Cuboid bone
24. 第五跖骨粗隆　Tuberosity of fifth metatarsal
25. 跟骰关节　Calcaneocuboideal joint
26. 跟骨　Calcaneus
27. 外踝　Lateral malleolus

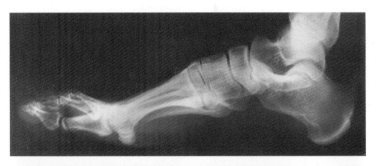

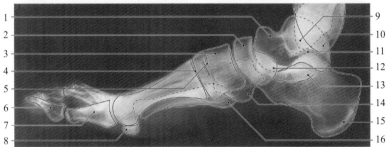

图 3-70　足，侧位 X 线片

1. 距骨头　Head of talus	9. 外踝　Lateral malleolus
2. 足舟骨　Navicular bone	10. 内踝　Medial malleolus
3. 内侧楔骨　Medial cuneiform bone	11. 距下关节　Subtalar joint
4. 第一跗跖关节　First tarsometatarsal joint	12. 足舟骨粗隆　Tuberosity of navicular bone
5. 第二和第三跗跖关节　Second and third tarsometatarsal joints	13. 载距突　Sustentaculum tali
6. 踇趾远节趾骨　Distal phalanx of great toe	14. 骰骨粗隆　Tuberosity of cuboid bone
7. 踇趾近节趾骨　Proximal phalanx of great toe	15. 跟骨结节　Tuber calcanei
8. 籽骨　Sesamoid bones	16. 第五跖骨粗隆　Tuberosity of fifth metatarsal

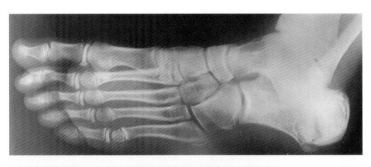

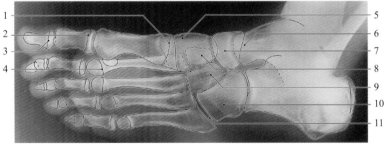

图 3-71　足，斜位 X 线片

1. 第一跖骨生长板　Growth plate of first metatarsal	6. 距骨头　Head of talus
2. 踇趾近节趾骨生长板　Growth plate of proximal phalanx of great toe	7. 足舟骨　Navicular bone
3. 踇趾远节趾骨生长板　Growth plate of distal phalanx of great toe	8. 中间楔骨　Intermediate cuneiform bone
4. 第二跖骨生长板　Growth plate of second metatarsal bone	9. 外侧楔骨　Lateral cuneiform bone
5. 内侧楔骨　Medial cuneiform bone	10. 骰骨　Cuboid bone
	11. 第五跗跖关节　Fifth tarsometatarsal joint

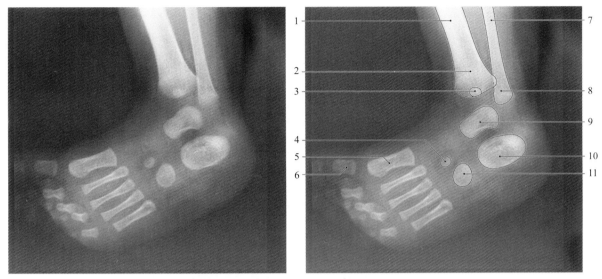

图 3-72　足，3 个月儿童，斜位 X 线片

1. 胫骨干　Diaphysis of tibia
2. 胫骨远端干骺端　Distal metaphysis of tibia
3. 胫骨远端骨骺（骨化中心）　Distal epiphysis of tibia（ossification center）
4. 外侧楔骨（骨化中心）　Lateral cuneiform bone（ossification center）
5. 第一跖骨体　Diaphysis of first metatarsal bone
6. 拇趾近节趾骨体　Diaphysis of proximal phalanx of great toe
7. 腓骨干　Diaphysis of fibula
8. 腓骨远端干骺端　Distal metaphysis of fibula
9. 距骨（骨化中心）　Talus（ossification center）
10. 跟骨（骨化中心）　Calcaneus（ossification center）
11. 骰骨（骨化中心）　Cuboid bone（ossification center）

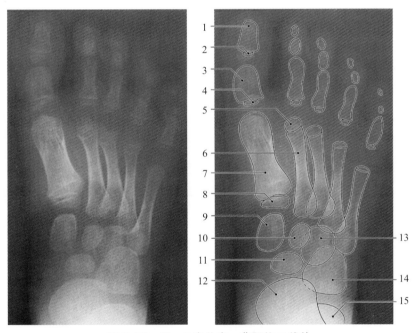

图 3-73　足，5 岁儿童，背跖位 X 线片

1. 远节趾骨体　Diaphysis of distal phalanx
2. 远节趾骨骨骺　Epiphysis of distal phalanx
3. 近节趾骨体　Diaphysis of proximal phalanx
4. 近节趾骨骨骺　Epiphysis of proximal phalanx
5. 第二跖骨骨骺　Epiphysis of second metatarsal bone
6. 第二跖骨体　Diaphysis of second metatarsal bone
7. 第一跖骨体　Diaphysis of first metatarsal bone
8. 第一跖骨骨骺　Epiphysis of first metatarsal bone
9. 内侧楔骨　Medial cuneiform bone
10. 中间楔骨　Intermediate cuneiform bone
11. 足舟骨　Navicular bone
12. 距骨头　Head of talus
13. 外侧楔骨　Lateral cuneiform bone
14. 骰骨　Cuboid bone
15. 跟骨　Calcaneus

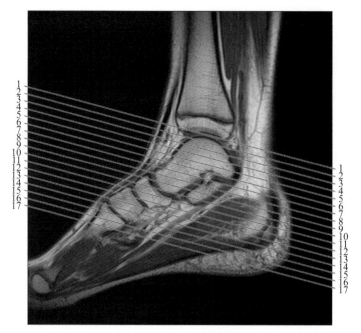

图 3-74　踝和足定位像

线 1~17 为下述 MR 横断位图像扫描层面。此定位像所选图像为矢状位图像 8（见图 3-93）

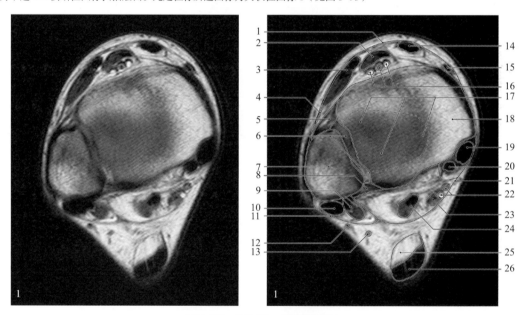

图 3-75　踝和足，横断位 MR

1. 伸肌上支持带 / 小腿筋膜　Superior extensor retinaculum/ fascia cruris →
2. 踇长伸肌　Extensor hallucis longus →
3. 趾长伸肌　Extensor digitorum longus →
4. 第三腓骨肌　Peroneus tertius →
5. 胫腓前韧带　Anterior tibiofibular ligament →
6. 下胫腓联合　Syndesmosis →
7. 外踝　Lateral malleolus →
8. 胫腓后韧带　Posterior tibiofibular ligament →
9. 腓骨短肌　Peroneus brevis →
10. 腓骨长肌　Peroneus longus →
11. 腓骨肌上支持带　Superior peroneal retinaculum →
12. 小隐静脉　Small saphenous vein →
13. 腓肠神经　Sural nerve →
14. 胫骨前肌　Tibialis anterior →
15. 大隐静脉　Great saphenous vein →
16. 足背动脉和静脉　Dorsalis pedis artery and veins →
17. 踝关节软骨　Articular cartilage of talocrural joint
18. 内踝　Medial malleolus →
19. 胫骨后肌　Tibialis posterior →
20. 趾长屈肌　Flexor digitorum longus →
21. 屈肌支持带　Flexor retinaculum →
22. 胫后动脉和静脉　Posterior tibial artery and vein →
23. 胫神经　Tibial nerve →
24. 踇长屈肌　Flexor hallucis longus →
25. Karger's 脂肪垫　Karger's fat pad →
26. 跟腱（Achilles 腱）　Calcaneal tendon（Achilles）→

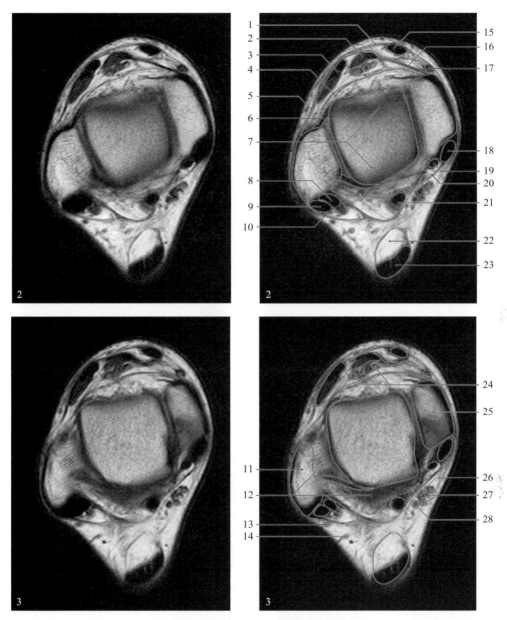

图 3-76 踝和足，横断位 MR

定位像见图 3-74

1. 伸肌上支持带 / 小腿筋膜　Superior extensor retinaculum/ fascia cruris ↔
2. 蹈长伸肌　Extensor hallucis longus ↔
3. 趾长伸肌　Extensor digitorum longus ↔
4. 前关节囊　Anterior articular capsule →
5. 第三腓骨肌　Peroneus tertius ↔
6. 胫腓前韧带（下缘）　Anterior tibiofibular ligament（lower edge）←
7. 距骨滑车　Trochlea of talus →
8. 腓骨短肌（肌肉及肌腱）　Peroneus brevis（muscle and tendon）↔
9. 腓骨长肌　Peroneus longus ↔
10. 腓骨肌上支持带　Superior peroneal retinaculum →
11. 外踝　Lateral malleolus ↔
12. 后关节囊和下胫腓联合　Posterior articular capsule and syndesmosis tibiofibulare
13. 小隐静脉　Small saphenous vein ↔
14. 腓肠神经　Sural nerve ↔
15. 胫骨前肌　Tibialis anterior ↔
16. 伸肌下支持带　Inferior extensor retinaculum →
17. 大隐静脉　Great saphenous vein ↔
18. 胫骨后肌　Tibialis posterior ↔
19. 趾长屈肌　Flexor digitorum longus ↔
20. 屈肌支持带　Flexor retinaculum ↔
21. 蹈长屈肌（肌肉和肌腱）　Flexor hallucis longus（muscle and tendon）↔
22. Karger's 脂肪垫　Karger's fat pad ↔
23. 跟腱（Achilles 腱）　Calcaneal tendon（Achilles）↔
24. 足背动脉和静脉　Dorsalis pedis artery and veins ↔
25. 内踝　Medial malleolus ↔
26. 足底内侧神经　Medial plantar nerve ↔
27. 胫后动脉和静脉　Posterior tibial artery and veins ↔
28. 足底外侧神经　Lateral plantar nerve ↔

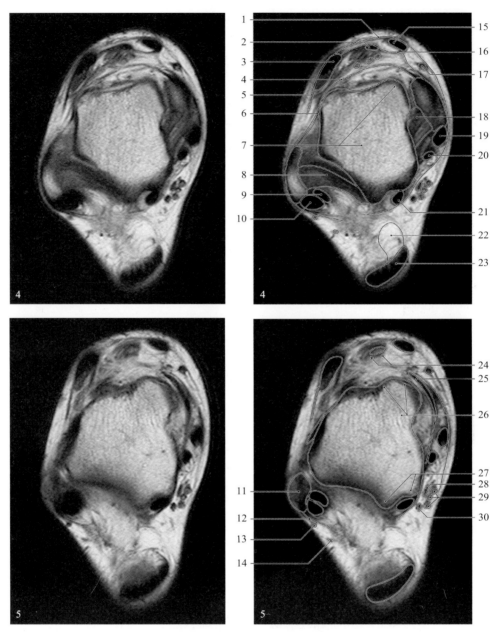

图 3-77　踝和足，横断位 MR

定位像见图 3-74

1. 伸肌上支持带　Superior extensor retinaculum ←
2. 蹬长伸肌　Extensor hallucis longus ↔
3. 趾长伸肌　Extensor digitorum longus ↔
4. 前关节囊　Anterior articular capsule ←
5. 第三腓骨肌　Peroneus tertius ↔
6. 距腓前韧带　Anterior talofibular ligament ↔
7. 距骨滑车　Trochlea of talus ←
8. 距腓后韧带　Posterior talofibular ligament ←
9. 腓骨短肌　Peroneus brevis ↔
10. 腓骨长肌　Peroneus longus ↔
11. 外踝　Lateral malleolus ←
12. 腓骨肌上支持带　Superior peroneal retinaculum ↔
13. 小隐静脉　Small saphenous vein ↔
14. 腓肠神经　Sural nerve ↔
15. 胫骨前肌　Tibialis anterior ↔

16. 伸肌下支持带　Inferior extensor retinaculum ←
17. 大隐静脉　Great saphenous vein ↔
18. 深层胫距韧带　Deep tibiotalar ligament
19. 胫骨后肌　Tibialis posterior ↔
20. 趾长屈肌　Flexor digitorum longus ↔
21. 蹬长屈肌　Flexor hallucis longus ↔
22. Karger's 脂肪垫　Karger's fat pad ←
23. 跟腱（Achilles 腱）　Calcaneal tendon（Achilles）↔
24. 足背动脉和静脉　Dorsalis pedis artery and vein ↔
25. 三角韧带　Deltoid ligament →
26. 距骨颈　Neck of talus →
27. 距骨后突　Posterior process of talus
28. 足底内侧神经　Medial plantar nerve ↔
29. 胫后动脉和静脉　Posterior tibial artery and veins ↔
30. 足底外侧神经　Lateral plantar nerve ↔

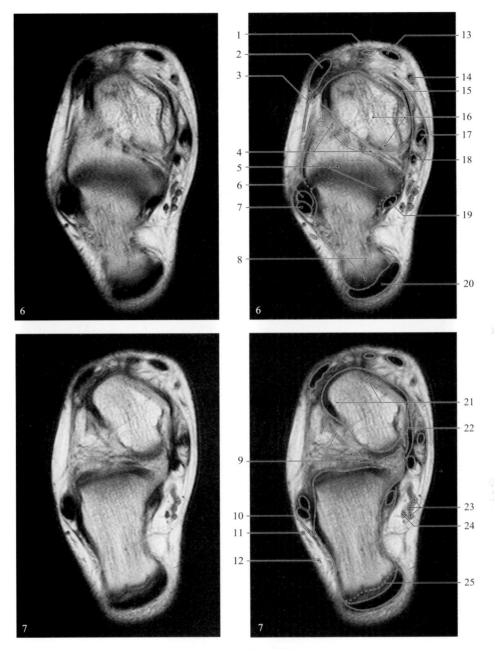

图 3-78　踝和足，横断位 MR

定位像见图 3-74

1. 跨长伸肌　Extensor hallucis longus ↔
2. 趾长伸肌　Extensor digitorum longus ↔
3. 第三腓骨肌　Peroneus tertius ↔
4. 跗骨窦及距跟骨间韧带　Tarsal sinus with talocalcanean ligaments →
5. 后距下关节（关节软骨）　Subtalar joint, posterior chamber（articular cartilage）
6. 腓骨短肌　Peroneus brevis ↔
7. 腓骨长肌　Peroneus longus →
8. 跟骨结节　Tuber calcanei
9. 跗骨窦内距跟骨间韧带　Talocalcanean ligaments in tarsal sinus ←
10. 跟腓韧带　Calcaneofibular ligament ←
11. 小隐静脉　Small saphenous vein ←
12. 腓肠神经　Sural nerve ←
13. 胫骨前肌　Tibialis anterior ↔
14. 大隐静脉　Great saphenous vein ↔
15. 三角韧带　Deltoid ligament ↔
16. 距骨颈　Neck of talus ←
17. 胫骨后肌　Tibialis posterior ↔
18. 趾长屈肌　Flexor digitorum longus ↔
19. 跨长屈肌　Flexor hallucis longus ↔
20. 跟腱（Achilles 腱）　Calcaneal tendon（Achilles）↔
21. 距骨头　Head of talus →
22. 三角韧带　Deltoid ligament ←
23. 胫后动脉和静脉　Posterior tibial artery and veins ←
24. 足底外侧神经　Lateral plantar nerve ↔
25. 跟骨骨突生长板　Apophysial cartilage disc →

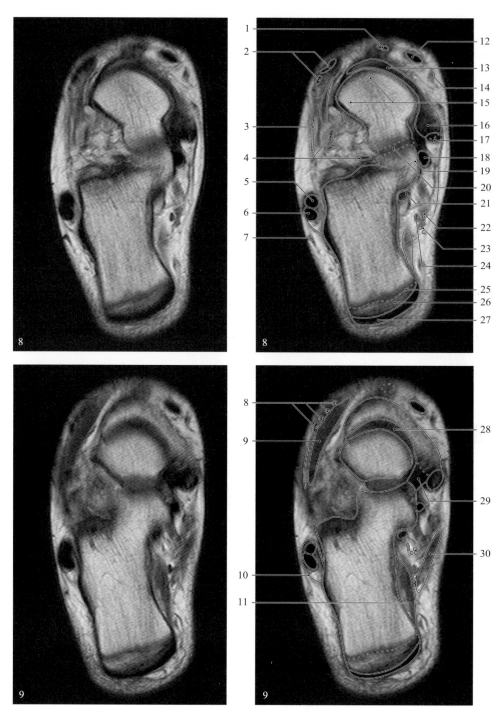

图 3-79 踝和足，横断位 MR

定位像见图 3-74

1. 踇长伸肌　Extensor hallucis longus ←→
2. 趾长伸肌　Extensor digitorum longus ←→
3. 第三腓骨肌　Peroneus tertius ←→
4. 跗骨窦内距跟骨间韧带　Talocalcanean ligaments in tarsal sinus ←
5. 腓骨短肌　Peroneus brevis ←→
6. 腓骨长肌　Peroneus longus ←→
7. 小隐静脉　Small saphenous vein ←→
8. 趾长伸肌　Extensor digitorum longus ←→
9. 趾短伸肌　Extensor digitorum brevis ←→
10. 腓骨肌下支持带　Inferior peroneal retinaculum ←→
11. 足底方肌　Quadratus plantae →

12. 胫骨前肌　Tibialis anterior ←→
13. 足舟骨　Navicular bone →
14. 大隐静脉　Great saphenous vein ←
15. 距骨头　Head of talus ←→
16. 足舟骨粗隆　Tuberosity of navicular →
17. 胫骨后肌（止点）　Tibialis posterior (insertion) ←→
18. 趾长屈肌　Flexor digitorum longus ←→
19. 载距突　Sustentaculum tali →
20. 跟舟关节（前距下关节）　Calcaneonavicular joint (anterior chamber of subtalar joint) ←
21. 踇长屈肌　Flexor hallucis longus ←→
22. 足底内侧动脉和静脉　Medial plantar

artery and veins ←→
23. 足底外侧动脉和静脉　Lateral plantar artery and veins ←→
24. 足底外侧神经　Lateral plantar nerve ←→
25. 跟骨骨突生长板　Apophysial disc ←→
26. 跟骨结节　Calcanean tuberosity →
27. 跟腱（Achilles 腱）　Calcaneal (Achilles) tendon →
28. 距舟关节　Talonavicular joint ←
29. 跟舟足底韧带（弹簧韧带）　Plantar calcaneonavicular (spring) ligament →
30. 踇展肌　Abductor hallucis →

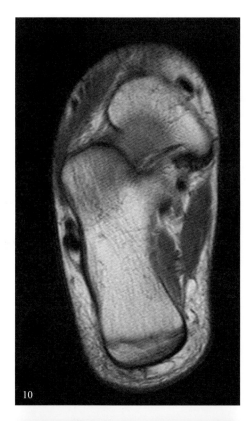

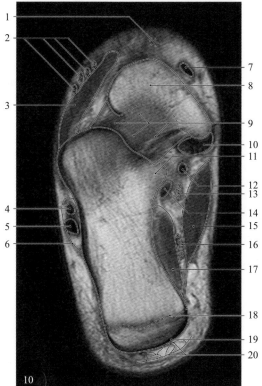

图 3-80　踝和足，横断位 MR

定位像见图 3-74

1. 踇长伸肌　Extensor hallucis longus ←→
2. 趾长伸肌　Extensor digitorum longus →
3. 趾短伸肌　Extensor digitorum brevis ←→
4. 腓骨短肌　Peroneus brevis ←→
5. 腓骨长肌　Peroneus longus ←→
6. 腓骨肌下支持带　Inferior peroneal retinaculum ←→
7. 胫骨前肌　Tibialis anterior ←→
8. 足舟骨　Navicular bone ←→
9. 跟舟足底韧带（弹簧韧带）　Plantar calcaneonavicular（spring）ligament ←
10. 籽骨（副舟骨）和胫骨后肌（止点）　Sesamoid bone（tibialis externum）and tibialis posterior（insertion）
11. 载距突　Sustentaculum tali ←
12. 趾长屈肌　Flexor digitorum longus →
13. 足底内侧动脉和静脉　Medial plantar artery and veins ←→
14. 踇长屈肌　Flexor hallucis longus ←→
15. 踇展肌　Abductor hallucis ←→
16. 足底外侧动脉和静脉　Lateral plantar artery and veins ←→
17. 足底方肌　Quadratus plantae ←→
18. 跟骨骨突生长板　Apophysial disc ←→
19. 跟骨结节　Calcanean tuberosity ←→
20. 皮肤支持带（皮肤韧带）　Retinacula cutis（skin ligaments）←→

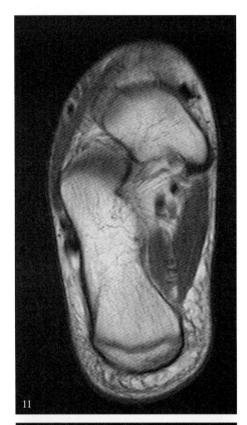

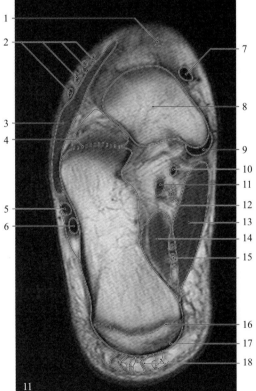

图 3-81　踝和足，横断位 MR

定位像见图 3-74

1. 拇长伸肌　Extensor hallucis longus ←→
2. 趾长伸肌　Extensor digitorum longus ←→
3. 趾短伸肌　Extensor digitorum brevis ←→
4. 跟骰关节　Calcaneocuboid joint
5. 腓骨短肌　Peroneus brevis ←→
6. 腓骨长肌　Peroneus longus ←→
7. 胫骨前肌　Tibialis anterior ←→
8. 足舟骨　Navicular bone ←→
9. 胫骨后肌（止点）　Tibialis posterior（insertion）←
10. 趾长屈肌　Flexor digitorum longus ←→
11. 拇长屈肌　Flexor hallucis longus ←→
12. 足底内侧动脉和静脉　Medial plantar artery and veins ←→
13. 拇展肌　Abductor hallucis ←→
14. 足底方肌　Quadratus plantae ←→
15. 足底外侧动脉和静脉　Lateral plantar artery and veins ←→
16. 跟骨骨突生长板　Apophysial disc ←→
17. 跟骨结节　Calcanean tuberosity ←→
18. 皮肤支持带（皮肤韧带）　Retinacula cutis（skin ligaments）←→

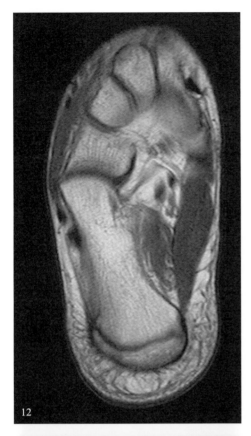

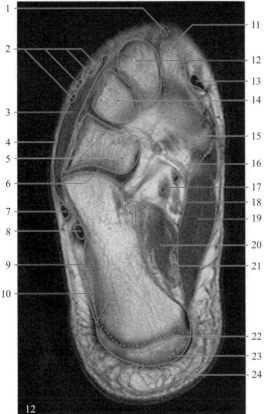

图 3-82　踝和足，横断位 MR

定位像见图 3-74

1. 踇长伸肌　Extensor hallucis longus ←→
2. 趾长伸肌　Extensor digitorum longus ←→
3. 趾短伸肌　Extensor digitorum brevis ←→
4. 第三腓骨肌　Peroneus tertius ←→
5. 骰骨　Cuboid bone ←→
6. 跟骰关节　Calcaneocuboid joint ←→
7. 腓骨短肌　Peroneus brevis ←→
8. 腓骨长肌　Peroneus longus ←→
9. 趾短屈肌　Flexor digitorum brevis →
10. 小趾展肌　Abductor digiti minimi →
11. 内侧楔骨　Medial cuneiform bone →
12. 中间楔骨　Intermediate cuneiform bone →
13. 胫骨前肌　Tibialis anterior ←→
14. 外侧楔骨　Lateral cuneiform bone →
15. 足舟骨　Navicular bone ←
16. 趾长屈肌　Flexor digitorum longus ←→
17. 踇长屈肌　Flexor hallucis longus ←→
18. 足底内侧动脉和静脉　Medial plantar artery and veins ←→
19. 踇展肌　Abductor hallucis ←→
20. 足底方肌　Quadratus plantae ←→
21. 足底外侧动脉和静脉　Lateral plantar artery and veins ←→
22. 跟骨骨突生长板　Apophysial disc ←→
23. 跟骨结节　Calcanean tuberosity ←
24. 皮肤支持带（皮肤韧带）　Retinacula cutis（skin ligaments）←→

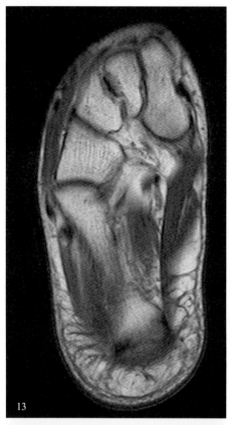

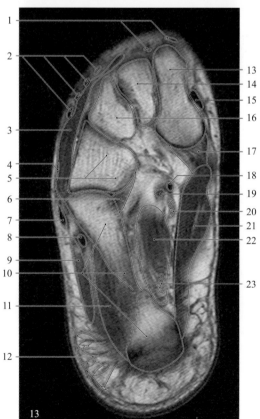

图 3-83 踝和足，横断位 MR

定位像见图 3-74

1. 鿂长伸肌 ↔，足背动脉和腓深神经 Extensor hallucis longus ↔, dorsalis pedis artery and deep peroneal nerve →
2. 趾长伸肌 Extensor digitorum longus ↔
3. 趾短伸肌 Extensor digitorum brevis ↔
4. 第三腓骨肌 Peroneus tertius ↔
5. 骰骨 Cuboid bone ↔
6. 足底短韧带 Short plantar ligament →
7. 腓骨短肌 Peroneus brevis ↔
8. 腓骨长肌 Peroneus longus ↔
9. 小趾展肌 Abductor digiti minimi ↔
10. 跟骨 Calcaneus ↔
11. 趾短屈肌 Flexor digitorum brevis ↔
12. 皮肤支持带（皮肤韧带） Retinacula cutis（skin ligaments）↔
13. 内侧楔骨 Medial cuneiform bone ↔
14. 中间楔骨 Intermediate cuneiform bone ↔
15. 胫骨前肌 Tibialis anterior ↔
16. 外侧楔骨 Lateral cuneiform bone ↔
17. 足底内侧楔舟韧带 Medial plantar cuneonavicular ligament
18. 趾长屈肌 Flexor digitorum longus ↔
19. 鿂长屈肌 Flexor hallucis longus ↔
20. 足底内侧动脉和静脉 Medial plantar artery and veins ↔
21. 鿂展肌 Abductor hallucis ↔
22. 足底方肌 Quadratus plantae ↔
23. 足底外侧动脉和静脉 Lateral plantar artery and veins ↔

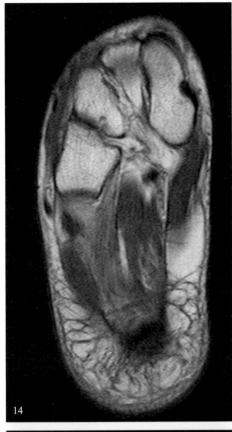

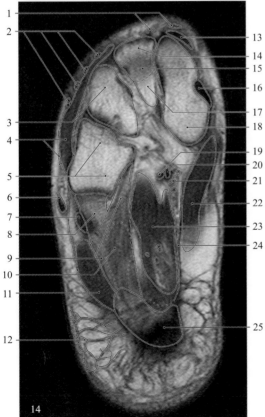

图 3-84 踝和足，横断位 MR

定位像见图 3-74

1. 踇长伸肌，足背动脉和腓深神经 Extensor hallucis longus, dorsalis pedis artery and deep peroneal nerve ←→
2. 趾长伸肌 Extensor digitorum longus ←→
3. 外侧楔骨 Lateral cuneiform bone ←→
4. 趾短伸肌和第三腓骨肌 Extensor digitorum brevis and peroneus tertius ←→
5. 骰骨 Cuboid bone ←→
6. 腓骨短肌 Peroneus brevis ←→
7. 腓骨长肌 Peroneus longus ←→
8. 跟骰足底韧带 Short plantar ligament ←
9. 足底长韧带 Long plantar ligament →
10. 趾短屈肌（与足底长韧带重叠） Flexor digitorum brevis（superimposed on #9）
11. 小趾展肌 Abductor digiti minimi ←→
12. 皮肤支持带（皮肤韧带） Retinacula cutis（skin ligaments）←→
13. 第一跖骨基底缘 Edge of base of 1st metatarsal bone →
14. 第二跖骨 2nd metatarsal bone →
15. 第二跗跖关节 2nd tarsometatarsal joint
16. 胫骨前肌（止点） Tibialis anterior（insertion）←→
17. 中间楔骨 Intermediate cuneiform bone ←
18. 内侧楔骨 Medial cuneiform bone ←→
19. 踇长屈肌 Flexor hallucis longus ←→
20. 趾长屈肌 Flexor digitorum longus ←→
21. 足底内侧动脉和静脉 Medial plantar artery and veins ←→
22. 踇展肌 Abductor hallucis ←→
23. 足底方肌 Quadratus plantae ←→
24. 足底肌间隔 Intermuscular septum from plantar aponeurosis →
25. 跟骨 Calcaneus ←

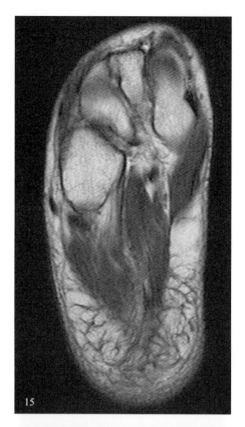

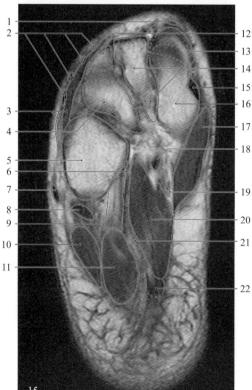

1. 跗长伸肌　Extensor hallucis longus ←→
2. 趾长伸肌　Extensor digitorum longus ←→
3. 趾短伸肌和第三腓骨肌　Extensor digitorum brevis and peroneus tertius ←→
4. 外侧楔骨　Lateral cuneiform bone ←→
5. 骰骨　Cuboid bone ←→
6. 足底肌间隔　Intermuscular septum from plantar aponeurosis ←
7. 腓骨短肌　Peroneus brevis ←→
8. 腓骨长肌　Peroneus longus ←→
9. 足底长韧带　Long plantar ligament ←
10. 小趾展肌　Abductor digiti minimi ←→
11. 趾短屈肌　Flexor digitorum brevis ←→
12. 第三跖骨　3rd metatarsal bone →
13. 第一跖骨　1st metatarsal bone ←→
14. 第二跖骨和中间楔骨　2nd metatarsal and intermediate cuneiform bone ←→
15. 胫骨前肌（止点）　Tibialis anterior（insertion）←
16. 内侧楔骨　Medial cuneiform bone ←→
17. 跗展肌　Abductor hallucis ←→
18. 跗长屈肌和趾长屈肌（交叉）　Flexor hallucis longus and flexor digitorum longus（crossing）←→
19. 足底内侧动脉和静脉　Medial plantar artery and veins ←
20. 足底方肌　Quadratus plantae →
21. 足底外侧动脉和静脉　Lateral plantar artery and veins ←
22. 足底腱膜　Plantar aponeurosis ←→

图 3-85　踝和足，横断位 MR

定位像见图 3-74

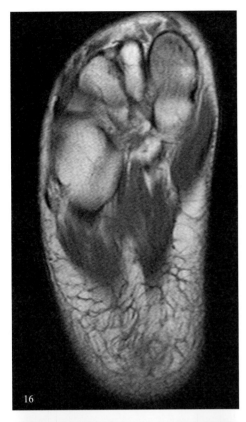

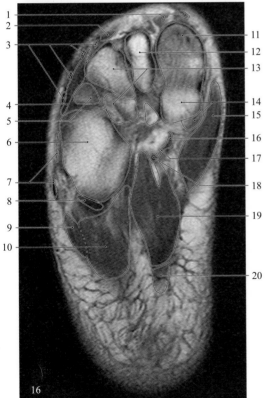

图 3-86　踝和足，横断位 MR

定位像见图 3-74

1. 跮长伸肌，足背动脉和腓深神经　Extensor hallucis longus, dorsalis pedis artery and deep peroneal nerve ↔

2. 跮短伸肌　Extensor hallucis brevis →

3. 趾长伸肌　Extensor digitorum longus ↔

4. 趾短伸肌　Extensor digitorum brevis ↔

5. 第五跖骨（基底）　5th metatarsal bone（basis）

6. 骰骨　Cuboid bone ↔

7. 腓骨短肌和第三腓骨肌　Peroneus brevis and peroneus tertius ↔

8. 腓骨长肌　Peroneus longus ↔

9. 小趾展肌　Abductor digiti minimi ↔

10. 趾短屈肌　Flexor digitorum brevis ↔

11. 第一跖骨　1st metatarsal bone ↔

12. 第二跖骨　2nd metatarsal bone ↔

13. 第三跖骨和外侧楔骨　3rd metatarsal bone ↔ and lateral cuneiform bone ←

14. 内侧楔骨和跮短屈肌　Medial cuneiform bone ← and flexor hallucis brevis →

15. 跮展肌　Abductor hallucis ↔

16. 跮长屈肌　Flexor hallucis longus ↔

17. 肌腱间桥　Intertendinous bridge

18. 趾长屈肌　Flexor digitorum longus ↔

19. 足底方肌　Quadratus plantae ↔

20. 足底腱膜　Plantar aponeurosis ↔

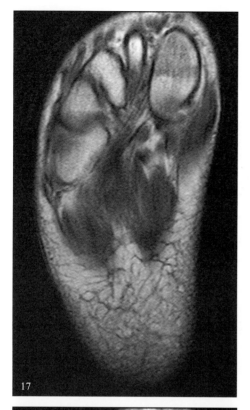

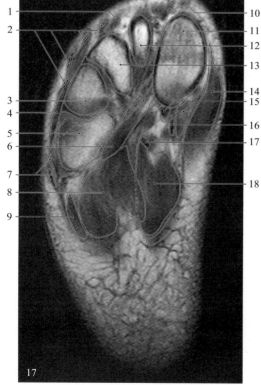

图 3-87　踝和足，横断位 MR

定位像见图 3-74

1. 蹞短伸肌　Extensor hallucis brevis ←
2. 趾长伸肌　Extensor digitorum longus ←
3. 第四跖骨　4th metatarsal bone
4. 趾短伸肌　Extensor digitorum brevis ←
5. 骰骨和第五跖骨　Cuboid bone and 5th metatarsal bone ←
6. 腓骨长肌（止点）　Peroneus longus（insertion）←
7. 腓骨短肌和第三腓骨肌　Peroneus brevis and peroneus tertius ←
8. 趾短屈肌　Flexor digitorum brevis ←
9. 小趾展肌　Abductor digiti minimi ←
10. 蹞长伸肌　Extensor hallucis longus ←
11. 第一跖骨　1st metatarsal bone ←
12. 第二跖骨　2nd metatarsal bone ←
13. 第三跖骨　3rd metatarsal bone ←
14. 蹞展肌　Abductor hallucis ←
15. 蹞短屈肌　Flexor hallucis brevis ←
16. 蹞长屈肌　Flexor hallucis longus ←
17. 趾长屈肌　Flexor digitorum longus ←
18. 足底方肌　Quadratus plantae ←

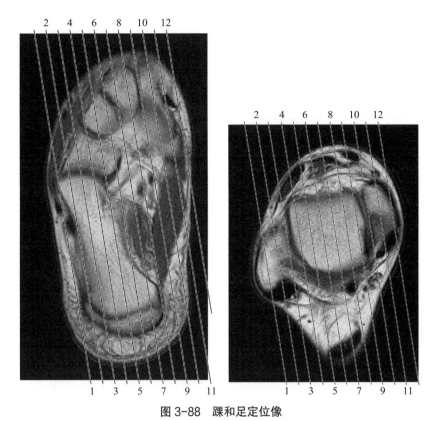

图 3-88 踝和足定位像

线 1~12 为下述 MR 矢状位图像扫描层面。此定位像所选图像为横断位图像 12 和 3（分别见图 3-82 和图 3-76）

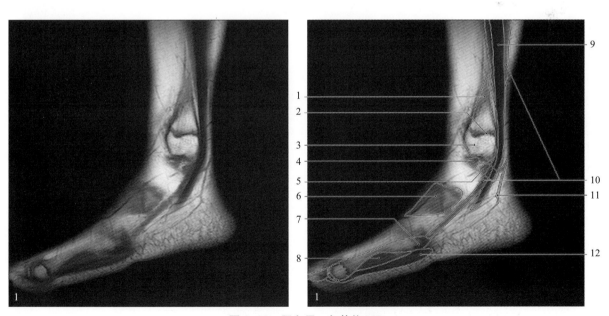

图 3-89 踝和足，矢状位 MR

1. 腓骨　Fibula →
2. 骺线　Epiphysial line →
3. 外踝　Lateral malleolus →
4. 关节囊及距腓前韧带　Joint capsule with anterior talofibular ligament →
5. 腓骨肌支持带　Peroneal retinaculum
6. 伸肌下支持带和趾短伸肌　Inferior extensor retinaculum and extensor digitorum brevis →

7. 第五跖骨粗隆　Tuberosity of 5th metacarpal bone
8. 小趾短屈肌　Flexor digiti minimi brevis →
9. 腓骨长肌　Peroneus longus →
10. 腓骨短肌　Peroneus brevis →
11. 小隐静脉　Small saphenous vein →
12. 小趾展肌　Abductor digiti minimi →

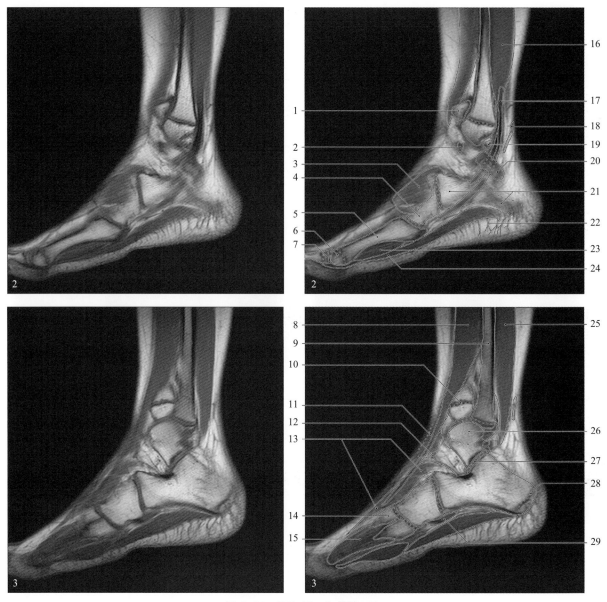

图 3-90　踝和足，矢状位 MR

定位像见图 3-88

1. 胫骨　Tibia →
2. 距腓前韧带　Anterior talofibular ligament ↔
3. 趾短伸肌　Extensor digitorum brevis →
4. 骰骨　Cuboid bone →
5. 第五跖骨　5th metatarsal bone ←
6. 第五跖骨骨骺　Epiphysis of 5th metatarsal bone
7. 第五近节趾骨骨骺　Epiphysis of proximal phalanx of 5th toe
8. 趾长伸肌　Extensor digitorum longus →
9. 腓骨　Fibula ←
10. 胫骨远端骺线　Epiphysial line of tibia →
11. 伸肌下支持带　Inferior extensor retinaculum ↔
12. 距腓前韧带　Anterior talofibular ligament ↔
13. 趾短伸肌　Extensor digitorum brevis ↔
14. 第四跖骨（基底）　4th metatarsal bone（base）→
15. 骨间肌　Interosseous muscles →

16. 跛长屈肌　Flexor hallucis longus →
17. 腓骨长肌　Peroneus longus ↔
18. 小隐静脉　Small saphenous vein ↔
19. 距腓后韧带　Posterior talofibular ligament →
20. 腓骨肌支持带　Peroneal retinaculum ←
21. 跟骨　Calcaneus →
22. 皮肤支持带（皮肤韧带）　Retinacula cutis（skin ligaments）→
23. 小趾短屈肌　Flexor digiti minimi brevis ←
24. 小趾展肌　Abductor digiti minimi ↔
25. 跛长屈肌　Flexor hallucis longus →
26. 距骨滑车（外侧关节面）　Trochlea of talus（lateral articular surface）→
27. 后距下关节　Subtalar joint（posterior chamber）→
28. 跟骨骨突生长板　Apophysial line →
29. 腓骨长肌　Peroneus longus ↔

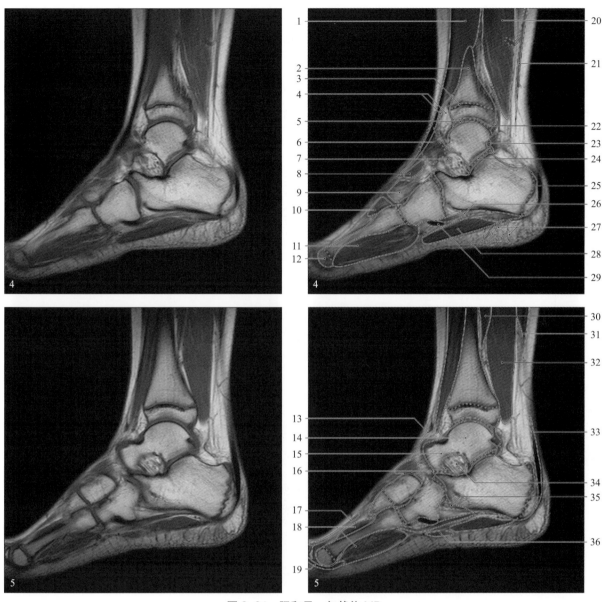

图 3-91 踝和足，矢状位 MR

定位像见图 3-88

1. 趾长伸肌　Extensor digitorum longus ↔
2. 胫骨　Tibia ↔
3. 骺线　Epiphysial line ↔
4. 关节囊和滑膜下脂肪垫　Joint capsule and subsynovial fat pad →
5. 距小腿关节　Talocrural joint →
6. 伸肌下支持带　Inferior extensor retinaculum ↔
7. 距腓前韧带　Anterior talofibular ligament ←
8. 趾短伸肌　Extensor digitorum brevis ↔
9. 外侧楔骨　Lateral cuneiform bone →
10. 第三跖骨（基底）　3rd metatarsal bone（base）→
11. 骨间肌　Interosseous muscles →
12. 第四跖骨（骨骺）　4th metatarsal bone（epiphysis）→
13. 伸肌下支持带　Inferior extensor retinaculum →
14. 距骨滑车　Trochlea of talus →
15. 距骨颈　Neck of talus →
16. 前距下关节　Subtalar joint（anterior chamber）→
17. 趾长伸肌　Extensor digitorum longus →
18. 骨间肌　Interosseous muscles ↔

19. 至第四趾屈肌腱　Flexor tendons to 4th toe
20. 踇长屈肌　Flexor hallucis longus ↔
21. 小隐静脉　Small saphenous vein ←
22. 关节囊　Joint capsule →
23. 距腓后韧带（附着点）　Posterior talofibular ligament（attachment）←
24. 后距下关节　Subtalar joint（posterior chamber）↔
25. 跟骨骨突生长板　Apophysial line ↔
26. 足底长韧带　Long plantar ligament →
27. 皮肤支持带（皮肤韧带）　Retinacula cutis（skin ligaments）↔
28. 小趾展肌　Abductor digiti minimi →
29. 腓骨长肌　Peroneus longus →
30. 趾长屈肌　Flexor digitorum longus →
31. 比目鱼肌　Soleus →
32. 踇长屈肌　Flexor hallucis longus ↔
33. 跟腱（Achilles 腱）　Calcaneal tendon（Achilles）→
34. 跗骨窦及距跟骨间韧带　Tarsal sinus with talocalcanean ligaments →
35. 足底短韧带　Short plantar ligament →
36. 趾短屈肌　Flexor digitorum brevis →

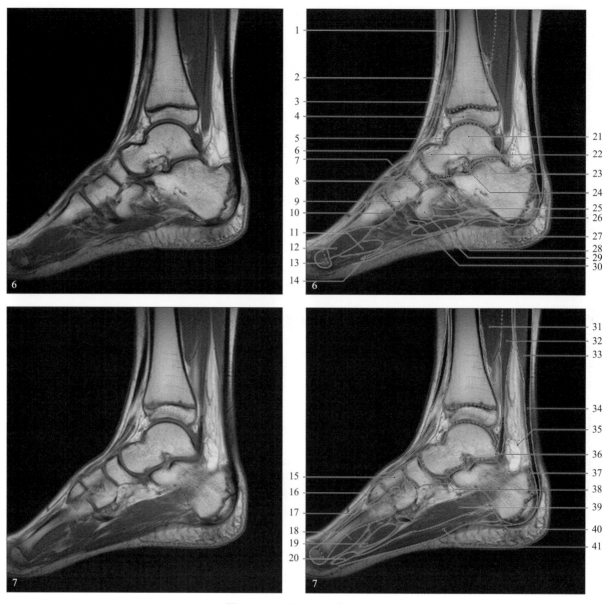

图 3-92　踝和足，矢状位 MR

定位像见图 3-88

1. 胫骨前肌　Tibialis anterior →
2. 踇长伸肌　Extensor hallucis longus →
3. 趾长伸肌　Extensor digitorum longus ←→
4. 胫骨骨骺　Epiphysis of tibia ←→
5. 关节囊及滑膜下脂肪垫　Joint capsule with subsynovial fat pad ←→
6. 伸肌下支持带　Inferior extensor retinaculum ←→
7. 踇短伸肌　Extensor hallucis brevis ←
8. 足舟骨　Navicular bone →
9. 外侧楔骨　Lateral cuneiform bone →
10. 第三跖骨　3rd metatarsal ←
11. 踇收肌（斜头）　Adductor hallucis (oblique head) →
12. 骨间肌　Interosseous muscles ←→
13. 第四跖骨（骨骺）　4th metatarsal bone (epiphysis) →
14. 屈肌腱　Flexor tendons

15. 中间楔骨　Intermediate cuneiform bone →
16. 第二跖骨（基底）　2nd metatarsal bone (base) →
17. 伸肌腱　Extensor tendons
18. 骨间肌　Interosseous muscles ←→
19. 踇收肌（斜头）　Adductor hallucis (oblique head) →
20. 踇收肌（横头）　Adductor hallucis (transverse head)
21. 距骨滑车　Trochlea of talus ←→
22. 距骨头　Head of talus →
23. 后距下关节　Subtalar joint (posterior chamber) ←→
24. 跗骨窦　Tarsal sinus ←→
25. 前距下关节　Subtalar joint (anterior chamber) ←→
26. 足底短韧带　Short plantar ligament ←
27. 小趾展肌　Abductor digiti minimi ←

28. 趾短屈肌　Flexor digitorum brevis ←→
29. 骰骨　Cuboid bone ←
30. 腓骨长肌　Peroneus longus ←→
31. 趾长屈肌　Flexor digitorum longus ←→
32. 踇长屈肌　Flexor hallucis longus ←→
33. 比目鱼肌　Soleus ←→
34. 跟腱（Achilles 腱）　Calcaneal tendon (Achilles) ←→
35. Karger's 脂肪垫　Karger's fat pad ←→
36. 距骨后突　Posterior process of talus
37. 跟骨骨突生长板　Apophysial line ←
38. 跟舟足底韧带（弹簧韧带）　Plantar calcaneonavicular (spring) ligament →
39. 足底方肌　Quadratus plantae →
40. 足底腱膜　Plantar aponeurosis →
41. 趾短屈肌　Flexor digitorum brevis ←→

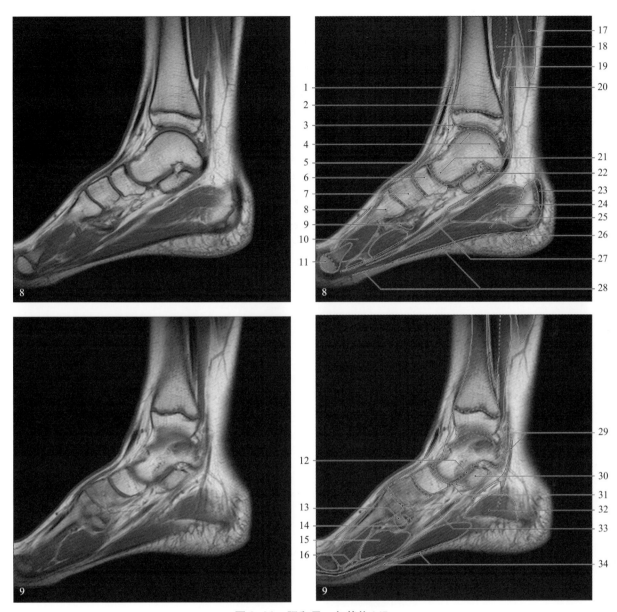

图 3-93 踝和足，矢状位 MR

定位像见图 3-88

1. 胫骨前肌　Tibialis anterior ←→
2. 骺线　Epiphysial line ←→
3. 关节囊和滑膜下脂肪垫　Joint capsule and subsynovial fat pad ←
4. 距骨滑车　Trochlea of talus ←→
5. 踇长伸肌　Extensor hallucis longus ←→
6. 足舟骨　Navicular bone ←→
7. 中间楔骨　Intermediate cuneiform bone ←→
8. 第二跖骨　2nd metatarsal bone ←→
9. 腓骨长肌　Peroneus longus ←→
10. 骨间肌　Interosseous muscles ←→
11. 第三跖骨（骨骺）　3rd metatarsal bone（epiphysis）←→
12. 前距下关节　Subtalar joint（anterior chamber）←
13. 第一跖骨（基底）　1st metatarsal bone（base）→
14. 腓骨长肌（止点）　Peroneus longus（insertion）←
15. 踇收肌　Adductor hallucis →
16. 至第二趾屈肌腱　Flexor tendons to 2nd toe
17. 比目鱼肌　Soleus ←
18. 胫骨后肌　Tibialis posterior →
19. 趾长屈肌　Flexor digitorum longus ←→
20. 踇长屈肌　Flexor hallucis longus ←→
21. 距骨头　Head of talus ←→
22. 跗骨窦　Tarsal sinus ←→
23. 跟腱（Achilles 腱），止点　Calcaneal tendon（Achilles），insertion ←
24. 足底方肌　Quadratus plantae ←
25. 趾短屈肌　Flexor digitorum brevis ←
26. 皮肤支持带（皮肤韧带）　Retinacula cutis（skin ligaments）←→
27. 趾长屈肌　Flexor digitorum longus ←→
28. 足底腱膜　Plantar aponeurosis ←→
29. 胫后动脉和静脉　Posterior tibial artery and vein →
30. 载距突　Sustentaculum tali
31. 跟舟足底韧带（弹簧韧带）　Plantar calcaneonavicular（spring）ligament ←
32. 踇展肌　Abductor hallucis →
33. 趾长屈肌和踇长屈肌（交叉）　Flexor digitorum longus and flexor hallucis longus（crossing）←
34. 足底腱膜　Plantar aponeurosis ←→

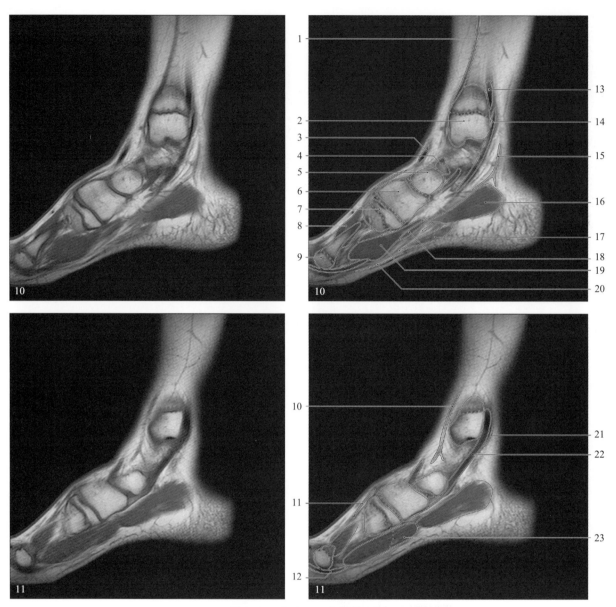

图 3-94 踝和足，矢状位 MR

定位像见图 3-88

1. 大隐静脉　Great saphenous vein →
2. 内踝　Medial malleolus →
3. 胫骨前肌　Tibialis anterior ←→
4. 距骨头　Head of talus ←
5. 足舟骨　Navicular bone ←→
6. 内侧楔骨　Medial cuneiform bone →
7. 第一跖骨（骨骺）　1st metatarsal bone（epiphysis）←→
8. 骨间肌　Interosseous muscles ←
9. 第二跖骨（骨骺）　2nd metatarsal bone（epiphysis）←→
10. 大隐静脉　Great saphenous vein ←→
11. 踇长伸肌　Extensor hallucis longus ←→
12. 至第二趾屈肌腱　Flexor tendons to 2nd toe

13. 胫骨后肌　Tibialis posterior ←→
14. 趾长屈肌　Flexor digitorum longus ←
15. 胫后血管　Posterior tibial vessel
16. 踇展肌　Abductor hallucis ←→
17. 趾短屈肌　Flexor digitorum brevis ←
18. 踇长屈肌　Flexor hallucis longus ←→
19. 踇收肌　Adductor hallucis ←→
20. 足底腱膜　Plantar aponeurosis ←
21. 屈肌支持带　Flexor retinaculum
22. 胫骨后肌　Tibialis posterior ←→
23. 踇短屈肌（外侧头）　Flexor hallucis brevis（lateral head）

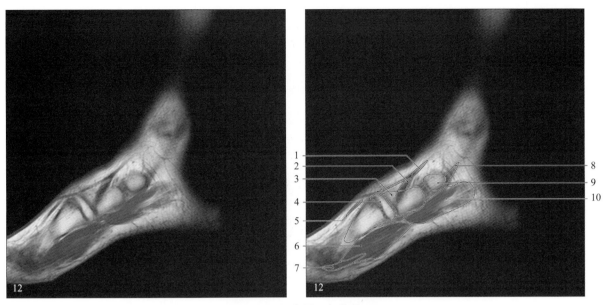

图 3-95 踝和足，矢状位 MR

定位像见图 3-88

1. 大隐静脉 Great saphenous vein ←
2. 胫骨前肌（止点）Tibialis anterior（insertion）←
3. 内侧楔骨 Medial cuneiform bone ←
4. 第一跖骨（骨骺）1st metatarsal bone（epiphysis）←
5. 蹈长伸肌 Extensor hallucis longus ←
6. 蹈收肌和蹈短屈肌 Adductor hallucis and flexor hallucis brevis ←
7. 蹈长屈肌 Flexor hallucis longus ←
8. 胫骨后肌（止点）Tibialis posterior（insertion）←
9. 足舟骨粗隆 Tuberosity of navicular bone ←
10. 蹈展肌 Abductor hallucis ←

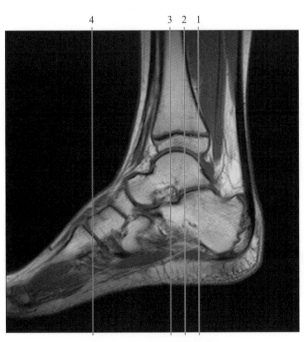

图 3-96 踝和足定位像

线 1~4 为下述 MR 冠状位图像扫描层面。此定位像所选图像为矢状位图像 6（见图 3-92）

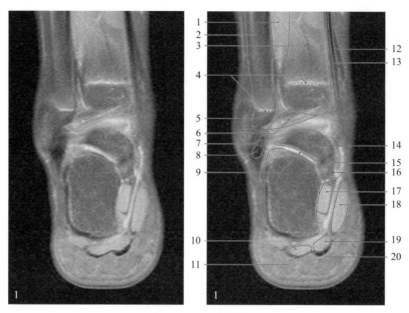

图 3-97　踝，冠状位 MR

定位像见图 3-96

1. 姆长屈肌　Flexor hallucis longus ←
2. 腓骨　Fibula ←
3. 胫骨　Tibia ←
4. 骺线　Epiphysial lines ←
5. 外踝　Lateral malleolus ←
6. 胫腓后韧带　Posterior tibiofibular ligament
7. 腓骨短肌　Peroneus brevis ←
8. 腓骨长肌　Peroneus longus ←

9. 后距下关节　Subtalar joint（posterior chamber）
10. 小趾展肌　Abductor digiti minimi ←
11. 足底腱膜（外侧束）　Plantar aponeurosis （lateral band）
12. 胫骨后肌　Tibialis posterior ←
13. 趾长屈肌　Flexor digitorum longus ←
14. 距骨后突　Posterior process of talus

15. 姆长屈肌　Flexor hallucis longus ←
16. 足底内、外侧血管和神经　Medial and lateral plantar vessels and nerves ←
17. 足底方肌　Quadratus plantae ←
18. 姆展肌　Abductor hallucis ←
19. 趾短屈肌　Flexor digitorum brevis ←
20. 足底腱膜（内侧束）　Plantar aponeurosis （medial band）←

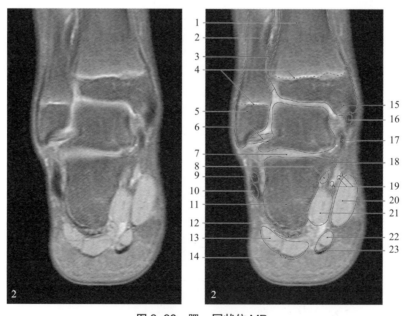

图 3-98　踝，冠状位 MR

定位像见图 3-96

1. 胫骨　Tibia ←→
2. 腓骨　Fibula ←→
3. 下胫腓联合　Syndesmosis
4. 骺线　Epiphysial lines
5. 外踝　Lateral malleolus ←→
6. 距腓后韧带　Posterior talofibular ligament
7. 跗骨窦　Tarsal sinus ←
8. 姆长屈肌　Flexor hallucis longus ←
9. 腓骨短肌　Peroneus brevis ←→

10. 腓骨长肌　Peroneus longus ←→
11. 跟骨　Calcaneus
12. 足底长韧带　Long plantar ligament →
13. 小趾展肌　Abductor digiti minimi →
14. 足底腱膜（外侧束）　Plantar aponeurosis （lateral band）→
15. 内踝　Medial malleolus ←
16. 胫骨后肌　Tibialis posterior →
17. 趾长屈肌　Flexor digitorum longus →

18. 载距突　Sustentaculum tali ←
19. 足底内、外侧血管和神经　Medial and lateral plantar vessels and nerves ←→
20. 姆展肌　Abductor hallucis ←→
21. 足底方肌　Quadratus plantae ←
22. 趾短屈肌　Flexor digitorum brevis ←→
23. 足底腱膜（内侧束）　Plantar aponeurosis （medial band）→

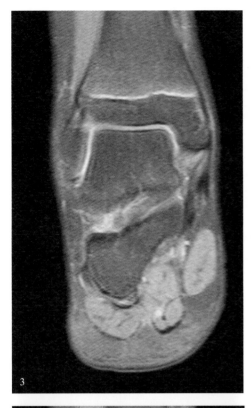

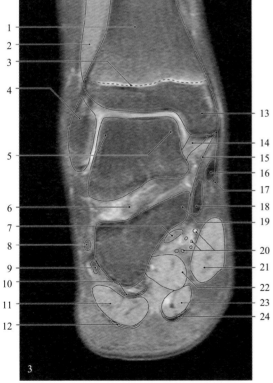

1. 胫骨　Tibia →
2. 趾长伸肌 / 第三腓骨肌　Extensor digitorum longus/ peroneus tertius
3. 骺线　Epiphysial line →
4. 外踝　Lateral malleolus →
5. 距骨滑车　Trochlea of talus →
6. 跗骨窦　Tarsal sinus →
7. 姆长屈肌　Flexor hallucis longus →
8. 腓骨短肌　Peroneus brevis →
9. 腓骨长肌　Peroneus longus →
10. 足底长韧带　Long plantar ligament →
11. 小趾展肌　Abductor digiti minimi →
12. 足底腱膜（外侧束）　Plantar aponeurosis（lateral band）→
13. 内踝　Medial malleolus →
14. 胫距韧带（部分三角韧带）　Tibiotalar ligament（part of deltoid ligament）
15. 胫跟韧带（部分三角韧带）　Tibiocalcanean ligament（part of deltoid ligament）
16. 胫骨后肌　Tibialis posterior →
17. 屈肌支持带　Flexor retinaculum
18. 趾长屈肌　Flexor digitorum longus →
19. 载距突　Sustentaculum tali →
20. 足底内、外侧血管和神经　Medial and lateral plantar vessels and nerves →
21. 姆展肌　Abductor hallucis →
22. 足底方肌　Quadratus plantae →
23. 趾短屈肌　Flexor digitorum brevis →
24. 足底腱膜（内侧束）　Plantar aponeurosis（medial band）→

图 3-99　踝，冠状位 MR

定位像见图 3-96

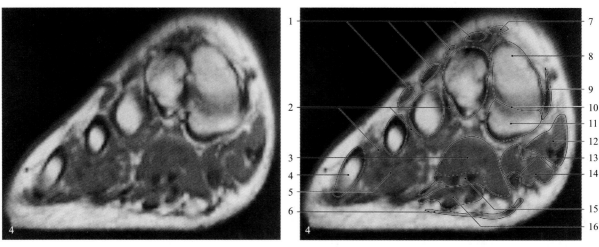

图 3-100 跖骨，横断面 MR

定位像见图 3-96

1. 趾长伸肌和短肌（肌腱） Extensor digitorum longus, and brevis
   （tendons）
2. 骨间肌 Interossei muscles
3. 踇收肌（斜头） Adductor hallucis, oblique head
4. 第五跖骨 Fifth metatarsal bone
5. 小趾屈肌 Flexor digiti minimi
6. 足底腱膜 Plantar aponeurosis
7. 踇长伸肌（肌腱） Extensor hallucis longus（tendon）
8. 内侧楔骨 Medial cuneiform bone

9. 胫骨前肌（止点） Tibialis anterior（insertion）
10. 第一跗跖关节 First tarsometatarsal joint
11. 第一跖骨 First metatarsal bone
12. 踇展肌 Abductor hallucis
13. 踇长屈肌（肌腱） Flexor hallucis longus（tendon）
14. 踇短屈肌 Flexor hallucis brevis
15. 趾长屈肌和蚓状肌 Flexor digitorum longus, and lumbricals
16. 趾短屈肌 Flexor digitorum brevis

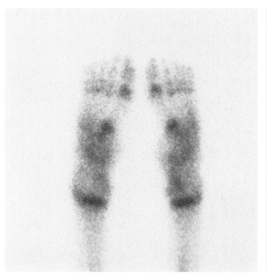

图 3-101 足，14 岁儿童，^{99m} 锝 - 亚甲基二膦酸盐，骨显像

1. 踇趾远节趾骨生长板 Growth plate of distal phalanx of hallux
2. 踇趾近节趾骨生长板 Growth plate of proximal phalanx of hallux
3. 第二跖骨生长板 Growth plate of second metatarsal bone
4. 第一跖骨生长板 Growth plate of first metatarsal bone

5. 跗骨 Tarsal bones
6. 腓骨远端生长板 Growth plate of distal epiphysis of fibula
7. 胫骨远端生长板 Growth plate of distal epiphysis of tibia

第六节 动脉和静脉

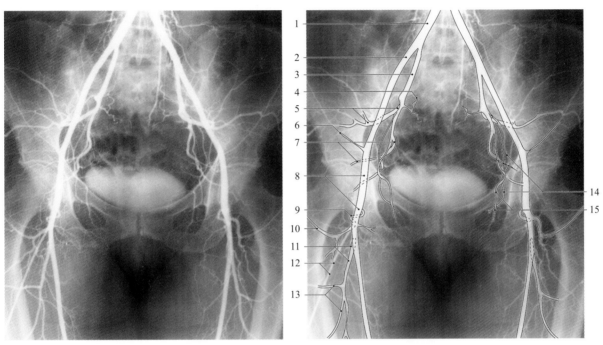

图 3-102 髂动脉和股动脉，前后位 X 线片，动脉造影

1. 髂总动脉 Common iliac artery
2. 髂外动脉 External iliac artery
3. 髂内动脉 Internal iliac artery
4. 骶外侧动脉 Lateral sacral artery
5. 臀上动脉 Superior gluteal artery
6. 旋髂深动脉 Deep circumflex iliac artery
7. 臀下动脉 Inferior gluteal artery
8. 股动脉 Femoral artery
9. 旋股内侧动脉 Medial circumflex femoral artery
10. 旋股外侧动脉 Lateral circumflex femoral artery
11. 股深动脉 Profunda femoris artery
12. 导管 Catheter
13. 穿支动脉 Perforating arteries
14. 阴部内动脉 Internal pudendal artery
15. 闭孔动脉 Obturator artery

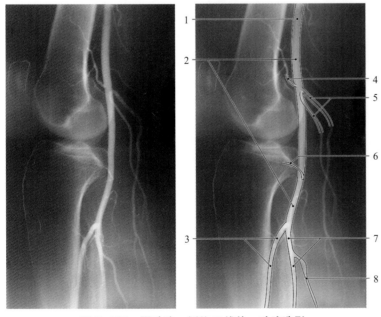

1. 股动脉 Femoral artery
2. 腘动脉 Popliteal artery
3. 胫前动脉 Anterior tibial artery
4. 膝上动脉 Superior genicular artery
5. 腓肠肌肌支 Muscular branches to gastrocnemius
6. 膝下动脉 Inferior genicular artery
7. 胫后动脉 Posterior tibial artery
8. 肌支（腓动脉未见） Muscular branch（Peroneal artery not visible）

图 3-103 腘动脉，侧位 X 线片，动脉造影

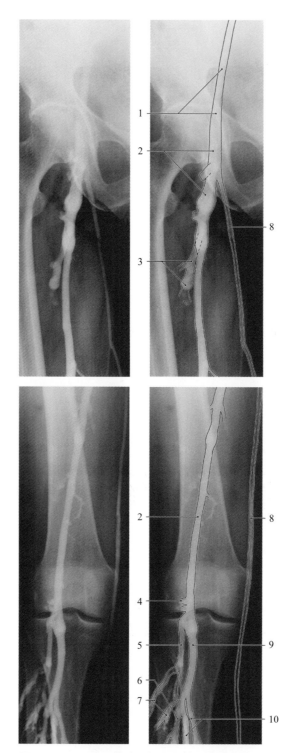

图 3-104　下肢深静脉，轻度旋转，前后位 X 线片

1. 髂外静脉　External iliac vein
2. 股静脉　Femoral vein
3. 股深静脉　Deep femoral vein
4. 腓肠 / 小隐静脉　Sural/Small saphenous vein
5. 副腘静脉　Accessory popliteal vein
6. 腓静脉　Peroneal vein
7. 胫前静脉　Anterior tibial veins
8. 大隐静脉　Great saphenous vein
9. 腘静脉　Popliteal vein
10. 胫后静脉　Posterior tibial veins

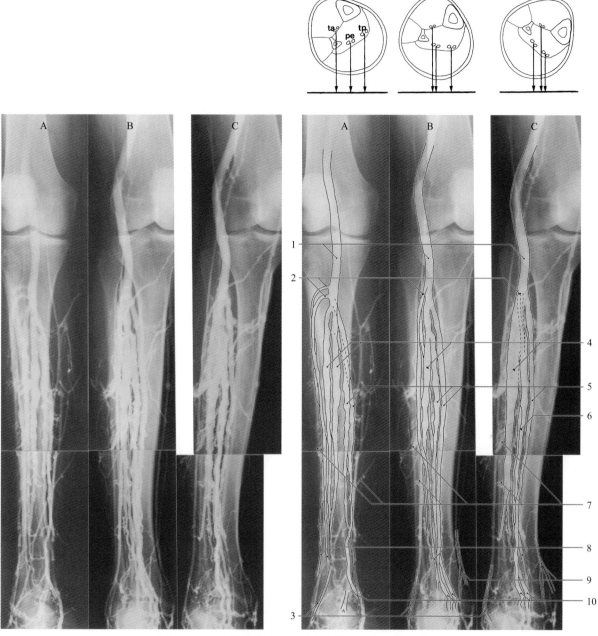

图 3-105　小腿深静脉，不同角度旋转，前后位 X 线片

A. 外旋　B. 中度内旋　C. 重度内旋

1. 腘静脉　Popliteal vein
2. 胫前静脉　Anterior tibial veins
3. 小隐静脉　Small saphenous vein
4. 腓静脉　Peroneal veins
5. 胫后静脉　Posterior tibial veins
6. 腓静脉和胫前静脉重叠　Peroneal and anterior tibial veins superpositioned
7. 穿支静脉　Perforant veins
8. 胫前静脉　Anterior tibial veins
9. 大隐静脉　Great saphenous vein
10. 内踝后方胫后静脉　Posterior tibial veins behind medial malleolus

第七节 淋 巴 管

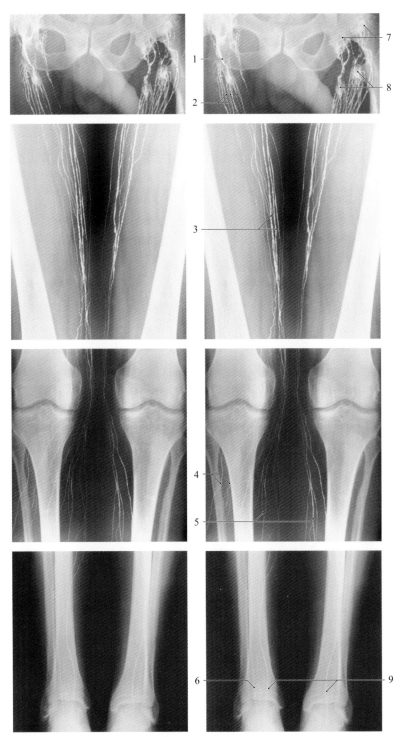

图 3-106 下肢淋巴管，前后位 X 线片，淋巴造影

造影剂注入第一趾间隙的淋巴管

1. 输出淋巴管 Efferent lymphatic vessel
2. 输入淋巴管 Afferent lymphatic vessels
3. 与大腿大隐静脉伴行的浅淋巴管 Superficial lymphatics along great saphenous vein on thigh
4. 小腿外侧浅淋巴管 Superficial lymphatics coursing lateral on lower leg
5. 与小腿大隐静脉伴行的浅淋巴管 Superficial lymphatics coursing along great saphenous vein on lower leg
6. 踝关节前方外侧淋巴管 Lateral lymphatic on front of wrist
7. 腹股沟浅淋巴结（近侧群） Superficial inguinal lymph nodes（prox. group）
8. 腹股沟浅淋巴结（远侧群） Superficial inguinal lymph nodes（distal group）
9. 与大隐静脉伴行的踝关节内侧淋巴管 Medial lymphatic along great saphenous vein at wrist

第四章

脊　柱

颈椎
胸椎
腰椎

第一节　颈　椎

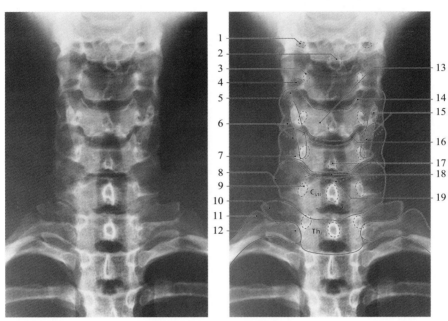

图 4-1　颈椎，前后位 X 线片

1. C3 横突孔　Foramen transversarium of C Ⅲ
2. C3 棘突　Spinous process of C Ⅲ
3. 椎弓根　Pedicle of vertebral arch
4. C4 横突孔　Foramen transversarium of C Ⅳ
5. C5 上关节突　Superior articular process of C Ⅴ
6. C5 下关节突　Inferior articular process of C Ⅴ
7. C6 前结节　Anterior tubercle of C Ⅵ

8. C7 横突　Transverse process of C Ⅶ
9. C7 椎弓根　Pedicle of C Ⅶ
10. T1 横突　Transverse process of Th Ⅰ
11. 第一肋结节　Tubercle of first rib
12. 第一肋骨头　Head of first rib
13. C5 椎体　Body of vertebra C Ⅴ
14. C5 钩突（唇）　Uncus（lip）of C Ⅴ

15. 甲状软骨板（已钙化）　Lamina of thyroid cartilage（calcified）
16. 钩椎关节（Luschka 关节）　Uncovertebral joint（Luschka）
17. C6 棘突　Spinous process of C Ⅵ
18. C6~C7 椎间盘　Intervertebral disc C Ⅵ~C Ⅶ
19. C7 椎弓板　Lamina of vertebral arch C Ⅶ

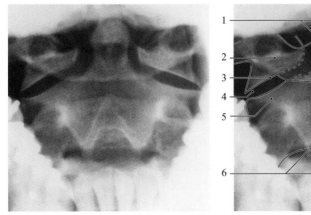

图 4-2　寰椎和枢椎，张口位，前后位 X 线片

1. 齿状突　Dens axis
2. 寰椎侧块　Lateral mass of atlas
3. 寰椎下关节面　Inferior articular facet of atlas
4. 外侧寰枢关节　Lateral atlanto-axial joint

5. 枢椎上关节突　Superior articular process of axis
6. 枢椎棘突（分叉）　Spinous process of axis（bifid）
7. 寰椎前弓和后弓　Anterior and posterior arch of atlas
8. 下切牙　Lower incisor teeth

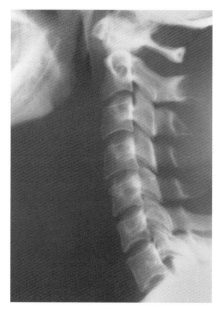
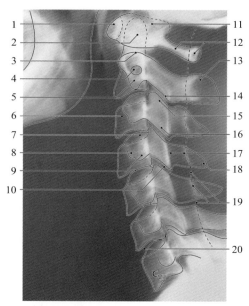

图 4-3　颈椎，侧位 X 线片

1. 寰椎前弓　Anterior arch of atlas
2. 齿状突　Dens axis
3. 枢椎上关节面　Superior articular facet of axis
4. 枢椎横突孔　Foramen transversarium of axis
5. 枢椎横突　Transverse process of axis
6. C3 椎体　Body of C Ⅲ
7. C4 钩突　Uncus of C Ⅳ
8. 横突前结节　Anterior tubercle of transverse process
9. 横突后结节　Posterior tubercle of transverse process
10. C4~C5 关节突关节　Zygapophysial（facet）joint C Ⅳ~C Ⅴ
11. 寰椎侧块　Lateral mass of atlas
12. 寰椎后弓　Posterior arch of atlas
13. 枢椎棘突　Spinous process of axis
14. 枢椎下关节突　Inferior articular process of axis
15. C3 上关节突　Superior articular process of C Ⅲ
16. C3 下关节突　Inferior articular process of C Ⅲ
17. C4 椎弓板　Lamina of vertebral arch C Ⅳ
18. C4 棘突　Spinous process of C Ⅳ
19. 椎管后壁　Posterior wall of vertebral canal
20. C6~C7 椎间盘　Intervertebral disc C Ⅵ~C Ⅶ

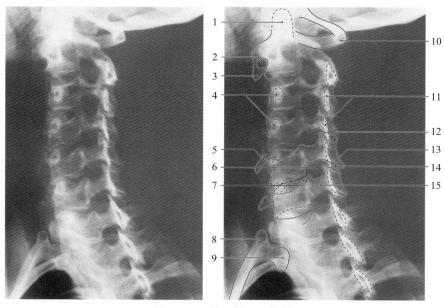

图 4-4　颈椎，斜位 X 线片

1. 齿状突　Dens axis
2. 枢椎横突孔　Foramen transversarium of axis
3. 枢椎横突　Transverse process of axis
4. C3 和 C4 椎弓根　Pedicles of vertebral arches C Ⅲ and C Ⅳ
5. C5 横突　Transverse process of C Ⅴ
6. 椎间孔（C6 神经走行）　Intervertebral foramen for sixth cervical spinal nerve
7. 椎体钩突（唇）　Uncus（lip）of vertebral body
8. 第一肋结节　Tubercle of first rib
9. 第一肋骨头　Head of first rib
10. 寰椎后弓　Posterior arch of atlas
11. C3 和 C4 椎弓板　Laminae of vertebral arches C Ⅲ and C Ⅳ
12. C5 上关节突　Superior articular process C Ⅴ
13. C5 下关节突　Inferior articular process C Ⅴ
14. C5~C6 关节突关节　Zygapophysial（facet）joint C Ⅴ~C Ⅵ
15. C6 椎弓根　Pedicle of vertebral arch C Ⅵ

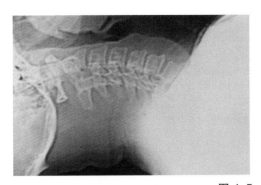
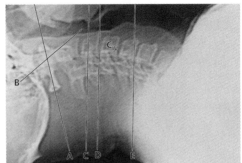

图 4-5　定位像

线 A~E 为下述图像的扫描层面

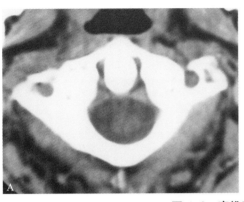
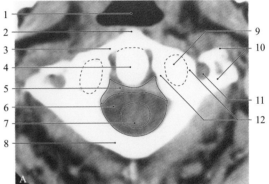

图 4-6　寰椎和枢椎，横断位 CT

图 4-5 线 A 所示层面

1. 鼻咽部　Pharynx, nasal part
2. 寰椎前结节　Anterior tubercle of atlas
3. 寰椎前弓　Anterior arch of atlas
4. 齿状突　Dens axis
5. 寰椎横韧带　Transverse ligament of atlas
6. 蛛网膜下腔　Subarachnoid space
7. 脊髓　Spinal cord
8. 寰椎后弓　Posterior arch of atlas
9. 枕骨髁　Occipital condyle
10. 寰椎横突　Transverse process of atlas
11. 寰椎横突孔　Foramen transversarium of atlas
12. 寰椎侧块　Lateral mass of atlas

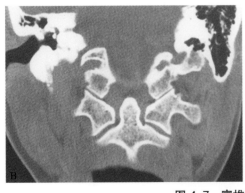
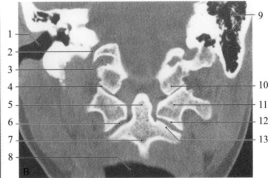

图 4-7　寰椎和枢椎，冠状位 CT

图 4-5 线 B 所示层面

1. 外耳道　External acoustic meatus
2. 颈静脉孔　Jugular foramen
3. 舌下神经管　Hypoglossal canal
4. 寰枕关节　Atlanto-occipital joint
5. 齿状突　Dens axis
6. 外侧寰枢关节　Lateral atlanto-axial joint
7. 枢椎体　Body of axis
8. 咽　Pharynx
9. 乳突　Mastoid process
10. 枕骨髁　Occipital condyle
11. 寰椎侧块　Lateral mass of atlas
12. 寰椎下关节面　Inferior articular facet of atlas
13. 枢椎上关节面　Superior articular facet of axis

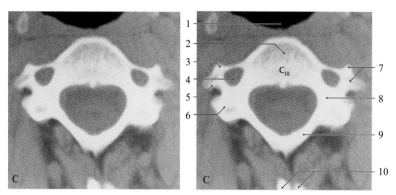

图 4-8　颈椎，横断位 CT

图 4-5 线 C 所示层面

1. 咽　Pharynx
2. 椎体　Body of vertebra
3. 前结节　Anterior tubercle
4. 横突孔　Foramen transversarium
5. 后结节　Posterior tubercle
6. 上关节突　Superior articular process
7. 横突　Transverse process
8. 椎弓根　Pedicle of vertebral arch
9. 椎弓板　Lamina of vertebral arch
10. 枢椎棘突　Spinous process of axis

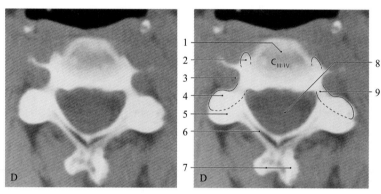

图 4-9　颈椎，横断位 CT

图 4-5 线 D 所示层面

1. 椎间盘　Intervertebral disc
2. C4 椎体钩突（唇）　Uncus（lip）of body of C Ⅳ
3. 脊神经沟　Groove for spinal nerve
4. C4 上关节突　Superior articular process of C Ⅳ
5. C3 下关节突　Inferior articular process of C Ⅲ
6. C3 椎弓板　Lamina of vertebral arch C Ⅲ
7. C3 棘突（分叉）　Spinous process of C Ⅲ（bifid）
8. 椎管　Vertebral canal
9. C4 椎弓根　Pedicle of vertebral arch C Ⅳ

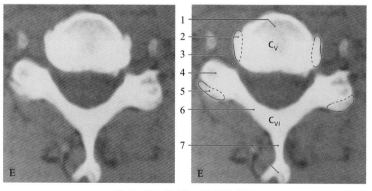

图 4-10　颈椎，横断位 CT

图 4-5 线 E 所示层面

1. 椎体　Body of vertebra
2. C6 椎体钩突（唇）　Uncus（lip）of body of C Ⅵ
3. 椎间孔（C6 神经走行）　Intervertebral foramen for sixth cervical spinal nerve
4. C6 上关节突　Superior articular process of C Ⅵ
5. C6 下关节突　Inferior articular process of C Ⅵ
6. 椎弓板　Lamina of vertebral arch
7. 棘突　Spinous process

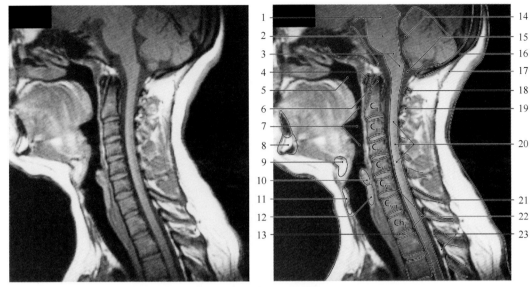

图 4-11　颈椎，正中层面 MR

1. 中脑　Mesencephalon
2. 脑桥　Pons
3. 延髓　Medulla oblongata
4. 寰椎前弓　Anterior arch of atlas
5. 鼻咽　Nasal part of pharynx
6. 齿状突　Dens axis
7. 口咽　Oral part of pharynx
8. 下颌骨　Mandible
9. 舌骨体　Body of hyoid bone
10. 杓状软骨　Arythenoid cartilage
11. 甲状软骨　Thyroid cartilage
12. 环状软骨板　Lamina of cricoid cartilage
13. T1~T2 椎间盘　Intervertebral disc Th Ⅰ~Th Ⅱ
14. 第四脑室　Fourth ventricle
15. 枕大池　Cerebello-medullary cistern
16. 枕骨鳞部　Squamous part of occipital bone
17. 项韧带　Lig. nuchae
18. 寰椎后弓　Posterior arch of atlas
19. C2 椎弓板　Lamina of vertebral arch C Ⅱ
20. 脊髓　Spinal cord
21. C7 棘突　Spinous process of C Ⅶ
22. 蛛网膜下腔　Subarachnoid space
23. 硬膜外脂肪　Fat in epidural space

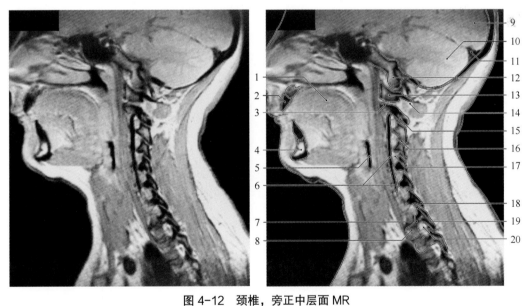

图 4-12　颈椎，旁正中层面 MR

1. 舌　Tongue
2. 上切牙　Upper incisive tooth
3. 枢椎上关节面　Superior articular facet of axis
4. 下颌骨　Mandible
5. 梨状窝　Piriform fossa
6. 椎动脉　Vertebral artery
7. T1 椎弓根　Pedicle of vertebral arch Th Ⅰ
8. T1 椎体　Body of vertebra Th Ⅰ
9. 枕叶　Occipital lobe
10. 小脑　Cerebellum
11. 横窦　Transverse sinus
12. 枕骨髁　Occipital condyle
13. 寰椎侧块　Lateral mass of atlas
14. 寰椎后弓　Posterior arch of atlas
15. 枢椎下关节突　Inferior articular process of axis
16. C3~C4 关节突关节　Zygapophysial（facet）joint C Ⅲ~C Ⅳ
17. 椎间孔，内含 C5 神经、血管及脂肪　Intervertebral foramen with fifth cervical spinal nerve, vessels and fat
18. C7 下关节突　Inferior articular process of C Ⅶ
19. T1 上关节突　Superior articular process of Th Ⅰ
20. 椎间孔（T1 神经走行）　Intervertebral foramen of first thoracic spinal nerve

第二节　胸　　椎

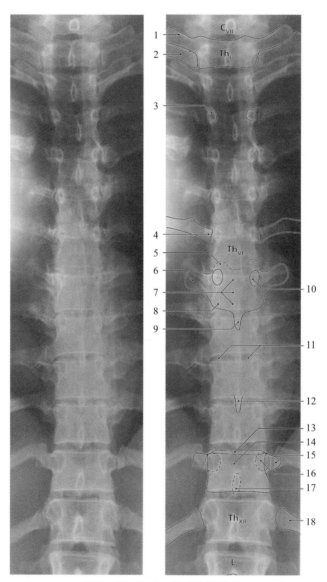

图 4-13　胸椎，前后位 X 线片

1. 横突　Transverse process
2. 第一肋骨　First rib
3. T3 椎弓根　Pedicle of vertebral arch Th Ⅲ
4. 第六肋骨头　Head of sixth rib
5. T7 上关节突　Superior articular process of Th Ⅶ
6. T7 横突　Transverse process of Th Ⅶ
7. T7 椎弓板　Lamina of vertebral arch Th Ⅶ
8. T7 下关节突　Inferior articular process of Th Ⅶ
9. T7 棘突　Spinous process of Th Ⅶ

10. T7 椎弓根　Pedicle of vertebral arch Th Ⅶ
11. T8~T9 椎间盘　Intervertebral disc Th Ⅷ–Th Ⅸ
12. T9 棘突　Spinous process of Th Ⅸ
13. T11 椎体终板　End plate of vertebral body of Th Ⅺ
14. T11 椎体　Body of vertebra Th Ⅺ
15. T11 横突　Transverse process of Th Ⅺ
16. T11 椎弓根　Pedicle of vertebral arch Th Ⅺ
17. T11 棘突　Spinous process of Th Ⅺ
18. 第十二肋骨　12th rib

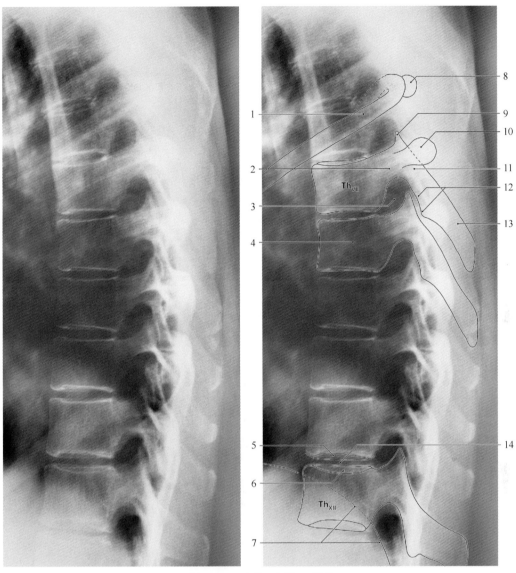

图 4-14　胸椎，侧位 X 线片

1. 第六肋骨　6th rib
2. 椎弓根　Pedicle of vertebral arch
3. 椎间孔　Intervertebral foramen
4. 椎体　Body of vertebra
5. T11 椎体下终板　Lower end plate of Th Ⅺ
6. T12 椎体上终板　Upper end plate of Th Ⅻ
7. 膈　Diaphragm

8. T6 横突　Transverse process of Th Ⅵ
9. 上关节突　Superior articular process
10. 横突　Transverse process
11. 椎弓板　Lamina of vertebral arch
12. 下关节突　Inferior articular process
13. 棘突　Spinous process
14. T11~T12 椎间盘　Intervertebral disc Th Ⅺ~Th Ⅻ

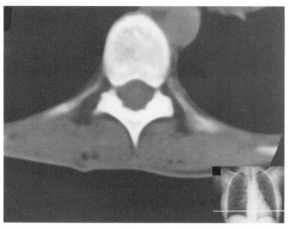

图 4-15　胸椎，横断位 CT

T10~T11 椎间盘水平　Level of intervertebral disc Th Ⅹ ~Th Ⅺ

1. T10~T11 椎间盘　Intervertebral disc Th Ⅹ ~Th Ⅺ
2. 椎间孔　Intervertebral foramen
3. T11 上关节突　Superior articular process Th Ⅺ
4. T10 下关节突　Inferior articular process Th Ⅹ

5. 椎弓板　Lamina of vertebral arch
6. T10 棘突　Spinous process of Th Ⅹ
7. 胸主动脉　Thoracic aorta

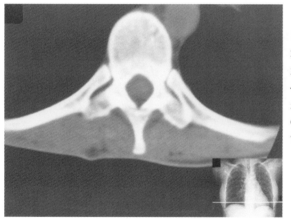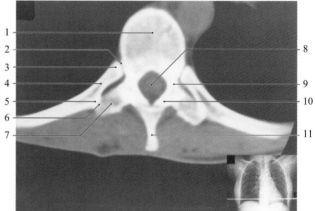

图 4-16　胸椎，横断位 CT

T11 椎体水平　Level of vertebral body Th Ⅺ

1. T11 椎体　Body of vertebra Th Ⅺ
2. 肋椎关节　Costovertebral joint
3. 第十一肋骨头　Head of 11th rib
4. 第十一肋骨颈　Neck of 11th rib
5. 第十一肋结节　Tubercle of 11th rib
6. 肋横突关节　Costotransverse joint

7. T11 横突　Transverse process Th Ⅺ
8. 椎孔　Vertebral foramen
9. 椎弓根　Pedicle of vertebral arch
10. 椎弓板　Lamina of vertebral arch
11. T11 棘突　Spinous process of Th Ⅺ

第三节　腰　椎

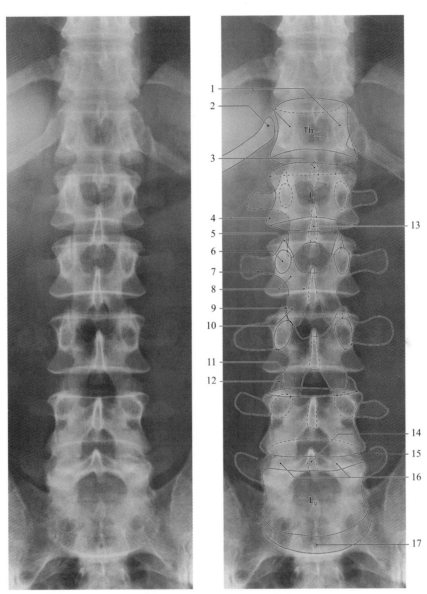

图 4-17　腰椎，前后位 X 线片

1. T12 椎体　Body of vertebra Th XII
2. 第十二肋骨头　Head of 12th rib
3. T12 棘突　Spinous process of Th XII
4. L1 椎体上下缘隆突　Upper and lower ambitus eminens of L I
5. L2 上关节突　Superior articular process of L II
6. L2 椎弓根　Pedicle of vertebral arch L II
7. L2 横突　Transverse process L II
8. L2 椎弓板　Lamina of vertebral arch L II
9. L2~L3 关节突关节　Zygapophysial（facet）joint L II ~L III

10. L2 下关节突　Inferior articular process of L II
11. L3 下关节突　Inferior articular process of L III
12. L4 上关节突　Superior articular process of L IV
13. L1 棘突　Spinous process of L I
14. L5 棘突　Spinous process of L V
15. L5 横突　Transverse process of L V
16. L4~L5 椎间盘　Intervertebral disc L IV~L V
17. 骶骨底　Base of sacrum

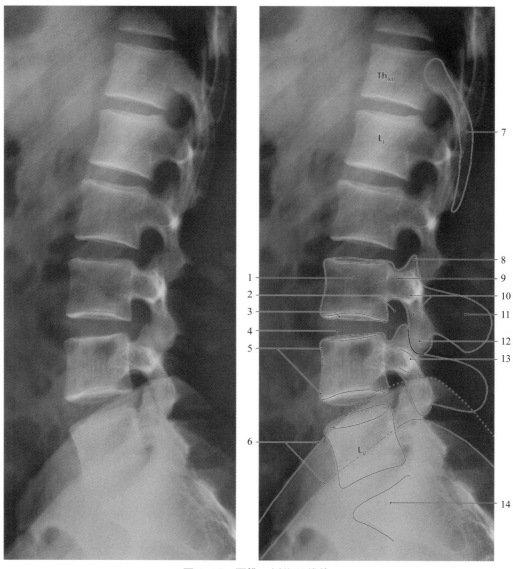

图 4-18　腰椎，侧位 X 线片

1. 椎体　Body of vertebra
2. 椎间孔　Intervertebral foramen
3. L3 椎体下终板　Lower end plate of L Ⅲ
4. L3~L4 椎间盘　Intervertebral disc L Ⅲ~L Ⅳ
5. 椎体上下缘隆突　Upper and lower ambitus eminens
6. 髂嵴　Iliac crests
7. 第十二肋骨　12th rib

8. 上关节突　Superior articular process
9. 椎弓根　Pedicle of vertebral arch
10. 椎弓板　Lamina of vertebral arch
11. 棘突　Spinous process
12. 下关节突　Inferior articular process
13. 横突　Transverse（costal）process
14. 骶骨　Sacrum

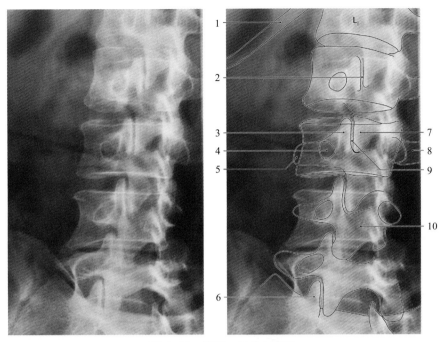

图 4-19　腰椎，斜位 X 线片

"Scottie 犬" 投照位

1. 第十二肋骨　12th rib
2. L1~L2 关节突关节　Zygapophysial (facet) joint L Ⅰ~L Ⅱ
3. L3 上关节突　Superior articular process of L Ⅲ
4. L3 椎弓根（狗眼）　Pedicle of vertebral arch L Ⅲ (eye of "Scottie dog")
5. L3 横突（狗鼻子）　Transverse process of L Ⅲ (snout of "Scottie dog")
6. 骶骨上关节突　Superior articular process of sacrum
7. L2 下关节突　Inferior articular process of L Ⅱ
8. L3 横突　Transverse process of L Ⅲ
9. L2~L3 关节突关节　Zygapophysial (facet) joint L Ⅱ~L Ⅲ
10. L4 椎弓板　Lamina of vertebral arch L Ⅳ

备注：Scottie 犬是苏格兰犬的一种

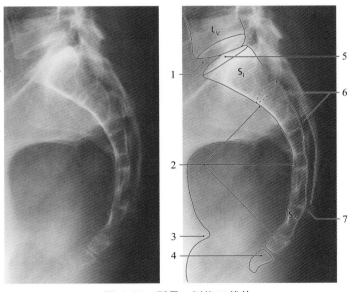

图 4-20　骶骨，侧位 X 线片

1. L5~S1 椎间盘　Intervertebral disc L Ⅴ~S Ⅰ
2. 骶骨盆腔面　Pelvic surface of sacrum
3. 坐骨棘　Ischial spine
4. 尾骨　Coccyx
5. 骶骨底　Base of sacrum
6. 骶管　Sacral canal
7. 骶管裂孔　Sacral hiatus

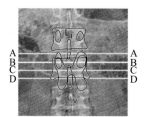

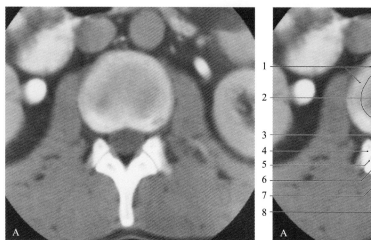

图 4-21　腰椎，横断位 CT

上图定位像 A 线所示层面

1. 椎间盘纤维环　Anulus fibrosus of intervertebral disc
2. 髓核　Nucleus pulposus
3. 椎间孔（L2 神经走行）　Intervertebral foramen for spinal nerve L Ⅱ
4. L3 上关节突　Superior articular process of L Ⅲ
5. 关节突关节　Zygapophysial（facet）joint
6. L2 下关节突　Inferior articular process of L Ⅱ
7. 椎弓板　Lamina of vertebral arch
8. L2 棘突　Spinous process of L Ⅱ

9. 下腔静脉　Inferior caval vein
10. 腹主动脉　Abdominal aorta
11. 左侧输尿管 / 肾盂（应用对比剂）　Left ureter/pelvis（with contrast medium）
12. 腰大肌　Psoas major
13. 左肾　Left kidney
14. 腰方肌　Quadratus lumborum
15. 竖脊肌　Erector spinae

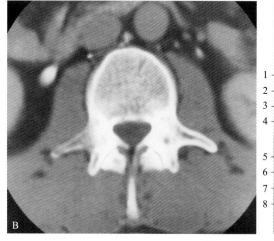

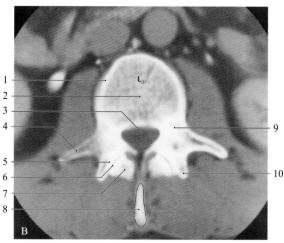

图 4-22　腰椎，横断位 CT

上图定位像 B 线所示层面

1. 骨皮质　Compact bone
2. 骨松质　Cancelleous bone
3. 椎孔　Vertebral foramen
4. 横突　Transverse（costal）process
5. 上关节突　Superior articular process of L Ⅱ
6. L2~L3 关节突关节　Zygapophysial（facet）joint L Ⅱ~L Ⅲ
7. L2 下关节突　Inferior articular process
8. L3 棘突　Spinous process of L Ⅲ
9. 椎弓根　Pedicle of vertebral arch
10. 乳头突　Mammillary process

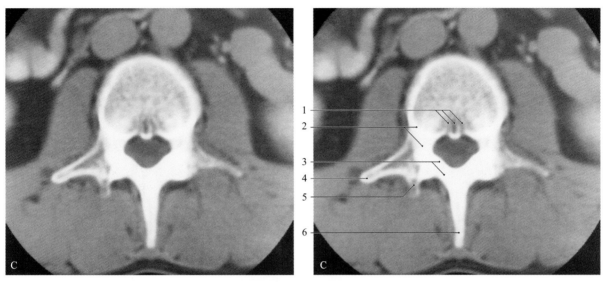

图 4-23 腰椎，横断位 CT

前一页定位像 C 线所示层面

1. 椎基静脉 Basivertebral veins
2. 椎弓根 Pedicle of vertebral arch
3. 椎弓板 Lamina of vertebral arch
4. 横突 Transverse (costal) process
5. 副突 Accessory process
6. 棘突 Spinous process

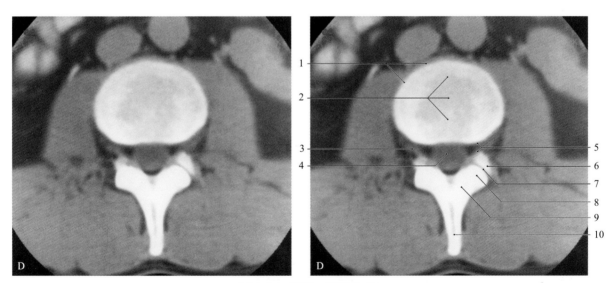

图 4-24 腰椎，横断位 CT

前一页定位像 D 线所示层面

1. 椎体上下缘隆突 Ambitus eminens
2. L3 椎体下终板 Lower "end plate" of vertebral body L Ⅲ
3. L3 神经及神经节 Third lumbar spinal nerve with ganglion
4. 马尾 Cauda equina
5. 椎间孔 Intervertebral foramen
6. L4 上关节突 Superior articular process of L Ⅳ
7. L3~L4 关节突关节 Zygapophysial (facet) joint L Ⅲ~L Ⅳ
8. L3 下关节突 Inferior articular process of L Ⅲ
9. 椎弓板 Lamina of vertebral arch
10. L3 棘突 Spinous process of L Ⅲ

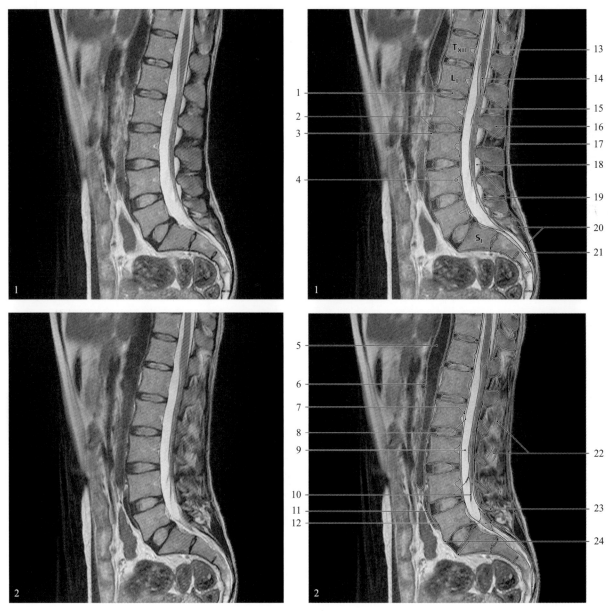

图 4-25 腰椎，矢状位 MR

7 幅连续层面矢状位图像（图 4-25~4-28）。图 4-25 为正中层面

1. L1/L2 椎间盘髓核　Nucleus pulposus L1/L2 →
2. L2/L3 椎间盘纤维环　Anulus fibrosus L2/L3 →
3. 椎体上下缘隆突　Ambitus eminens →
4. 椎基静脉（孔）　Basivertebral vein（foramen）
5. 主动脉　Aorta →
6. 左肾静脉　Left renal vein →
7. 后纵韧带　Posterior longitudinal ligament →
8. 硬脊膜　Dura mater
9. 蛛网膜下腔及脑脊液　Subarachnoid space with liquor →
10. 马尾神经　Rootles（fila radicularia）
11. 左髂总静脉　Left common iliac vein →
12. 硬脊膜囊（末端）　Dural sac（termination）

13. 脊髓腰骶膨大　Lumbosacral enlargement of spinal cord
14. 脊髓圆锥　Conus medullaris
15. 马尾　Cauda equina →
16. L2 棘突和棘间韧带　Spinous process L2 and interspinal ligament
17. 棘上韧带　Supraspinous ligament
18. 硬膜外脂肪　Fat in epidural space
19. 黄韧带　Ligamenta flava
20. 骶正中嵴　Median sacral crest
21. 终丝　Filum terminale
22. 棘间韧带和棘间肌　Interspinous ligaments and muscles
23. L5 椎弓板　Lamina of vertebral arch L5 →
24. 骶岬　Promontory →

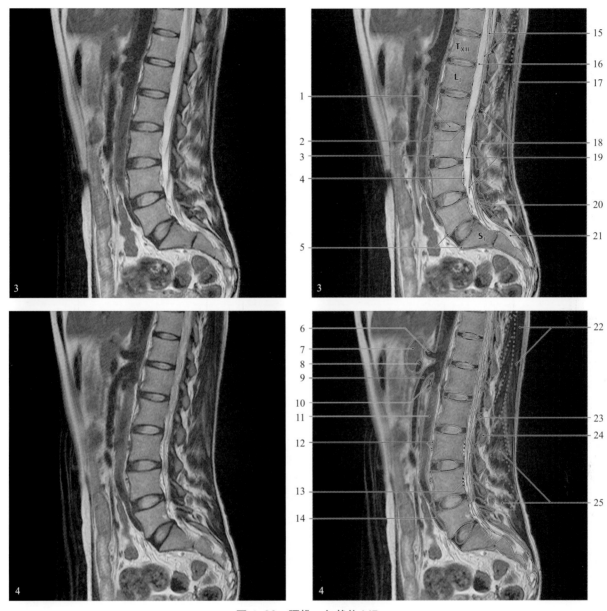

图 4-26　腰椎，矢状位 MR

1. L2/L3 椎间盘髓核　Nucleus pulposus L2/L3 ↔
2. 纤维环　Anulus fibrosus ↔
3. 椎体上下缘隆突　Ambitus eminens ↔
4. 后纵韧带　Posterior longitudinal ligament ←
5. 骶岬　Promontory ↔
6. 腹腔干　Celiac trunk →
7. 胰腺　Pancreas →
8. 门静脉　Portal vein →
9. 肠系膜上动脉　Superior mesenteric artery →
10. 左肾静脉　Left renal vein ↔
11. 主动脉　Aorta ↔
12. 腰动脉和腰静脉　Lumbar artery and vein →
13. 硬膜外间隙及椎内静脉丛　Epidural space with internal vertebral venous plexus

14. 左髂总静脉　Left common iliac vein ↔
15. 马尾　Cauda equina ←
16. 蛛网膜下腔及脑脊液　Subarachnoid space with liquor ←
17. 胸腰筋膜　Thoracolumbar fascia →
18. 黄韧带　Ligamenta flava →
19. 马尾神经　Rootlets（fila radicularia）↔
20. L5 椎弓板　Lamina of vertebral arch L5
21. 骶管　Sacral canal ←
22. 竖脊肌　Erector spinae →
23. L2 椎弓板　Lamina of vertebral arch L2
24. L2 下关节突　Inferior articular process of L2
25. 回旋肌和多裂肌　Rotator and multifidi muscles

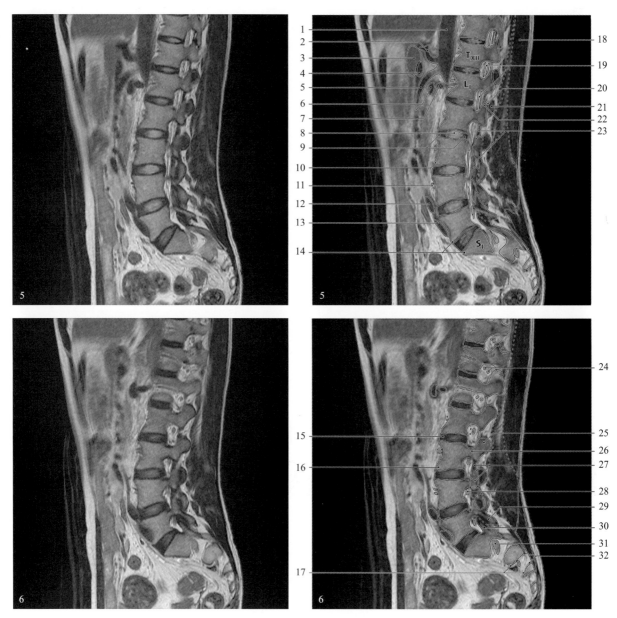

图 4-27 腰椎，矢状位 MR

1. 主动脉　Aorta ←
2. 腹腔干　Celiac trunk ←
3. 胰腺　Pancreas ←
4. 门静脉　Portal vein ←
5. 肠系膜上动脉　Superior mesenteric artery ←
6. 左肾静脉　Left renal vein ←
7. 左肾动脉　Left renal artery →
8. L2/L3 椎间盘髓核　Nucleus pulposus L2/L3 ←
9. 纤维环　Anulus fibrosus
10. 椎体上下缘隆突　Ambitus eminens ↔
11. 腰动脉和腰静脉　Lumbar artery and vein ↔
12. 右髂总动脉　Right common iliac artery →
13. 左髂总静脉　Left common iliac vein
14. 骶岬　Promontory ←
15. L2/L3 椎间盘　Intervertebral disc L2/L3
16. 椎体上下缘隆突　Ambitus eminens ↔
17. S2/S3 骶前孔　Anterior sacral foramen S2/S3

18. 竖脊肌　Erector spinae ↔
19. 马尾神经　Rootlets (fila radicularia) ←
20. L1/L2 关节突关节　Zygapophysial joint L1/L2
21. L1 下关节突　Inferior articular process L1
22. L2 上关节突　Superior articular process L2 ↔
23. 黄韧带　Ligamenta flava ←
24. 椎间孔及 T12 神经前根和后根　Ventral and dorsal root of spinal nerve T12 in intervertebral foramen
25. L3 上关节突　Superior articular process L3
26. L3 椎弓根　Pediculus of vertebral arch L3
27. L3 下关节突　Inferior articular process of L3
28. L4 神经和神经节　Spinal nerve and ganglion L4
29. L5 下关节突　Inferior articular process L5 →
30. S1 上关节突　Superior articular process S1 →
31. S1 神经节　Spinal ganglion S1
32. S2/S3 骶后孔　Posterior sacral foramen S2/S3

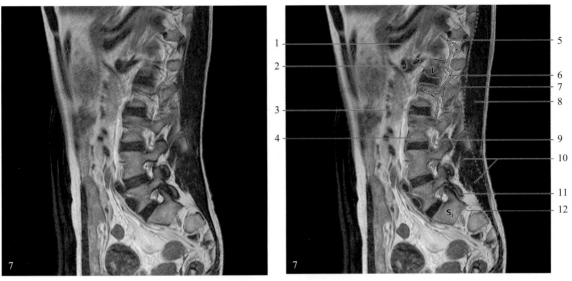

图 4-28　腰椎，矢状位 MR

1. 左肾动脉　Left renal artery ←
2. 左肾静脉　Left renal vein ←
3. L2/L3 椎间盘　Intervertebral disc L2/L3 ←
4. 椎体上下缘隆突　Ambitus eminens ←
5. 椎外静脉丛　External vertebral venous plexus
6. 椎间静脉　Intervertebral vein
7. L2 上关节突　Superior articular process L2
8. 竖脊肌　Erector spinae ←
9. L3 神经　Spinal nerve L3
10. 多裂肌　Multifidi muscles ←
11. L5 下关节突　Inferior articular process L5 ←
12. S1 上关节突　Superior articular process S1 ←

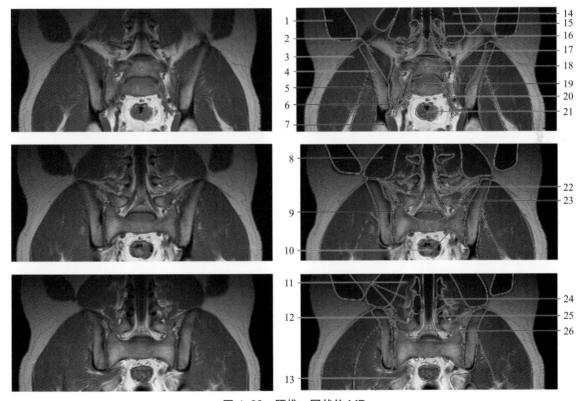

图 4-29　腰椎，冠状位 MR

从前到后，3 个断层图像

1. 腹壁肌　Abdominal wall muscles
2. 髂肌　Iliacus
3. 臀中肌　Gluteus medius
4. 髂骨翼　Ala of ilium
5. 臀小肌　Gluteus minimus
6. 髂内动脉和静脉　Internal iliac artery and vein
7. 坐骨　Ischium
8. 腰方肌　Quadratus lumborum
9. 骶髂关节　Sacroiliac joint
10. 骶骨翼　Ala of sacrum
11. 横突棘肌（多裂肌）　Transversospinal（multifidi）muscles
12. 髂腰韧带　Iliolumbar ligament
13. 梨状肌　Piriformis
14. 腰大肌　Psoas major
15. L3 椎弓根　Pedicle of 3rd lumbar vertebra
16. L4 椎弓根　Pedicle of 4th lumbar vertebra
17. L4 神经根　4th lumbar spinal nerve root
18. L5 椎体　5th lumbar vertebra（body）
19. L5/S1 椎间盘　Intervertebral disc L5/S1
20. 腰骶干　Lumbosacral trunk
21. 直肠　Rectum
22. L4 神经根　4th lumbar spinal nerve root
23. L5 神经根　5th lumbar spinal nerve root
24. 上、下关节突　Superior and inferior articular process
25. L5 关节突　Articular processes of L5
26. S1 神经根　1st sacral spinal nerve root

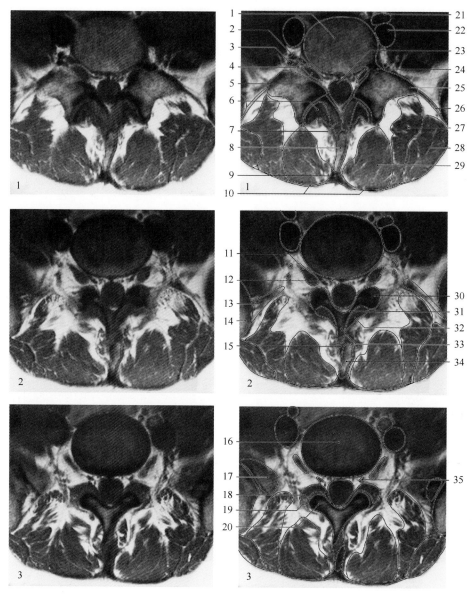

图 4-30　腰椎，L5~S1，斜轴位 MR

1. L5 椎体　Body of lumbar vertebra L5
2. 脊神经分支（L4 神经至腰骶干）　Branch from spinal nerve L4 to lumbosacral trunk
3. 髂腰动脉　Iliolumbar artery
4. L5 神经根（运动根）　Motor root of spinal nerve L5
5. L5 脊神经节　Spinal ganglion L5
6. L4 下关节突　Inferior articular process of L4
7. 黄韧带　Lig. flavum
8. L4 棘突　Spinous process of L4
9. 棘上韧带　Supraspinal ligament
10. 胸腰筋膜　Thoracolumbar fascia
11. L5 神经　Spinal nerve L5
12. 硬脊膜外间隙脂肪、血管　Epidural space with fat and vessels
13. 髂腰韧带　Iliolumbar ligament
14. 髂嵴　Iliac crest
15. 棘间肌和棘间韧带　Interspinal muscle and

ligament
16. L5/S1 椎间盘　Intervertebral disc L5/S1
17. 骶骨翼　Ala of sacrum
18. S1 上关节突　Superior articular process of S1
19. L5/S1 关节突关节　Zygapophysial joint L5/S1
20. L5 下关节突　Inferior articular process of L5
21. 髂总动脉　Common iliac artery
22. 髂总静脉　Common iliac vein
23. 硬脊膜囊内马尾　Cauda equina in dural sac
24. L5 椎弓根　Pedicle of vertebra L5
25. L5 横突　Transverse process of L5
26. 髂腰韧带　Iliolumbar ligament
27. 最长肌　Longissimus muscle
28. 髂肋肌　Iliocostalis muscle
29. 多裂肌　Multifidus

30. L5 下关节突基底　Base of inferior articular process of L5
31. L5 椎弓板　Lamina of vertebral arch L5
32. 黄韧带　Lig. flavum
33. L5 棘突　Spinous process of L5
34. L4 棘突　Spinous process of L4
35. 脊髓动脉和静脉　Spinal artery/vein

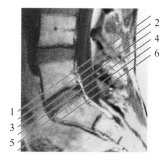

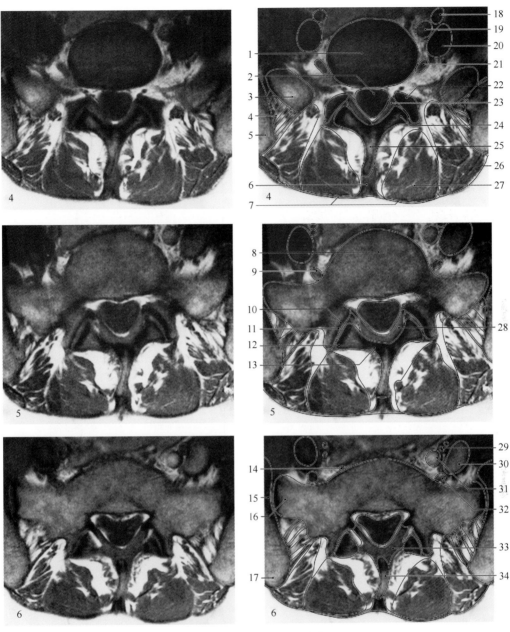

图 4-31　腰椎，L5~S1，斜轴位 MR

定位像见前一页

1. L5/S1 椎间盘　Intervertebral disc L5/S1
2. 硬脊膜囊内马尾　Cauda equina in dural sac
3. 骶骨翼　Ala of sacrum
4. 骶髂骨间韧带　Interosseous sacroiliac ligament
5. 髂骨　Iliac bone
6. 棘上韧带　Supraspinal ligament
7. 胸腰筋膜　Thoracolumbar fascia
8. S1 椎体　Body of vertebra S1
9. 腰骶干　Lumbosacral trunk
10. S1 上关节突　Superior articular process of S1
11. L5/S1 关节突关节　Zygapophysial joint L5/S1
12. L5 下关节突　Inferior articular process of L5
13. L5 椎弓板　Lamina of vertebral arch L5
14. 骶外侧动脉　Lateral sacral artery
15. 骶髂关节　Sacroiliac joint
16. 骶骨翼　Ala of sacrum
17. 髂后上棘　Posterior superior iliac spine

18. 髂外动脉　External iliac artery
19. 髂内动脉　Internal iliac artery
20. 髂总静脉　Common iliac vein
21. 腰骶干　Lumbosacral trunk
22. S1 上关节突　Superior articular process of S1
23. 黄韧带　Lig. flavum
24. L5 下关节突　Inferior articular process of L5
25. L5 棘突　Spinous process of L5
26. 最长肌　Longissimus muscle
27. 多裂肌　Multifidus muscle
28. 黄韧带　Lig. flavum
29. 髂内动脉分支　Internal iliac artery branches
30. 髂外静脉　External iliac vein
31. 髂内静脉　Internal iliac vein
32. 腰骶干　Lumbosacral trunk
33. 黄韧带　Lig. flavum
34. L5 棘突　Spinous process of L5

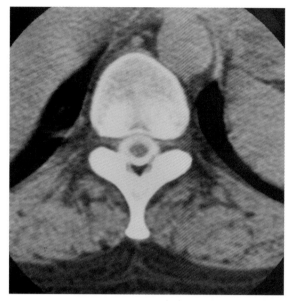

图 4-32 胸椎，横断位 CT，脊髓造影

1. T11 椎体（下终板） Body of thoracic vertebra Th 11（lower end）
2. 椎间孔 Intervertebral foramen
3. 黄韧带 Lig. flavum
4. 椎弓板 Lamina of vertebral arch
5. 棘突 Spinous process
6. 主动脉 Aorta
7. 脊髓 Spinal cord
8. 充满对比剂的蛛网膜下腔 Subarachnoid space with contrast agent
9. 硬脊膜内脊神经和神经节 Spinal nerve and ganglion in dural pouch
10. 硬脊膜外间隙及脂肪 Epidural space with fat

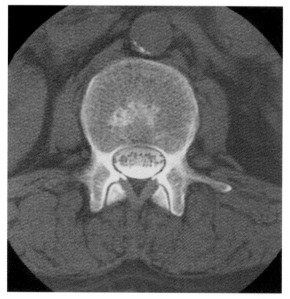

图 4-33 腰椎，横断位 CT，脊髓造影

1. L3 椎体 Body of vertebra L3
2. 硬脊膜外间隙 Epidural space
3. 马尾 Cauda equina
4. 充满对比剂的蛛网膜下腔 Subarachnoid space with contrast agent
5. 黄韧带 Lig. flavum
6. 主动脉（局部钙化） Aorta（with calcification）
7. 腰大肌 Psoas major
8. 椎弓根 Pedicle of vertebral arch
9. 横突 Transverse process of vertebra
10. L3 上关节突 Superior articular process of L3
11. 乳头突 Mamillary process
12. L2/L3 关节突关节 Zygapophysial joint L2/L3
13. L2 下关节突 Inferior articular process of L2

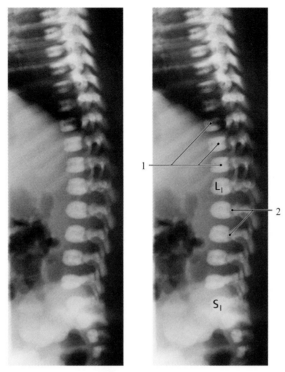

图 4-34　胸腰椎，新生儿，侧位 X 线片

1. 椎体骨化中心尚未完全融合　Yet incomplete fusion of ossification centers in vertebral body
2. 椎弓和椎体软骨联合　Synchondrosis between arch and body of vertebra（neurocentral synchondrosis）

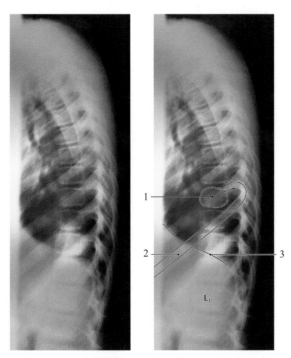

图 4-35　胸腰椎，12 岁儿童，侧位 X 线片

1. T9 椎体，终板环状骨化中心尚未出现　Body of vertebra Th Ⅸ. Annular ossification center of end plate has not yet appeared
2. 第九肋骨　Ninth rib
3. 膈　Diaphragm

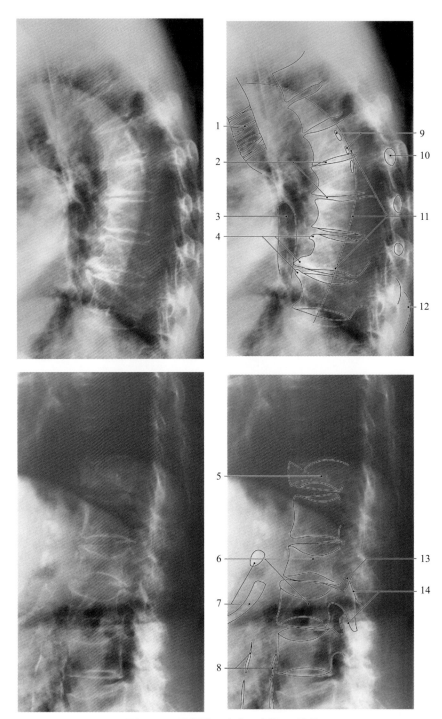

图 4-36 胸腰椎，老年，侧位 X 线片

1. 气管（伴软骨钙化） Trachea with calcified cartilages
2. 椎间盘（变薄） Intervertebral disc（reduced thickness）
3. 食管及食管内气体 Esophagus with air
4. 骨刺 Osteophytes
5. 椎体塌陷 Collapsed body of vertebra
6. 椎体中部压缩/骨折 Vertebral bodies with central compression/fracture
7. 钙化的肋软骨 Calcified costal cartilage

8. 腹主动脉（伴钙化） Abdominal aorta（calcified）
9. 胸主动脉钙化斑 Calcifications in thoracic aorta
10. 横突（尖） Transverse process（tip）
11. 胸主动脉（后壁）延长 Thoracic aorta（posterior wall），elongated
12. 肋骨 Rib
13. 椎间孔（变窄） Intervertebral foramen（narrowed）
14. 关节突关节半软骨下硬化（关节炎征象） Zygapophysial（facet）joints with subchondral sclerosis（sign of arthrosis）

第五章

头

第一节　颅　骨

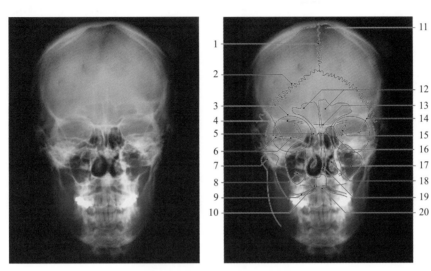

图 5-1　颅骨，前后位 X 线片

1. 矢状缝　Sagittal suture
2. 人字缝　Lambdoid suture
3. 眶上缘　Supra-orbital margin
4. 蝶骨小翼　Lesser wing of sphenoid bone
5. 垂体窝　Hypophysial fossa
6. 岩骨嵴（颞骨岩部上缘）Crista pyramidis（upper edge of petrous bone）
7. 下颌头　Head of mandible
8. 寰枕关节　Atlanto-occipital joint
9. 外侧寰枢关节　Lateral atlanto-axial joint
10. 枕鳞　Squama occipitalis
11. 颗粒小凹　Granular foveola
12. 额窦　Frontal sinus
13. 蝶轭　Jugum sphenoidale
14. 无名线（放射学术语）（蝶骨大翼切线位）Innominate line（radiology term）（tangential view of greater wing of sphenoid bone）
15. 眶上裂　Superior orbital fissure
16. 筛骨气房　Ethmoidal air cells
17. 上颌窦　Maxillary sinus
18. 下鼻甲　Inferior nasal concha
19. 鼻中隔　Nasal septum
20. 枢椎齿状突　Dens axis

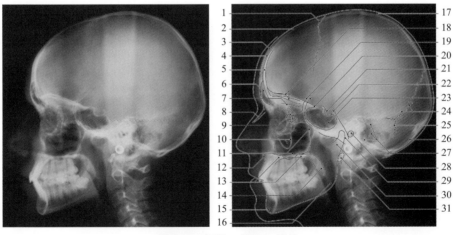

图 5-2　颅骨，侧位 X 线片

1. 冠状缝　Coronal suture
2. 额骨　Frontal bone
3. 颅骨外板　Outer table of calvaria
4. 板障　Diploë
5. 颅骨内板　Inner table of calvaria
6. 额窦　Frontal sinus
7. 筛板　Cribriform plate
8. 鼻骨　Nasal bone
9. 筛骨气房　Ethmoidal air cells
10. 上颌骨颧突　Zygomatic process of maxilla
11. 上颌窦　Maxillary sinus
12. 鼻前棘　Anterior nasal spine
13. 硬腭　Hard palate
14. 悬雍垂　Uvula
15. 颏隆突　Mental protuberance
16. 下颌角　Angle of mandible
17. 顶骨　Parietal bone
18. 额骨眶板　Orbital plates of frontal bone
19. 蝶骨大翼　Greater wings of sphenoid bone
20. 蝶轭　Jugum sphenoidale
21. 垂体窝　Hypophysial fossa
22. 鞍背　Dorsum sellae
23. 蝶窦　Sphenoidal sinus
24. 人字缝　Lambdoid suture
25. 枕乳缝　Occipitomastoid suture
26. 枕骨鳞部　Squamous part of occipital bone
27. 乳突气房　Mastoid air cells
28. 外耳道　External acoustic meatus
29. 斜坡　Clivus
30. 下颌颈　Mandibular neck
31. 寰椎前弓　Anterior arch of atlas

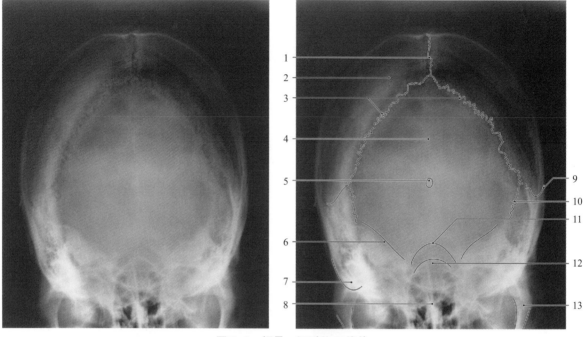

图 5-3　颅骨，汤氏位 X 线片

1. 矢状缝　Sagittal suture
2. 顶骨　Parietal bone
3. 人字缝　Lambdoid suture
4. 枕骨鳞部　Squamous part of occipital bone
5. 松果体（钙化）　Pineal gland（calcified）
6. 颞骨岩部　Petrous part of temporal bone
7. 乳突　Mastoid process

8. 鼻中隔　Nasal septum
9. 鳞状缝　Squamosal suture
10. 枕乳缝　Occipitomastoid suture
11. 枕骨大孔　Foramen magnum
12. 蝶窦　Sphenoidal sinus
13. 下颌颈　Mandibular neck

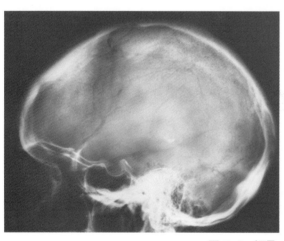

图 5-4　颅骨，老年，侧位 X 线片

1. 颗粒小凹　Granular foveolae
2. 脑膜中动脉沟　Grooves for branches of middle meningeal artery
3. 板障静脉　Diploic veins
4. 松果体（钙化）　Pineal gland（calcified）

5. 人字缝　Lambdoid suture
6. 枕内隆突　Internal occipital protuberance
7. 颞骨气房　Air cells in temporal bone

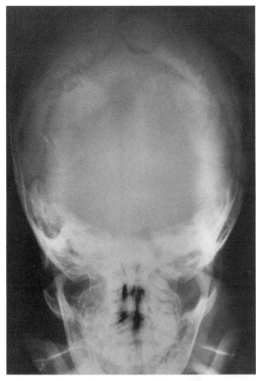

图 5-5　颅骨，5 个月儿童，前后位、倾斜投照 X 线片

1. 顶间骨（印加骨）Interparietal bone（Inca bone）
2. 前囟　Anterior fontanelle
3. 人字缝　Lambdoid suture
4. 矢状缝　Sagittal suture
5. 乳突囟　Mastoid fontanelle
6. 人字缝缝骨　Sutural（Wormian）bones in lambdoid suture
7. 冠状缝　Coronal suture

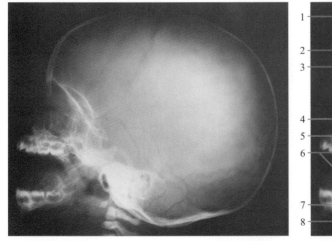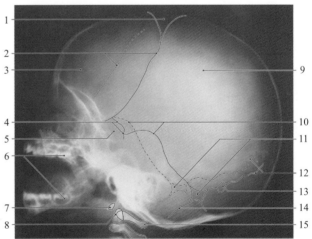

图 5-6　颅骨，5 个月儿童，侧位 X 线片

1. 前囟　Anterior fontanelle
2. 冠状缝　Coronal suture
3. 额骨　Frontal bone
4. 翼点（蝶囟）Pterion（sphenoidal fontanelle）
5. 蝶骨大翼　Greater wing of sphenoid bone
6. 乳牙　Deciduous teeth
7. 寰椎前弓　Anterior arch of atlas
8. 枢椎齿状突　Dens axis
9. 顶骨　Parietal bone
10. 鳞状缝　Squamosal sutures
11. 乳突　Mastoid fontanelles
12. 人字缝　Lambdoid suture
13. 缝骨　Sutural bone
14. 枕乳缝　Occipitomastoid suture
15. 寰椎后弓　Posterior arch of atlas

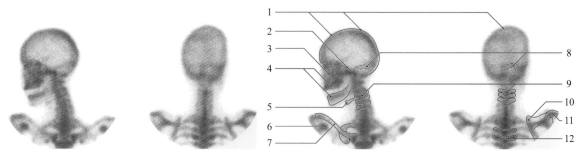

图 5-7　颅骨，侧位和后位像，^{99m}**锝 - 亚甲基二膦酸盐，骨显像**

1. 颅盖　Calvaria
2. 颅底　Base of skull
3. 面骨　Facial skeleton
4. 上颌骨牙槽突和下颌骨牙槽部
　 Alveolar process of maxilla and alveolar
　 part of mandible
5. 舌骨　Hyoid bone
6. 喙突　Coracoid process
7. 锁骨　Clavicle
8. 横窦和乙状窦　Transverse and sigmoid
　 sinus
9. 颈椎　Cervical vertebra
10. 肩胛骨上角　Superior angle of scapula
11. 肩峰　Acromion
12. 胸椎　Thoracic vertebra

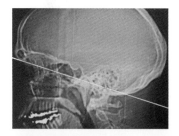

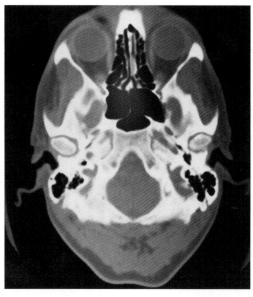

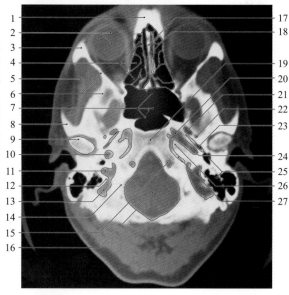

图 5-8　颅底，横断位 CT

1. 额骨鼻棘　Nasal spine of frontal bone
2. 眼球　Eyeball
3. 颧骨额突　Frontal process of zygomatic
　 bone
4. 筛骨气房　Ethmoidal air cells
5. 颞窝　Temporal fossa
6. 蝶骨大翼　Greater wing of sphenoid bone
7. 蝶窦　Sphenoidal sinus
8. 颞骨颧突　Zygomatic process of temporal
　 bone
9. 下颌头　Head of mandible
10. 颈动脉管，第一部分　Carotid canal,
　 first part
11. 颈静脉孔，颈静脉内突后方　Jugular
　 foramen, posterior to intrajugular process
12. 颈静脉孔后缘　Posterior border of jugular
　 foramen
13. 乙状窦　Sigmoid sinus
14. 枕骨侧部　Lateral part of occipital bone
15. 舌下神经管　Hypoglossal canal
16. 枕骨大孔　Foramen magnum
17. 鼻中隔　Nasal septum
18. 鼻腔　Nasal cavity
19. 蝶骨体　Body of sphenoid bone
20. 破裂孔　Foramen lacerum
21. 卵圆孔　Foramen ovale
22. 棘孔　Foramen spinosum
23. 蝶岩裂 / 咽鼓管　Sphenopetrous fissure/
　 Eustachian tube
24. 颈动脉管，第二部分　Carotid canal,
　 second part
25. 颞骨气房　Air cells in temporal bone
26. 岩骨尖　Apex of petrous bone
27. 岩枕裂　Petro-occipital fissure

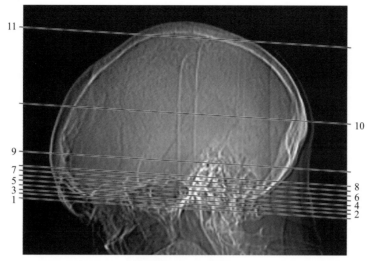

图 5-9　颅骨定位像

线 1~11 是下述 CT 横断位骨窗图像的扫描层面，相应横断位脑窗图像在第 6 章脑部页。颅骨内有多个含气空腔

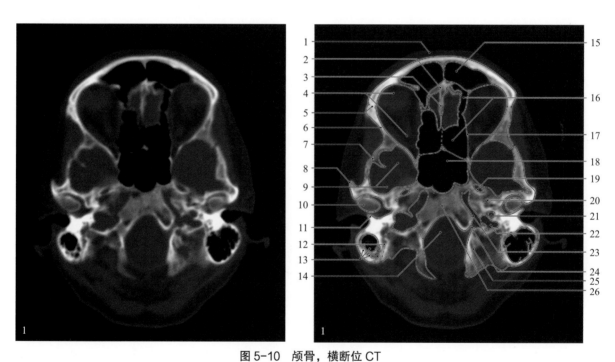

图 5-10　颅骨，横断位 CT

1. 额骨鳞部（额鳞）Squamous part of frontal bone →
2. 额嵴　Frontal crest →
3. 鸡冠　Crista galli →
4. 眼眶　Orbit →
5. 蝶额缝　Sphenofrontal suture →
6. 蝶骨大翼　Greater wing of sphenoidal bone →
7. 蝶鳞缝　Sphenosquamous suture →
8. 颞骨颧突　Zygomatic process of temporal bone
9. 中颅窝　Middle cranial fossa →

10. 下颌头（在下颌窝内）Head of mandible in mandibular fossa →
11. 颞骨鼓部　Tympanic part of temporal bone
12. 枕乳缝　Occipitomastoid suture →
13. 乳突（含气房）Mastoid process（with air cells）→
14. 枕骨大孔　Foramen magnum →
15. 额窦　Frontal sinus →
16. 筛骨气房　Ethmoidal air cells →
17. 眶板（筛骨纸板）Orbital plate（lamina papyracea）

18. 蝶窦　Sphenoidal sinus →
19. 卵圆孔　Foramen ovale
20. 棘孔　Foramen spinosum
21. 颈动脉管　Carotid canal →
22. 颈静脉孔　Jugular foramen →
23. 岩枕软骨结合　Petrooccipital synchondrosis →
24. 舌下神经管　Hypoglossal canal →
25. 枕骨侧部　Lateral part of occipital bone
26. 斜坡（枕骨基底部）Clivus（basilar part of occipital bone）

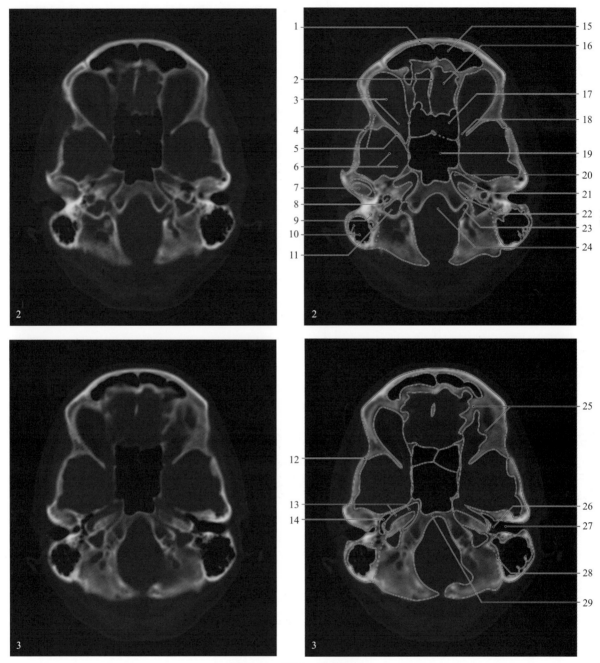

图 5-11 颅骨，横断位 CT

定位像见图 5-9

1. 额骨鳞部（额鳞） Squamous part of frontal bone ↔

2. 鸡冠 Crista galli ↔

3. 眼眶 Orbit ←

4. 蝶鳞缝 Sphenosquamous suture ↔

5. 蝶骨大翼 Greater wing of sphenoidal bone ↔

6. 中颅窝 Middle cranial fossa ↔

7. 下颌头（在下颌窝内） Head of mandible in mandibular fossa ←

8. 颈动脉管 Carotid canal ↔

9. 面神经管 Facial canal →

10. 乳突（含气房） Mastoid process（with air cells）↔

11. 颈静脉孔 Jugular foramen ↔

12. 蝶鳞缝 Sphenosquamous suture ↔

13. 颈动脉管（颞骨岩部段） Carotid canal（in petrous part of temporal bone）↔

14. 肌咽鼓管 Musculotubal canal ←

15. 额窦 Frontal sinus ↔

16. 前颅窝 Anterior cranial fossa ↔

17. 筛骨气房 Ethmoidal air cells ↔

18. 眶上裂 Superior orbital fissure →

19. 蝶窦 Sphenoidal sinus ↔

20. 破裂孔 Foramen lacerum →

21. 蝶岩软骨结合 Sphenopetrous synchondrosis

22. 岩枕软骨结合 Petrooccipital synchondrosis ↔

23. 舌下神经管 Hypoglossal canal ←

24. 枕骨大孔 Foramen magnum ←

25. 额骨眶部 Orbital part of frontal bone →

26. 鼓室 Tympanic cavity →

27. 外耳道 External acoustic meatus →

28. 枕乳缝 Occipitomastoid suture ↔

29. 斜坡（蝶骨体） Clivus（body of sphenoidal bone）←

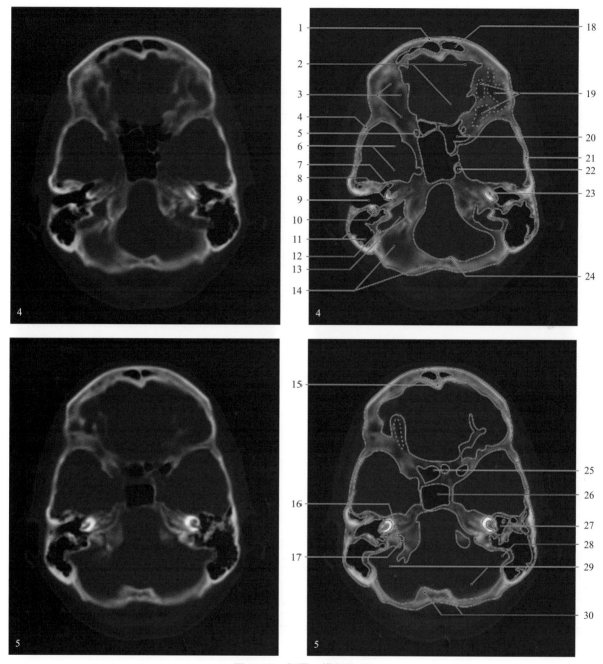

图 5-12 颅骨，横断位 CT

定位像见图 5-9

1. 额骨鳞部（额鳞） Squamous part of frontal bone ←→
2. 前颅窝 Anterior cranial fossa ←→
3. 额骨眶部 Orbital part of frontal bone ←
4. 蝶鳞缝 Sphenosquamous suture ←→
5. 视神经管 Optic canal
6. 中颅窝 Middle cranial fossa ←→
7. 肌咽鼓管 Musculotubal canal ←
8. 中耳鼓岬 Promontory（of middle ear）
9. 外耳道 External acoustic meatus ←
10. 面神经管 Facial canal ←→
11. 乳突（含气房） Mastoid process（with air cells）←→

12. 乙状窦沟 Groove for sigmoid sinus →
13. 颈静脉孔 Jugular foramen ←
14. 枕骨鳞部 Squamous part of occipital bone →
15. 额嵴 Frontal crest ←→
16. 耳蜗导水管（外淋巴管） Cochlear canaliculus（for perilymphatic duct）
17. 岩下窦沟 Grove for inferior petrosal sinus
18. 额窦 Frontal sinus ←→
19. 脑回压迹 Impressions of cerebral gyri
20. 筛骨气房 Ethmoidal air cells ←→
21. 颞骨鳞部 Squamous part of temporal

bone ←→
22. 颈动脉管 Carotid canal ←
23. 耳蜗 Cochlea →
24. 枕内嵴 Internal occipital crest →
25. 筛骨气房 Ethmoidal air cells ←
26. 蝶窦 Sphenoidal sinus ←→
27. 鼓室 Tympanic cavity ←→
28. 乙状窦沟 Groove for sigmoid sinus ←→
29. 后颅窝 Posterior cranial fossa →
30. 枕内隆突 Internal occipital protuberance →

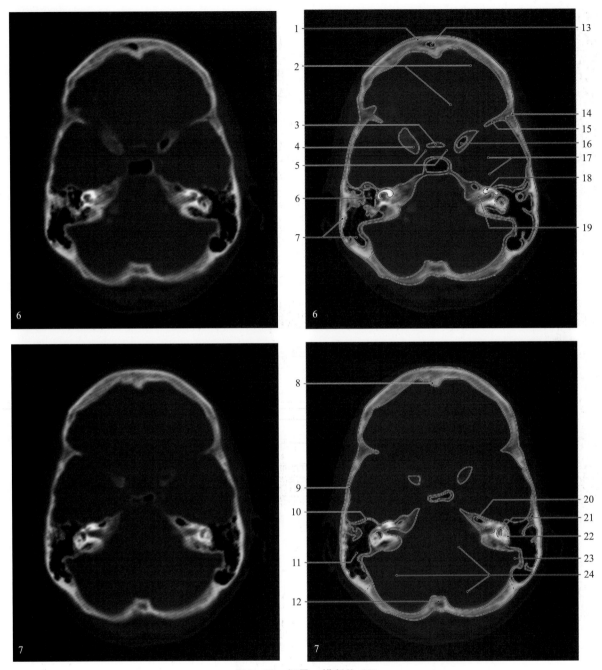

图 5-13　颅骨，横断位 CT

定位像见图 5-9

1. 额骨鳞部（额鳞）　Squamous part of frontal bone ↔
2. 前颅窝　Anterior cranial fossa ↔
3. 蝶鞍（前缘）　Sella turcica（anterior rim）
4. 前床突　Anterior clinoid process →
5. 垂体窝　Hypophysial fossa
6. 鼓室　Tympanic cavity ↔
7. 乳突（含气房）　Mastoid process（with air cells）→
8. 额嵴　Frontal crest ↔

9. 颞骨鳞部　Squamous part of temporal bone ↔
10. 鼓室盖　Tegmen tympani →
11. 乳突窦　Mastoid antrum →
12. 枕内嵴　Internal occipital crest ↔
13. 额窦　Frontal sinus ←
14. 蝶额缝　Sphenofrontal suture
15. 蝶骨小翼　Lesser wing of sphenoidal bone ←
16. 前床突(伴气房)　Anterior clinoid process

（with air cell）→
17. 中颅窝　Middle cranial fossa ↔
18. 耳蜗　Cochlea ←
19. 内听道　Internal acoustic meatus →
20. 岩骨气房　Air cell in petrous bone
21. 前庭（内耳）　Vestibulum（of inner ear）
22. 外侧半规管　Lateral semicircular canal
23. 乙状窦沟　Groove for sigmoid sinus ↔
24. 后颅窝　Posterior cranial fossa ↔

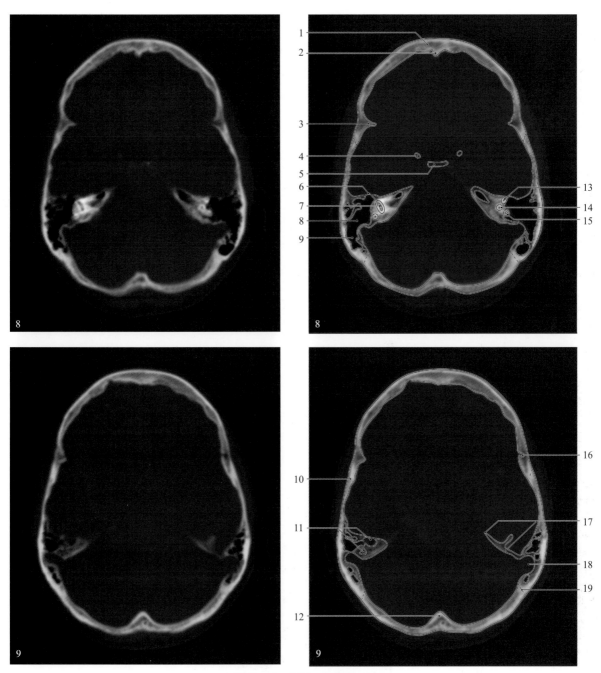

图 5-14　颅骨，横断位 CT

定位像见图 5-9

1. 额骨鳞部（额鳞）　Squamous part of frontal bone ↔
2. 额嵴　Frontal crest ←
3. 蝶骨小翼　Lesser wing of sphenoidal bone ←
4. 前床突　Anterior clinoid process ←
5. 鞍背　Dorsum sellae ←
6. 鼓室盖　Tegmen tympani ←
7. 前半规管　Anterior semicircular canal
8. 乳突窦　Mastoid antrum ←
9. 乳突（含气房）　Mastoid process（with air cells）←
10. 冠状缝　Coronal suture →
11. 颞骨岩部（伴气房）　Petrous part of temporal bone（with air

cells）←
12. 枕内嵴　Internal occipital crest ←
13. 前半规管（壶腹脚）　Anterior semicircular canal（ampullar limb）
14. 前、后半规管总脚　Common limb of anterior and posterior
semicircular canal
15. 后半规管（壶腹脚）　Posterior semicircular canal（ampullar limb）
16. 脑膜中动脉沟　Groove for middle meningeal artery →
17. 岩骨上缘（锥嵴）　Superior rim of petrous bone（crista pyramidis）
18. 乙状窦沟　Groove for sigmoid sinus ←
19. 人字缝　Lambdoid suture ↔

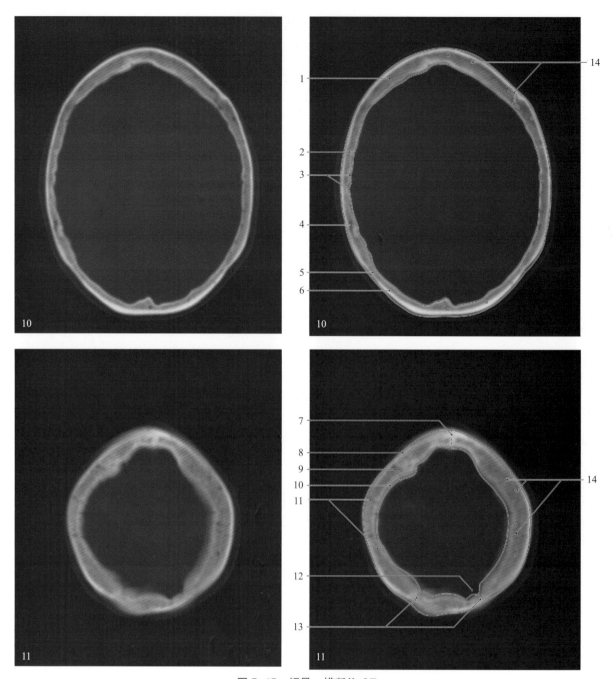

图 5-15　颅骨，横断位 CT

定位像见图 5-9

1. 额骨（鳞部）　Frontal bone (squamous part) ←
2. 冠状缝　Coronal suture ←
3. 脑膜中动脉沟　Grooves for branches of middle meningeal artery ←
4. 顶骨　Parietal bone →
5. 人字缝　Lambdoid suture ↔
6. 枕骨（鳞部）　Occipital bone (squamous part) ↔
7. 矢状缝　Sagittal suture

8. 颅骨外板　External table of calvaria
9. 板障　Diploë
10. 颅骨内板　Internal table of calvaria
11. 顶骨　Parietal bone ←
12. 颗粒小凹　Granular foveola
13. 人字缝　Lambdoid suture ←
14. 板障静脉　Diploic veins

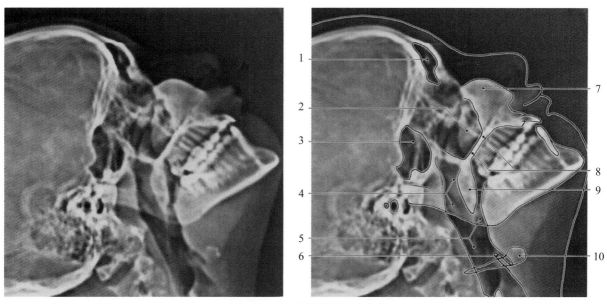

图 5-16　头，冠状位 CT 定位像

1. 额窦　Frontal sinus	6. 会厌　Epiglottis
2. 上颌窦　Maxillary sinus	7. 上颌骨额突　Frontal process of maxilla
3. 蝶窦　Sphenoidal sinus	8. 硬腭　Hard palate
4. 鼻咽　Nasal part of pharynx	9. 软腭　Soft palate
5. 口咽　Oral part of pharynx	10. 舌骨　Hyoid bone

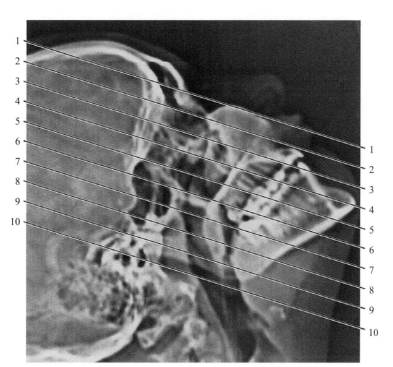

图 5-17　头，冠状位 CT 定位像

线 1~10 是下述 CT 冠状位图像的连续扫描层面（10mm 层厚）。体位：俯卧位伴颈部过伸

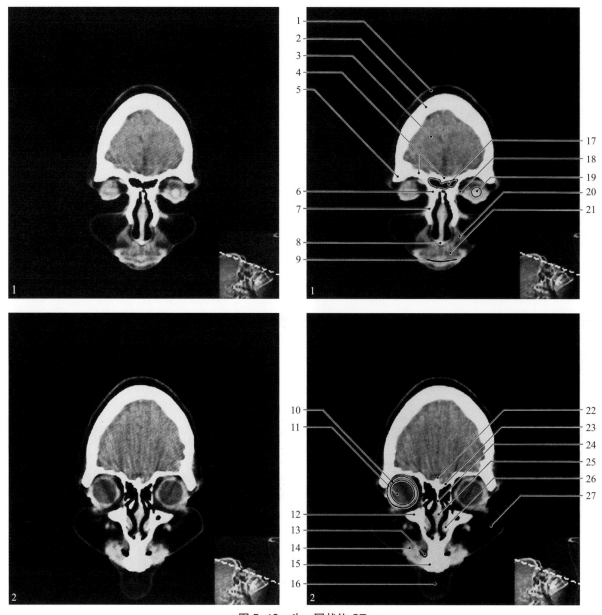

图 5-18　头，冠状位 CT

定位像见图 5-17

1. 头皮　Scalp
2. 额骨鳞部（额鳞）　Squamous part of frontal bone
3. 额叶　Frontal lobe
4. 额骨眶板　Orbital plate of frontal bone
5. 额骨颧突　Zygomatic process of frontal bone
6. 额骨鼻棘　Nasal spine of frontal bone
7. 上颌骨额突　Frontal process of maxilla
8. 鼻前棘　Anterior nasal spine
9. 口裂　Oral fissure
10. 巩膜　Sclera
11. 玻璃体　Vitreous body
12. 上颌体　Body of maxilla
13. 口腔前庭内气体　Air in vestibule of mouth
14. 口轮匝肌　Orbicularis oris

15. 上切牙　Upper incisor teeth
16. 颏　Chin
17. 额窦　Frontal sinus
18. 睑内侧韧带　Medial palpebral ligament
19. 晶状体　Lens
20. 提上唇肌　Levator labii superioris
21. 上唇　Upper lip
22. 鸡冠　Crista galli
23. 筛板　Cribriform plate
24. 筛骨垂直板　Perpendicular plate of ethmoid bone
25. 鼻中隔软骨　Cartilage of nasal septum
26. 下鼻甲　Inferior nasal concha
27. 面颊　Cheek

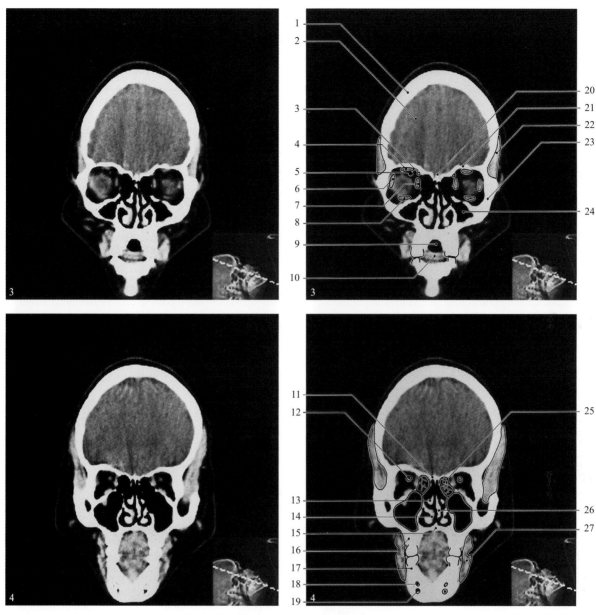

图 5-19 头，冠状位 CT

定位像见图 5-17

1. 额骨鳞部（额鳞） Squamous part of frontal bone
2. 额叶 Frontal lobe
3. 上斜肌 Obliquus superior
4. 上直肌和上睑提肌 Rectus superior, and levator palpebrae
5. 眼动脉，或眶上静脉 Ophthalmic artery, or superior orbital vein
6. 外直肌 Rectus lateralis
7. 内直肌 Rectus medialis
8. 下直肌 Rectus inferior
9. 口腔内气体 Air in oral cavity
10. 舌尖 Apex of tongue
11. 筛板 Cribriform plate
12. 视神经 Optic nerve
13. 中鼻甲 Middle nasal concha
14. 下鼻甲 Inferior nasal concha

15. 硬腭 Hard palate
16. 上颌骨牙槽突 Alveolar process of maxilla
17. 下颌骨牙槽部 Alveolar part of mandible
18. 颏孔 Mental foramen
19. 下颌骨髓腔 Marrow cavity of mandible
20. 鸡冠 Crista galli
21. 额骨眶板 Orbital plate of frontal bone
22. 颞肌 Temporalis muscle
23. 颧骨 Zygomatic bone
24. 上颌窦 Maxillary sinus
25. 筛骨气房 Ethmoidal air cells
26. 鼻中隔 Nasal septum
27. 颊肌 Buccinator

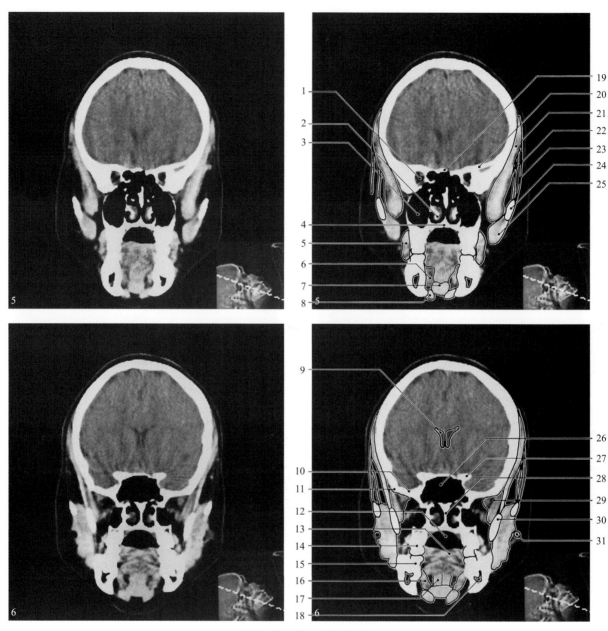

图 5-20　头，冠状位 CT

定位像见图 5-17

1. 眶尖　Apex of orbita
2. 下鼻甲　Inferior nasal concha
3. 上颌窦　Maxillary sinus
4. 硬腭　Hard Palate
5. 颊肌　Buccinator
6. 舌下区　Sublingual region
7. 颏舌骨肌　Geniohyoideus
8. 二腹肌，前腹　Digastricus, anterior belly
9. 侧脑室　Lateral ventricle
10. 蝶骨大翼　Greater wing of sphenoid bone
11. 颞下嵴　Infratemporal crest
12. 口腔　Oral cavity
13. 舌　Tongue
14. 上磨牙　Upper molar tooth
15. 下磨牙　Lower molar tooth
16. 下颌舌骨肌　Mylohyoideus

17. 颏舌肌　Genioglossus
18. 下颌骨髓腔 / 下颌管　Marrow cavity of mandible/ mandibular canal
19. 蝶轭　Jugum sphenoidale
20. 蝶骨小翼　Lesser wing of sphenoid bone
21. 颞肌　Temporalis muscle
22. 颞筋膜　Temporal fascia
23. 帽状腱膜　Galea aponeurotica
24. 颧弓　Zygomatic arch
25. 咬肌　Masseter
26. 蝶窦　Sphenoidal sinus
27. 前床突　Anterior clinoid process
28. 犁骨　Vomer
29. 翼外肌　Lateral pterygoid muscle
30. 下颌骨冠突　Coronoid process of mandible
31. 腮腺管　Parotid duct

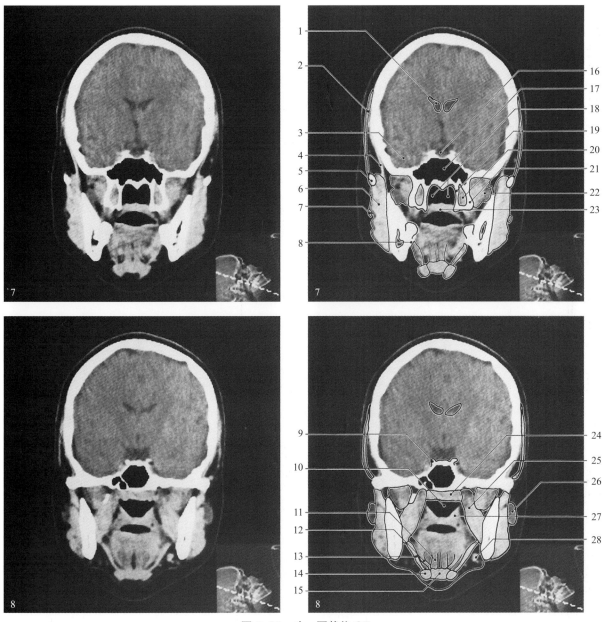

图 5-21 头，冠状位 CT

定位像见图 5-17

1. 侧脑室　Lateral ventricle of brain
2. 帽状腱膜　Galea aponeurotica
3. 颞叶　Temporal lobe
4. 颞肌（肌腱）　Temporalis（tendon）
5. 颧弓　Zygomatic arch
6. 咬肌　Masseter
7. 腮腺管　Parotid duct
8. 下颌舌骨线　Mylohyoid line
9. 后床突　Posterior clinoid process
10. 鼻咽　Nasal part of pharynx
11. 颏舌肌　Genioglossus
12. 舌骨舌肌　Hyoglossus
13. 下颌舌骨肌　Mylohyoideus
14. 二腹肌，前腹　Digastricus, anterior belly

15. 颏舌骨肌　Geniohyoideus
16. 垂体窝　Hypophyseal fossa
17. 蝶窦　Sphenoidal sinus
18. 后鼻孔　Choanae
19. 翼突内侧板　Medial pterygoid plate
20. 翼窝　Pterygoid fossa
21. 翼突外侧板　Lateral pterygoid plate
22. 翼外肌　Lateral pterygoid muscle
23. 软腭　Soft palate
24. 长头肌　Longus capitis
25. 翼内肌　Medial pterygoid muscle
26. 副腮腺　Accessory parotid gland
27. 腭提肌　Levator veli palatini
28. 颌下淋巴结　Submandibular lymph node

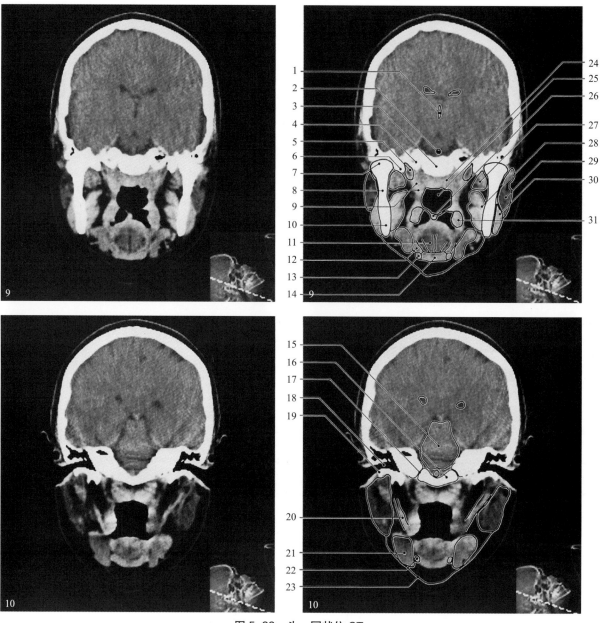

图 5-22 头，冠状位 CT

定位像见图 5-17

1. 第三脑室 Third ventricle
2. 基底动脉 Basilary artery
3. 蝶骨体 Body of sphenoid bone
4. 颞骨岩部 Petrous part of temporal bone
5. 咽鼓管 Auditory tube
6. 蝶骨棘 Spine of sphenoid bone
7. 下颌头 Head of mandible
8. 下颌颈 Neck of mandible
9. 腭提肌和腭帆张肌 Levator and tensor veli palatini
10. 下颌角 Angle of mandible
11. 颏舌肌 Genioglossus
12. 舌骨舌肌 Hyoglossus
13. 二腹肌，前腹 Digastricus, anterior belly
14. 颏舌骨肌 Geniohyoideus
15. 脑干 Brain stem
16. 枕骨基底部 Basilar part of occipital bone
17. 岩枕裂 Petro-occipital fissure
18. 外耳道 External acoustic meatus
19. 颞骨鼓部 Tympanic part of temporal bone
20. 茎突舌骨肌 Styloglossus
21. 下颌下腺 Submandibular gland
22. 二腹肌（肌腱） Digastricus（tendon）
23. 颈阔肌 Platysma
24. 头长肌 Longus capitis
25. 鼻咽 Nasal part of pharynx
26. 悬雍垂 Uvula
27. 翼外肌 Lateral pterygoid muscle
28. 翼内肌 Medial pterygoid muscle
29. 腮腺 Parotid gland
30. 咬肌 Masseter
31. 腭扁桃体 Palatine tonsil

第二节 耳

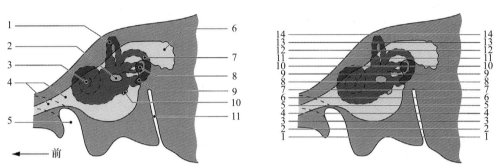

图 5-23 岩骨，横断位 CT 定位像

线 1~14 是下述 CT 图像的连续扫描层面，层厚 3mm

1. 前半规管 Anterior semicircular canal
2. 前庭窗 Fenestra vestibuli
3. 耳蜗 Cochlea
4. 咽鼓管 Auditory tube
5. 颈动脉管 Carotid canal
6. 乳突窦 Mastoid antrum
7. 后半规管 Posterior semicircular canal
8. 外半规管 Lateral semicircular canal
9. 锥突 Pyramidal process
10. 蜗窗 Fenestra cochleae
11. 面神经管 Facial canal

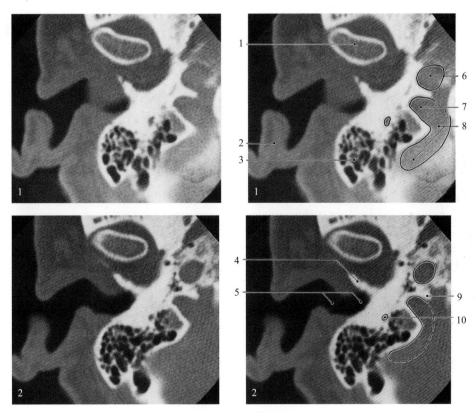

图 5-24 耳，横断位 CT

层面位置见图 5-23 所示

1. 下颌头 Head of mandible
2. 耳郭 Auricle
3. 乳突（含气房）Mastoid process（with air cells）
4. 颞骨鼓部 Tympanic part of temporal bone
5. 外耳道 External acoustic meatus
6. 颈动脉管 Carotid canal
7. 颈内静脉球 Bulb of internal jugular vein
8. 乙状窦 Sigmoid sinus
9. 颈静脉内突 Intrajugular process
10. 面神经管 Facial canal

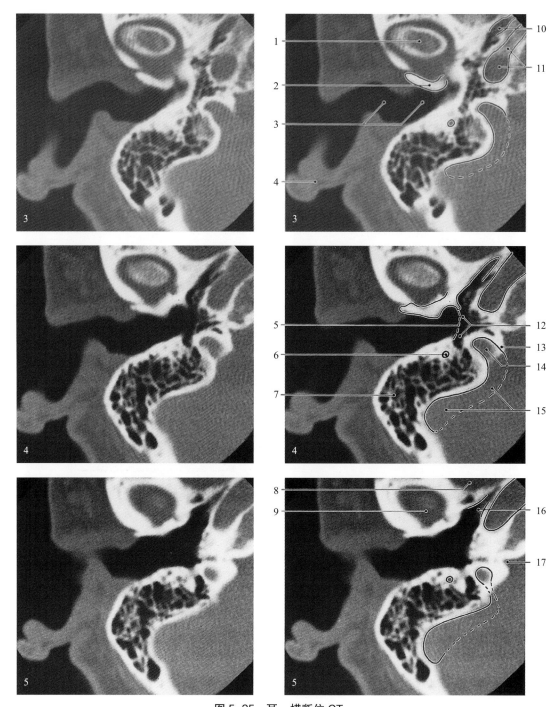

图 5-25 耳，横断位 CT

3~5 层面位置见图 5-23 所示

1. 下颌头 Head of mandible
2. 颞骨鼓部 Tympanic part（plate）of temporal bone
3. 外耳道 External acoustic meatus
4. 耳郭 Auricle
5. 鼓膜 Tympanic membrane
6. 面神经管 Facial canal
7. 乳突（含气房） Mastoid process（with air cells）
8. 中颅窝 Middle cranial fossa
9. 颞下颌关节的关节盘 Articular disc of temporomandibular joint

10. 咽鼓管 Auditory tube
11. 颈动脉管 Carotid canal
12. 鼓室 Tympanic cavity
13. 颈静脉内突 Intrajugular process
14. 颈内静脉球 Bulb of internal jugular vein
15. 乙状窦 Sigmoid sinus
16. 咽鼓管鼓室口 Tympanic ostium of auditory tube
17. 耳蜗导水管（外淋巴管） Aperture of cochlear canaliculus（perilymphatic duct）

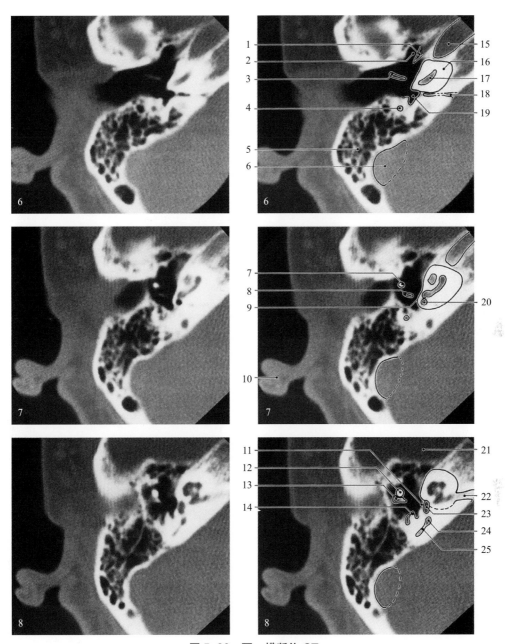

图 5-26 耳，横断位 CT

6~8 层面位置见图 5-23 所示

1. 鼓膜张肌　Tensor tympani muscle
2. 咽鼓管鼓室口　Tympanic ostium of auditory tube
3. 锤骨柄　Manubrium of malleus
4. 面神经管　Facial canal
5. 乳突内气房　Air cells in mastoid process
6. 乙状窦　Sigmoid sinus
7. 锤骨颈　Neck of malleus
8. 砧骨长脚　Crus longum of incus
9. 鼓岬　Promontory
10. 耳郭　Auricle
11. 前庭窗的镫骨基底　Base of stapes in fenestra vestibuli
12. 锤骨头　Head of malleus
13. 砧骨体　Body of incus
14. 锥隆起　Pyramidal eminence
15. 颈动脉管　Carotid canal
16. 耳蜗　Cochlea
17. 蜗螺旋管　Spiral canal
18. 耳蜗导水管（外淋巴管）　Canaliculus cochleae（perilymphatic duct）
19. 鼓室窦　Sinus tympani
20. 蜗窗　Fenestra cochleae
21. 中颅窝　Middle cranial fossa
22. 内听道　Internal acoustic meatus
23. 前庭　Vestibulum
24. 后半规管壶腹　Ampulla of posterior semicircular canal
25. 后半规管　Posterior semicircular canal

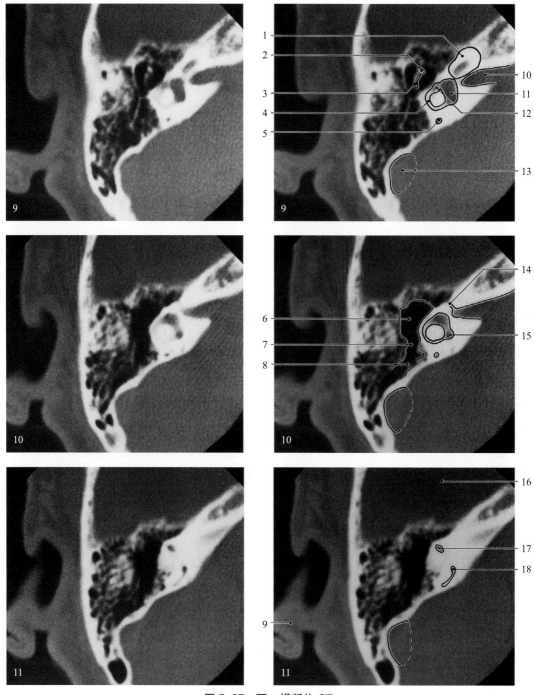

图 5-27 耳，横断位 CT

9~11 层面位置见图 5-23 定位像所示

1. 耳蜗　Cochlea
2. 锤骨头　Head of malleus
3. 砧骨短脚　Crus breve of incus
4. 外半规管　Lateral semicircular canal
5. 后半规管　Posterior semicircular canal
6. 鼓室上隐窝　Epitympanic recess
7. 乳突窦口　Aditus ad antrum
8. 乳突窦　Mastoid antrum
9. 耳郭　Auricle
10. 内耳道　Internal acoustic meatus
11. 前庭　Vestibulum
12. 外半规管壶腹　Ampulla of lateral semicircular canal
13. 乙状窦　Sigmoid sinus
14. 面神经管　Facial canal
15. 椭圆囊隐窝　Elliptical recess
16. 中颅窝　Middle cranial fossa
17. 前半规管壶腹　Ampulla of anterior semicircular canal
18. 前、后半规管总脚　Crus commune of ant. and post.semicircular canals

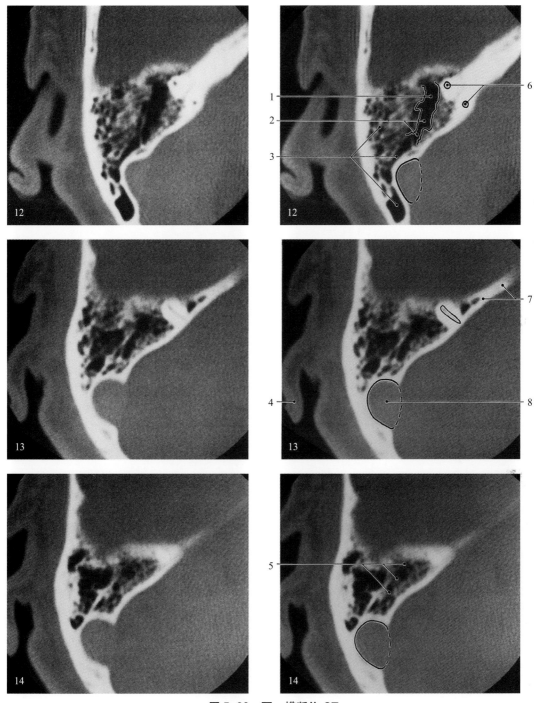

图 5-28　耳，横断位 CT

12~14 层面位置见图 5-23 定位像所示

1. 鼓室上隐窝　Epitympanic recess
2. 乳突窦　Mastoid antrum
3. 乳突内气房　Air cells in mastoid process
4. 耳郭　Auricle

5. 鼓室盖　Tegmen tympani
6. 前半规管　Anterior semicircular canal
7. 岩骨上缘　Superior margin of petrous bone
8. 乙状窦　Sigmoid sinus

第三节　眼

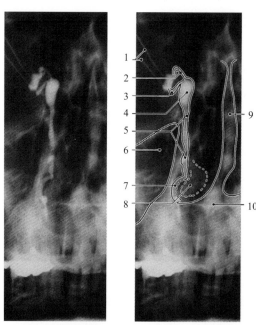

图 5-29　泪道，前后位 X 线片，泪囊造影

1. 导管插入泪点　Catheters inserted in puncta lacrimalia
2. 上泪小管　Superior lacrimal canaliculus
3. 下泪小管　Inferior lacrimal canaliculus
4. 泪囊　Lacrimal sac
5. 鼻泪管　Nasolacrimal duct
6. 上颌窦　Maxillary sinus
7. 流入鼻腔的对比剂　Contrast medium
　　flowing into nasal cavity
8. 下鼻甲　Inferior nasal concha
9. 鼻中隔　Nasal septum
10. 硬腭　Hard palate

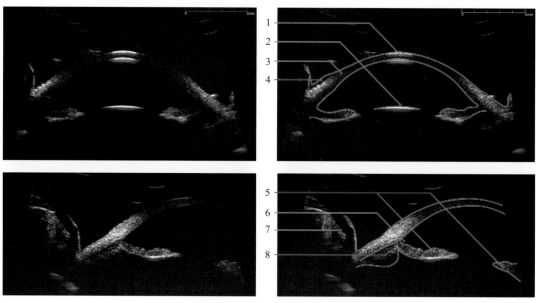

图 5-30　眼，横断位超声

1. 角膜　Cornea
2. 晶状体前表面　Front of lens
3. 角膜缘　Limbus of cornea
4. 结膜　Conjunctiva
5. 虹膜　Iris
6. 虹膜角膜角　Irido-corneal angle
7. 泪阜　Lacrimal caruncle
8. 睫状体　Ciliary body

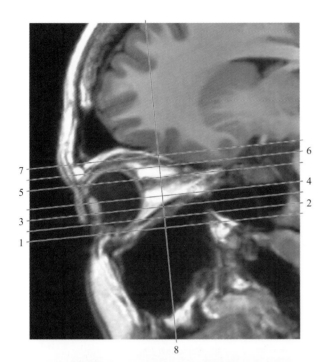

图 5-31 眼眶定位像

线 1~7 是下述 MR 横断位图像的扫描层面。线 8 为冠状位扫描层面。注意：由于检查过程中眼球运动，某些图像中的眼球结构与定位像所示层面不一致

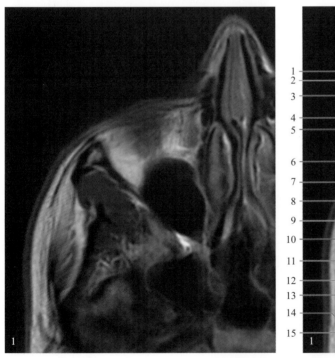 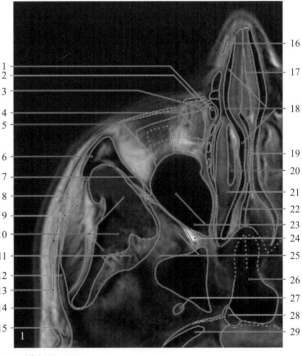

图 5-32 眼眶，横断位 MR

1. 泪囊 Lacrimal sac →
2. 提上唇鼻翼肌 Levator labii superioris alaeque nasi
3. 眼轮匝肌（泪部） Orbicularis oculi（lacrimal part）→
4. 下斜肌 Inferior oblique
5. 下直肌 Inferior rectus →
6. 颧骨 Zygomatic bone →
7. 眶下裂 Inferior orbital fissure →
8. 咬肌 Masseter
9. 颞筋膜（浅层） Temporal fascia（superficial layer）→
10. 颞肌 Temporalis →

11. 翼静脉丛 Pterygoid venous plexus
12. 颞骨颧突 Zygomatic process of temporal bone
13. 颞顶筋膜 Temporo-parietal fascia →
14. 耳前肌 Anterior auricular muscle →
15. 颞浅动脉 Superficial temporal artery →
16. 鼻软骨 Nasal cartilage →
17. 鼻中隔（软骨部） Nasal septum（cartilaginous part）→
18. 中鼻道 Middle nasal meatus →
19. 筛骨（垂直板） Ethmoidal bone（perpendicular plate）→
20. 中鼻甲 Middle nasal concha

21. 中鼻甲黏膜 Mucosa of middle nasal concha
22. 犁骨 Vomer →
23. 上颌窦 Maxillary sinus →
24. 翼腭窝 Pterygopalatine fossa →
25. 蝶骨大翼（伴气房） Greater wing of sphenoidal bone（with air cell）→
26. 蝶窦 Sphenoidal sinus →
27. 卵圆孔 Foramen ovale
28. 破裂孔 Foramen lacerum
29. 颈内动脉（颈动脉管段） Internal carotid artery（in carotid canal）→

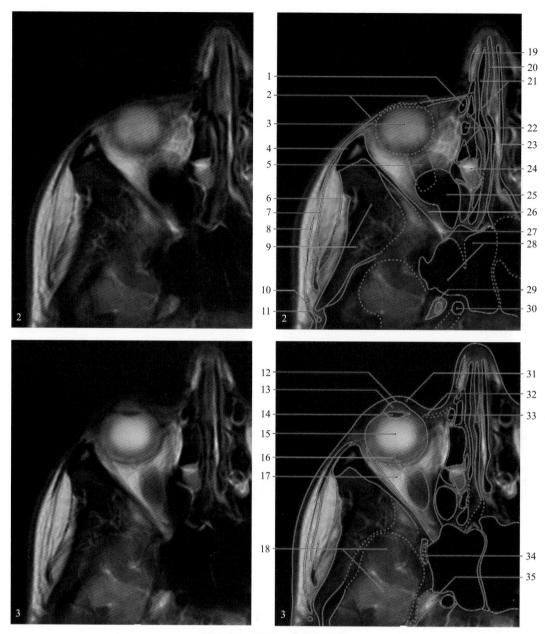

图 5-33　眼眶，横断位 MR

定位像见图 5-31

1. 泪囊　Lacrimal sac ↔
2. 眼轮匝肌　Orbicularis oculi ↔
3. 眼球　Eye ball →
4. 颧骨　Zygomatic bone ↔
5. 下直肌　Inferior rectus ↔
6. 颞筋膜（深层）　Temporal fascia（deep layer）→
7. 颞筋膜（浅层）　Temporal fascia （superficial layer）↔
8. 颞顶筋膜　Temporo-parietal fascia ↔
9. 颞肌　Temporalis ↔
10. 耳前肌　Anterior auricular muscle ←
11. 颞浅动脉　Superficial temporal artery ↔
12. 角膜　Cornea →
13. 眼前房　Anterior eye chamber →
14. 晶状体　Lens ↔

15. 玻璃体　Vitreous body →
16. 巩膜、脉络膜和视网膜　Sclera, choroidea and retina tangentially cut
17. 球后脂肪　Retrobulbar fat ↔
18. 颞叶　Temporal lobe →
19. 鼻软骨　Nasal cartilage ←
20. 鼻中隔（软骨部）　Nasal septum （cartilaginous part）←
21. 中鼻道　Middle nasal meatus ←
22. 筛骨气房　Ethmoidal air cells ↔
23. 筛骨（垂直板）　Ethmoidal bone （perpendicular plate）←
24. 含液体的气房　Air cell with fluid
25. 上颌窦　Maxillary sinus ←
26. 纤维肌性组织封闭的眶下裂　Inferior orbital fissure closed by fibromuscular tissue（Müller's muscle）

27. 翼腭窝　Pterygopalatine fossa ←
28. 蝶窦（延伸到蝶骨大翼）　Sphenoidal sinus（extending into greater wing of sphenoidal bone）←
29. 三叉神经腔（Meckeli 腔）　Trigeminal cave（Meckeli）→
30. 颈内动脉　Internal carotid artery ↔
31. 眼睑　Eyelid ↔
32. 睑内侧韧带　Medial palpebral ligament
33. 泪腺窝内的泪囊　Lacrimal sac in lacrimal fossa ↔
34. 经圆孔的上颌神经　Maxillary nerve in foramen rotundum
35. 三叉神经腔及三叉神经节　Trigeminal cave with trigeminal ganglion ↔

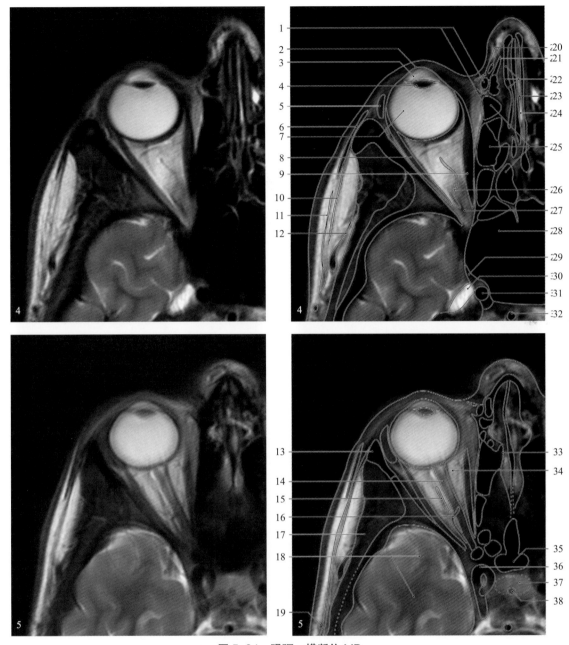

图 5-34　眼眶，横断位 MR

定位像见图 5-31

1. 泪囊和眼轮匝肌附着在泪后嵴　Lacrimal sac and orbicularis oculi attaching on posterior lacrimal crest ←→
2. 角膜　Cornea ←→
3. 眼前房　Anterior chamber of eye ←→
4. 晶状体　Lens ←→
5. 泪腺　Lacrimal gland →
6. 眼轮匝肌　Orbicularis oculi ←→
7. 玻璃体　Vitreous body ←→
8. 外直肌　Rectus lateralis →
9. 内直肌　Rectus medialis →
10. 颞筋膜（浅层）Temporal fascia（superficial layer）←→
11. 颞顶筋膜　Temporo-parietal fascia ←→
12. 颞筋膜（深层）Temporal fascia（deep layer）←
13. 颧骨　Zygomatic bone ←
14. 视神经　Optic nerve →
15. 球后静脉　Retrobulbar vein
16. 眼动脉　Ophthalmic artery
17. 颞肌　Temporalis ←→
18. 颞叶　Temporal lobe ←→
19. 颞浅动脉　Superficial temporal artery ←→
20. 皱眉肌　Corrugator supercilii
21. 鼻骨　Nasal bone →
22. 中鼻道　Middle nasal meatus ←
23. 鼻中隔　Nasal septum ←
24. 鼻黏膜　Nasal mucosa
25. 筛骨气房　Ethmoidal air cells ←→
26. 球后静脉　Retrobulbar vein
27. 眶上裂　Superior orbital fissure →
28. 蝶窦　Sphenoidal sinus ←→
29. 海绵窦　Cavernous sinus
30. 三叉神经腔　Trigeminal cave ←
31. 颈内动脉　Internal carotid artery →
32. 基底动脉　Basilar artery →
33. 筛泡　Ethmoidal bulla
34. 球后脂肪　Retrobulbar fat ←→
35. 蝶窦　Sphenoidal sinus ←→
36. 颈内动脉（虹吸段）Internal carotid artery（siphon）←→
37. 腺垂体　Adenohypophysis
38. 神经垂体　Neurohypophysis

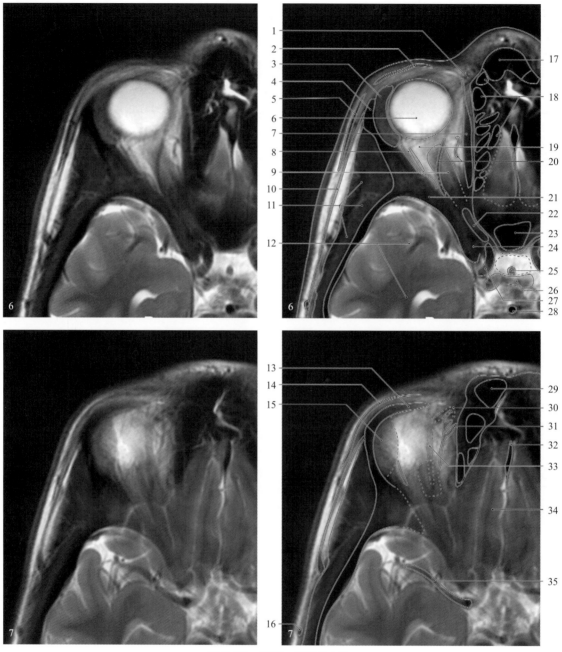

图 5-35　眼眶，横断位 MR

定位像见图 5-31

1. 眼眶滑车　Trochlea（of orbit）
2. 上睑板　Superior tarsus
3. 泪腺　Lacrimal gland ↔
4. 额骨颧突　Zygomatic process of frontal bone
5. 眼轮匝肌　Orbicularis oculi ↔
6. 玻璃体　Vitreous body ←
7. 上斜肌　Obliquus superior →
8. 泪腺的血管　Lacrimal vessels
9. 上直肌和上睑提肌　Rectus superior and levator palpebrae →
10. 颞浅筋膜与颞顶筋膜融合　Superficial temporal fascia fused with temporo-parietal fascia →
11. 颞肌　Temporalis ↔
12. 颞叶　Temporal lobe ↔
13. 额骨眶上缘　Supraorbital margin of frontal bone
14. 眼轮匝肌　Orbicularis oculi ←
15. 泪腺　Lacrimal gland ←
16. 颞浅动脉　Superficial temporal artery ←
17. 鼻骨　Nasal bone ←
18. 筛骨气房　Ethmoidal air cells ↔
19. 球后脂肪　Retrobulbar fat ←
20. 球后静脉　Retrobulbar veins ←
21. 蝶骨小翼　Lesser wing of sphenoidal bone ←
22. 视神经（视神经管段）　Optic nerve in optic canal ←
23. 蝶窦　Sphenoidal sinus ←
24. 前床突　Anterior clinoid process
25. 垂体漏斗部　Infundibulum of hypophysis
26. 鞍背　Dorsum sellae
27. 颈内动脉　Internal carotid artery ←
28. 基底动脉　Basilar artery ←
29. 额窦　Frontal sinus
30. 上斜肌（肌腱）　Obliquus superior（tendon）←
31. 筛前血管　Anterior ethmoidal vessel
32. 鸡冠　Crista galli
33. 眼上静脉　Superior ophthalmic vein
34. 直回　Gyrus rectus
35. 大脑中动脉　Middle cerebral artery

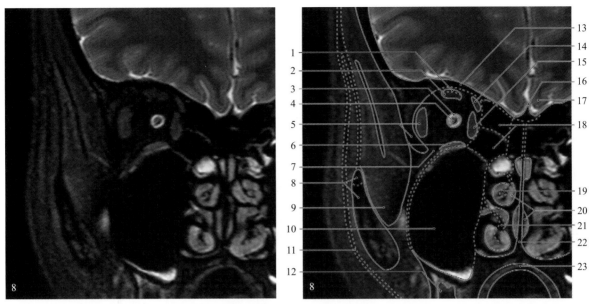

图 5-36　眼眶，冠状位 MR

定位像见图 5-31

1. 上睑提肌　Levator palpebrae
2. 上直肌　Rectus superior
3. 蛛网膜下腔　Subaracnoid space
4. 视神经　Optic nerve
5. 外直肌和蝶骨大翼　Rectus lateralis and greater wing of sphenoid bone
6. 下直肌　Rectus inferior
7. 眶下裂　Inferior orbital fissure
8. 咬肌和颧弓　Masseter and zygomatic arch
9. 颞肌　Temporalis
10. 上颌窦　Maxillary sinus
11. 颞顶筋膜　Temporo-parietal fascia
12. 磨牙　Molar tooth
13. 额骨眶部　Orbital part of frontal bone
14. 上斜肌　Obliquus superior
15. 内直肌　Rectus medialis
16. 鸡冠　Crista galli
17. 直回　Gyrus rectus
18. 筛骨气房　Ethmoidal air cells
19. 中鼻甲　Middle nasal concha
20. 黏膜　Mucosa
21. 下鼻甲　Inferior nasal concha
22. 鼻中隔　Nasal septum
23. 硬腭黏膜　Mucosa of hard palate

第四节 鼻 窦

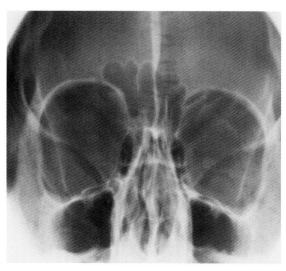

图 5-37 鼻窦，前后位 X 线片

1. 大脑镰（钙化） Falx cerebri（calcified）
2. 额窦 Frontal sinus
3. 眼眶 Orbita
4. 筛骨气房 Ethmoidal air cells
5. 眶上裂 Superior orbital fissure
6. 上颌窦 Maxillary sinus
7. 矢状缝 Sagittal suture
8. 无名线（放射学术语，蝶骨大翼切线位） Innominate line（radiology term, angential view of greater wing of sphenoid bone）
9. 垂体窝（底部） Hypophyseal fossa（bottom）
10. 鼻中隔 Nasal septum

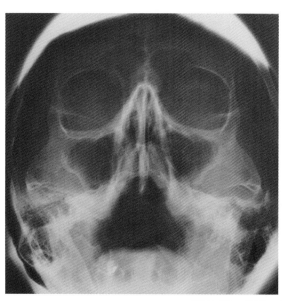

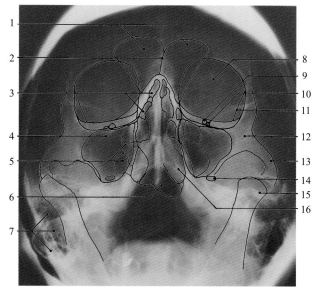

图 5-38 鼻窦，前后位、倾斜投照 X 线片

1. 额窦 Frontal sinus
2. 额窦间隔 Septum of frontal sinus
3. 前组筛骨气房 Anterior ethmoidal air cells
4. 上颌窦 Maxillary sinus
5. 后组筛骨气房 Posterior ethmoidal air cells
6. 蝶窦 Sphenoid sinus
7. 乳突气房 Mastoid air cells
8. 眼眶 Orbita
9. 圆孔 Foramen rotundum
10. 眶下孔 Infra-orbital foramen
11. 无名线（放射学术语） Innominate line（radiology term）
12. 颧骨体 Body of zygomatic bone
13. 颧弓 Zygomatic arch
14. 卵圆孔 Oval foramen
15. 下颌头 Head of mandible
16. 下鼻甲 Inferior nasal concha

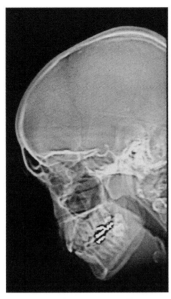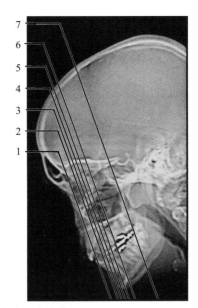

图 5-39 鼻窦，定位像

线 1~7 是下述 CT 图像的冠状位扫描层面，层厚 1mm。俯卧位伴颈部过伸。2~6 层面显示鼻道窦口复合体，包括上颌窦口、筛漏斗、钩突、半月裂、筛泡、中鼻甲和中鼻道。箭头←、→和↔分别代表在前一层、后一层和前后两层图像中都可以看到同一解剖结构

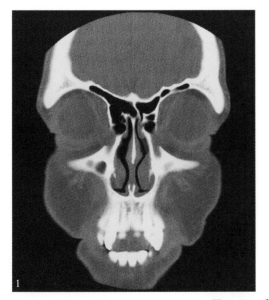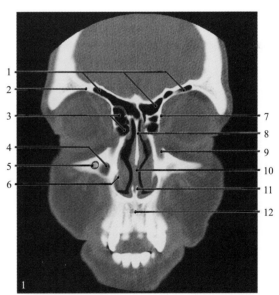

图 5-40 鼻窦，冠状位 CT

1. 额窦　Frontal sinus →
2. 额骨眶部　Orbital part of frontal bone →
3. 前组筛骨气房　Anterior ethmoidal air cells →
4. 上颌窦　Maxillary sinus →
5. 眶下孔　Infraorbital foramen
6. 下鼻甲　Inferior nasal concha →

7. 泪骨　Lacrimal bone →
8. 筛骨垂直板　Perpendicular plate of ethmoidal bone →
9. 鼻泪管　Nasolacrimal duct
10. 鼻中隔软骨部　Cartilaginous part of nasal septum →
11. 犁骨　Vomer →
12. 切牙骨　Incisive bone

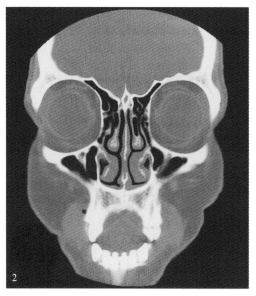
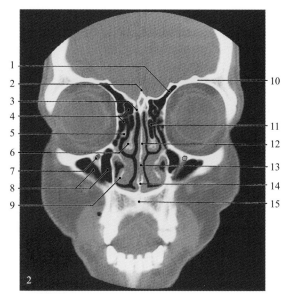

图 5-41　鼻窦，冠状位 CT

1. 额窦　Frontal sinus ↔
2. 鸡冠　Crista galli →
3. 筛板　Cribriform plate →
4. 前组筛骨气房　Anterior ethmoidal air cells ↔
5. 钩突　Uncinate process →
6. 中鼻甲　Middle nasal concha →
7. 眶下管　Infraorbital canal →
8. 上颌窦　Maxillary sinus ↔

9. 下鼻甲　Inferior nasal concha ↔
10. 额骨眶部　Orbital part of frontal bone ↔
11. 中鼻甲内气房（鼻甲气化）　Air cell in middle nasal concha（concha bullosa）→
12. 筛骨垂直板　Perpendicular plate of ethmoidal bone ↔
13. 鼻中隔软骨部　Cartilaginous part of nasal septum ↔
14. 犁骨　Vomer ↔
15. 硬腭　Hard palate →

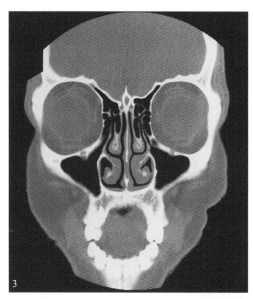
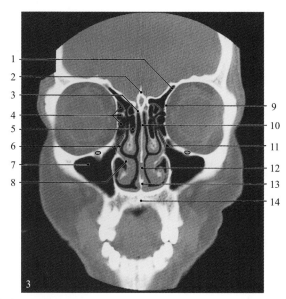

图 5-42　鼻窦，冠状位 CT

1. 额窦　Frontal sinus ↔
2. 鸡冠　Crista galli ↔
3. 筛板　Cribriform plate ↔
4. 前组筛骨气房　Anterior ethmoidal air cells ↔
5. 中鼻甲内气房（鼻甲气化）　Air cell in middle concha（concha bullosa）↔
6. 钩突　Uncinate process ↔
7. 上颌窦　Maxillary sinus ↔

8. 下鼻甲　Inferior nasal concha ↔
9. 筛骨纸板　Lamina papyracea of ethmoidal bone →
10. 筛骨垂直板　Perpendicular plate of ethmoidal bone ↔
11. 上颌窦和鼻腔间通道　Duct between maxillary sinus and nasal cavity →
12. 鼻中隔软骨部　Cartilaginous part of nasal septum ↔
13. 犁骨　Vomer ↔
14. 硬腭　Hard palate ↔

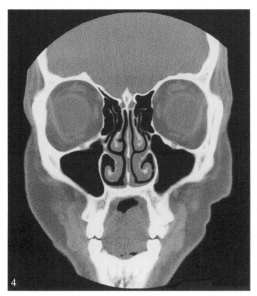
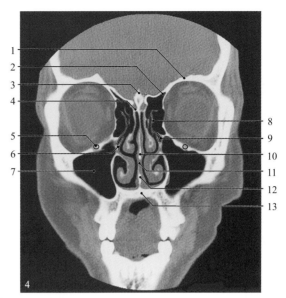

图 5-43　鼻窦，冠状位 CT

扫描层面见图 5-39 定位像

1. 额骨眶部　Orbital part of frontal bone ←→
2. 额窦　Frontal sinus ←→
3. 鸡冠　Crista galli ←→
4. 筛板　Cribriform plate ←→
5. 眶下管　Infraorbital canal ←→
6. 钩突　Uncinate process ←
7. 上颌窦　Maxillary sinus ←→

8. 筛泡　Ethmoidal bulla →
9. 上颌窦和鼻腔间通道　Duct between maxillary sinus and nasal cavity ←→
10. 筛骨垂直板　Perpendicular plate of ethmoidal bone ←→
11. 鼻中隔软骨部　Cartilaginous part of nasal septum →
12. 犁骨　Vomer ←→
13. 硬腭　Hard palate ←→

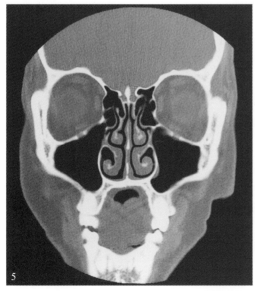
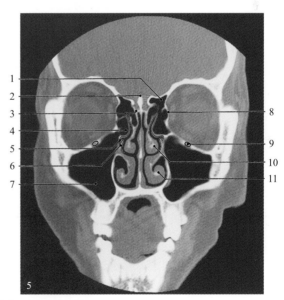

图 5-44　鼻窦，冠状位 CT

1. 额窦　Frontal sinus ←
2. 鸡冠　Crista galli ←→
3. 筛板　Cribriform plate ←→
4. 筛泡　Ethmoidal bulla ←→
5. 上颌窦通道在半月裂孔处的开口　Opening of duct from maxillary sinus in hiatus semilunaris ←
6. 钩突　Uncinate process ←→
7. 上颌窦　Maxillary sinus ←→
8. 筛骨纸板　Lamina papyracea of ethmoidal bone ←→
9. 眶下管　Infraorbital canal ←→
10. 中鼻甲　Middle nasal concha ←→
11. 下鼻甲　Inferior nasal concha ←→

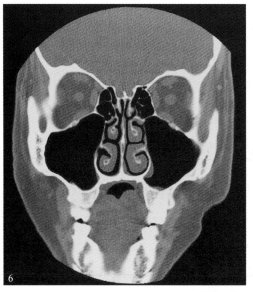
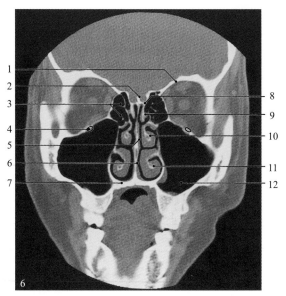

图 5-45　鼻窦，冠状位 CT

扫描层面见图 5-39 定位像

1. 额骨眶部　Orbital part of frontal bone ←
2. 鸡冠　Crista galli ←
3. 前组筛骨气房　Anterior ethmoidal air cells ←
4. 眶下管　Infraorbital canal ←
5. 筛骨垂直板　Perpendicular plate of ethmoidal bone ←
6. 犁骨　Vomer ←→

7. 硬腭　Hard palate ←
8. 筛板　Cribriform plate ←
9. 上鼻甲　Superior nasal concha
10. 中鼻甲　Middle nasal concha ←
11. 下鼻甲　Inferior nasal concha ←
12. 上颌窦　Maxillary sinus ←

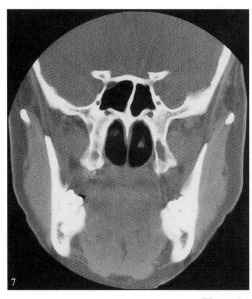
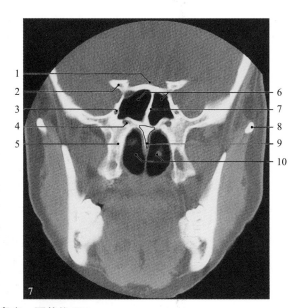

图 5-46　鼻窦，冠状位 CT

1. 交叉前沟　Prechiasmic sulcus
2. 前床突　Anterior clinoid process
3. 圆孔　Foramen rotundum
4. 翼管　Pterygoid canal
5. 翼突　Pterygoid process

6. 蝶窦　Sphenoidal sinus
7. 蝶窦间隔　Septum of sphenoidal sinus
8. 颧弓　Zygomatic arch
9. 犁骨　Vomer ←
10. 鼻后孔　Choanae

第五节　颞下颌关节

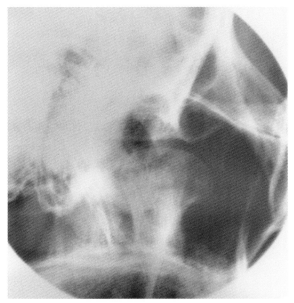

图 5-47　颞下颌关节，经上颌窦，斜位 X 线片

1. 关节结节　Articular tubercle
2. 下颌头　Head of mandible
3. 乳突　Mastoid process
4. 茎突　Styloid process
5. 眼眶　Orbita
6. 颞下颌关节（伴关节盘）　Temporomandibular joint（with disc）
7. 上颌窦　Maxillary sinus
8. 下颌颈　Neck of mandible
9. 硬腭　Hard palate

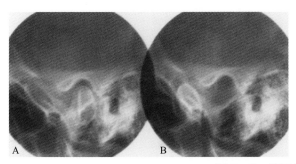
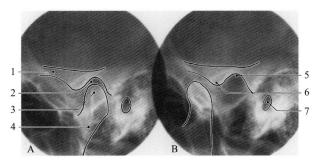

图 5-48　颞下颌关节，斜位 X 线片

A. 闭口　B. 张口

1. 颧弓　Zygomatic arch
2. 颞下颌关节（伴关节盘）　Temporomandibular joint（with disc）
3. 下颌头　Head of mandible
4. 下颌颈　Neck of mandible
5. 下颌窝　Mandibular fossa
6. 关节结节　Articular tubercle
7. 外耳道　External acoustic meatus

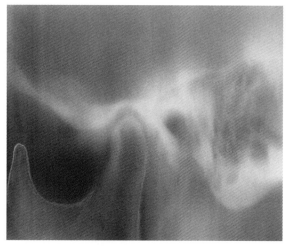

图 5-49　颞下颌关节，体层摄影，侧位 X 线片

1. 下颌窝　Mandibular fossa
2. 关节盘　Articular disc
3. 关节结节　Articular tubercle
4. 下颌头　Head of mandible
5. 冠突　Coronoid process
6. 下颌颈　Neck of mandible

7. 下颌切迹　Mandibular incisure
8. 外耳道　External acoustic meatus
9. 颞骨鼓部（板）Tympanic part（plate）of temporal bone
10. 茎突（根部）Styloid process（root）
11. 乳突　Mastoid process

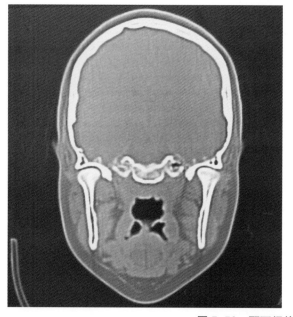
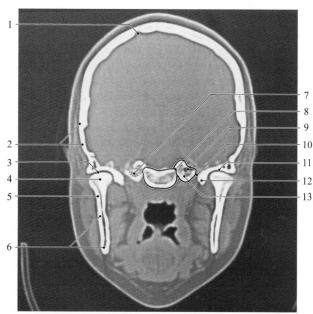

图 5-50　颞下颌关节，冠状位 CT（骨窗）

1. 颗粒小凹　Granular foveola
2. 颞骨鳞部　Squamous part of temporal bone
3. 颞下颌关节　Temporomandibular joint
4. 下颌头　Head of mandible
5. 下颌颈　Neck of mandible
6. 下颌支　Ramus of mandible
7. 颈动脉管，前弯　Carotid canal, anterior bend

8. 岩枕裂　Petro-occipital fissure
9. 岩骨气房　Air cell in petrous bone
10. 蝶岩裂　Sphenopetrous fissure
11. 下颌窝　Mandibular fossa
12. 蝶骨棘　Spine of sphenoid bone
13. 岩骨尖　Apex of petrous bone

第六节　牙

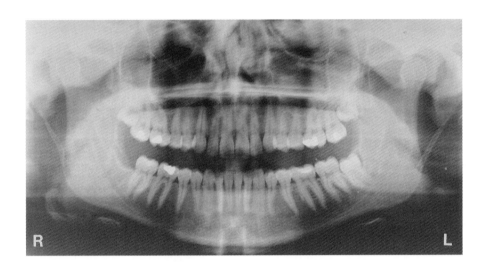

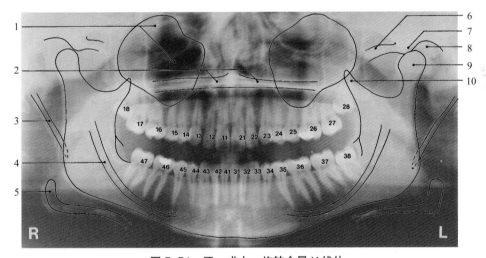

图 5-51　牙，成人，旋转全景 X 线片

牙位标记依据国际牙科联合会（FDI）的双位数系统

1. 上颌窦　Maxillary sinus
2. 硬腭　Hard palate
3. 茎突　Styloid process
4. 下颌管　Mandibular canal
5. 舌骨大角　Great horn of hyoid bone

6. 颧弓　Zygomatic arch
7. 关节结节　Articular tubercle
8. 下颌窝　Mandibular fossa
9. 下颌头　Head of mandible
10. 下颌骨冠突　Coronoid process of mandible

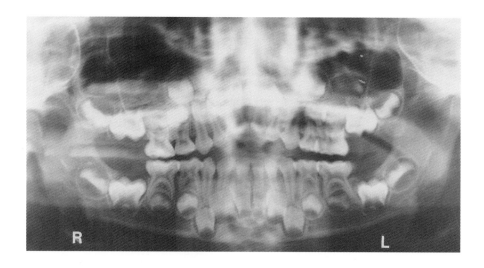

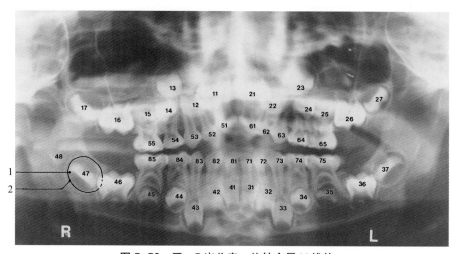

图 5-52 牙，5 岁儿童，旋转全景 X 线片

牙位标记依据国际牙科联合会（FDI）的双位数系统

1. 牙周板　Periodontoblastic lamina
2. 牙囊　Dental sac

11. 第一恒切牙　First permanent incisor tooth
12. 第二恒切牙　Second permanent incisor tooth
13. 恒尖牙　Permanent canine tooth

14. 第一恒前磨牙　First permanent premolar tooth
15. 第二恒前磨牙　Second permanent premolar tooth
16. 第一恒磨牙　First permanent molar tooth
17. 第二恒磨牙　Second permanent molar tooth
48. 第三恒磨牙（智齿）　Third permanent molar tooth（wisdom tooth）
51. 第一乳切牙　First deciduous incisor tooth
52. 第二乳切牙　Second deciduous incisor tooth
53. 乳尖牙　Deciduous canine tooth
54. 第一乳磨牙　First deciduous molar tooth
55. 第二乳磨牙　Second deciduous molar tooth

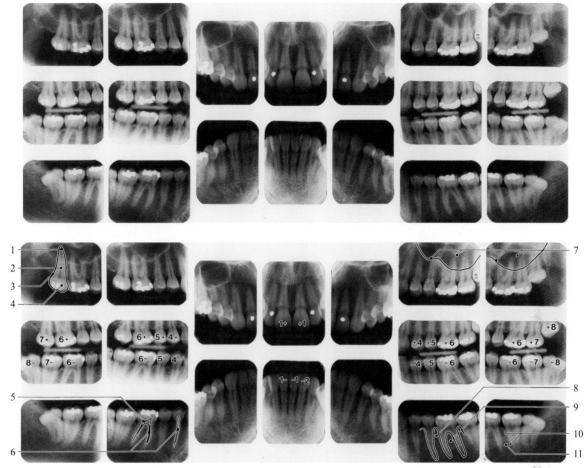

图 5-53　牙，全口检查 X 线片（包括 4 张𬌗翼片）

牙位标记采用 Haderup 系统

1. 根尖	Apex of root	7. 上颌窦	Maxillary sinus
2. 牙根	Radix dentis（root）	8. 牙槽中隔	Interalveolar septum
3. 颈缘	Cervical margin	9. 牙根中隔	Interradicular septum
4. 牙冠	Crown	10. 牙槽骨硬骨板	Lamina dura of dental alveolus
5. 髓腔	Pulp chamber	11. 松质骨	Cancellous bone
6. 牙根管	Pulp canal		

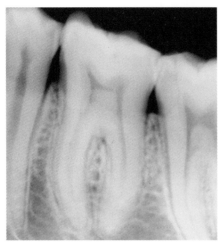

图 5-54　牙，第一前磨牙，X 线片

1. 牙周韧带间隙　Periodontal ligament space	7. 牙冠　Crown
2. 硬骨板　Lamina dura	8. 牙颈　Neck
3. 牙槽中隔　Interalveolar septum	9. 牙冠髓腔　Pulp cavity of crown
4. 牙根间隔　Interradicular septum	10. 根管　Root canal
5. 牙釉质　Enamel	11. 根　Root
6. 牙本质　Dentine	12. 根尖　Root apex

第七节 腺 体

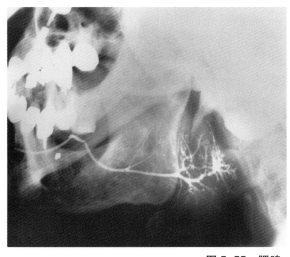

图 5-55 腮腺，斜位 X 线片，涎腺造影

1. 腮腺管口 Orifice of parotid duct
2. 插管 Cannula
3. 对侧下颌角 Angle of mandible（contralateral）
4. 茎突 Styloid process
5. 乳突 Mastoid process

6. 腮腺管 Parotid duct
7. 腺内分支管 Intraglandular ducts
8. 同侧下颌角 Angle of mandible（ipsilateral）
9. 下颌骨基底部 Base of mandible

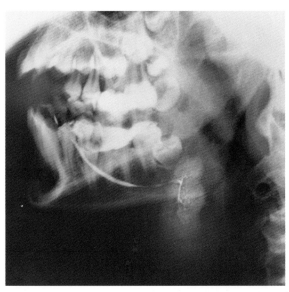
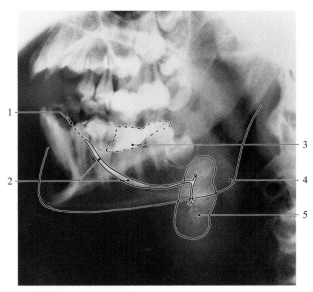

图 5-56 下颌下腺，侧位 X 线片，涎腺造影

1. 插管 Cannula
2. 下颌下腺管 Submandibular duct
3. 口中的对比剂 Contrast medium in mouth

4. 下颌角 Angle of mandible
5. 下颌下腺 Submandibular gland

第八节　头部动脉

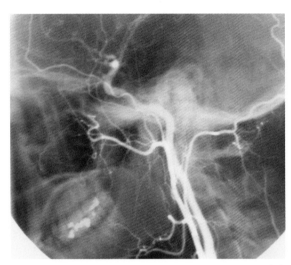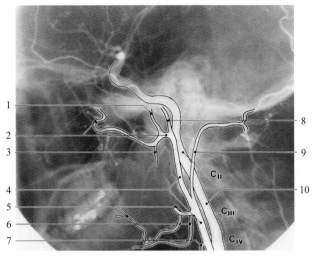

图 5-57　颈动脉，侧位 X 线片，动脉造影

1. 脑膜中动脉　Middle meningeal artery
2. 上颌动脉　Maxillary artery
3. 下牙槽动脉　Inferior alveolar artery
4. 颈外动脉　External carotid artery
5. 面动脉　Facial artery
6. 舌动脉　Lingual artery
7. 甲状腺上动脉　Superior thyroid artery
8. 颞浅动脉　Superficial temporal artery
9. 枕动脉　Occipital artery
10. 颈内动脉　Internal carotid artery

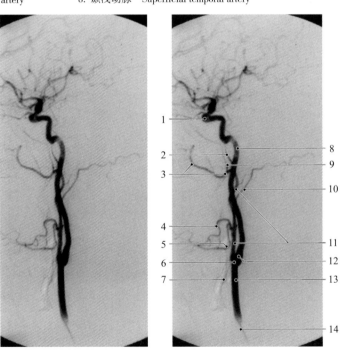

图 5-58　颈动脉，侧位 X 线片，数字减影动脉造影

1. 颈动脉虹吸段　Carotid "syphon"
2. 颞浅动脉　Superficial temporal artery
3. 上颌动脉　Maxillary artery
4. 面动脉　Facial artery
5. 舌动脉　Lingual artery
6. 颈动脉分叉处　Carotid bifurcation
7. 甲状腺上动脉　Superior thyroid artery
8. 颈内动脉　Internal carotid artery
9. 脑膜中动脉　Middle meningeal artery
10. 枕动脉　Occipital artery
11. 颈外动脉　External carotid artery
12. 颈动脉窦　Carotid sinus
13. 颈总动脉　Common carotid artery
14. 导管　Catheter

第六章

脑

第一节 脑

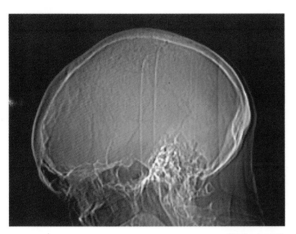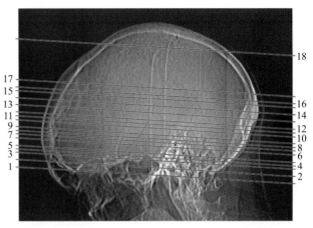

图 6-1 脑，横断位 CT 定位像

线 1~18 为下述横断位 CT 扫描层面

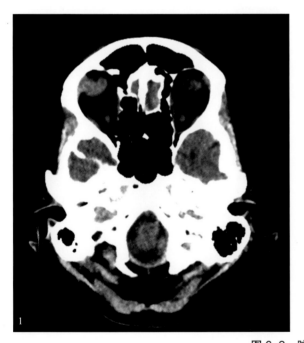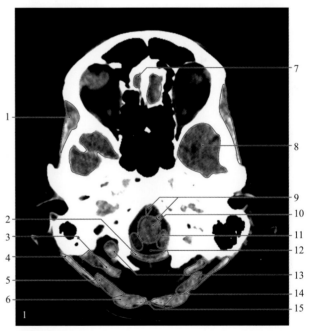

图 6-2 脑，横断位 CT

相应横断位颅底图像见图 5-10，#1

1. 颞肌　Temporalis →
2. 寰枕后膜　Posterior atlantooccipital membrane
3. 头后大直肌和头后小直肌　Rectus capitis posterior major and minor
4. 胸锁乳突肌　Sternocleidomastoideus →
5. 头夹肌和头上斜肌　Splenius capitis and obliquus capitis superior →
6. 头半棘肌　Semispinalis capitis →
7. 嗅球　Olfactory bulb
8. 颞叶　Temporal lobe →

9. 延髓池内的椎动脉　Vertebral arteries in cisterna medullaris →
10. 延髓　Medulla oblongata →
11. 小脑扁桃体　Tonsil of cerebellum →
12. 枕大池　Cisterna magna
13. 头侧直肌　Rectus capitis lateralis
14. 斜方肌　Trapezius →
15. 项韧带　Nuchal ligament →

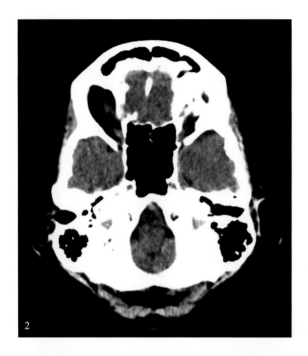
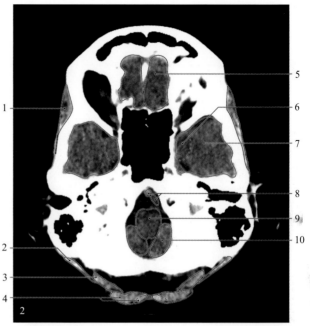

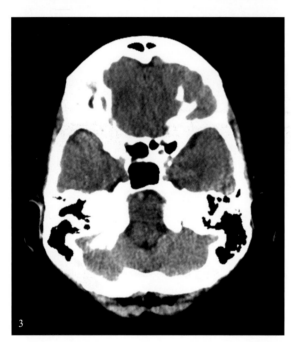
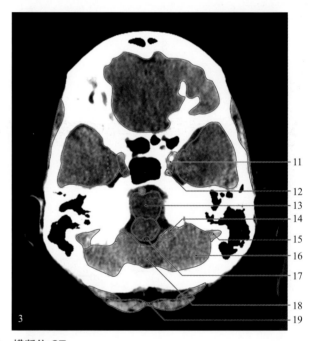

图 6-3 脑，横断位 CT

定位像见图 6-1。本系列图像中 #2、#3 相应骨窗图像分别见图 5-11 和图 5-12

1. 颞肌　Temporalis ←→
2. 胸锁乳突肌　Sternocleidomastoideus ←
3. 头夹肌和头上斜肌　Splenius capitis and obliquus capitis superior ←→
4. 头半棘肌和斜方肌　Semispinalis capitis and trapezius ←→
5. 直回　Gyrus rectus
6. 颞叶钩回　Uncus of temporal lobe →
7. 颞叶　Temporal lobe ←→
8. 延髓池内的椎动脉　Vertebral arteries in cistern medullaris ←
9. 延髓　Medulla oblongata ←
10. 小脑（扁桃体）　Cerebellum（tonsil）←

11. 海绵窦　Cavernous sinus →
12. 颈内动脉　Internal carotid artery →
13. 脑桥　Pons →
14. 绒球　Flocculus →
15. 乙状窦　Sigmoid sinus →
16. 小脑半球　Cerebellar hemisphere →
17. 第四脑室（延髓闩部）　Fourth ventricle（obex）→
18. 小脑蚓（结节）　Vermis（nodule）→
19. 项韧带　Nuchal ligament ←

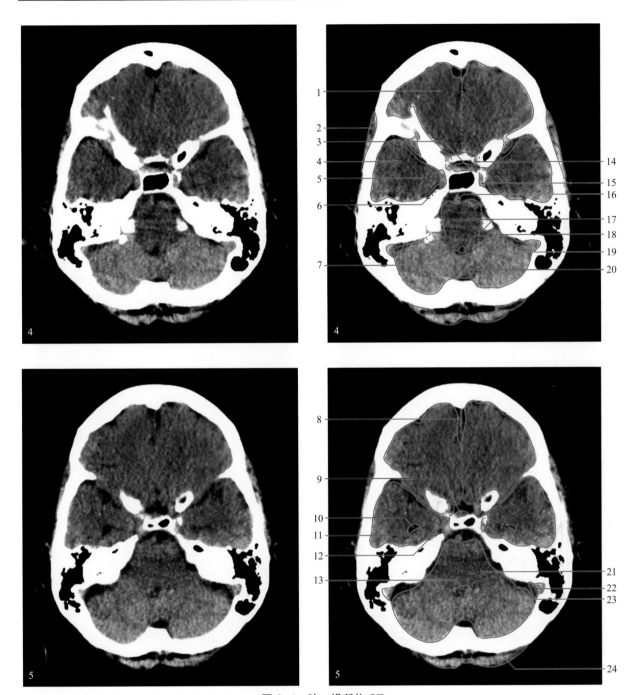

图 6-4　脑，横断位 CT

定位像见图 6-1。本系列图像中 #4、#5 相应骨窗图像分别见图 5-13，#6，#7

1. 额叶　Frontal lobe →
2. 颞肌　Temporalis ←
3. 垂体　Pituitary gland
4. 颞叶　Temporal lobe ←→
5. 杏仁核　Amygdaloid nucleus
6. 三叉神经腔　Trigeminal cave
7. 第四脑室脉络丛　Choroid plexus of fourth ventricle
8. 大脑镰　Falx cerebri ←→
9. 垂体漏斗部和结节部　Infundibulum and pars tuberalis of pituitary gland
10. 侧脑室（颞角）　Lateral ventricle（temporal horn）→
11. 海马　Hippocampus →
12. 三叉神经节　Trigeminal ganglion
13. 第四脑室　Fourth ventricle ←→
14. 颈内动脉（虹吸段）　Internal carotid artery（siphon）←
15. 海绵窦　Cavernous sinus ←
16. 桥池内基底动脉　Basilar artery in cicterna pontina ←→
17. 脑桥和桥小脑角 / 池　Pons ←→ and cerebellopontine angle/cistern
18. 绒球　Flocculus ←
19. 小脑下脚　Inferior cerebellar peduncle
20. 小脑蚓（小舌）　Vermis（uvula）←→
21. 小脑中脚　Middle cerebellar peduncle →
22. 乙状窦　Sigmoid sinus ←
23. 水平裂　Horizontal fissure →
24. 头半棘肌和斜方肌　Semispinalis capitis and trapezius ←→

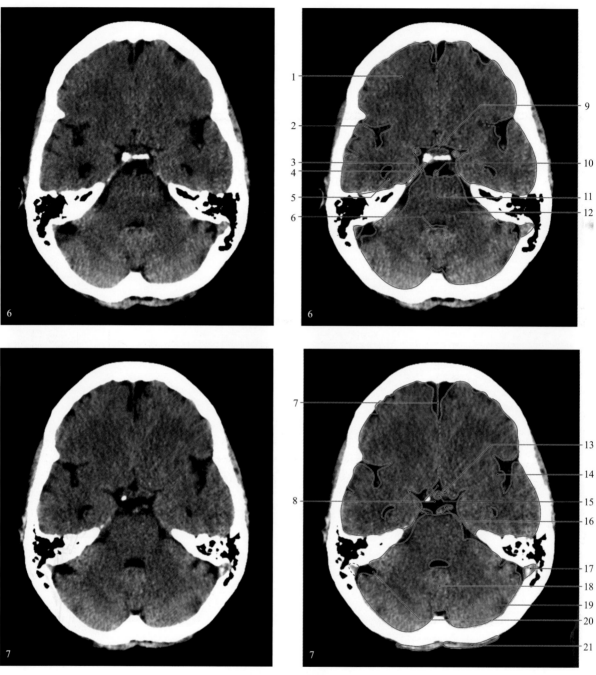

图 6-5 脑，横断位 CT

定位像见图 6-1

1. 额叶 Frontal lobe ↔
2. 外侧裂 Lateral sulcus（of Sylvius）→
3. 三叉神经 Trigeminal nerve
4. 岩上窦（蝶岩韧带） Superior petrosal sinus in dura strap（petrosphenoidal ligament）
5. 海马 Hippocampus ↔
6. 第四脑室（菱形窝） Fourth ventricle（rhomboid fossa）↔
7. 大脑镰 Falx cerebri ↔
8. 鞍上池（五角形）→ Suprasellar（'pentagonal'）cistern →
9. 视交叉 Optic chiasm
10. 桥池内基底动脉 Basilar artery in cistern pontina ←

11. 脑桥 Pons ←
12. 小脑中脚 Middle cerebellar peduncle ←
13. 大脑中动脉 Middle cerebral artery
14. 岛叶 Insula →
15. 漏斗及漏斗隐窝 Infundibulum（with infundibular recess）←
16. 大脑后动脉 Posterior cerebral artery
17. 乙状窦 Sigmoid sinus ↔
18. 小脑蚓（结节） Vermis（tuber）↔
19. 小脑半球 Cerebellar hemisphere ↔
20. 水平裂 Horizontal fissure ↔
21. 颅顶肌后腹 Posterior belly of epicranius muscle

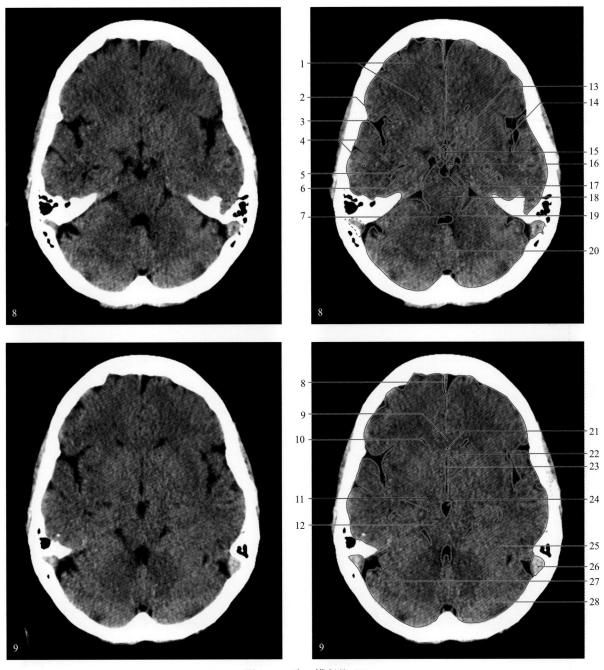

图 6-6 脑，横断位 CT

定位像见图 6-1

1. 额叶 Frontal lobe ↔
2. 岛盖 Operculum ↔
3. 外侧裂 Lateral sulcus (of Sylvius) ↔
4. 颞叶 Temporal lobe ↔
5. 侧脑室（颞角） Lateral ventricle (temporal horn) ↔
6. 海马 Hippocampus ↔
7. 第四脑室（菱形窝） Fourth ventricle (rhomboid fossa) ↔
8. 大脑镰 Falx cerebri ↔
9. 胼胝体（嘴部） Corpus callosum (rostrum) →
10. 侧脑室（前角） Lateral ventricle (frontal horn) →
11. 大脑脚 Cerebral peduncle
12. 红核 Red nucleus
13. 下丘脑 Hypothalamus →
14. 岛叶 Insula ↔

15. 第三脑室 Third ventricle →
16. 乳头体 Mammilary body
17. 大脑脚和脚间池 Cerebral peduncle and interpeduncular fossa ←
18. 中脑 Mesencephalon (midbraim)
19. 小脑上脚 Superior cerebellar peduncle
20. 小脑蚓（结节） Vermis (tuber) ↔
21. 前连合 Anterior commissure
22. 下丘脑 Hypothalamus ↔
23. 第三脑室 Third ventricle →
24. 脚间池 Interpeduncular fossa ←
25. 小脑幕 Tentorium cerebella →
26. 乙状窦 Sigmoid sinus ←
27. 水平裂 Horizontal fissure ←
28. 小脑半球 Cerebellar hemisphere ↔

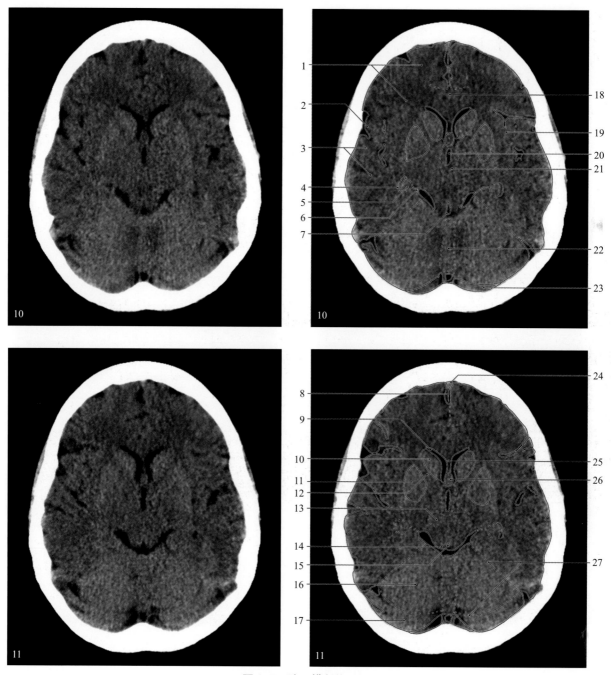

图 6-7 脑，横断位 CT

定位像见图 6-1

1. 额叶 Frontal lobe ↔
2. 岛盖 Operculum ←
3. 颞叶 Temporal lobe ↔
4. 侧脑室（颞角） Lateral ventricle（temporal horn）↔
5. 海马和脉络丛 Hippocampus and choroid plexus ↔
6. 海马沟 Hippocampal sulcus
7. 第四脑室 Fourth ventricle ←
8. 大脑镰 Falx cerebri ↔
9. 侧脑室（前角） Lateral ventricle（frontal horn）↔
10. 尾状核（头） Caudate nucleus（head）
11. 豆状核 Lentiform nucleus →
12. 内囊（前肢） Internal capsule（anterior limb）↔
13. 丘脑底区 Subthalamic area →
14. 下丘 Inferior colliculus

15. 中脑导水管 Cerebral aqueduct
16. 小脑半球 Cerebellar hemisphere ↔
17. 枕叶 Occipital lobe →
18. 胼胝体（膝部） Corpus callosum（genu）→
19. 岛叶 Insula ↔
20. 第三脑室 Third ventricle ↔
21. 下丘脑 Hypothalamus ↔
22. 小脑蚓 Vermis ↔
23. 横窦 Transverse sinus →
24. 上矢状窦 Superior sagittal sinus →
25. 透明隔 Septum pellucidum →
26. 穹窿柱 Column of fornix
27. 小脑幕 Tentorium cerebelli ↔

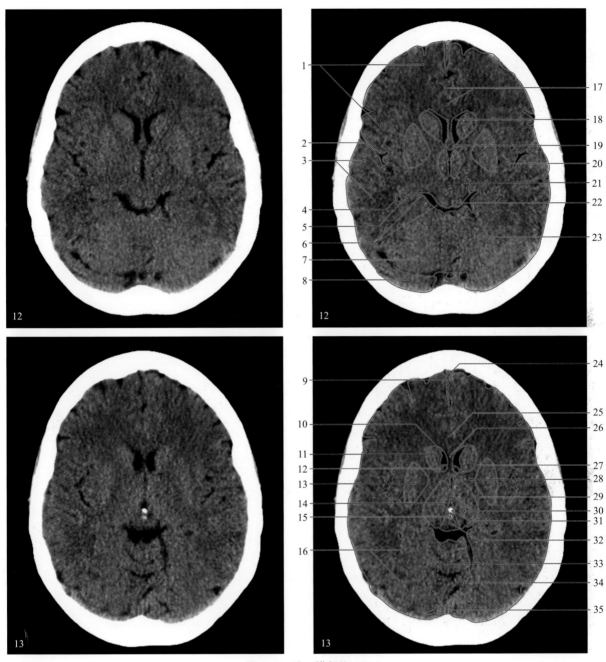

图 6-8 脑，横断位 CT

定位像见图 6-1

1. 额叶 Frontal lobe ←→
2. 外侧裂 Lateral sulcus（Sylvius）
3. 颞叶 Temporal lobe ←→
4. 侧脑室（颞角） Lateral ventricle（temporal horn）←→
5. 脉络丛 Choroid plexus ←→
6. 海马沟和四叠体池 Hippocampal sulcus and quadrigeminal cistern →
7. 小脑半球 Cerebellar hemisphere ←→
8. 枕叶 Occipital lobe ←→
9. 大脑镰 Falx cerebri ↔
10. 侧脑室（中心部） Lateral ventricle（central part）←→
11. 尾状核（体） Caudate nucleus（body）←→
12. 脉络丛 Choroid plexus ←→

13. 豆状核 Lentiform nucleus ←→
14. 第三脑室 Third ventricle ←→
15. 松果体（伴钙化） Pineal body（with calcification）
16. 枕叶 Occipital lobe ←→
17. 胼胝体（膝部） Corpus callosum（genu）←→
18. 侧脑室（中心部） Lateral ventricle（central part）←→
19. 室间孔和第三脑室 Interventricular foramen（Monroi）and third ventricle →
20. 岛叶 Insula ←
21. 丘脑底区 Subthalamic area ←
22. 上丘 Superior colliculus
23. 小脑幕 Tentorium cerebelli ←→
24. 上矢状窦 Superior sagittal sinus →

25. 胼胝体（体部） Corpus callosum（body）←→
26. 透明隔 Septum pellucidum ←
27. 内囊（前肢） Internal capsule（anterior limb）←
28. 内囊（膝部） Internal capsule（genu）←
29. 内囊（后肢） Internal capsule（posterior limb）←
30. 丘脑和丘脑间黏合 Thalamus → and interthalamic adhesion
31. 缰（伴钙化） Habenula（with calcification）
32. 中脑顶盖 Tectal plate of midbrain
33. 小脑蚓（山顶） Vermis（culmen）←→
34. 小脑幕 Tentorium cerebelli ←→
35. 窦汇 Confluence of sinuses

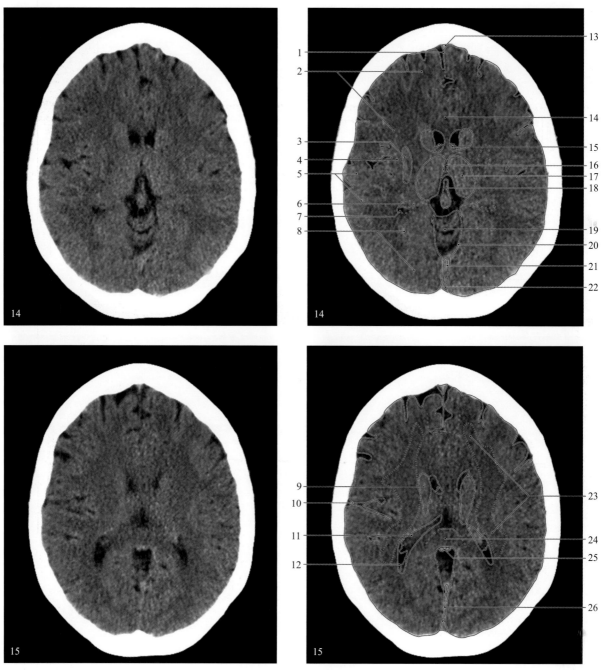

图 6-9 脑，横断位 CT

定位像见图 6-1

1. 大脑镰 Falx cerebri ↔

2. 额叶 Frontal lobe ↔

3. 豆状核 Lentiform nucleus ←

4. 岛叶 Insula ←

5. 颞叶 Temporal lobe ←

6. 脉络丛 Choroid plexus ↔

7. 侧脑室（颞角） Lateral ventricle（temporal horn）←

8. 枕叶 Occipital lobe ↔

9. 尾状核（体） Caudate nucleus（body）↔

10. 外侧裂 Lateral sulcus（of Sylvius）

11. 脉络丛（在侧脑室房部） Choroid plexus（in atrium of lateral ventricle）↔

12. 侧脑室（枕角） Lateral ventricle（occipital horn）→

13. 上矢状窦 Superior sagittal sinus ↔

14. 胼胝体（体部） Corpus callosum（body）↔

15. 脉络丛（在侧脑室中心部） Choroid plexus（in central part of lateral ventricle）↔

16. 第三脑室 Third ventricle ←

17. 丘脑 Thalamus ←

18. 大脑大静脉（在大脑横裂） Great cerebral vein（of Galen）in transverse cerebral fissure

19. 小脑蚓（山顶） Vermis（culmen）←

20. 小脑幕 Tentorium cerebelli ↔

21. 直窦 Straight sinus →

22. 上矢状窦 Superior sagittal sinus ↔

23. 放射冠（半卵圆中心） Corona radiate（centrum semiovale）↔

24. 胼胝体（压部） Corpus callosum（splenium）↔

25. 小脑上静脉 Superior cerebellar veins →

26. 大脑镰 Falx cerebri ↔

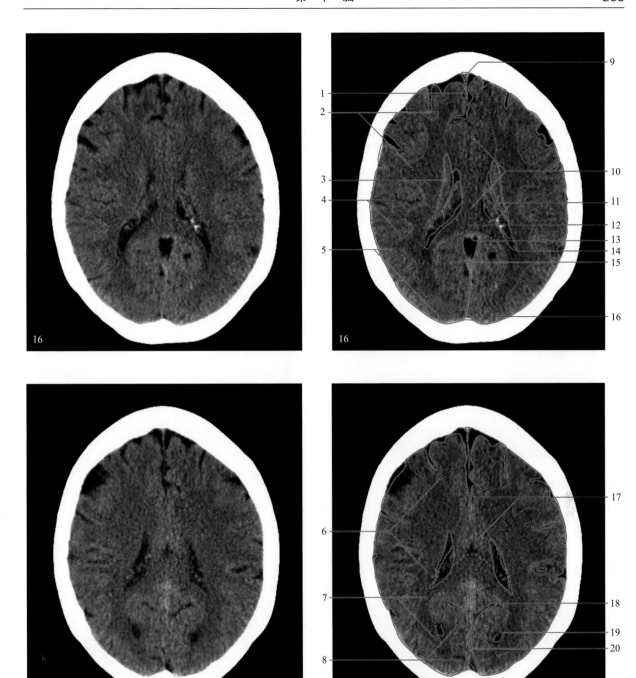

图 6-10　脑，横断位 CT

定位像见图 6-1

1. 大脑镰　Falx cerebri ↔
2. 额叶　Frontal lobe ↔
3. 尾状核（体）　Caudate nucleus（body）←
4. 顶叶　Parietal lobe →
5. 枕叶　Occipital lobe ↔
6. 放射冠　Corona radiata ←
7. 视辐射　Optic radiation
8. 视觉皮层　Visual cortex
9. 上矢状窦　Superior sagittal sinus ↔
10. 胼胝体（体部）　Corpus callosum（body）←
11. 脉络丛（伴钙化）　Choroid plexus（with calcifications）↔

12. 胼胝体（压部）　Corpus callosum（splenium）←
13. 小脑上静脉　Superior cerebellar veins ←
14. 侧脑室（枕角）　Lateral ventricle（occipital horn）↔
15. 直窦　Straight sinus ←
16. 上矢状窦　Superior sagittal sinus ↔
17. 扣带回　Cingulate gyrus
18. 距状裂　Calcarine fissure
19. 侧脑室（枕角）　Lateral ventricle（occipital horn）↔
20. 大脑镰（在大脑纵裂）　Falx cerebri（in longitudinal cerebral fissure）↔

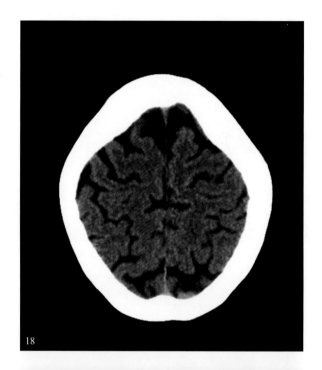

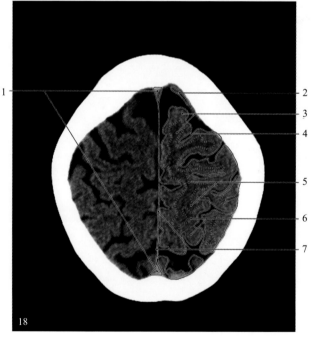

图 6-11　脑，横断位 CT

定位像见图 6-1

1. 上矢状窦　Superior sagittal sinus ←
2. 大脑上静脉（在蛛网膜下腔）　Superior cerebral vein（in subarachnoid space）
3. 脑回　Cerebral gyrus
4. 脑沟　Cerebral sulcus
5. 脑白质　White matter
6. 脑灰质　Grey matter
7. 大脑镰（在大脑纵裂）　Falx cerebri（in longitudinal cerebral fissure）←

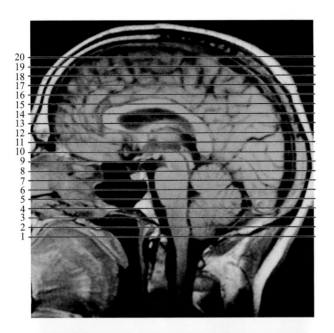

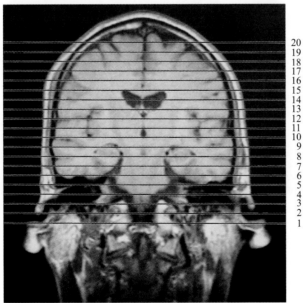

图 6-12　脑，横断位 MR 定位像

线 1~20 为下述 MR 横断位图像的扫描层面。此定位像所选图像为矢状位和冠状位图像（分别见图 6-63 和图 6-47）。

扫描层厚为 5mm，层间距 0.5mm。每一层面有 2 幅图像，即 T2WI（上图）和 T1WI（下图）。骨结构轮廓在 T2WI 上用黄线勾勒。箭头←、→和↔分别代表在前一层、后一层和前后两层图像中都可以看到同一解剖结构

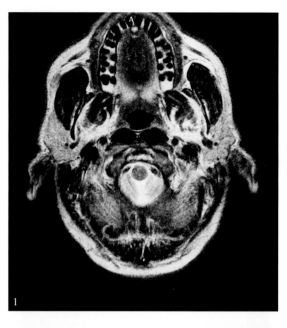
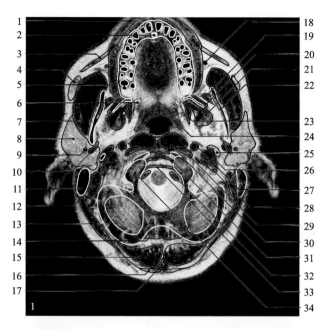
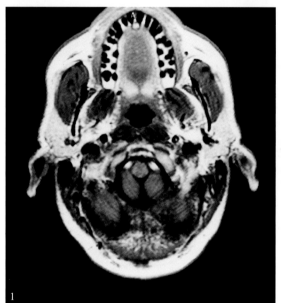
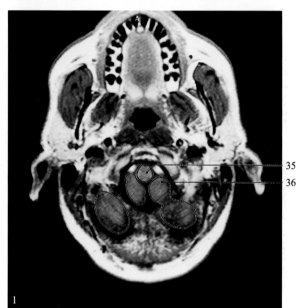

图 6-13　脑，横断位 MR

定位像见图 6-12

1. 口轮匝肌　Orbicularis oris →
2. 切牙孔　Incisive foramen →
3. 笑肌　Risorius
4. 副腮腺　Accessory parotid gland →
5. 颊肌　Buccinator →
6. 翼钩　Pterygoid hamulus
7. 咬肌　Masseter →
8. 腮腺　Parotid gland →
9. 下颌后静脉　Retromandibular vein →
10. 上颌动脉分支（来自颈外动脉）　Maxillary artery branching from external carotid artery
11. 乳突　Mastoid process →
12. 二腹肌，后腹　Digastricus, posterior belly →
13. 头夹肌　Splenius capitis →
14. 头后小直肌　Rectus capitis posterior minor →
15. 头半棘肌　Semispinalis capitis →
16. 斜方肌　Trapezius →
17. 项韧带　Nuchal ligament →
18. 面动脉 / 静脉　Facial artery/vein →
19. 颞肌（止点）　Temporalis muscle（insertion）→
20. 翼外肌　Lateral pterygoid muscle →
21. 翼内肌　Medial pterygoid muscle →
22. 下颌支　Ramus of mandible →
23. 腭帆张肌　Tensor veli palatini →
24. 腭帆提肌　Levator veli palatini →
25. 茎突　Styloid process →
26. 颈内静脉　Internal jugular vein →
27. 颈内动脉　Internal carotid artery →
28. 头侧直肌　Rectus capitis lateralis
29. 头前直肌　Rectus capitis anterior →
30. 头长肌　Longus capitis →
31. 翼状韧带　Alar ligament
32. 椎动脉　Vertebral artery →
33. 覆膜　Tectorial membrane
34. 枕髁　Occipital condyle →
35. 延髓　Medulla oblongata →
36. 小脑扁桃体　Cerebellar tonsil

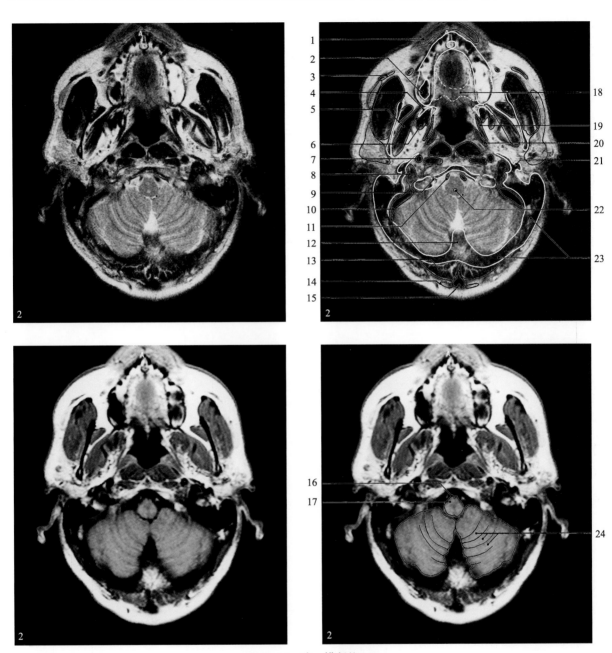

图 6-14　脑，横断位 MR

定位像见图 6-12

1. 口轮匝肌　Orbicularis oris ←
2. 上颌窦　Maxillary sinus →
3. 颧大肌　Zygomaticus major muscle →
4. 翼突　Pterygoid process ←→
5. 翼外肌　Lateral pterygoid muscle ←→
6. 翼内肌　Medial pterygoid muscle ←
7. 颈内动脉　Internal carotid artery ←→
8. 颈内静脉（球）　Internal jugular vein（bulb）←→
9. 舌下神经管　Hypoglossal canal
10. 乙状窦　Sigmoid sinus →
11. 椎动脉　Vertebral artery ←→
12. 枕内嵴　Internal occipital crest →

13. 头半棘肌　Semispinalis capitis ←
14. 斜方肌　Trapezius ←
15. 项韧带　Nuchal ligament ←
16. 延髓锥体　Pyramis →
17. 延髓　Medulla oblongata ←→
18. 硬腭　Hard palate
19. 腭帆张肌　Tensor veli palatini ←→
20. 腭帆提肌　Levator veli palatini ←→
21. 茎突（根部）　Styloid process（root）←
22. 延髓中央管　Central canal of medulla oblongata
23. 枕骨鳞部　Squamous part of occipital bone
24. 小脑叶　Folia of cerebellum

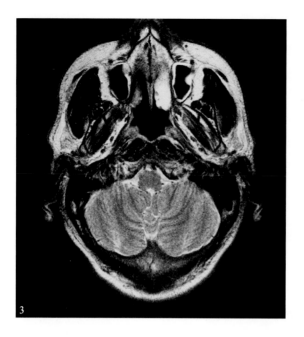
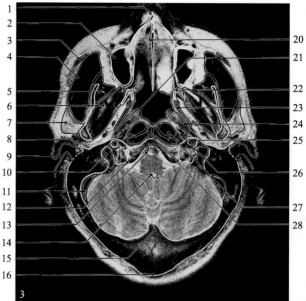
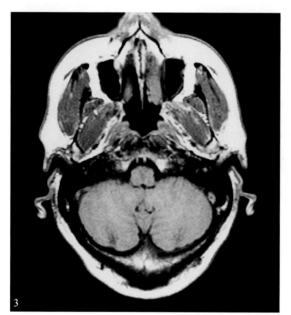
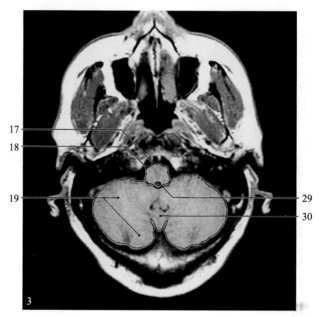

图 6-15　脑，横断位 MR

定位像见图 6-12

1. 鼻前棘　Anterior nasal spine
2. 上颌窦　Maxillary sinus ↔
3. 颧大肌　Zygomaticus major muscle ↔
4. 咬肌　Masseter ↔
5. 颞肌　Temporalis muscle ↔
6. 翼外肌　Lateral pterygoid muscle ↔
7. 腮腺　Parotid gland ↔
8. 颞骨鼓部　Tympanic part of temporal bone
9. 外耳道　External acoustic meatus
10. 颈内静脉（球）　Internal jugular vein
　　（bulb）←

11. 乙状窦　Sigmoid sinus ↔
12. 岩枕裂　Petro-occipital fissure →
13. 椎动脉　Vertebral artery ↔
14. 第四脑室　Fourth ventricle →
15. 枕内隆突　Internal occipital protuberance
16. 枕外隆突　External occipital protuberance
17. 延髓锥体　Pyramis ↔
18. 橄榄　Oliva
19. 小脑半球　Cerebellar hemisphere
20. 犁骨　Vomer →
21. 提肌圆枕　Torus levatorius

22. 蝶骨突　Pterygoid process ←
23. 腭帆张肌　Tensor veli palatini ←
24. 腭帆提肌　Levator veli palatini ←
25. 颈内动脉（颈动脉管段）　Internal carotid
　　artery in carotid canal ↔
26. 咽鼓管　Auditory tube ←
27. 头长肌　Longus capitis ←
28. 头前直肌　Rectus capitis anterior ←
29. 第四脑室　Fourth ventricle →
30. 小脑蚓　Vermis of cerebellum →

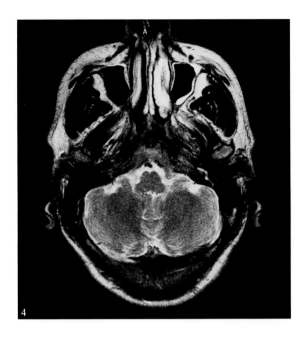
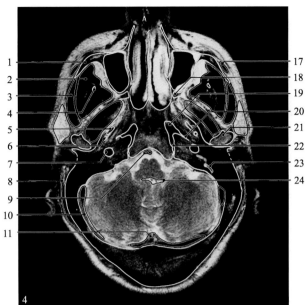
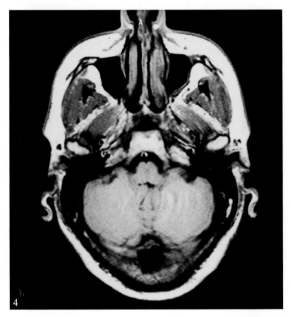
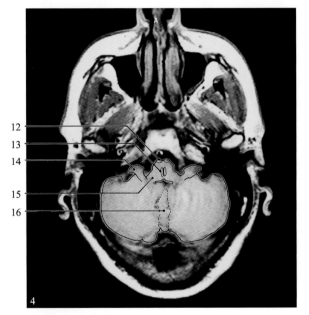

图 6-16 脑，横断位 MR

定位像见图 6-12

1. 颧骨体 Body of zygomatic bone →
2. 颞肌 Temporalis muscle ↔
3. 咬肌 Masseter ←
4. 冠突（在颞肌内）Coronoid process（tip）within temporalis muscle ←
5. 卵圆孔 Foramen ovale
6. 棘孔 Foramen spinosum
7. 颈动脉管 Carotid canal ↔
8. 耳后肌 Posterior auricular muscle
9. 椎动脉 Vertebral artery ←
10. 横窦 Transverse sinus →
11. 窦汇 Confluence of sinuses →
12. 延髓锥体 Pyramis ←

13. 内侧丘系 Medial lemniscus →
14. 绒球 Flocculus
15. 小脑下脚 Inferior cerebellar peduncle
16. 小脑蚓 Vermis of cerebellum ←
17. 颧大肌 Zygomaticus major muscle ←
18. 翼腭窝 Pterygopalatine fossa →
19. 破裂孔 Foramen lacerum
20. 蝶岩裂 Sphenopetrous fissure
21. 下颌头 Head of mandible →
22. 岩枕裂 Petro-occipital fissure
23. 后半规管 Posterior semicircular canal
24. 第四脑室 Fourth ventricle ↔

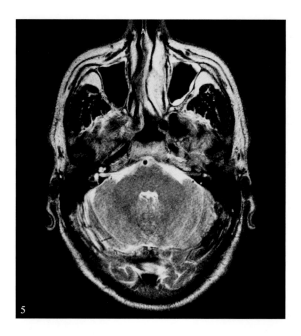
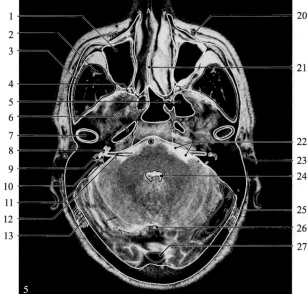
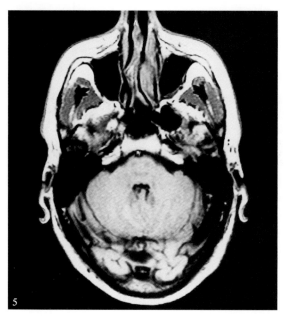
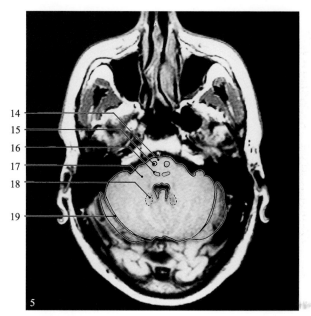

图 6-17　脑，横断位 MR

定位像见图 6-12

1. 上颌窦　Maxillary sinus ←→
2. 颞肌　Temporalis muscle ←→
3. 颧弓　Zygomatic arch
4. 翼腭窝　Pterygopalatine fossa ←→
5. 蝶窦　Sphenoidal sinus →
6. 颈动脉管　Carotid canal ←→
7. 下颌头（在下颌窝内）　Head of mandible in mandibular fossa ←
8. 耳蜗　Cochlea
9. 外半规管　Lateral semicircular canal
10. 前庭　Vestibule
11. 外淋巴管　Perilymphatic duct
12. 内听门及面神经和前庭蜗神经　Internal acoustic porus with facial and vestibulocochlear nerve
13. 星点　Asterion

14. 脑桥　Pons →
15. 皮质脊髓束　Corticospinal tract →
16. 内侧丘系　Medial lemniscus ←→
17. 小脑中脚　Middle cerebellar peduncle
18. 橄榄核　Olivary nucleus
19. 水平裂　Horizontal fissure
20. 面动脉 / 静脉　Facial artery/vein
21. 犁骨　Vomer ←→
22. 脑桥小脑脚池　Cerebellopontine cistern
23. 颞浅动脉　Superficial temporal artery →
24. 第四脑室　Fourth ventricle →
25. 横窦　Transverse sinus ←
26. 直窦　Straight sinus →
27. 窦汇　Confluence of sinuses ←

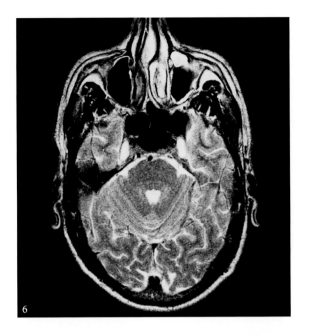
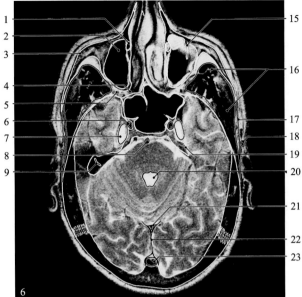
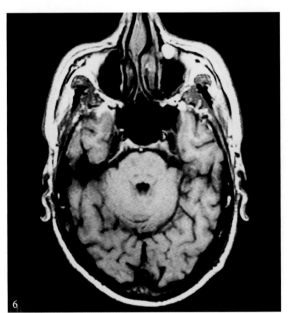
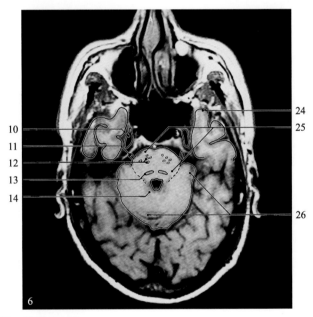

图 6-18　脑，横断位 MR

定位像见图 6-12

1. 鼻泪管　Nasolacrimal duct →
2. 上颌窦　Maxillary sinus ←→
3. 颧骨体　Body of zygomatic bone ←→
4. 蝶腭孔　Foramen sphenopalatinum
5. 翼腭窝　Pterygopalatine fossa ←→
6. 颈内动脉（颈动脉管段）　Internal carotid artery in carotid canal ←→
7. 三叉神经腔　Trigeminal cave
8. 基底动脉　Basilar artery ←→
9. 前半规管　Anterior semicircular canal
10. 三叉神经节　Trigeminal ganglion
11. 三叉神经　Trigeminal nerve
12. 皮质脊髓束　Corticospinal tract ←→
13. 内侧丘系　Medial lemniscus ←→

14. 小脑上脚　Superior cerebellar peduncle →
15. 眶下管　Infraorbital canal
16. 颞肌　Temporalis muscle ←→
17. 颞筋膜　Temporal fascia
18. 颞浅动脉　Superficial temporal artery ←
19. 岩骨上缘　Superior margin of petrous bone
20. 第四脑室　Fourth ventricle ←→
21. 直窦　Straight sinus ←→
22. 大脑镰　Falx cerebri
23. 上矢状窦　Superior sagittal sinus →
24. 颞叶前极　Anterior pole of temporal lobe
25. 脑桥　Pons ←→
26. 小脑　Cerebellum ←→

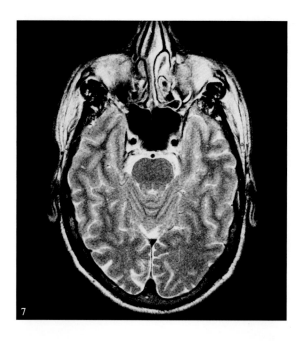
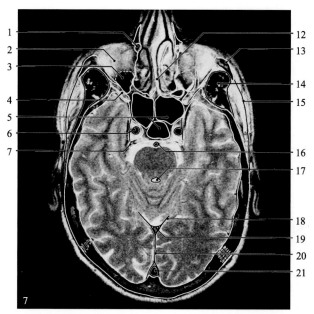
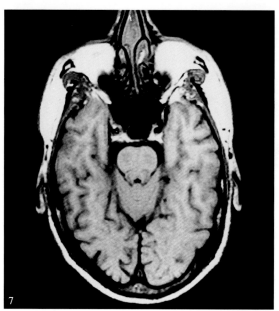
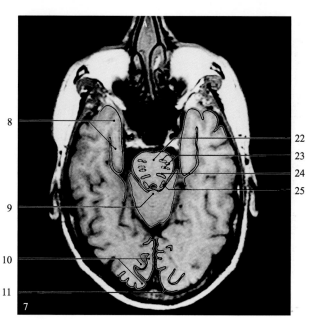

图6-19 脑，横断位 MR

定位像见图6-12

1. 鼻泪管　Nasolacrimal duct ←
2. 眼眶　Orbita
3. 上颌窦　Maxillary sinus ←
4. 翼腭窝　Pterygopalatine fossa ←
5. 蝶窦　Sphenoidal sinus ↔
6. 颈内动脉（海绵窦段）　Internal carotid artery in cavernous sinus ↔
7. 后床突　Posterior clinoid process
8. 枕颞外侧回　Lateral occipitotemporal gyrus
9. 小脑山顶　Culmen of cerebellum ↔
10. 视觉皮层（距状沟周围）　Visual cortex around calcarine sulcus
11. 大脑枕极　Occipital pole of brain
12. 犁骨　Vomer ↔
13. 颧骨体　Body of zygomatic bone ↔
14. 颞肌　Temporalis muscle ↔
15. 颞筋膜　Temporal fascia ↔
16. 基底动脉　Basilar artery ↔
17. 第四脑室　Fourth ventricle ↔
18. 小脑幕　Tentorium cerebelli →
19. 直窦　Straight sinus ↔
20. 大脑镰　Falx cerebri ↔
21. 上矢状窦　Superior sagittal sinus ↔
22. 脑桥　Pons ←
23. 皮质脊髓束　Corticospinal tract ↔
24. 内侧丘系　Medial lemniscus ↔
25. 小脑上脚　Superior cerebellar peduncle ←

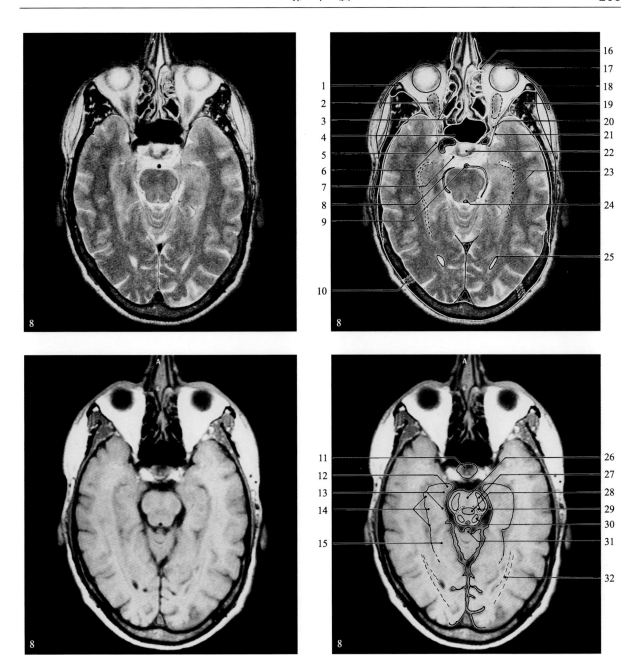

图 6-20　脑，横断位 MR

定位像见图 6-12

1. 颧骨额突　Frontal process of zygomatic bone →
2. 下直肌　Rectus inferior muscle
3. 筛骨气房　Ethmoidal air cells →
4. 蝶窦　Sphenoidal sinus ←
5. 前床突　Anterior clinoid process
6. 颈内动脉　Internal carotid artery ↔
7. 鞍背　Dorsum sellae
8. 小脑上动脉（环池内）　Superior cerebellar artery in cisterna ambiens
9. 基底动脉（桥池内）　Basilar artery in cisterna pontina ←
10. 人字缝　Lambdoid suture ↔
11. 垂体　Hypophysis
12. 钩　Uncus
13. 海马旁回　Parahippocampal gyrus
14. 海马　Hippocampus →
15. 枕颞内侧回　Medial occipitotemporal gyrus
16. 泪沟　Lacrimal groove

17. 眼球　Eyeball
18. 眼轮匝肌　Orbicularis oculi
19. 颞肌　Temporalis muscle ↔
20. 眶上裂　Superior orbital fissure →
21. 蝶骨小翼　Lesser wing of sphenoid bone
22. 垂体窝　Hypophysial fossa
23. 侧脑室，颞角　Lateral ventricle, temporal horn →
24. 中脑导水管　Cerebral aqueduct →
25. 侧脑室，枕角　Lateral ventricle occipital horn →
26. 中脑　Mesencephalon →
27. 皮质脊髓束　Corticospinal tract →
28. 小脑上脚交叉　Decussation of superior cerebellar peduncles
29. 内侧丘系　Medial lemniscus →
30. 下丘核　Nucleus of inferior colliculus
31. 山顶　Culmen ←
32. 视辐射　Optic radiation

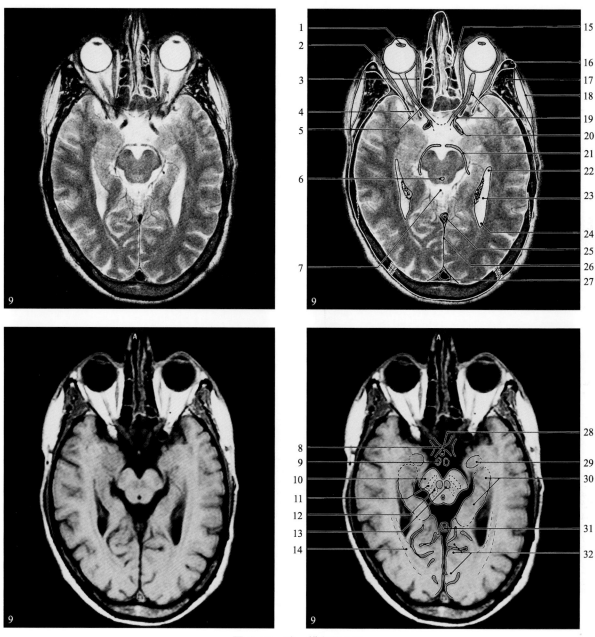

图 6-21 脑，横断位 MR

定位像见图 6-12

1. 晶状体 Lens
2. 外直肌 Rectus lateralis →
3. 内直肌 Rectus medialis →
4. 眶上裂 Superior orbital fissure ←
5. 视神经（视神经管内） Optic nerve in optic canal
6. 中脑导水管 Cerebral aqueduct ←
7. 四叠体池 Quadrigeminal cistern
8. 视交叉 Optic chiasm
9. 乳头体（脚间池内） Mammillary bodies in interpeduncular cistern
10. 皮质脊髓束（大脑脚内） Corticospinal tract in cerebral peduncle ←
11. 黑质 Substantia nigra
12. 内侧丘系 Medial lemniscus ←
13. 红核 Red nucleus
14. 视辐射 Optic radiation →
15. 筛骨气房 Ethmoidal air cells ←
16. 颧骨额突 Frontal process of zygomatic bone ←
17. 颞肌 Temporalis muscle ←

18. 颞筋膜 Temporal fascia ←
19. 眼动脉 Ophthalmic artery →
20. 颈内动脉 Internal carotid artery ←
21. 大脑后动脉 Posterior cerebral artery
22. 侧脑室，颞角 Lateral ventricle, temporal horn ←
23. 侧脑室，房部 Lateral ventricle, atrium →
24. 侧脑室，枕角 Lateral ventricle, occipital horn →
25. 直窦 Straight sinus →
26. 大脑镰 Falx cerebri ←
27. 上矢状窦 Superior sagittal sinus →
28. 垂体漏斗（鞍上池内） Infundibulum of hypophysis in cisterna suprasellaris
29. 杏仁体 Amygdaloid body
30. 海马 Hippocampus ←
31. 大脑大静脉周围软脑膜 Pia mater around great cerebral vein
32. 视觉皮层（距状沟周围） Visual cortex around calcarine sulcus ←

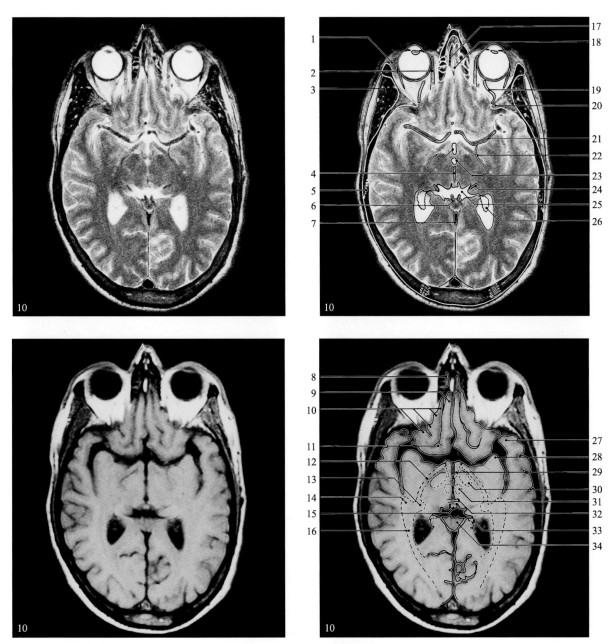

图 6-22 脑，横断位 MR

定位像见图 6-12

1. 泪腺　Lacrimal gland →
2. 上斜肌　Obliquus superior muscle
3. 颞肌　Temporalis muscle ←→
4. 第三脑室　Third ventricle →
5. 鳞状缝　Squamous suture ←
6. 大脑内静脉　Internal cerebral vein →
7. 大脑大静脉　Great cerebral vein ←
8. 嗅球　Olfactory bulb
9. 直回　Straight gyrus →
10. 眶回　Orbital gyri →
11. 嗅三角　Olfactory trigone
12. 视束　Optic tract
13. 外侧膝状体　Lateral geniculate body
14. 视辐射，豆状核下部　Optic radiation,

sublentiform part
15. 松果体　Pineal body
16. 视辐射　Optic radiation ←→
17. 筛板　Cribriform plate
18. 鸡冠　Crista galli
19. 眼动脉　Ophthalmic artery ←
20. 蝶骨小翼　Lesser wing of sphenoid

bone ←
21. 大脑中动脉　Middle cerebral artery →
22. 脉络丛前动脉　Anterior choroid artery
23. 脚间池　Interpeduncular cistern
24. 大脑后动脉　Posterior cerebral

artery →
25. 大脑横裂　Transverse cerebral fissure

26. 侧脑室脉络丛　Choroid plexus of lateral

ventricle ←→
27. 颞叶前极　Anterior pole of temporal lobe
28. 岛阈　Limen of insula
29. 下丘脑　Hypothalamus
30. 大脑脚　Cerebral peduncle ←
31. 红核　Red nucleus ←
32. 后连合　Posterior commissure
33. 穹窿脚/海马伞　Crus of fornix →/Fimbria

of hippocampus
34. 胼胝体（压部）　Corpus callosum,

splenium →

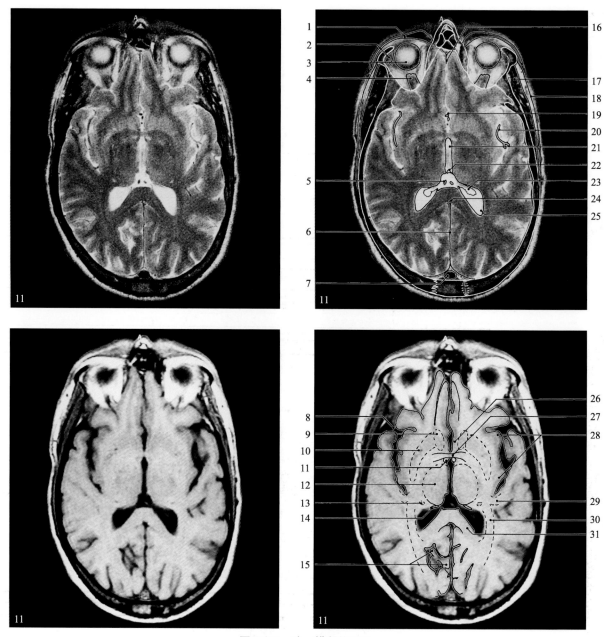

图 6-23　脑，横断位 MR

定位像见图 6-12

1. 眼轮匝肌　Orbicularis oculi
2. 泪腺　Lacrimal gland ←
3. 眼球　Eyeball ←
4. 上直肌 / 上睑提肌　Rectus superior/Levator palpebrae superioris
5. 大脑内静脉　Internal cerebral vein ←→
6. 大脑镰　Falx cerebri ←→
7. 上矢状窦　Superior sagittal sinus ←→
8. 外侧裂　Lateral sulcus（Sylvian）→
9. 尾状核头　Caudate nucleus，head →
10. 壳　Putamen →
11. 穹窿柱　Fornix，column →
12. 丘脑　Thalamus ←→
13. 尾状核尾　Caudate nucleus tail →

14. 穹窿脚　Crus of fornix →
15. 视觉皮层（距状沟内）　Visual cortex in calcarine sulcus
16. 大脑镰　Falx cerebri ←→
17. 颞肌　Temporalis muscle ←→
18. 颞筋膜　Temporal fascia ←→
19. 大脑前动脉（大脑纵裂内）　Anterior cerebral artery in longitudinal fissure of brain →
20. 大脑中动脉分支　Middle cerebral artery，branch ←
21. 第三脑室　Third ventricle ←→
22. 第三脑室脉络丛　Choroid plexus of third ventricle →

23. 侧脑室脉络丛　Choroid plexus of lateral ventricle ←→
24. 下矢状窦　Inferior sagittal sinus →
25. 侧脑室，枕角　Lateral ventricle，occipital horn →
26. 胼胝体下区 / 终板旁回　Area subcallosa/Paraterminal gyrus →
27. 前连合　Anterior commissure
28. 岛叶　Insula ←→
29. 听辐射　Acoustic radiation
30. 视辐射　Optic radiation ←
31. 枕钳　Occipital forceps →

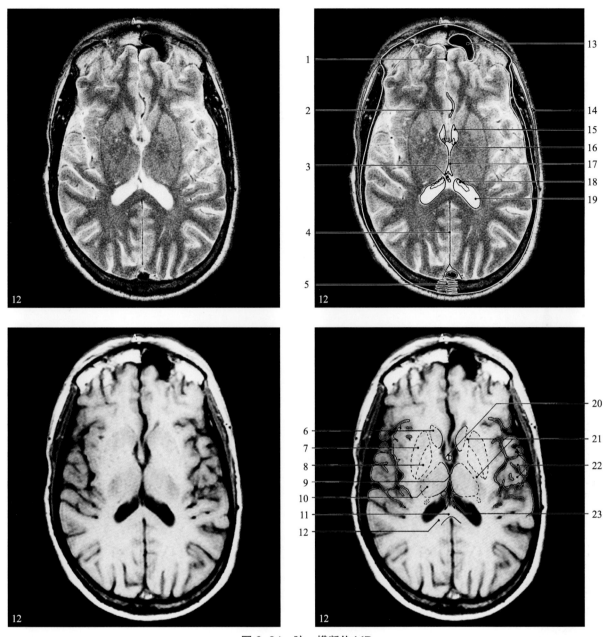

图 6-24　脑，横断位 MR

定位像见图 6-12

1. 大脑镰　Falx cerebri ↔
2. 大脑前动脉　Anterior cerebral artery ←
3. 大脑内静脉　Internal cerebral vein ←
4. 大脑镰　Falx cerebri ↔
5. 人字缝尖　Lambda
6. 尾状核头　Caudate nucleus，head ↔
7. 壳　Putamen ↔
8. 苍白球　Globus pallidus
9. 丘脑间黏合　Interthalamic adhesion
10. 丘脑　Thalamus ↔
11. 胼胝体（压部）　Corpus callosum，splenium ↔
12. 枕钳　Occipital forceps ↔

13. 额窦　Frontal sinus
14. 颞浅动脉　Superficial temporal artery
15. 侧脑室　Lateral ventricle ↔
16. 室间孔　Interventricular foramen（Monroi）
17. 第三脑室　Third ventricle ←
18. 侧脑室脉络丛　Choroid plexus of lateral ventricle ↔
19. 侧脑室，房部　Lateral ventricle，atrium ↔
20. 穹窿柱　Fornix，column ↔
21. 内囊　Internal capsule →
22. 颞叶听觉皮层　Auditory cortex of temporal lobe
23. 穹窿脚　Fornix，crus ↔

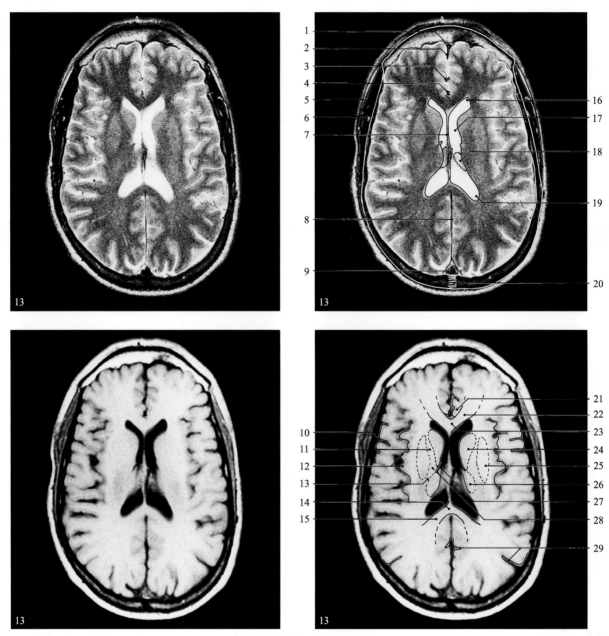

图 6-25 脑，横断位 MR

定位像见图 6-12

1. 上矢状窦　Superior sagittal sinus ↔
2. 大脑镰　Falx cerebri ↔
3. 胼缘动脉　Callosomarginal artery →
4. 胼周动脉　Pericallosal artery →
5. 颞筋膜　Temporal fascia ↔
6. 颞肌　Temporalis muscle ↔
7. 透明隔　Septum pellucidum →
8. 大脑镰　Falx cerebri ↔
9. 上矢状窦　Superior sagittal sinus ↔
10. 中央沟　Central sulcus（Roland）→
11. 内囊前肢　Internal capsule, anterior limb ↔
12. 岛叶　Insula ↔
13. 内囊后肢　Internal capsule, posterior limb ↔
14. 胼胝体（压部）　Corpus callosum, splenium ↔
15. 枕钳　Occipital forceps ↔
16. 侧脑室，前角　Lateral ventricle, frontal horn →
17. 侧脑室，中央部　Lateral ventricle, central part →
18. 侧脑室脉络丛　Choroid plexus of lateral ventricle ←
19. 侧脑室，房部　Lateral ventricle, atrium ←
20. 矢状缝　Sagittal suture →
21. 终板旁回 / 胼胝体下区　Paraterminal gyrus ← /Area subcallosa ←
22. 额钳　Frontal forceps →
23. 胼胝体（膝部）　Corpus callosum, genu →
24. 尾状核头　Caudate nucleus, head ←
25. 壳　Putamen →
26. 丘脑　Thalamus ←
27. 穹窿　Fornix ←
28. 内囊膝部　Internal capsule, genu
29. 顶枕沟　Parieto-occipital sulcus →

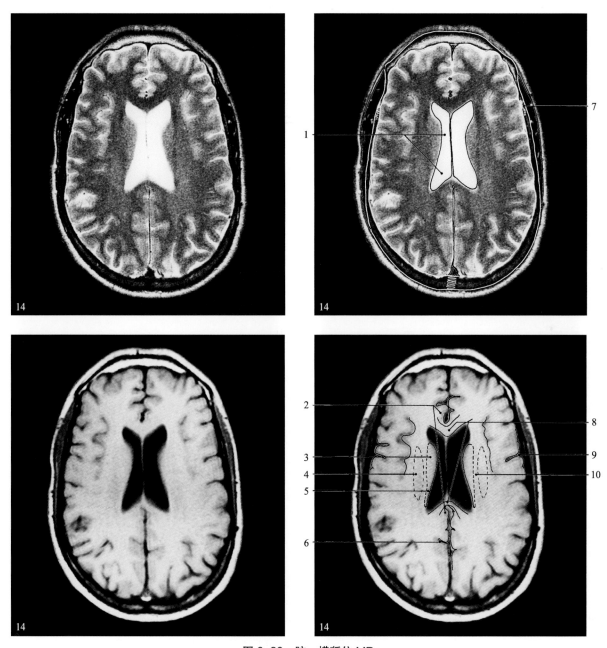

图 6-26　脑，横断位 MR

定位像见图 6-12

1. 侧脑室，中央部　Lateral ventricle，central part ↔
2. 扣带回　Cingulate gyrus →
3. 尾状核体　Caudate nucleus，body ←
4. 壳　Putamen ←
5. 尾状核尾　Caudate nucleus，tail ←

6. 顶枕沟　Parieto-occipital sulcus ↔
7. 冠状缝　Coronal suture →
8. 胼胝体（体部）　Corpus callosum，body →
9. 中央沟　Central sulcus（Roland）↔
10. 内囊　Internal capsule ←

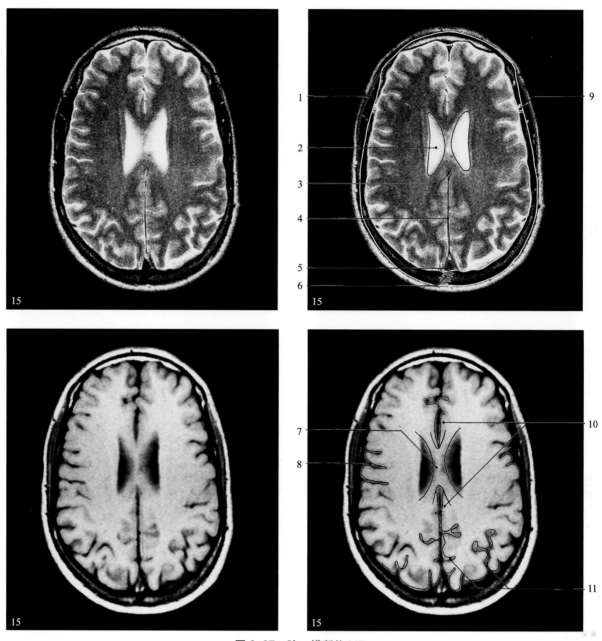

图 6-27　脑，横断位 MR

定位像见图 6-12

1. 颞肌　Temporalis muscle ←→
2. 侧脑室，中央部　Lateral ventricle，central part ←
3. 下矢状窦　Inferior sagittal sinus
4. 大脑镰　Falx cerebri ←→
5. 上矢状窦　Superior sagittal sinus ←→
6. 矢状缝　Sagittal suture ←→

7. 胼胝体（体部）　Corpus callosum，body ←
8. 中央沟　Central sulcus（Roland）←→
9. 冠状缝　Coronal suture ←→
10. 扣带回　Cingulate gyrus ←→
11. 顶枕沟　Parieto-occipital sulcus ←

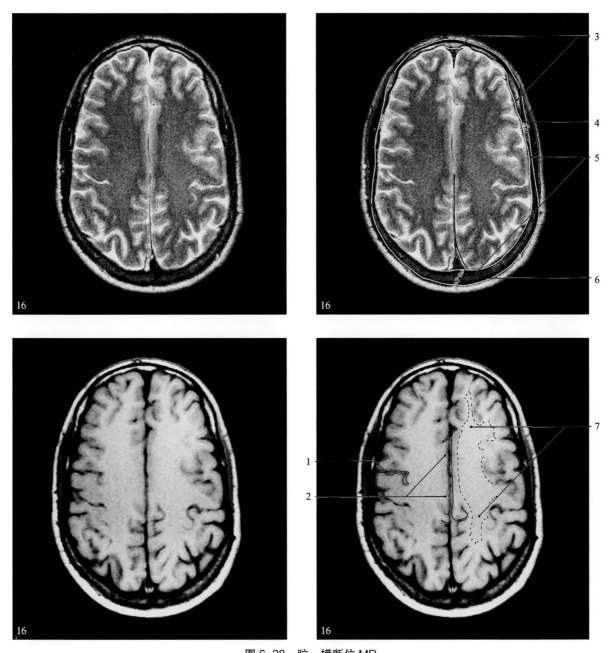

图 6-28　脑，横断位 MR

定位像见图 6-12

1. 中央沟　Central sulcus ↔
2. 扣带回　Cingulate gyrus ←
3. 额骨，鳞部　Frontal bone, squamous part ↔
4. 冠状缝　Coronal suture ↔
5. 顶骨　Parietal bone ↔
6. 矢状缝　Sagittal suture ↔
7. 放射冠 / 半卵圆中心（放射学术语）　Corona radiata/centrum semiovale（radiology term）→

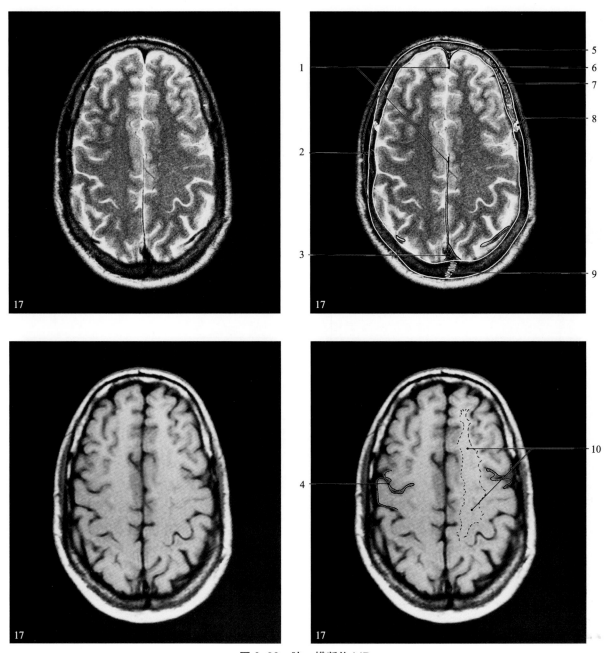

图 6-29　脑，横断位 MR

定位像见图 6-12

1. 大脑镰　Falx cerebri ←→
2. 颞肌　Temporalis muscle ←
3. 上矢状窦　Superior sagittal sinus ←→
4. 中央沟　Central sulcus（Roland）←→
5. 额骨，外板　Frontal bone，external lamina

6. 额骨，内板　Frontal bone，internal lamina
7. 额骨，板障　Frontal bone，diploë
8. 冠状缝　Sutura coronalis ←→
9. 矢状缝　Sutura sagittalis ←→
10. 放射冠　Corona radiata ←

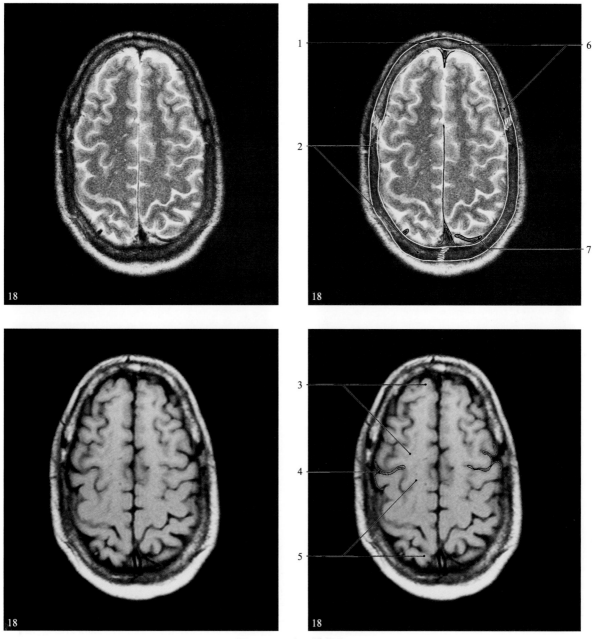

图 6-30　脑，横断位 MR

定位像见图 6-12

1. 上矢状窦　Superior sagittal sinus ←→
2. 顶骨　Parietal bone ←→
3. 额叶　Frontal lobe ←→
4. 中央沟　Central sulcus ←→
5. 顶叶　Parietal lobe ←→
6. 额骨，鳞部　Frontal bone，squamous part ←→
7. 大脑上静脉　Superior cerebral vein →

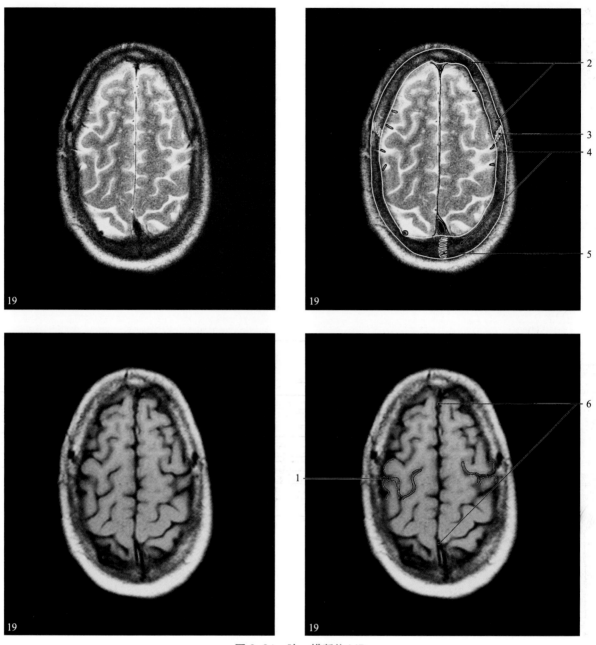

图 6-31　脑，横断位 MR

定位像见图 6-12

1. 中央沟　Central sulcus（Roland）↔
2. 额骨，鳞部　Frontal bone, squamous part ↔
3. 冠状缝　Coronal suture ↔
4. 顶骨　Parietal bone ↔
5. 矢状缝　Sagittal suture ↔
6. 大脑纵裂　Longitudinal fissure of brain ↔

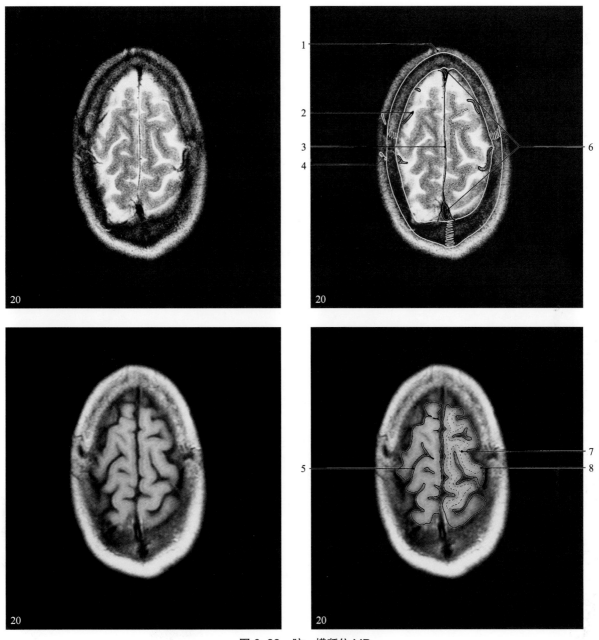

图 6-32　脑，横断位 MR

定位像见图 6-12

1. 头皮静脉　Vena irae ←
2. 大脑上静脉　Superior cerebral vein ←
3. 大脑镰　Falx cerebri ←
4. 头皮静脉　Scalp veins ←
5. 大脑皮质沟　Sulcus of cerebral cortex
6. 上矢状窦　Superior sagittal sinus ←
7. 脑白质　White matter of cerebral gyrus
8. 脑灰质　Grey matter of cerebral gyrus

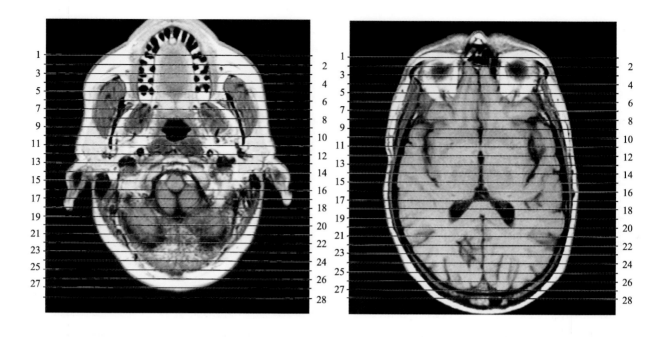

图 6-33　脑，冠状位 MR 定位像

线 1~28 为下述 MR 冠状位图像的扫描层面。此定位像所选图像为横断位和矢状位图像（分别见图 6-13、图 6-23 和图 6-63）。扫描层厚为 5mm，层间距 0.5mm。每一层面有 2 幅图像，即 T2WI（上图）和 T1WI（下图）。骨结构轮廓在 T2WI 上用黄线勾勒。箭头←、→和↔分别代表在前一层、后一层和前后两层图像中都可以看到同一解剖结构

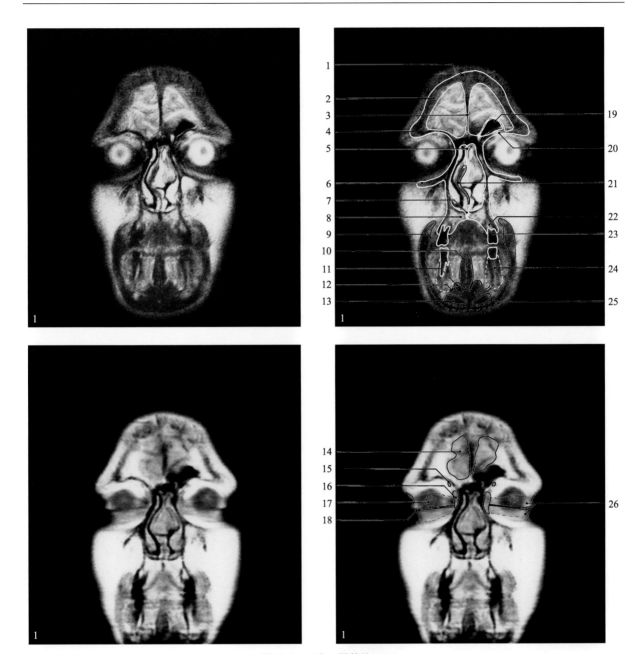

图 6-34　脑，冠状位 MR

定位像见图 6-33

1. 板障静脉　Diploic vein →
2. 额骨，鳞部　Frontal bone, squamous part →
3. 额嵴　Frontal crest
4. 额骨眶上缘　Supraorbital margin of frontal bone →
5. 筛骨垂直板　Perpendicular plate of ethmoidal bone →
6. 上颌骨眶下缘　Infraorbital margin of maxilla →
7. 腭中缝　Median palatine suture →
8. 硬腭　Hard palate →
9. 颊肌　Buccinator →
10. 颏舌肌　Genioglossus →
11. 颏舌骨肌　Geniohyoideus →
12. 下颌舌骨肌　Mylohyoideus →
13. 二腹肌，前腹　Digastricus, anterior belly →

14. 额极　Frontal pole of brain
15. 上斜肌（滑车段）　Obliquus superior muscle in trochlea →
16. 泪囊　Lacrimal sac
17. 晶状体　Lens
18. 睑裂　Palpebral fissure
19. 额窦　Frontal sinus
20. 额骨眶部　Orbital part of frontal bone →
21. 鼻中隔软骨部　Cartilaginous part of nasal septum →
22. 上颌骨牙槽部　Alveolar part of maxilla →
23. 第二上前磨牙　Second upper premolar tooth
24. 下颌骨牙槽部　Alveolar part of mandible →
25. 颈阔肌　Platysma →
26. 眼睑　Eyelids

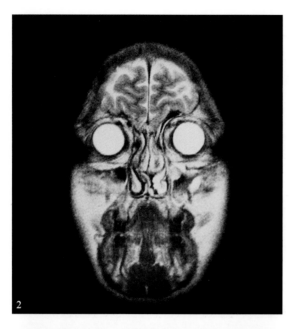
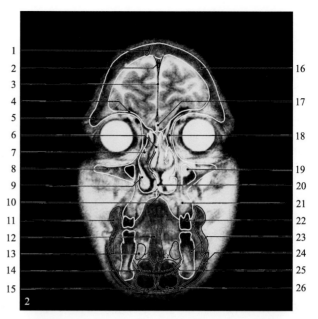

1
2
3
4
5
6
7
8
9
10
11
12
13
14
15

16
17
18
19
20
21
22
23
24
25
26

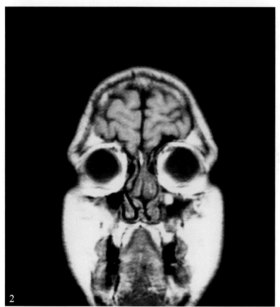
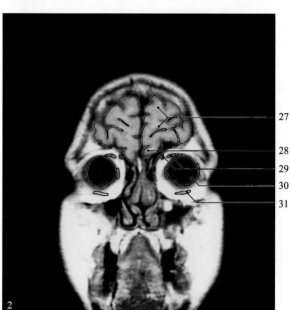

27
28
29
30
31

图 6-35　脑，冠状位 MR

定位像见图 6-33

1. 板障静脉　Diploic vein ↔
2. 上矢状窦　Superior sagittal sinus →
3. 大脑镰　Falx cerebri →
4. 额骨眶部　Orbital part of frontal bone ↔
5. 额骨眶上缘　Supra-orbital margin of frontal bone ←
6. 筛骨垂直板　Perpendicular plate of ethmoidal bone ↔
7. 中鼻甲　Middle concha →
8. 上颌骨眶下缘　Infra-orbital margin of maxilla ←
9. 下鼻甲　Inferior concha ↔
10. 硬腭　Hard palate ↔
11. 颊肌　Buccinator ↔
12. 颏舌肌　Genioglossus ↔
13. 舌下腺　Sublingual gland →
14. 下颌舌骨肌　Mylohyoideus ↔
15. 颈阔肌　Platysma ↔
16. 额骨鳞部　Squamous part of frontal bone ↔

17. 鸡冠　Crista galli →
18. 筛骨气房　Ethmoidal air cells →
19. 上颌窦　Maxillary sinus →
20. 犁骨　Vomer →
21. 上颌骨牙槽部　Alveolar part of maxilla ↔
22. 第一上磨牙　First upper molar tooth
23. 下颌骨牙槽部　Alveolar part of mandibula ↔
24. 颈阔肌　Platysma ↔
25. 颏舌骨肌　Geniohyoideus ↔
26. 二腹肌，前腹　Digastricus, anterior belly ↔
27. 额叶　Frontal lobe ↔
28. 直回　Straight gyrus →
29. 上斜肌　Obliquus superior muscle →
30. 眼球　Eyeball ↔
31. 下斜肌　Obliquus inferior muscle →

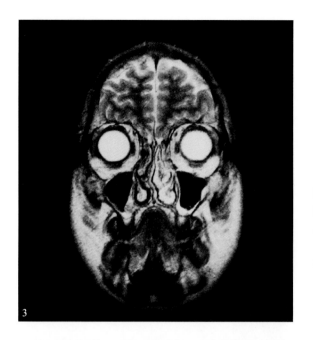
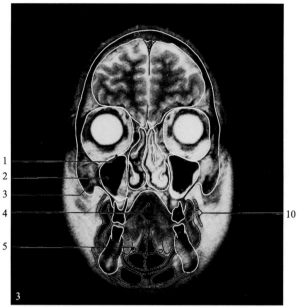
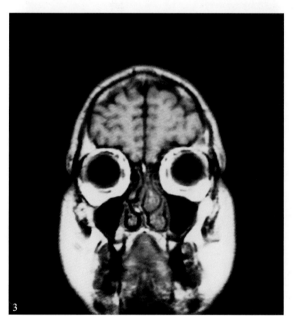
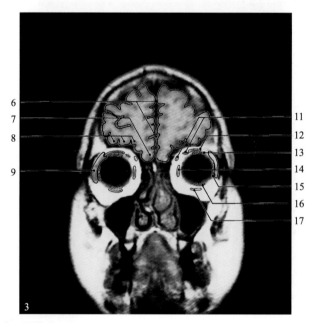

图 6-36　脑，冠状位 MR

定位像见图 6-33

1. 上颌骨眶板　Orbital plate of maxilla ←→
2. 上颌窦（伴黏膜水肿）　Maxillary sinus ←→（with oedematous mucous membrane）
3. 颧骨体　Body of zygomatic bone →
4. 舌　Tongue →
5. 颌下腺管　Submandibular duct →
6. 大脑纵裂　Longitudinal fissure of brain ←→
7. 直回　Straight gyrus ←→
8. 眶回　Orbital gyri →

9. 泪腺　Lacrimal gland →
10. 面动脉 / 静脉　Facial artery/vein
11. 上斜肌　Obliquus superior ←→
12. 上睑提肌　Levator palpebrae superioris ←→
13. 上直肌　Rectus superior ←→
14. 内直肌　Rectus medialis ←→
15. 外直肌　Rectus lateralis ←→
16. 下直肌　Rectus inferior ←→
17. 下斜肌　Obliquus inferior ←

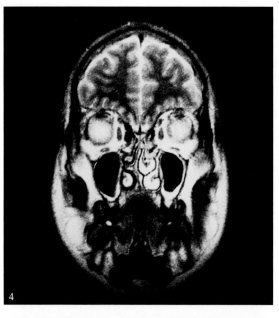
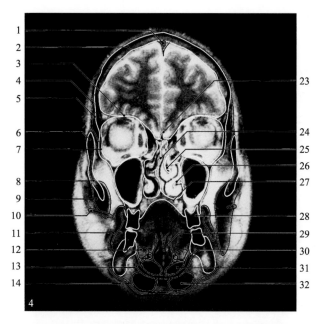
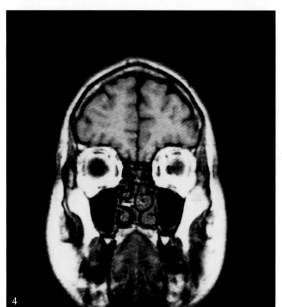
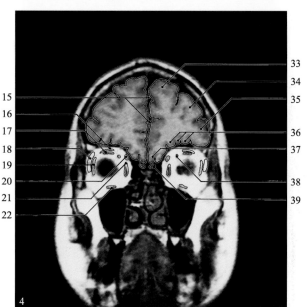

图 6-37 脑，冠状位 MR

定位像见图 6-33

1. 上矢状窦 Superior sagittal sinus ↔
2. 额骨鳞部 Squamous part of frontal bone ↔
3. 额骨眶部 Orbital part of frontal bone ↔
4. 颞筋膜 Temporal fascia →
5. 颞肌 Temporalis muscle →
6. 颧骨额突 Frontal process of zygomatic bone
7. 蝶骨大翼（眼眶外侧壁）Greater wing of sphenoid bone in lateral wall of orbita →
8. 颧骨体 Body of zygomatic bone ←
9. 咬肌 Masseter
10. 腮腺管 Parotid duct →
11. 颊肌 Buccinator ↔
12. 舌下腺 Sublingual gland ←
13. 颌下腺管（被深部腺体环绕）Submandibular duct surrounded by deep part of gland ↔
14. 颈阔肌 Platysma ↔
15. 大脑纵裂 Longitudinal fissure of brain ↔
16. 上睑提肌 Levator palpebrae superioris ↔
17. 上直肌 Rectus superior ↔
18. 泪腺 Lacrimal gland ←
19. 外直肌 Rectus lateralis ↔
20. 上斜肌 Obliquus superior ↔
21. 内直肌 Rectus medialis ↔
22. 下直肌 Rectus inferior ↔
23. 鸡冠 Crista galli ↔
24. 鼻中隔 Nasal septum ↔
25. 中鼻甲 Middle concha ↔
26. 下鼻甲 Inferior concha ↔
27. 硬腭 Hard palate ↔
28. 第二上磨牙 Second upper molar tooth
29. 颏舌肌 Genioglossus ↔
30. 下颌舌骨肌 Mylohyoideus ↔
31. 颏舌骨肌 Geniohyoideus ↔
32. 二腹肌，前腹 Digastricus, anterior belly
33. 额上回 Superior frontal gyrus →
34. 额中回 Middle frontal gyrus →
35. 额下回 Inferior frontal gyrus →
36. 眶回 Orbital gyri ↔
37. 直回 Straight gyrus →
38. 眼动脉 Ophthalmic artery →
39. 嗅球 Olfactory bulb

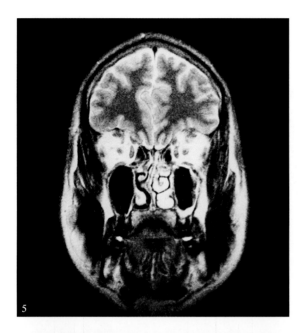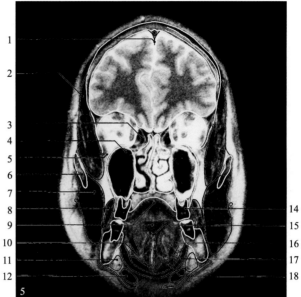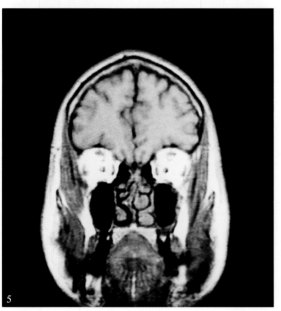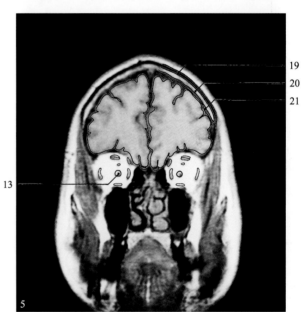

图 6-38 脑，冠状位 MR

定位像见图 6-33

1. 大脑镰　Falx cerebri ↔
2. 颞肌　Temporalis muscle ↔
3. 筛窦　Ethmoid sinus ↔
4. 上颌窦　Maxillary sinus ↔
5. 眶下裂　Infra-orbital fissure →
6. 颧弓　Zygomatic arch →
7. 咬肌　Masseter ↔
8. 颊肌　Buccinator ↔
9. 舌　Tongue ↔
10. 颌下腺管　Submandibular duct ←
11. 颌下腺　Submandibular gland ←

12. 二腹肌，前腹　Digastricus，anterior belly ↔
13. 视神经　Optic nerve →
14. 第三上磨牙　Third upper molar tooth
15. 舌中隔　Lingual septum
16. 舌骨舌肌　Hyoglossus →
17. 下颌舌骨肌　Mylohyoideus ↔
18. 颏舌骨肌　Geniohyoideus ↔
19. 额骨外板　Outer lamina of frontal bone
20. 额骨板障　Diploë of frontal bone
21. 额骨内板　Inner lamina of frontal bone

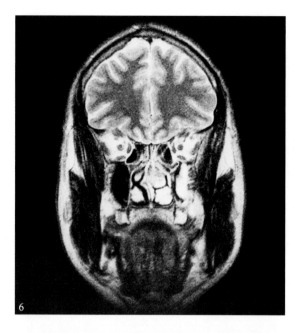
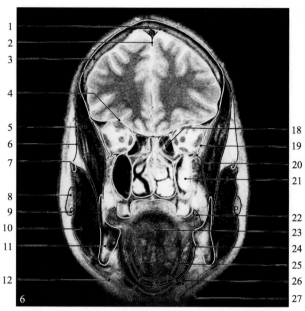
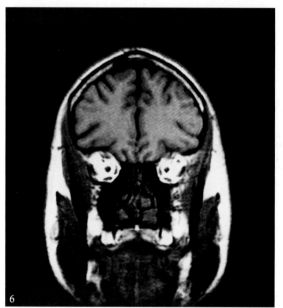
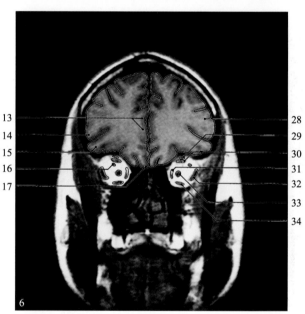

图 6-39　脑，冠状位 MR

定位像见图 6-33

1. 上矢状窦　Superior sagittal sinus ←→
2. 大脑镰　Falx cerebri ←→
3. 额骨鳞部　Squamous part of frontal bone ←→
4. 额骨眶部　Orbital part of frontal bone ←→
5. 颞肌　Temporalis muscle ←→
6. 颞筋膜　Temporal fascia ←→
7. 颧弓　Zygomatic arch ←→
8. 副腮腺　Accessory parotid gland
9. 腮腺管　Parotid duct ←→
10. 咬肌　Masseter ←→
11. 下颌支　Ramus of mandible →
12. 颈阔肌　Platysma ←

13. 扣带回　Cingulate gyrus →
14. 额中回　Middle frontal gyrus ←→
15. 额下回　Inferior frontal gyrus ←→
16. 眼动脉　Ophthalmic artery ←
17. 直回　Straight gyrus ←→
18. 筛窦　Ethmoid sinus ←→
19. 蝶骨大翼　Greater wing of sphenoid bone ←→
20. 眶下裂　Infra-orbital fissure ←→
21. 上颌窦（伴黏膜水肿）　Maxillary sinus ←（with oedematous mucous membrane）
22. 颊肌　Buccinator ←
23. 舌　Tongue ←→

24. 下颌舌骨肌　Mylohyoideus ←→
25. 舌骨舌肌　Hyoglossus ←→
26. 颏舌骨肌　Geniohyoideus ←
27. 二腹肌，前腹　Digastricus, anterior belly ←
28. 额中回　Middle frontal gyrus ←→
29. 上睑提肌　Levator palpebrae superioris ←→
30. 上直肌　Rectus superior ←→
31. 内直肌　Rectus medialis ←→
32. 外直肌　Rectus lateralis ←→
33. 视神经　Optic nerve ←→
34. 下直肌　Rectus inferior ←→

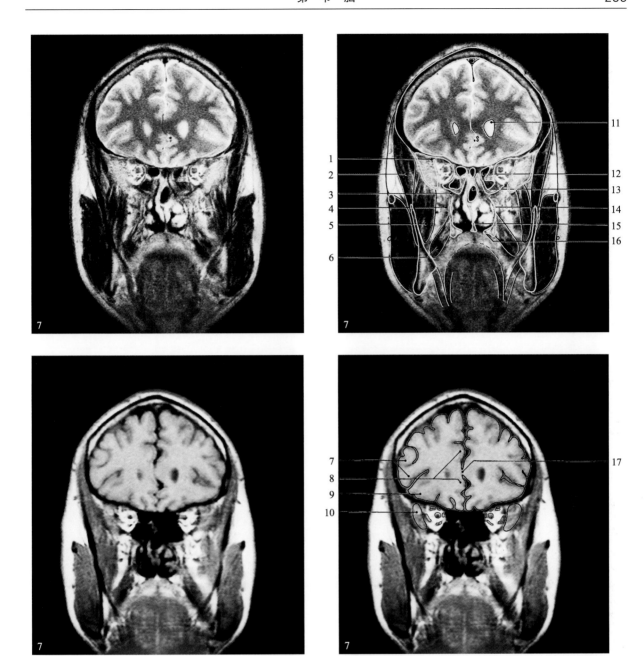

图 6-40　脑，冠状位 MR

定位像见图 6-33

1. 眶上裂　Superior orbital fissure ↔
2. 颞肌　Temporalis muscle ↔
3. 蝶腭孔　Foramen sphenopalatinum
4. 翼腭窝　Pterygopalatine fossa
5. 翼外肌　Pterygoideus lateralis muscle →
6. 翼内肌　Pterygoideus medialis muscle →
7. 额中回　Middle frontal gyrus ↔
8. 扣带回　Cingulate gyrus ↔
9. 额下回　Inferior frontal gyrus ↔
10. 颞叶前极　Anterior pole of temporal lobe →
11. 侧脑室，前角　Lateral ventricle，frontal horn →
12. 筛窦　Ethmoidal sinus ←
13. 蝶窦　Sphenoidal sinus →
14. 腭骨垂直板　Perpendicular plate of palatine bone
15. 犁骨　Vomer
16. 翼突　Pterygoid process
17. 胼胝体（膝部）　Corpus callosum，genu →

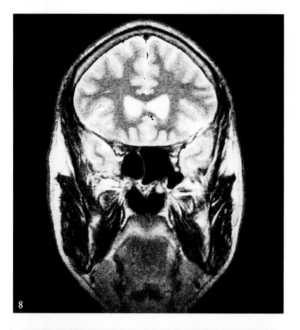
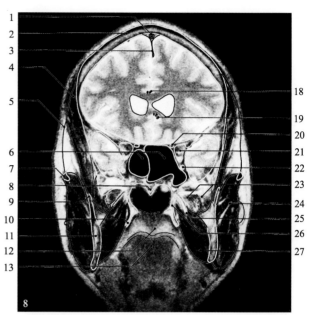
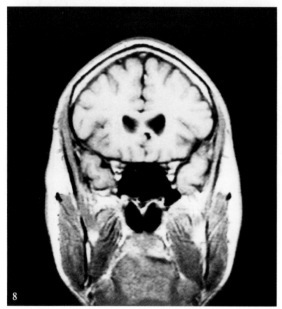
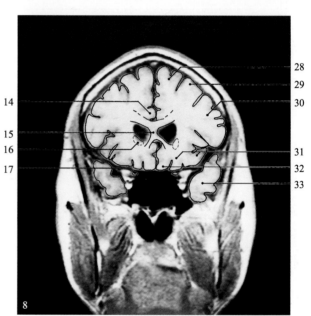

图 6-41　脑，冠状位 MR

定位像见图 6-33

1. 上矢状窦　Superior sagittal sinus ←→
2. 额骨鳞部　Squamous part of frontal bone ←→
3. 大脑镰　Falx cerebri ←→
4. 颞肌　Temporalis muscle ←→
5. 颞筋膜　Temporal fascia ←→
6. 蝶窦　Sphenoidal sinus ←→
7. 颧弓　Zygomatic arch ←→
8. 犁骨（与蝶骨结合）　Vomer, attachment on sphenoidal bone ←
9. 下颌骨冠突　Coronoid process of mandible →
10. 翼钩　Pterygoid hamulus
11. 下颌支　Ramus of mandible →
12. 软腭　Soft palate →
13. 舌　Tongue ←
14. 扣带回　Cingulate gyrus ←→
15. 胼胝体（膝部）　Corpus callosum, genu ←→
16. 尾状核头　Caudate nucleus, head →
17. 视神经　Optic nerve ←→

18. 胼周动脉　Pericallosal artery ←→
19. 大脑前动脉　Anterior cerebral artery →
20. 视神经管　Optic canal
21. 眶尖　Apex of orbita
22. 圆孔及上颌神经　Foramen rotundum with maxillary nerve
23. 翼外肌　Lateral pterygoid muscle ←→
24. 咬肌　Masseter ←→
25. 翼突外侧板　Lateral lamina of pterygoid process
26. 翼突内侧板　Medial lamina of pterygoid process ←
27. 翼内肌　Pterygoideus medialis muscle ←→
28. 额上回　Superior frontal gyrus ←→
29. 额中回　Middle frontal gyrus ←→
30. 额下回　Inferior frontal gyrus ←→
31. 眶回　Gyri orbitales ←
32. 直回　Straight gyrus ←→
33. 颞叶　Temporal lobe ←→

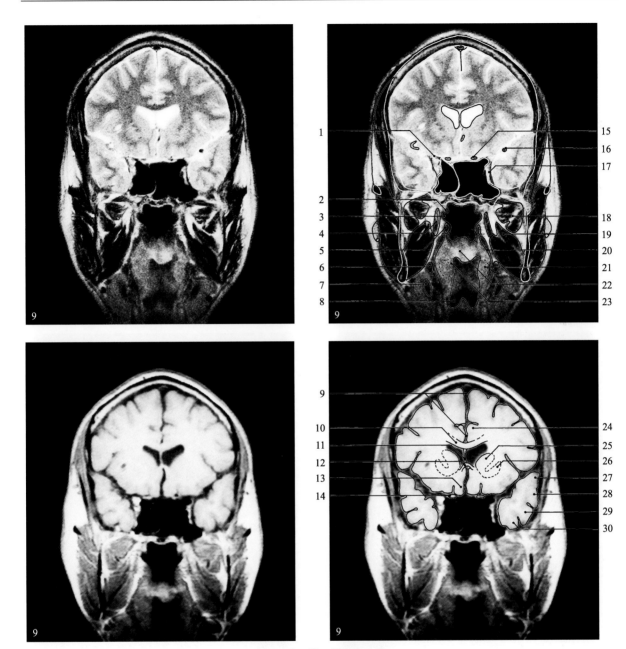

图 6-42 脑，冠状位 MR

定位像见图 6-33

1. 前床突 Anterior clinoid process →
2. 咽鼓管圆枕 Torus tubarius
3. 咽鼓管咽口 Pharyngeal opening of auditory tube
4. 腭帆张肌 Tensor veli palatini
5. 腭帆提肌 Levator veli palatini →
6. 茎突舌骨肌和茎突舌肌 Stylohyoideus and styloglossus →
7. 二腹肌，后腹 Digastricus，posterior belly →
8. 会厌谷 Vallecula epiglottica
9. 大脑纵裂 Longitudinal fissure of brain ↔
10. 胼胝体 Corpus callosum ↔
11. 透明隔 Septum pellucidum →
12. 胼胝体（嘴部） Corpus callosum，rostrum →
13. 直回 Straight gyrus ←
14. 视神经 Optic nerve ←
15. 视神经 Optic nerve ←

16. 大脑中动脉 Middle cerebral artery →
17. 海绵窦 Cavernous sinus →
18. 翼外肌 Lateral pterygoid muscle ↔
19. 翼内肌 Medial pterygoid muscle ↔
20. 咽上缩肌 Superior constrictor →
21. 腭扁桃体 Palatine tonsil
22. 软腭 Soft palate ←
23. 腭咽弓 Palatopharyngeal arch
24. 扣带回 Cingulate gyrus ↔
25. 尾状核头 Caudate nucleus，head ↔
26. 壳 Putamen →
27. 颞上回 Superior temporal gyrus →
28. 颞中回 Middle temporal gyrus →
29. 颞下回 Inferior temporal gyrus →
30. 枕颞外侧回 Lateral occipitotemporal gyrus →

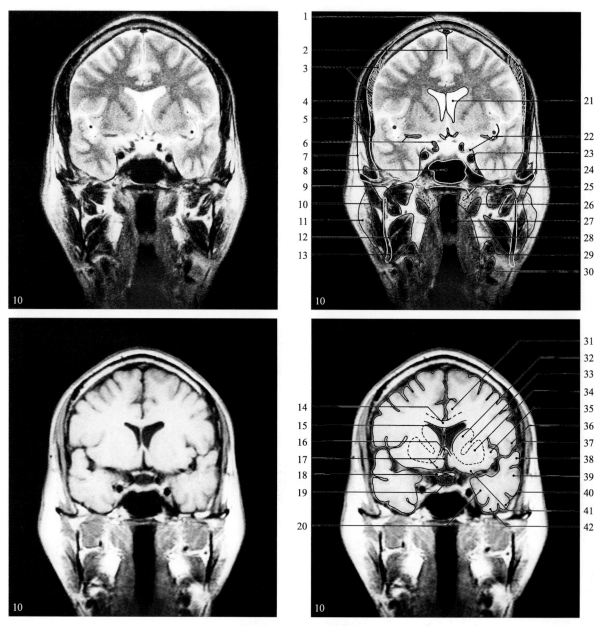

图 6-43　脑，冠状位 MR

定位像见图 6-33

1. 上矢状窦　Superior sagittal sinus ↔
2. 大脑镰　Falx cerebri ↔
3. 冠状缝　Coronal suture →
4. 颞肌　Temporalis muscle ↔
5. 翼点　Pterion
6. 大脑中动脉　Middle cerebral artery ↔
7. 颞筋膜　Temporal fascia ↔
8. 蝶窦　Sphenoidal sinus ↔
9. 翼外肌　Lateral pterygoid muscle
10. 咬肌　Masseter ←
11. 腮腺　Parotid gland →
12. 翼内肌　Medial pterygoid muscle ↔
13. 下颌角　Angle of mandible ↔
14. 胼胝体　Corpus callosum ↔
15. 透明隔　Septum pellucidum ↔
16. 胼胝体（嘴部）　Corpus callosum, rostrum ←

17. 终板旁回／胼胝体下区　Paraterminal gyrus/Area subcallosa
18. 视交叉　Optic chiasm
19. 垂体　Hypophysis
20. 海马旁回　Parahippocampal gyrus →
21. 侧脑室，前角　Lateral ventricle, frontal horn ↔
22. 前床突　Anterior clinoid process ←
23. 颈内动脉（海绵窦段）　Internal carotid artery in cavernous sinus →
24. 海绵窦　Cavernous sinus ←
25. 咽鼓管　Auditory tube →
26. 腭帆提肌　Levator veli palatini →
27. 鼻咽　Nasopharynx
28. 咽上缩肌　Superior constrictor →
29. 茎突肌，茎突咽肌的分离　"Stylomuscles", departure of stylopharyngeus ↔

30. 二腹肌，后腹　Digastricus, posterior belly ↔
31. 扣带回　Cingulate gyrus ↔
32. 尾状核头　Caudate nucleus, head ↔
33. 内囊前肢　Internal capsule, anterior limb ↔
34. 壳　Putamen ↔
35. 岛阈　Limen insulae
36. 额叶岛盖　Operculum frontale
37. 外侧裂　Lateral sulcus（Sylvius）→
38. 颞上回　Superior temporal gyrus ↔
39. 颞中回　Middle temporal gyrus ↔
40. 颞下回　Inferior temporal gyrus ↔
41. 前穿质　Anterior perforated substance →
42. 枕颞外侧回　Lateral occipitotemporal gyrus ↔

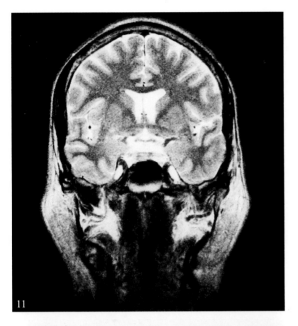
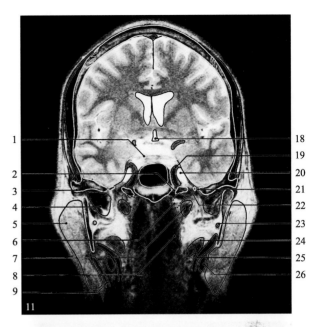
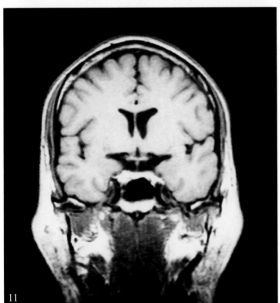
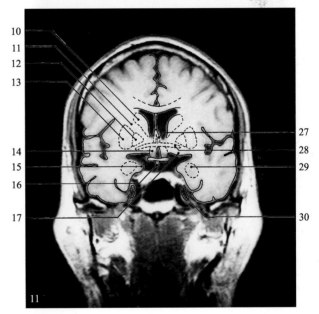

图 6-44　脑，冠状位 MR

定位像见图 6-33

1. 垂体窝底　Hypophysial fossa，floor
2. 破裂孔　Foramen lacerum
3. 关节结节　Articular tubercle
4. 翼外肌　Lateral pterygoid muscle ←→
5. 腮腺　Parotid gland ←→
6. 咽鼓管　Auditory tube ←→
7. 腭帆提肌　Levator veli palatini ←→
8. 咽上缩肌和颈长肌 / 头长肌　Superior constrictor and longus colli/ capitis →
9. 下颌后静脉　Retromandibular vein →
10. 尾状核体　Caudate nucleus，body →
11. 内囊前肢　Internal capsule，anterior limb ←→
12. 苍白球　Globus pallidus →
13. 壳　Putamen →
14. 胼胝体下区 / 下丘脑　Area subcallosa ← /hypothalamus →
15. 钩　Uncus →
16. 垂体漏斗　Infundibulum of hypophysis
17. 前穿质　Anterior perforated substance ←
18. 第三脑室　Third ventricle →
19. 颈内动脉　Internal carotid artery ←→
20. 三叉神经腔　Trigeminal cave →
21. 棘孔及脑膜中动脉　Foramen spinosum with middle meningeal artery
22. 卵圆孔　Foramen ovale
23. 上颌动脉　Maxillary artery →
24. 茎突肌　"Stylo-muscles" ←→
25. 颈外动脉　External carotid artery
26. 二腹肌，后腹　Digastricus，posterior belly →
27. 穹窿柱　Column of fornix →
28. 前连合　Anterior commissure
29. 杏仁体　Amygdaloid body →
30. 三叉神经节　Trigeminal ganglion →

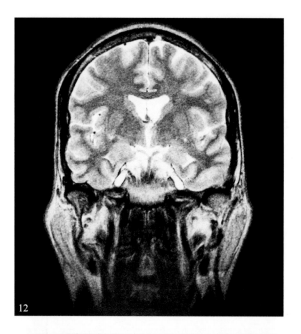
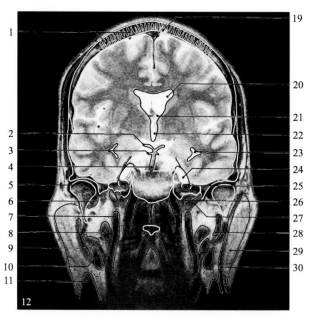
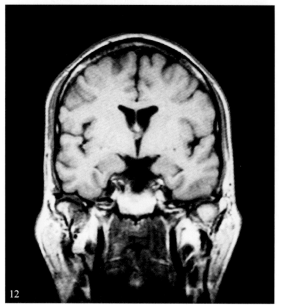
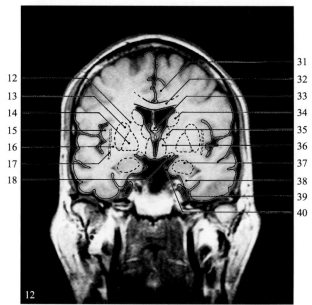

图 6-45　脑，冠状位 MR

定位像见图 6-33

1. 冠状缝　Coronal suture ←
2. 大脑后动脉　Posterior cerebral artery →
3. 小脑上动脉　Superior cerebellar artery →
4. 基底动脉（桥池内）Basilar artery in pontine cistern →
5. 下颌头　Head of mandible
6. 翼外肌（止点）Lateral pterygoid muscle ←（insertion）
7. 颈内动脉　Internal carotid artery ←→
8. 茎突肌　"Stylo-muscles" ←→
9. 颈外动脉　External carotid artery ←
10. 二腹肌，后腹　Digastricus, posterior belly →
11. 胸锁乳突肌　Sternocleidomastoideus →
12. 内囊　Internal capsule ←→

13. 壳　Putamen ←→
14. 苍白球　Globus pallidus ←→
15. 岛叶　Insula ←→
16. 外囊　External capsule →
17. 屏状核　Claustrum →
18. 视束　Optic tract →
19. 蛛网膜颗粒　Arachnoid granulation
20. 侧脑室　Lateral ventricle ←→
21. 室间孔　Interventricular foramen（Monroi）
22. 第三脑室　Third ventricle →
23. 侧脑室，颞角　Lateral ventricle, temporal horn →
24. 三叉神经腔　Trigeminal cave ←
25. 颈内动脉（颈动脉管段）Internal carotid artery in carotid canal ←
26. 咽鼓管　Auditory tube ←

27. 腭帆提肌　Levator veli palatini ←
28. 上颌动脉　Maxillary artery ←
29. 腮腺　Parotid gland ←→
30. 下颌后静脉　Retromandibular vein ←
31. 扣带回　Cingulate gyrus ←→
32. 胼胝体（体部）Corpus callosum, body ←→
33. 穹窿柱　Column of fornix ←→
34. 尾状核体　Caudate nucleus, body ←→
35. 丘脑　Thalamus →
36. 下丘脑　Hypothalamus →
37. 杏仁体　Amygdaloid body ←→
38. 海马旁回　Parahippocampal gyrus ←→
39. 三叉神经节　Trigeminal ganglion ←
40. 动眼神经　Oculomotor nerve

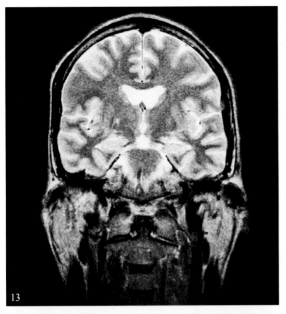
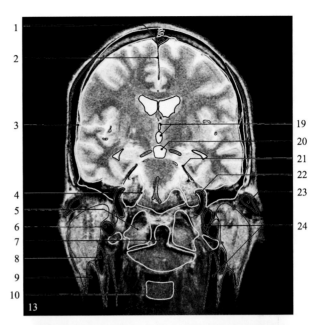
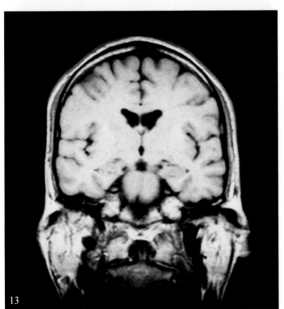
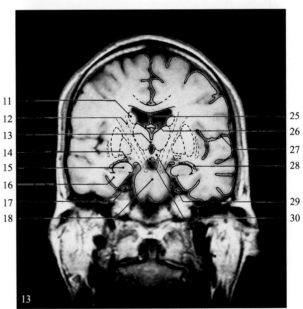

图 6-46　脑，冠状位 MR

定位像见图 6-33

1. 上矢状窦　Superior sagittal sinus ←→
2. 大脑镰　Falx cerebri ←→
3. 鳞状缝　Squamous suture →
4. 岩枕裂　Petro-occipital fissure
5. 寰椎侧块　Atlas, lateral mass →
6. 茎突肌　"Stylo-muscles" ←→
7. 齿状突　Dens →
8. 二腹肌，后腹　Digastricus, posterior belly ←→
9. 胸锁乳突肌　Sternocleidomastoideus ←→
10. C3 椎体　Body of third cervical vertebra →
11. 尾状核体　Caudate nucleus, body ←→
12. 内囊后肢　Internal capsule, posterior limb →
13. 丘脑间黏合　Interthalamic adhesion
14. 尾状核尾　Caudate nucleus, tail
15. 海马　Hippocampus →

16. 海马旁回　Parahippocampal gyrus ←→
17. 三叉神经　Trigeminal nerve →
18. 脑桥　Pons →
19. 第三脑室　Third ventricle ←→
20. 脚间池　Interpeduncular cistern →
21. 小脑幕　Tentorium cerebelli →
22. 颈内动脉（颈动脉管段）　Internal carotid artery in carotid canal ←
23. 外耳道　External acoustic meatus →
24. 颈内静脉　Internal jugular vein →
25. 透明隔　Septum pellucidum ←→
26. 侧脑室脉络丛　Choroid plexus of lateral ventricle →
27. 外侧裂　Lateral sulcus (Sylvius) ←→
28. 侧脑室颞角脉络丛　Choroid plexus in temporal horn ←→
29. 下丘脑　Hypothalamus ←
30. 乳头体（后缘）　Mammillary body (posterior edge)

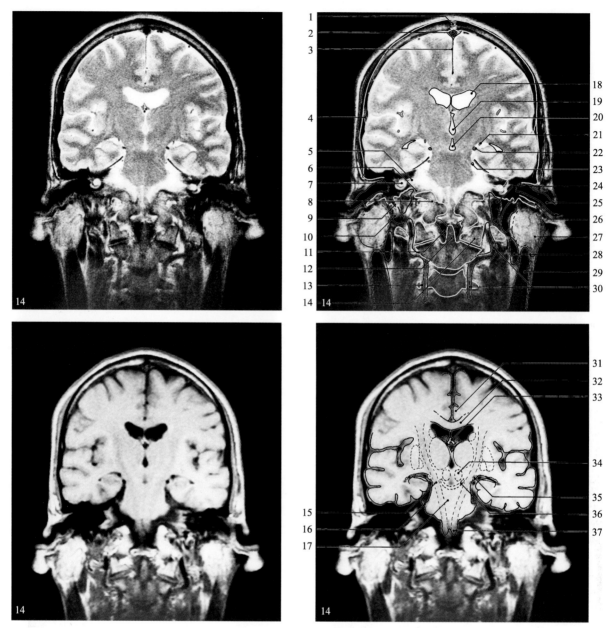

图 6-47　脑，冠状位 MR

定位像见图 6-33

1. 矢状缝　Sagittal suture ↔
2. 上矢状窦　Superior sagittal sinus ↔
3. 大脑镰　Falx cerebri ↔
4. 鳞状缝　Squamous suture ←
5. 内听道口　Internal acoustic opening（porus）
6. 颈静脉孔　Jugular foramen
7. 耳蜗　Cochlea
8. 舌下神经管　Hypoglossal canal
9. 茎突　Styloid process
10. 茎突肌　"Stylo-muscles" ←
11. 翼状韧带　Alar ligament
12. 齿状突　Dens ←
13. C3 横突孔　Foramen transversarium of C3
14. 寰椎侧块　Lateral mass of atlas ↔
15. 皮质脊髓束（大脑脚内）　Corticospinal tract in cerebral peduncle
16. 环池内三叉神经　Trigeminal nerve in ambient cistern ←
17. 脑桥　Pons ↔
18. 侧脑室，中央部　Lateral ventricle, central part ↔
19. 第三脑室　Third ventricle ↔
20. 脚间池　Interpeduncular cistern ←
21. 脉络膜前动脉　Anterior choroid artery
22. 大脑后动脉　Posterior cerebral artery ↔
23. 小脑上动脉　Superior cerebellar artery ↔
24. 颈内静脉（球）　Internal jugular vein, bulb ←
25. 外耳道　External auditory meatus ←
26. 颞骨鼓部　Tympanic part of temporal bone
27. 腮腺　Parotid gland ←
28. 二腹肌，后腹　Digastricus, posterior belly ↔
29. 胸锁乳突肌　Sternocleidomastoideus ↔
30. 椎动脉　Vertebral artery →
31. 扣带回　Cingulate gyrus ↔
32. 胼胝体（体部）　Corpus callosum, body ↔
33. 穹窿体　Body of fornix ↔
34. 红核　Red nucleus →
35. 视束　Optic tract ←
36. 黑质　Substantia nigra
37. 皮质脊髓束（锥体内）　Corticospinal tract in pyramis

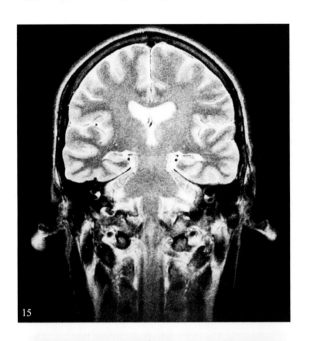
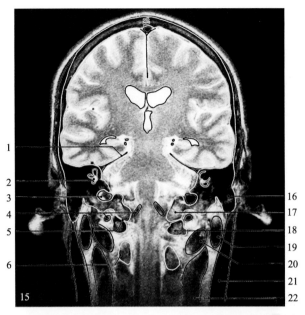
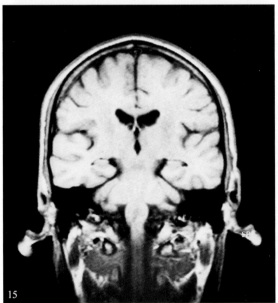
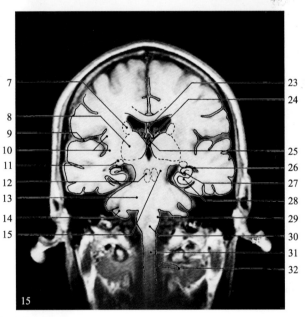

图 6-48 脑，冠状位 MR

定位像见图 6-33

1. 小脑幕 Tentorium cerebelli ↔
2. 骨迷路前庭 Vestibule of bony labyrinth
3. 乙状窦 Sigmoid sinus →
4. 椎动脉 Vertebral artery ↔
5. 寰枕关节 Atlanto-occipital joint
6. 枢椎椎弓 Arch of axis
7. 尾状核体 Caudate nucleus，body ↔
8. 丘脑 Thalamus ↔
9. 外侧裂 Lateral sulcus（Sylvian）↔
10. 岛叶 Insula ↔
11. 外侧膝状体 Lateral geniculate body
12. 红核 Red nucleus ←
13. 小脑中脚 Middle cerebellar peduncle →
14. 绒球 Flocculus
15. 大脑脚 Pedunculus cerebri ←
16. 乳突 Mastoid process →
17. 枕髁 Occipital condyle ←

18. 寰椎侧块 Lateral mass of atlas ←
19. 二腹肌，后腹 Digastricus，posterior belly ↔
20. 头下斜肌 Obliquus capitis inferior →
21. 胸锁乳突肌 Sternocleidomastoideus ↔
22. 斜角肌 Scalenus muscles →
23. 透明隔 Septum pellucidum ←
24. 侧脑室中央部脉络丛 Choroid plexus of lateral ventricle,central part ↔
25. 第三脑室脉络丛 Choroid plexus of third ventricle
26. 侧脑室颞角脉络丛 Choroid plexus of lateral ventricle,temporal horn →
27. 海马 Hippocampus ↔
28. 海马旁回 Parahippocampal gyrus ↔
29. 橄榄 Olive
30. 延髓 Medulla oblongata ↔
31. 脊髓 Spinal cord →
32. C2 神经 Second cervical spinal nerve

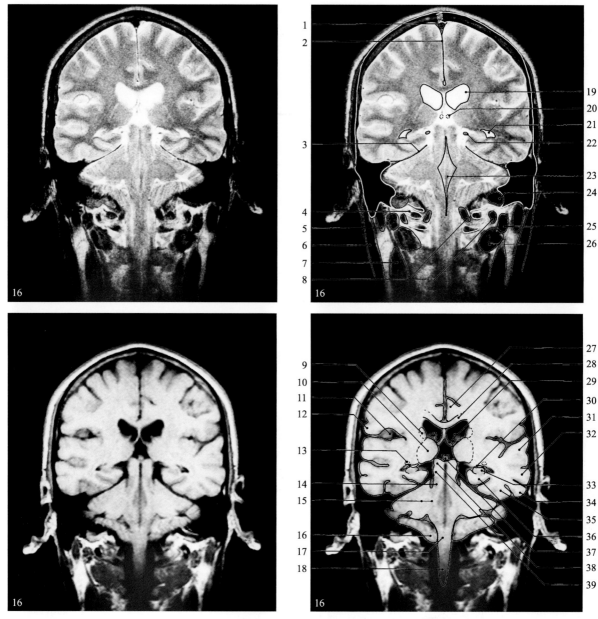

图 6-49 脑，冠状位 MR

定位像见图 6-33

1. 上矢状窦 Superior sagittal sinus ↔
2. 大脑镰 Falx cerebri ↔
3. 小脑幕 Tentorium cerebelli ↔
4. 寰椎侧块（后缘）Lateral mass of atlas（posterior edge）←
5. 二腹肌，后腹（止点）Digastricus, posterior belly（insertion）←
6. 胸锁乳突肌 Sternocleidomastoideus ↔
7. 斜角肌 Scalenus muscles ↔
8. 椎动脉 Vertebral artery ↔
9. 尾状核体 Caudate nucleus，body ←
10. 丘脑（丘脑枕）Thalamus（pulvinar）↔
11. 外侧裂 Lateral sulcus（Sylvian）↔
12. 额顶岛盖 Operculum frontoparietale
13. 尾状核尾 Caudate nucleus，tail ↔
14. 小脑上脚 Superior cerebellar peduncle

15. 小脑中脚 Middle cerebellar peduncle ←
16. 小脑扁桃体 Cerebellar tonsil →
17. 延髓 Medulla oblongata ←
18. 脊髓 Spinal cord ←
19. 侧脑室，中央部 Lateral ventricle, central part ↔
20. 大脑内静脉 Internal cerebral vein →
21. 侧脑室，颞角 Lateral ventricle, temporal horn →
22. 环池内大脑后动脉 Posterior cerebral artery in ambient cistern ↔
23. 第四脑室/菱形窝 Fourth ventricle / Fossa rhomboidea →
24. 乙状窦 Sigmoid sinus →
25. 头上斜肌 Obliquus capitis superior →
26. 头下斜肌 Obliquus capitis inferior ↔

27. 扣带回 Cingulate gyrus ↔
28. 胼胝体（体部）Corpus callosum, body ↔
29. 穹窿脚 Crus of fornix →
30. 海马伞 Fimbria hippocampi →
31. 颞上回 Superior temporal gyrus ↔
32. 颞中回 Middle temporal gyrus ↔
33. 海马 Hippocampus ↔
34. 颞下回 Inferior temporal gyrus ↔
35. 枕颞外侧回 Lateral occipitotemporal gyrus ↔
36. 海马旁回 Parahippocampal gyrus ↔
37. 松果体 Pineal body →
38. 上丘 Superior colliculus
39. 下丘 Inferior colliculus

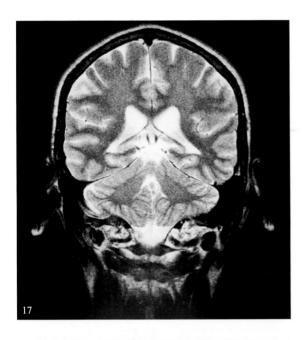
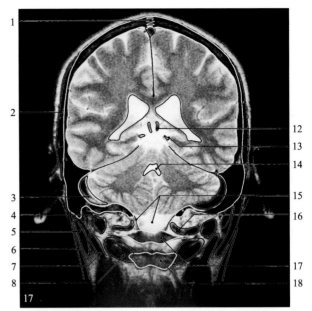
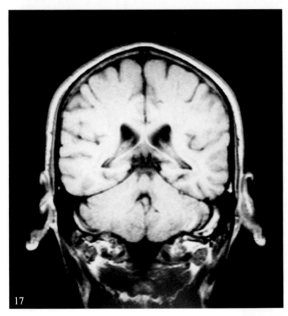
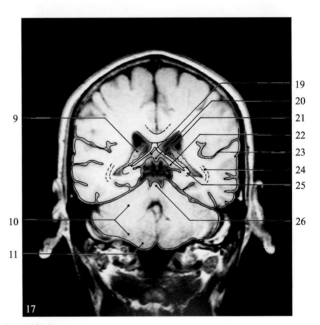

图 6-50　脑，冠状位 MR

定位像见图 6-33

1. 矢状缝　Sagittal suture ↔
2. 颞肌　Temporalis muscle ←
3. 乙状窦　Sigmoid sinus ↔
4. 头上斜肌　Obliquus capitis superior ↔
5. 头夹肌　Splenius capitis →
6. 胸锁乳突肌　Sternocleidomastoideus ↔
7. 头最长肌　Longissimus capitis →
8. 头下斜肌　Obliquus capitis inferior ↔
9. 侧脑室房部脉络丛　Choroid plexus in atrium of lateral ventricle ↔
10. 小脑半球　Cerebellar hemisphere ↔
11. 小脑扁桃体　Cerebellar tonsil ↔
12. 大脑内静脉　Internal cerebral vein ←
13. 四叠体池内大脑后动脉　Posterior cerebral artery in quadrigeminal cistern ←

14. 第四脑室　Fourth ventricle ←
15. 覆膜和小脑延髓池　Tectorial membrane and cerebellomedullary cistern
16. 椎动脉　Vertebral artery ←
17. 寰椎后弓　Posterior arch of atlas →
18. 枢椎椎弓　Arch of axis
19. 缰　Habenula
20. 松果体　Pineal body ←
21. 穹窿脚　Crus of fornix ←
22. 丘脑后极　Thalamus, posterior pole ←
23. 外侧裂　Lateral sulcus (Sylvian) ↔
24. 视辐射　Optic radiation →
25. 海马　Hippocampus ←
26. 山顶　Culmen

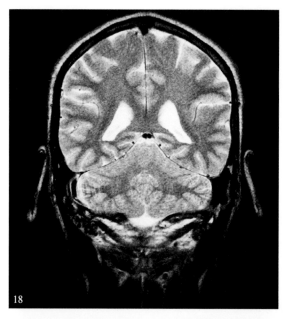
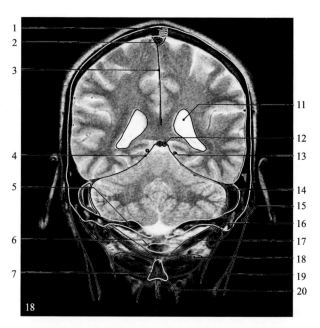
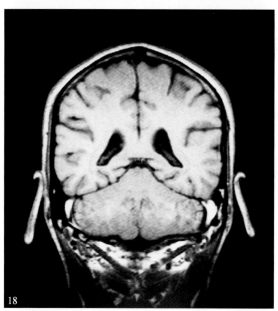
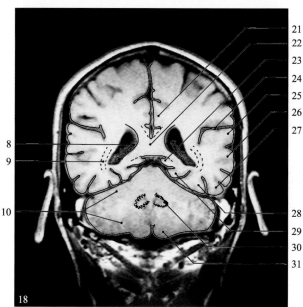

图 6-51 脑，冠状位 MR

定位像见图 6-33

1. 矢状缝　Sagittal suture ↔
2. 上矢状窦　Superior sagittal sinus ↔
3. 大脑镰　Falx cerebri ↔
4. 小脑幕　Tentorium cerebelli ↔
5. 枕骨鳞部　Squamous part of occipital bone →
6. 寰椎后弓　Posterior arch of atlas ↔
7. 枢椎棘突　Spinous process of axis →
8. 侧脑室房部脉络丛　Choroid plexus in atrium of lateral ventricle ←
9. 视辐射　Optic radiation ↔
10. 小脑半球　Cerebellar hemisphere ↔
11. 侧脑室，房部　Lateral ventricle, atrium ↔
12. 大脑内静脉　Internal cerebral vein ←
13. 大脑后动脉　Posterior cerebral artery ←
14. 乙状窦　Sigmoid sinus ←
15. 头夹肌　Splenius capitis ↔
16. 头最长肌（止点）　Longissimus capitis（insertion）←

17. 头后大直肌　Rectus capitis posterior major →
18. 头下斜肌　Obliquus capitis inferior ↔
19. 胸锁乳突肌　Sternocleidomastoideus ←
20. 颈半棘肌　Semispinalis cervicis
21. 扣带回　Cingulate gyrus ↔
22. 胼胝体（压部）　Corpus callosum, splenium ←
23. 扣带回，峡部　Cingulate gyrus, isthmus →
24. 外侧裂　Lateral sulcus（Sylvian）↔
25. 颞上回　Superior temporal gyrus ↔
26. 颞中回　Middle temporal gyrus ↔
27. 颞下回　Inferior temporal gyrus ↔
28. 枕颞外侧回　Lateral occipitotemporal gyrus ↔
29. 枕颞内侧回　Medial occipitotemporal gyrus ↔
30. 齿状核　Dentate nucleus
31. 小脑扁桃体　Cerebellar tonsil ←

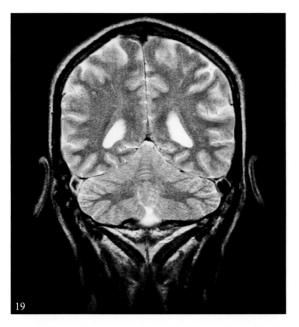
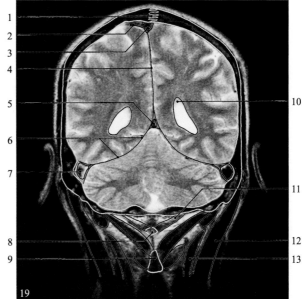

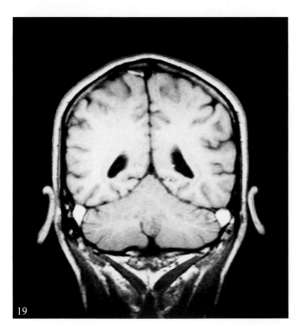
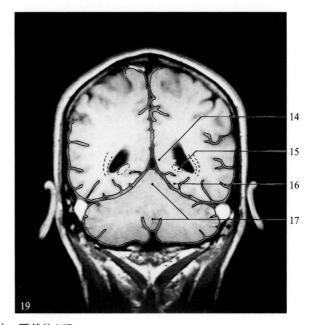

图 6-52 脑，冠状位 MR

定位像见图 6-33

1. 矢状缝　Sagittal suture ↔
2. 大脑上静脉　Superior cerebral vein →
3. 上矢状窦　Superior sagittal sinus ↔
4. 大脑镰　Falx cerebri ↔
5. 直窦　Straight sinus →
6. 小脑幕　Tentorium cerebelli ↔
7. 横窦　Transverse sinus →
8. 寰椎后结节　Posterior tubercle of atlas ←
9. 枢椎棘突　Spinous process of axis ←

10. 侧脑室，房部　Lateral ventricle，atrium ←
11. 头后小直肌　Rectus capitis posterior minor →
12. 头夹肌　Splenius capitis →
13. 颈夹肌　Splenius cervicis
14. 扣带回，峡部　Cingulate gyrus，isthmus ←
15. 禽距（枕钳膨入侧脑室后角形成的隆起）　Occipital forceps bulging into occipital horn of ventricle as calcar avis
16. 枕颞内侧回　Medial occipitotemporal gyrus ↔
17. 小脑蚓　Vermis of cerebellum →

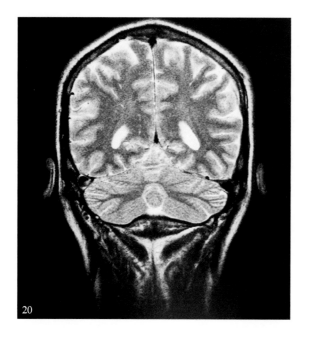
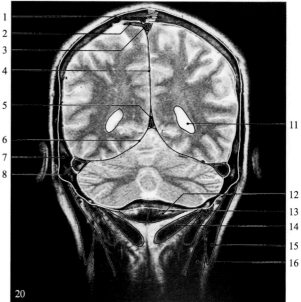
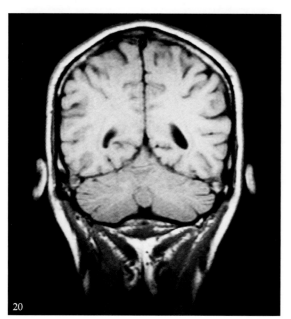
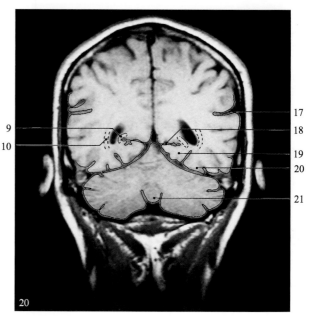

图 6-53　脑，冠状位 MR

定位像见图 6-33

1. 矢状缝　Sagittal suture ↔
2. 大脑上静脉　Superior cerebral vein ←
3. 上矢状窦　Superior sagittal sinus ↔
4. 大脑镰　Falx cerebri ↔
5. 直窦　Straight sinus ↔
6. 小脑幕　Tentorium cerebelli ↔
7. 星点　Asterion
8. 横窦　Transverse sinus ↔
9. 枕钳　Occipital forceps ←
10. 视辐射　Optic radiation ↔
11. 侧脑室，枕角　Lateral ventricle, occipital horn →

12. 头后小直肌　Rectus capitis posterior minor ↔
13. 头上斜肌（止点）　Obliquus capitis superior（insertion）←
14. 头后大直肌　Rectus capitis posterior major ↔
15. 头夹肌　Splenius capitis ↔
16. 头半棘肌　Semispinalis capitis →
17. 外侧裂　Lateral sulcus（Sylvian）←
18. 距状沟　Calcarine sulcus ↔
19. 枕颞内侧回　Medial occipitotemporal gyrus ↔
20. 枕颞外侧回　Lateral occipitotemporal gyrus
21. 小脑蚓　Vermis of cerebellum ↔

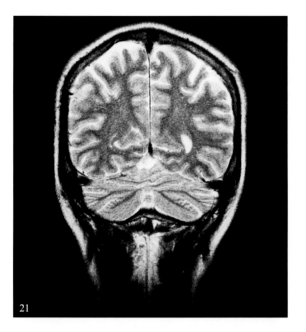
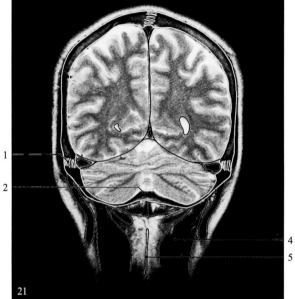
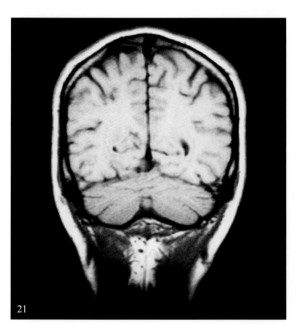
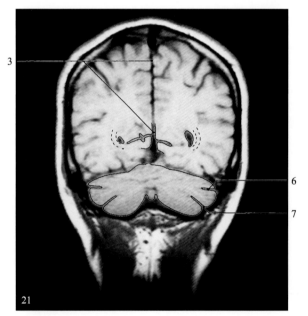

图 6-54 脑，冠状位 MR

定位像见图 6-33

1. 人字缝　Lambdoid suture →
2. 枕内嵴　Internal occipital crest →
3. 大脑纵裂　Longitudinal fissure of brain ←→
4. 头半棘肌　Semispinalis capitis ←→

5. 项韧带　Nuchal ligament →
6. 小脑水平裂　Horizontal fissure of cerebellum →
7. 小脑后外侧裂　Posterolateral fissure of cerebellum

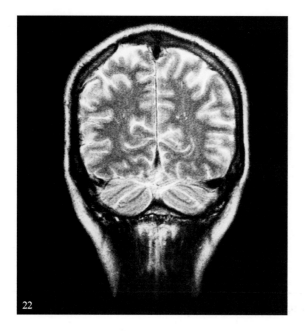
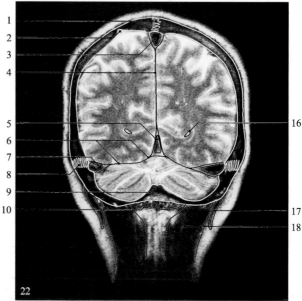
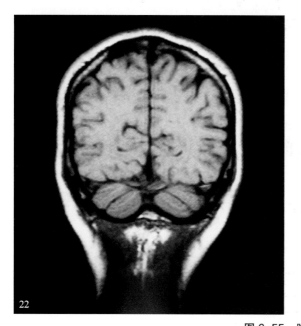
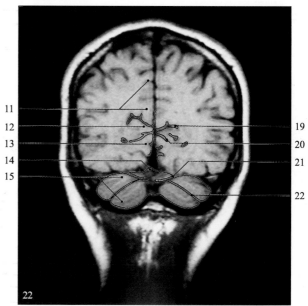

图 6-55　脑，冠状位 MR

定位像见图 6-33

1. 矢状缝　Sagittal suture ↔
2. 蛛网膜颗粒　Arachnoid granulation
3. 上矢状窦　Superior sagittal sinus ↔
4. 大脑镰　Falx cerebri ↔
5. 直窦　Straight sinus ↔
6. 小脑幕　Tentorium cerebelli ↔
7. 横窦　Transverse sinus ↔
8. 人字缝　Lambdoid suture ↔
9. 枕内嵴　Internal occipital crest ←
10. 头后小直肌　Rectus capitis posterior minor ←
11. 楔前叶　Precuneus ↔

12. 楔叶　Cuneus →
13. 枕颞内侧回　Medial occipitotemporal gyrus ↔
14. 小脑蚓　Vermis of cerebellum ←
15. 小脑半球　Cerebellar hemisphere ↔
16. 侧脑室，枕角　Lateral ventricle，occipital horn ↔
17. 头夹肌　Splenius capitis ←
18. 头半棘肌　Semispinalis capitis ↔
19. 顶枕沟　Parieto-occipital sulcus ↔
20. 距状沟　Calcarine sulcus ↔
21. 小脑原裂　Primary fissure of cerebellum
22. 水平裂　Horizontal fissure ↔

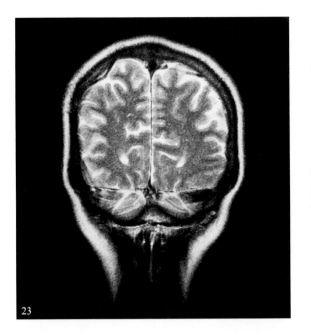
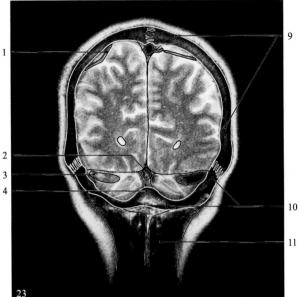
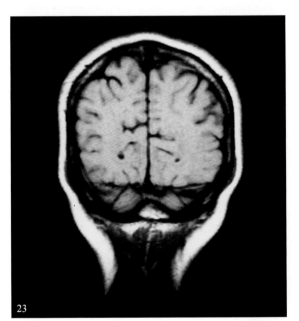
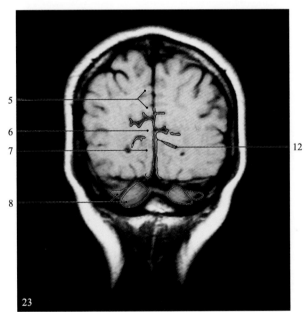

图 6-56 脑，冠状位 MR

定位像见图 6-33

1. 大脑上静脉　Superior cerebral vein
2. 直窦　Straight sinus ←
3. 横窦　Transverse sinus ←→
4. 枕内隆突　Internal occipital protuberance
5. 楔前叶　Precuneus ←→
6. 楔叶　Cuneus ←→

7. 枕颞内侧回　Medial occipitotemporal gyrus ←
8. 小脑半球　Cerebellar hemisphere ←
9. 顶骨　Parietal bone ←→
10. 枕骨鳞部　Squamous part of occipital bone ←→
11. 头半棘肌　Semispinalis capitis ←→
12. 距状沟　Calcarine sulcus ←→

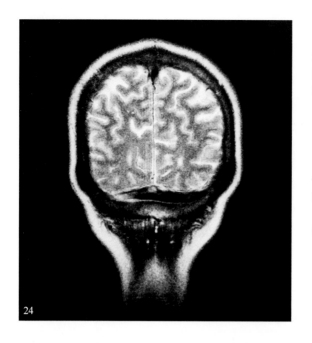
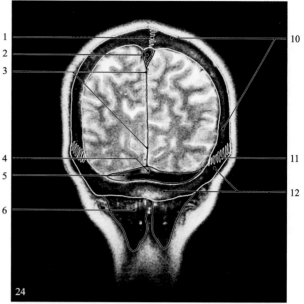
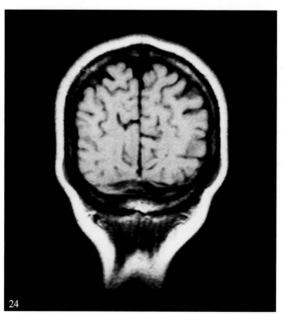
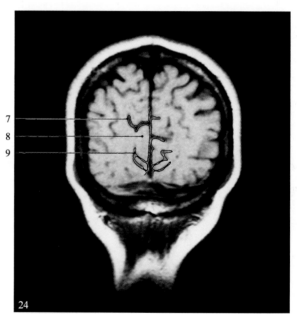

图 6-57　脑，冠状位 MR

定位像见图 6-33

1. 矢状缝　Sagittal suture ←→
2. 上矢状窦　Superior sagittal sinus ←→
3. 大脑镰　Falx cerebri ←→
4. 窦汇　Confluence of sinuses →
5. 横窦　Transverse sinus ←
6. 头半棘肌　Semispinalis capitis ←→

7. 顶枕沟　Parieto-occipital sulcus ←
8. 楔叶　Cuneus ←
9. 距状沟　Calcarine sulcus ←→
10. 顶骨　Parietal bone ←→
11. 人字缝　Lambdoid suture ←→
12. 枕骨鳞部　Squamous part of occipital bone ←→

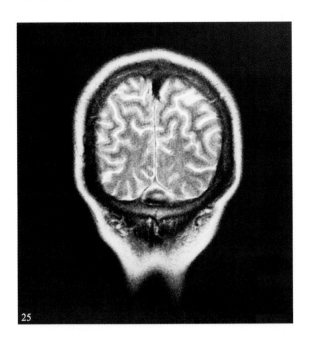
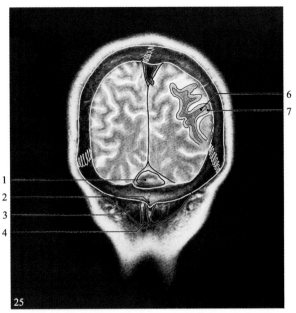
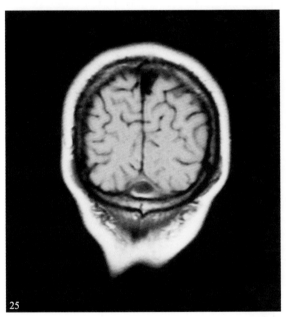
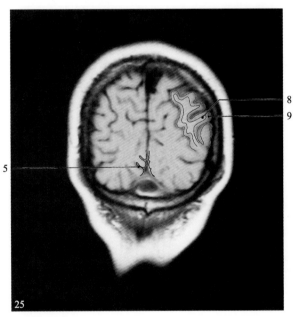

图 6-58 脑，冠状位 MR

定位像见图 6-33

1. 窦汇　Confluence of sinuses ←
2. 枕外嵴　External occipital crest →
3. 头半棘肌　Semispinalis capitis ←
4. 项韧带　Nuchal ligament →
5. 距状沟　Calcarine sulcus ←→

6. 脑白质　White matter
7. 脑灰质　Grey matter
8. 脑白质　White matter
9. 脑灰质　Grey matter

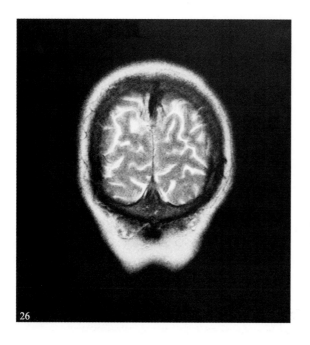
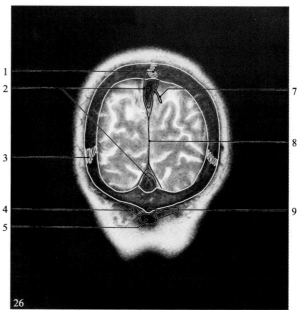
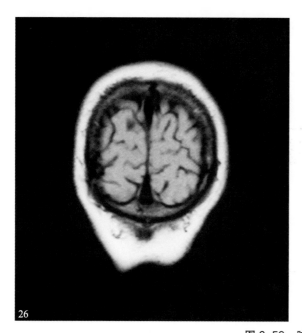
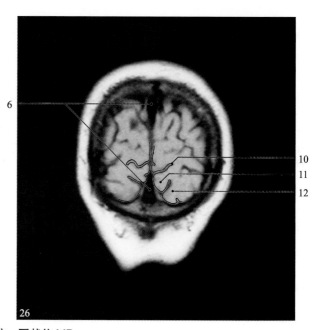

图 6-59 脑，冠状位 MR

定位像见图 6-33

1. 矢状缝 Sagittal suture ←→
2. 上矢状窦 Superior sagittal sinus ←→
3. 人字缝 Lambdoid suture ←→
4. 斜方肌 Trapezius
5. 项韧带 Nuchal ligament ←
6. 大脑纵裂 Longitudinal fissure of brain ←

7. 大脑上静脉 Superior cerebral vein
8. 大脑镰 Falx cerebri ←
9. 枕外嵴 External occipital crest
10. 距状沟 Calcarine sulcus ←→
11. 枕颞内侧回 Medial occipitotemporal gyrus ←
12. 枕颞外侧回 Lateral occipitotemporal gyrus ←

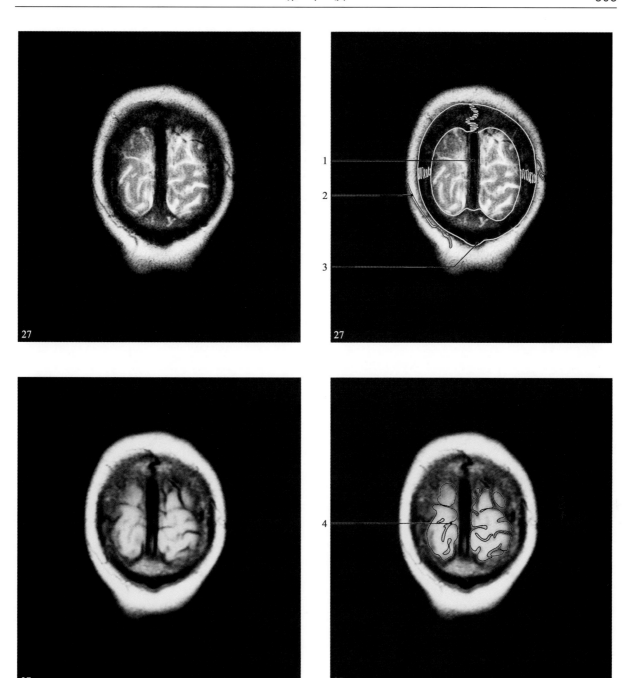

图 6-60　脑，冠状位 MR

定位像见图 6-33

1. 上矢状窦　Superior sagittal sinus ←
2. 头皮静脉　Scalp vein

3. 枕外隆突　External occipital protuberance
4. 距状沟　Calcarine sulcus ←

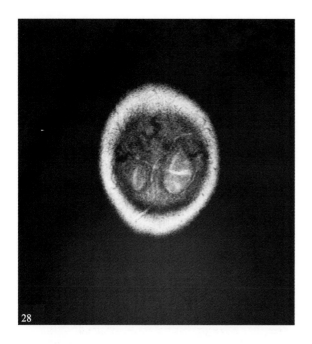
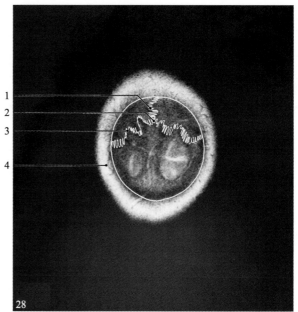
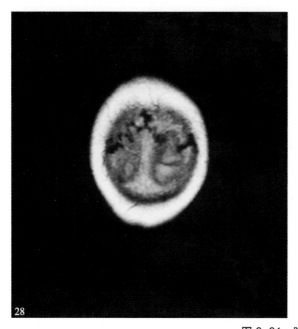
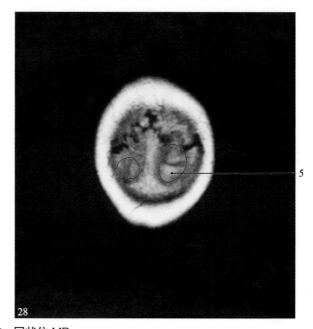

图 6-61　脑，冠状位 MR

定位像见图 6-33

1. 矢状缝　Sagittal suture ←
2. 人字缝尖　Lambda
3. 人字缝　Lambdoid suture ←

4. 头皮　Scalp
5. 大脑枕极　Occipital pole of brain

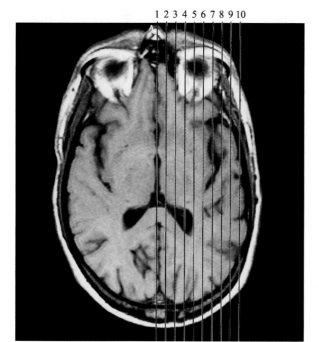

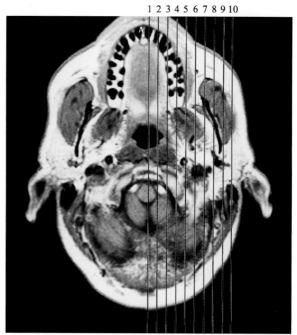

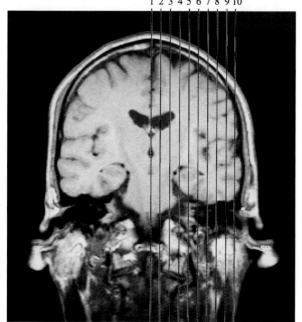

图 6-62 脑，矢状位 MR 定位像

线 1~10 为下述 MR 矢状位图像的扫描层面。此定位像所选图像为横断位和冠状位图像（分别见图 6-23、图 6-13 和图 6-47）。扫描层厚为 5mm，层间距 1.5mm。每一层面有 2 幅图像，即 T2WI（上图）和 T1WI（下图）。骨结构轮廓在 T2WI 上用黄线勾勒。箭头 ←、→ 和 ↔ 分别代表在前一层、后一层和前后两层图像中都可以看到同一解剖结构

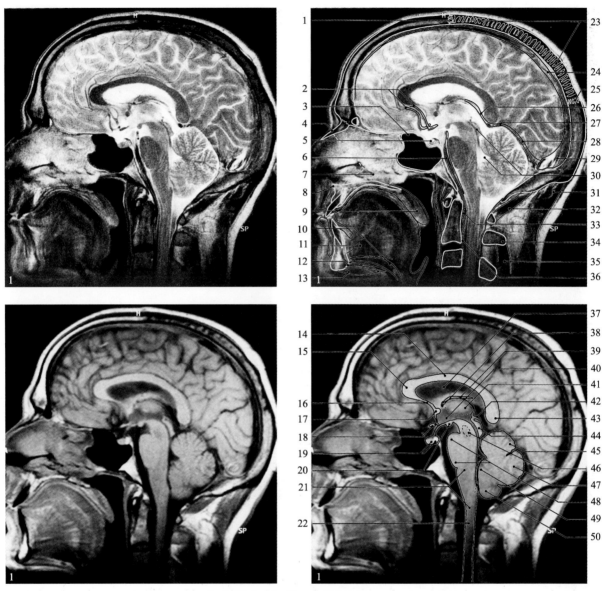

图 6-63　脑，矢状位 MR

定位像见图 6-62

1. 冠状缝　Coronal suture →
2. 大脑前动脉　Anterior cerebral arteries
3. 蝶窦　Sphenoidal sinus →
4. 鼻骨　Nasal bone →
5. 垂体窝　Hypophysial fossa
6. 基底动脉　Basilar artery
7. 犁骨　Vomer
8. 鼻前棘　Anterior nasal spine
9. 悬雍垂　Uvula →
10. 颏舌骨肌　Geniohyoideus →
11. 颏舌肌　Genioglossus
12. 下颌舌骨肌　Mylohyoideus →
13. 二腹肌，前腹　Digastricus, anterior belly →
14. 胼胝体（体部）　Corpus callosum, body →
15. 胼胝体（膝部）　Corpus callosum, genu →
16. 胼胝体（嘴部）　Corpus callosum, rostrum →
17. 前连合　Anterior commissure →

18. 视交叉　Optic chiasm
19. 垂体（前叶和后叶）　Hypophysis（anterior and posterior lobe）
20. 乳头体　Mammillary body
21. 延髓　Medulla oblongata →
22. 脊髓　Spinal cord →
23. 矢状缝　Sagittal suture
24. 上矢状窦　Superior sagittal sinus →
25. 人字缝尖　Lambda
26. 大脑内静脉　Internal cerebral vein →
27. 大脑大静脉　Great cerebral vein →
28. 直窦　Straight sinus
29. 窦汇　Confluence of sinuses →
30. 中脑导水管和第四脑室　Cerebral aqueduct and fourth ventricle →
31. 头半棘肌　Semispinalis capitis →
32. 头后小直肌　Rectus capitis posterior minor →
33. 寰椎横韧带　Transverse ligament of atlas →

34. 枢椎棘突　Spinous process of axis →
35. 颈半棘肌　Semispinalis cervicis
36. 覆膜　Tectorial membrane →
37. 透明隔　Septum pellucidum
38. 室间孔　Interventricular foramen
39. 穹窿体　Body of fornix →
40. 下丘脑　Hypothalamus →
41. 丘脑　Thalamus →
42. 松果体　Pineal body
43. 胼胝体压部　Corpus callosum splenium
44. 中脑顶盖　Mesencephalon, tectum →
45. 小脑方形小叶　Cerebellum, lobulus quadrangularis →
46. 红核　Red nucleus
47. 小脑单小叶　Cerebellum, lobulus simplex →
48. 脑桥　Pons
49. 小脑蚓垂　Cerebellum, uvula vermis
50. 小脑扁桃体　Cerebellum, tonsil →

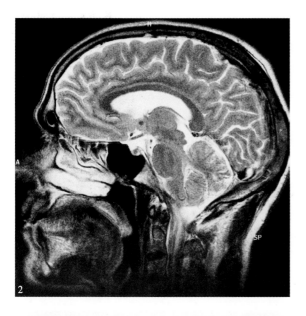
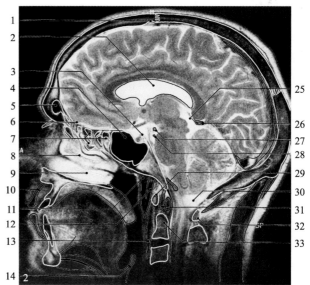
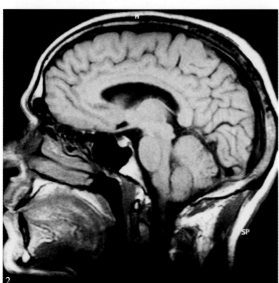
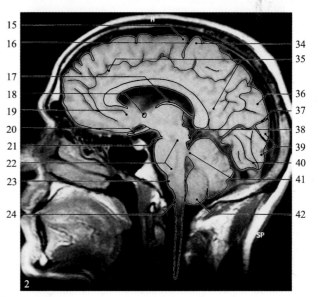

图 6-64　脑，矢状位 MR

定位像见图 6-62

1. 蛛网膜颗粒　Arachnoid granulation
2. 侧脑室，中央部　Lateral ventricle, central part →
3. 鞍背　Dorsum sellae ←
4. 蝶窦　Sphenoidal sinus ↔
5. 额窦　Frontal sinus →
6. 筛板　Cribriform plate
7. 筛骨气房　Ethmoidal air cells →
8. 中鼻甲　Middle concha
9. 下鼻甲　Inferior concha
10. 口轮匝肌　Orbicularis oris →
11. 头长肌　Longus capitis →
12. 头前直肌　Rectus capitis anterior
13. 颈长肌　Longus colli
14. 会厌　Epiglottis
15. 中央前回　Precentral gyrus →
16. 中央沟　Central sulcus（Roland）→
17. 穹窿体　Body of fornix ↔
18. 前连合　Anterior commissure ↔
19. 胼胝体下区　Area subcallosa
20. 视束　Optic tract →
21. 动眼神经　Oculomotor nerve
22. 脑桥　Pons →
23. 橄榄　Olive
24. 锥体　Pyramis
25. 四叠体池　Quadrigeminal cistern ←
26. 大脑大静脉　Great cerebral vein ←
27. 大脑后动脉　Posterior cerebral artery →
28. 小脑上动脉　Superior cerebellar artery →
29. 寰椎前弓　Anterior arch of atlas ←
30. 枕大池　Cisterna magna ↔
31. 翼状韧带　Alar ligament
32. 寰椎后弓　Posterior arch of atlas ↔
33. 齿状突　Dens ←
34. 中央后回　Postcentral gyrus →
35. 扣带回　Cingulate gyrus →
36. 楔前叶　Precuneus →
37. 顶枕沟　Parieto-occipital sulcus →
38. 上丘和下丘　Colliculus superior and inferior
39. 楔叶　Cuneus →
40. 距状沟　Calcarine sulcus ↔
41. 小脑上脚　Superior cerebellar peduncle →
42. 小脑扁桃体　Cerebellar tonsil ←

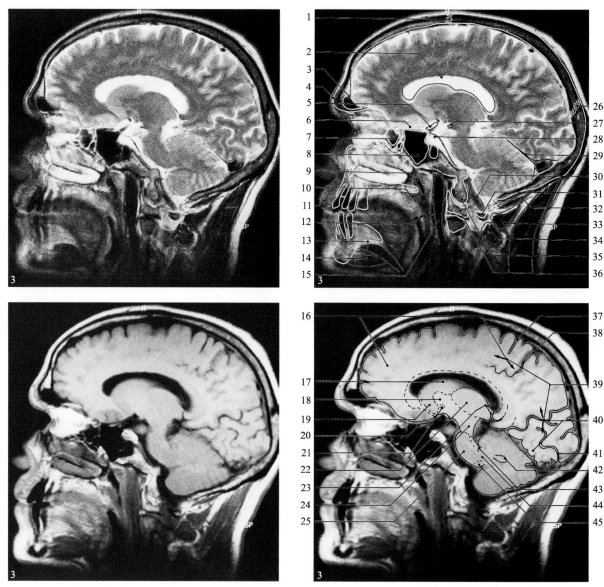

图 6-65　脑，矢状位 MR

定位像见图 6-62

1. 冠状缝　Coronal suture ←→
2. 侧脑室，中央部　Lateral ventricle, central part ←→
3. 额窦　Frontal sinus ←
4. 眉弓　Superciliary arch →
5. 大脑中动脉　Middle cerebral artery →
6. 视神经管及视神经　Optic canal with optic nerve
7. 筛骨气房　Ethmoidal air cells ←
8. 蝶窦　Sphenoidal sinus ←→
9. 咽隐窝　Pharyngeal recess
10. 腭扁桃体　Palatine tonsil
11. 口轮匝肌　Orbicularis oris ←
12. 腭咽弓　Palatopharyngeal arch
13. 下颌舌骨肌　Mylohyoideus ←→
14. 二腹肌，前腹　Digastricus, anterior belly ←→

15. 头长肌　Longus capitis ←→
16. 额叶　Frontal lobe ←→
17. 尾状核体　Caudate nucleus，body ←
18. 内囊　Internal capsule →
19. 壳　Putamen →
20. 视神经　Optic nerve →
21. 前连合　Anterior commissure ←→
22. 丘脑　Thalamus ←→
23. 穹窿脚　Crus of fornix ←→
24. 大脑脚　Cerebral peduncle ←
25. 脑桥　Pons ←
26. 人字缝　Lambdoid suture ←→
27. 大脑后动脉　Posterior cerebral artery ←
28. 海绵窦 / 三叉神经腔　Cavernous sinus/ Trigeminal cave
29. 小脑幕　Tentorium cerebelli →
30. 椎动脉　Vertebral artery →

31. 寰椎后弓　Posterior arch of atlas ←
32. 头后小直肌　Rectus capitis posterior minor ←
33. 头后大直肌　Rectus capitis posterior major ←
34. 头下斜肌　Obliquus capitis inferior →
35. 枕髁　Occipital condyle →
36. 寰椎侧块　Lateral mass of atlas →
37. 中央沟　Central sulcus ←→
38. 扣带沟　Cingulate sulcus
39. 顶叶　Parietal lobe →
40. 枕叶　Occipital lobe →
41. 距状沟　Calcarine sulcus ←→
42. 齿状核　Dentate nucleus
43. 小脑上脚　Superior cerebellar peduncle ←
44. 小脑中脚　Middle cerebellar peduncle
45. 小脑下脚　Inferior cerebellar peduncle

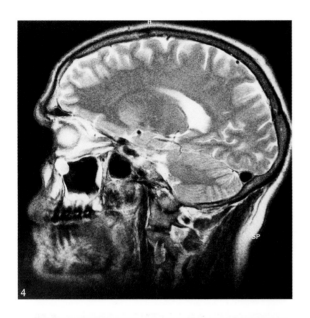
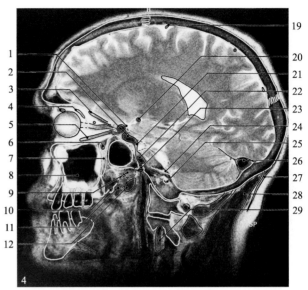
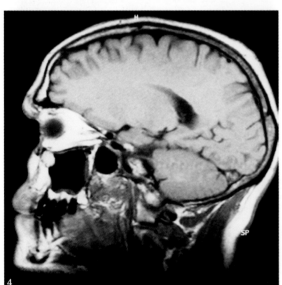
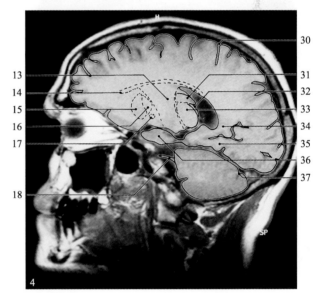

图 6-66　脑，矢状位 MR

定位像见图 6-62

1. 前床突　Anterior clinoid process
2. 颈内动脉（虹吸段）　Internal carotid artery, "siphon" →
3. 上直肌／上睑提肌　Rectus superior/levator palpebrae superioris →
4. 上斜肌　Obliquus superior
5. 下直肌　Rectus inferior →
6. 上颌动脉　Maxillary artery
7. 翼腭窝　Pterygopalatine fossa →
8. 上颌窦（伴黏膜水肿）　Maxillary sinus →（with oedematous mucosa）
9. 咽鼓管　Auditory tube
10. 翼钩　Pterygoid hamulus
11. 腭帆张肌　Tensor veli palatini
12. 腭帆提肌　Levator veli palatini

13. 内囊　Internal capsule ↔
14. 胼胝体　Corpus callosum ←
15. 壳　Putamen ←
16. 苍白球　Global pallidus →
17. 前连合　Anterior commissure ↔
18. 三叉神经　Trigeminal nerve
19. 大脑上静脉　Superior cerebral vein →
20. 大脑中动脉　Middle cerebral artery →
21. 颈内动脉（海绵窦段）　Internal carotid artery in cavernous sinus
22. 颈内动脉（颈动脉管段）　Internal carotid artery in carotid canal ↔
23. 破裂孔　Foramen lacerum
24. 岩枕裂　Petro-occipital fissure →
25. 舌下神经管　Hypoglossal canal →

26. 横窦　Transverse sinus ↔
27. 斜方肌　Trapezius ↔
28. 头半棘肌　Semispinalis capitis ↔
29. 椎动脉　Vertebral artery →
30. 中央沟　Central sulcus ↔
31. 尾状核　Caudate nucleus ←
32. 穹窿脚　Fornix, crus ←
33. 丘脑　Thalamus ←
34. 扣带回峡部　Isthmus of cingulate gyrus
35. 枕颞内侧回　Medial occipitotemporal gyrus
36. 钩　Uncus
37. 小脑水平裂　Horizontal fissure of cerebellum

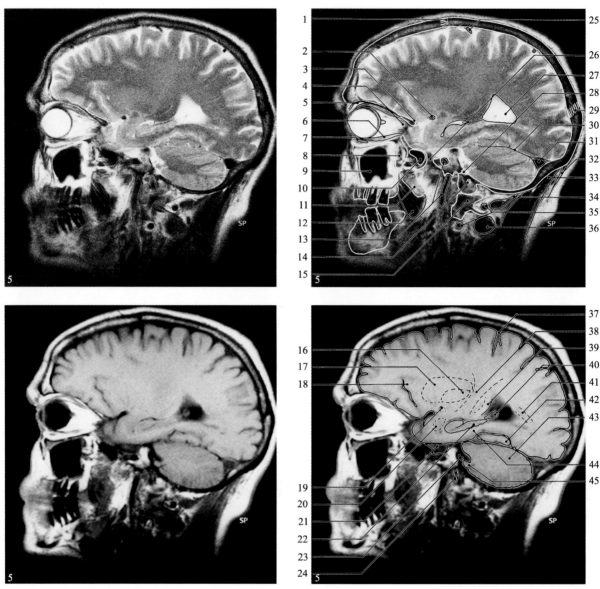

图 6-67 脑，矢状位 MR
定位像见图 6-62

1. 冠状缝　Coronal suture ↔
2. 大脑中动脉　Middle cerebral artery ↔
3. 蝶骨小翼　Lesser wing of sphenoidal bone →
4. 眶上裂　Superior orbital fissure
5. 上睑提肌　Levator palpebrae superioris ↔
6. 下直肌　Rectus inferior ←
7. 下斜肌　Obliquus inferior →
8. 翼腭窝　Pterygopalatine fossa ←
9. 上颌窦　Maxillary sinus →
10. 蝶窦　Sphenoidal sinus ←
11. 翼突　Pterygoid process ←
12. 翼内肌　Medial pterygoid muscle →
13. 颈内动脉　Internal carotid artery ←
14. 舌下神经管　Hypoglossal canal ←
15. 寰椎侧块　Lateral mass of atlas ←
16. 苍白球　Globus pallidus ←
17. 壳　Putamen ←
18. 岛阈　Insula, limen →

19. 前连合　Anterior commissure ←
20. 杏仁体　Amygdaloid body
21. 三叉神经节　Trigeminal ganglion
22. 海马　Hippocampus →
23. 听神经和面神经　Acoustic and facial nerve
24. 舌咽、迷走和副神经　Vagus, glossopharyngeal and accessory nerves
25. 大脑上静脉　Superior cerebral vein ↔
26. 卵圆孔及下颌神经　Foramen ovale with mandibular nerve
27. 侧脑室，房部　Lateral ventricle, atrium ↔
28. 岩枕裂　Petro-occipital fissure ←
29. 人字缝　Lambdoid suture ↔
30. 小脑幕　Tentorium cerebelli ↔
31. 横窦　Transverse sinus ←
32. 斜方肌　Trapezius ←
33. 头半棘肌　Semispinalis capitis ↔

34. 头后大直肌　Rectus capitis posterior major ↔
35. 椎动脉　Vertebral artery ↔
36. 头下斜肌　Obliquus capitis inferior ↔
37. 中央沟　Central sulcus ↔
38. 内囊后肢　Internal capsule, posterior limb ←
39. 枕钳　Occipital forceps
40. 脉络丛　Choroid plexus ↔
41. 视辐射　Optic radiation
42. 枕颞外侧回　Lateral occipitotemporal gyrus →
43. 小脑　Cerebellum →
44. 枕颞内侧回（海马旁回）　Medial occipito-temporal（parahippocampal）gyrus →
45. 绒球　Flocculus

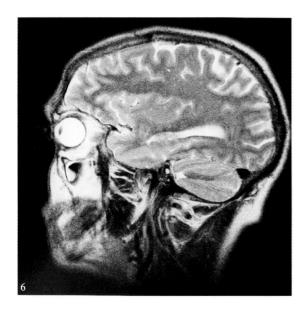
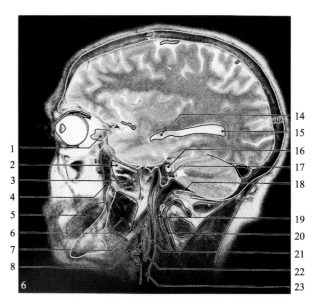

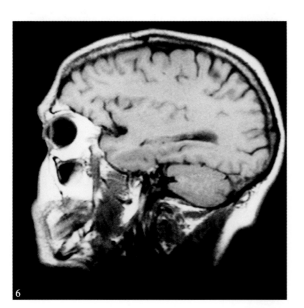
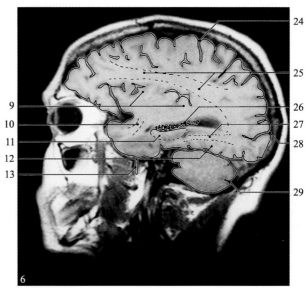

图 6-68　脑，矢状位 MR

定位像见图 6-62

1. 外直肌　Rectus lateralis →
2. 翼外肌　Lateral pterygoid muscle →
3. 棘孔　Foramen spinosum
4. 颞肌　Temporalis muscle →
5. 咬肌　Masseter →
6. 翼内肌　Medial pterygoid muscle ↔
7. 茎突肌　"Stylo-muscles" →
8. 二腹肌，后腹　Digastricus，posterior belly →
9. 岛叶　Insula ↔
10. 钩束　Uncinate fasciculus
11. 海马　Hippocampus ←
12. 枕颞外侧回　Lateral occipitotemporal gyrus →
13. 下颌神经　Mandibular nerve
14. 侧脑室，颞角　Lateral ventricle，temporal horn →
15. 侧脑室，枕角　Lateral ventricle，occipital horn

16. 内听道口　Internal acoustic opening
17. 外淋巴管　Perilymphatic duct
18. 乙状窦　Sigmoid sinus →
19. 颈内静脉　Internal jugular vein →
20. 椎动脉　Vertebral artery ←
21. 颈内动脉　Internal carotid artery ←
22. 颈外动脉　External carotid artery
23. 颈总动脉　Common carotid artery
24. 中央沟　Central sulcus ↔
25. 上纵束（弓状）　Superior longitudinal fasciculus（arcuatus）
26. 侧脑室脉络丛　Choroid plexus of lateral ventricle
27. 下纵束　Inferior longitudinal fasciculus
28. 距状沟　Calcarine sulcus ↔
29. 小脑水平裂　Horizontal fissure of cerebellum ↔

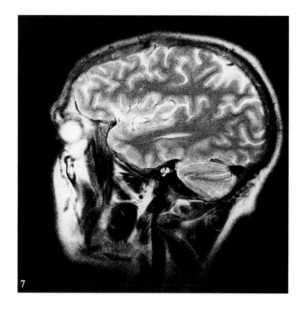
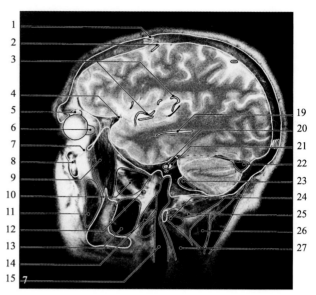

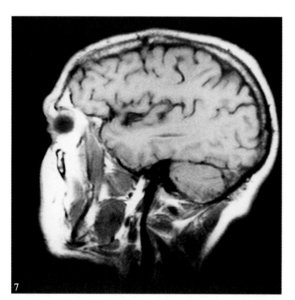
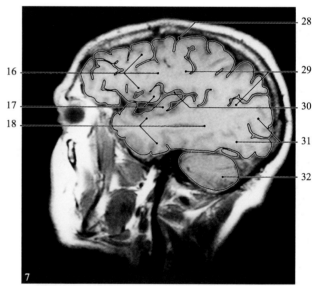

图 6-69　脑，矢状位 MR

定位像见图 6-62

1. 冠状缝　Coronal suture ←→
2. 大脑上静脉　Superior cerebral vein ←→
3. 大脑中动脉岛叶支　Insular branches of middle cerebral artery ←
4. 蝶骨小翼　Lesser wing of sphenoidal bone ←
5. 泪腺　Lacrimal gland
6. 外直肌　Rectus lateralis ←
7. 眶下裂　Inferior orbital fissure
8. 上颌体　Maxilla，body
9. 颞肌　Temporalis muscle ←→
10. 翼外肌　Lateral pterygoid muscle ←→
11. 咬肌　Masseter ←→
12. 上颌动脉　Maxillary artery ←→
13. 翼内肌　Medial pterygoid muscle ←→
14. 茎突肌　"Stylo-muscles" ←
15. 颈内静脉　Internal jugular vein
16. 额叶　Frontal lobe ←→

17. 岛回　Insular gyri ←
18. 颞叶　Temporal lobe ←→
19. 侧脑室，颞角　Lateral ventricle，temporal horn ←
20. 耳蜗　Cochlea
21. 前庭　Vestibule
22. 横窦　Transverse sinus ←→
23. 乙状窦　Sigmoid sinus ←→
24. 头下斜肌　Obliquus capitis inferior ←
25. 头上斜肌　Obliquus capitis superior →
26. 头夹肌　Splenius capitis →
27. 肩胛提肌　Levator scapulae
28. 中央沟　Central sulcus ←→
29. 顶叶　Parietal lobe →
30. 外侧裂　Lateral sulcus（Sylvian）
31. 枕叶　Occipital lobe ←→
32. 小脑　Cerebellum ←→

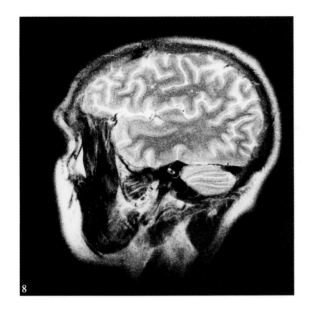
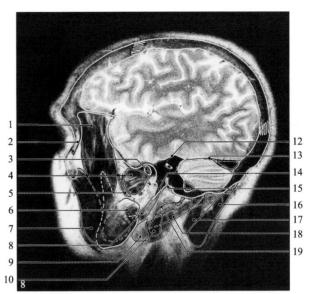

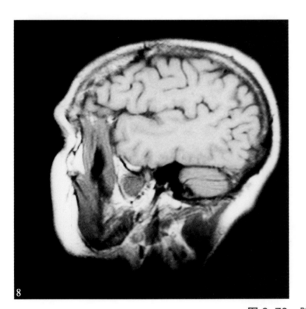
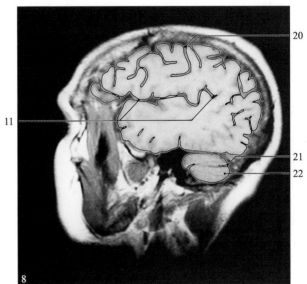

图 6-70 脑，矢状位 MR

定位像见图 6-62

1. 颞肌　Temporalis muscle ←→
2. 颧骨额突　Frontal process of zygomatic bone →
3. 下颌头　Head of mandible →
4. 翼外肌　Lateral pterygoid muscle →
5. 上颌动脉　Maxillary artery ←
6. 翼内肌　Medial pterygoid muscle ←
7. 咬肌　Masseter ←→
8. 茎突肌　"Stylo-muscles" ←
9. 腮腺　Parotid gland →
10. 颈内静脉　Internal jugular vein ←
11. 外侧裂　Lateral sulcus（Sylvian）←→

12. 鼓室盖　Tegmen tympani
13. 小脑幕　Tentorium cerebelli ←→
14. 茎突　Styloid process
15. 茎乳孔及面神经　Foramen stylomastoideum with facial nerve
16. 头夹肌　Splenius capitis ←→
17. 头上斜肌　Obliquus capitis superior ←
18. 二腹肌，后腹　Digastricus，posterior belly ←
19. 枕动脉　Occipital artery
20. 中央沟　Central sulcus ←→
21. 小脑水平裂　Horizontal fissure of cerebellum ←
22. 小脑半球　Cerebellar hemisphere ←→

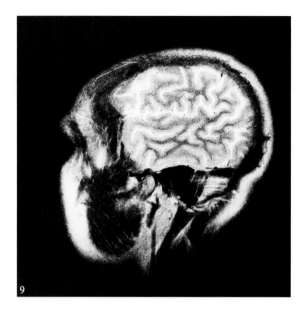
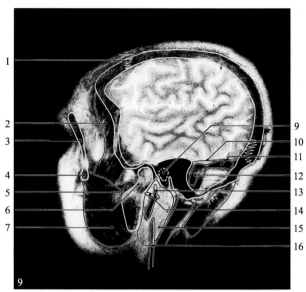

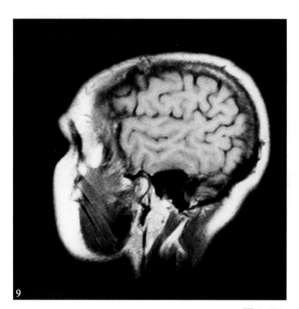
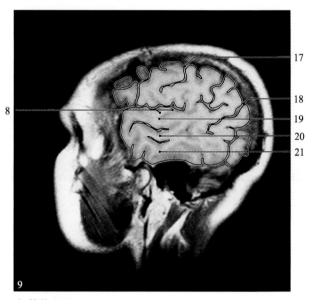

图 6-71　脑，矢状位 MR

定位像见图 6-62

1. 冠状缝　Coronal suture ←
2. 颞肌　Temporalis muscle ↔
3. 颧骨额突　Frontal process of zygomatic bone ←
4. 颧弓　Zygomatic arch →
5. 翼外肌（止点）　Lateral pterygoid muscle（insertion）←
6. 下颌颈　Neck of mandible
7. 咬肌　Masseter ↔
8. 听觉皮层　Auditory cortex
9. 中耳　Middle ear
10. 小脑幕　Tentorium cerebelli ←
11. 横窦　Transverse sinus ←

12. 乙状窦　Sigmoid sinus ←
13. 颞浅动脉　Superficial temporal artery
14. 上颌动脉　Maxillary artery ←
15. 腮腺　Parotid gland ↔
16. 下颌后静脉　Retromandibular vein →
17. 中央沟　Central sulcus ↔
18. 顶枕沟　Parieto-occipital sulcus ←
19. 颞上回　Superior temporal gyrus
20. 颞中回　Middle temporal gyrus
21. 颞下回　Inferior temporal gyrus

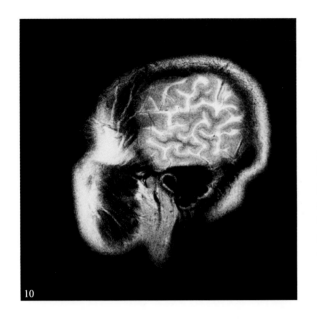
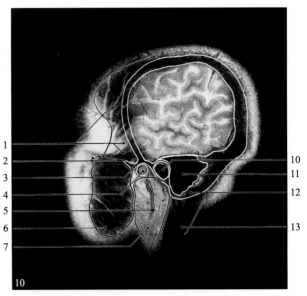
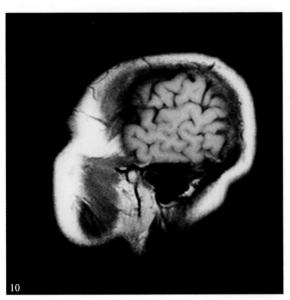
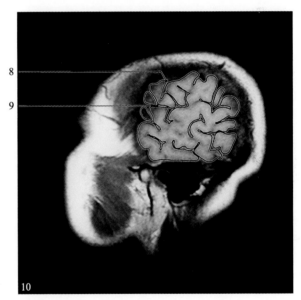

图 6-72　脑，矢状位 MR

定位像见图 6-62

1. 颞肌　Temporalis muscle ←
2. 颧弓　Zygomatic arch ←
3. 关节结节　Articular tubercle
4. 下颌头　Head of mandible ←
5. 下颌后静脉　Retromandibular vein ←
6. 咬肌　Masseter ←
7. 腮腺　Parotid gland ←

8. 中央沟　Central sulcus（Roland）←
9. 外侧裂　Lateral sulcus（Sylvian）←
10. 外耳道　External acoustic meatus
11. 乳突气房　Mastoid air cells
12. 乳突　Mastoid process
13. 胸锁乳突肌　Sternocleidomastoideus

第二节 动脉和静脉

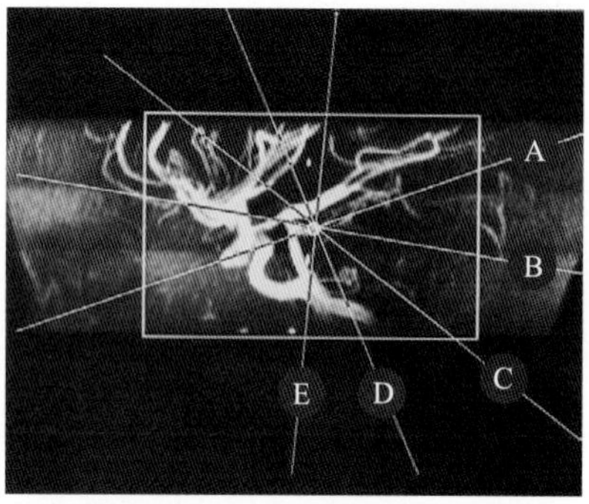

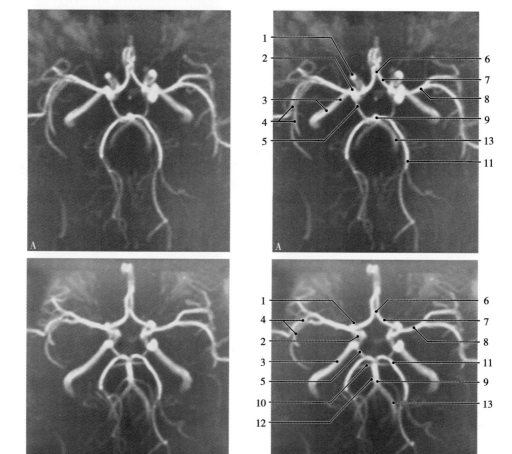

图 6-73 MRA 定位像

下面 MRA 序列图像显示了双侧颅内动脉，定位像上的方框限定了前后、头足方向的界限。图像 A~E 是定位像上 A~E 平面垂直方向的投影。相关序列见图 6-76，图 6-78

图 6-74 脑动脉，Willis 环，MRA

1. 颈内动脉（虹吸段） Internal carotid artery, "siphon"
2. 颈内动脉（海绵窦段） Internal carotid artery in cavernous sinus
3. 颈内动脉（颈动脉管段） Internal carotid artery in carotid canal
4. 大脑中动脉岛叶支 Insular branches of middle cerebral artery
5. 后交通动脉 Posterior communicating artery
6. 前交通动脉 Anterior communicating artery
7. 大脑前动脉 Anterior cerebral artery
8. 大脑中动脉 Middle cerebral artery
9. 基底动脉 Basilar artery
10. 小脑上动脉 Superior cerebellar artery
11. 大脑后动脉 Posterior cerebral artery
12. 小脑前下动脉（AICA） Anterior inferior cerebellar artery（AICA）
13. 椎动脉 Vertebral artery

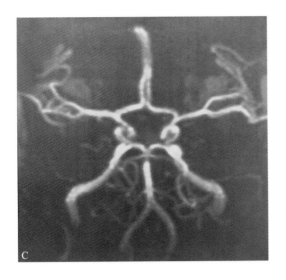
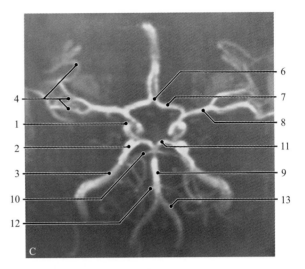

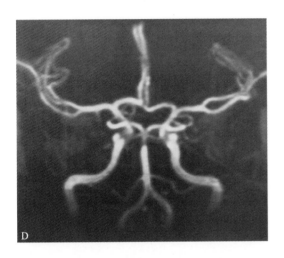
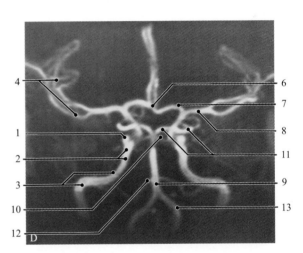

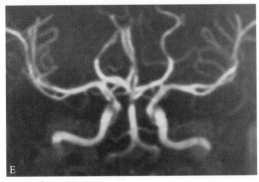

图 6-75　脑动脉，Willis 环，MRA

1. 颈内动脉（虹吸段）　Internal carotid artery，"siphon"
2. 颈内动脉（海绵窦段）　Internal carotid artery in cavernous sinus
3. 颈内动脉（颈动脉管段）　Internal carotid artery in carotid canal
4. 大脑中动脉岛叶支　Insular branches of middle cerebral artery
5. 后交通动脉　Posterior communicating artery
6. 前交通动脉　Anterior communicating artery
7. 大脑前动脉　Anterior cerebral artery
8. 大脑中动脉　Middle cerebral artery
9. 基底动脉　Basilar artery
10. 小脑上动脉　Superior cerebellar artery
11. 大脑后动脉　Posterior cerebral artery
12. 小脑前下动脉（AICA）　Anterior inferior cerebellar artery（AICA）
13. 椎动脉　Vertebral artery

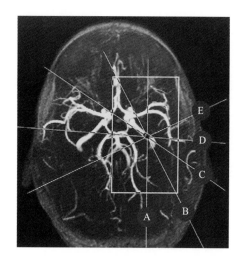

图 6-76　MRA 定位像

下面 MRA 序列图像显示了左侧大脑动脉，刚好跨过中线，定位像上的方框限定了前后、内外方向的界限。相关序列见图 6-75

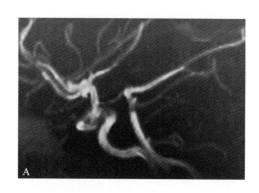

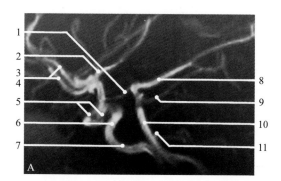

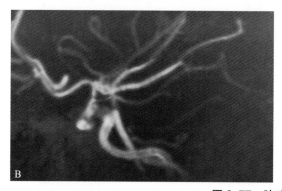

图 6-77　脑动脉，Willis 环，MRA

1. 后交通动脉　Posterior communicating artery
2. 大脑中动脉　Middle cerebral artery
3. 右侧大脑前动脉　Right anterior cerebral artery
4. 左侧大脑前动脉　Left anterior cerebral artery
5. 颈内动脉（虹吸段）　Internal carotid artery （"siphon"）
6. 颈内动脉（海绵窦段）　Internal carotid artery in cavernous sinus
7. 颈内动脉（颈动脉管段）　Internal carotid artery in carotid canal
8. 大脑后动脉　Posterior cerebral artery
9. 小脑上动脉　Superior cerebellar artery
10. 基底动脉　Basilar artery
11. 小脑前下动脉（AICA）　Anterior inferior cerebellar artery （AICA）
12. 大脑中动脉岛叶支　Insular branches of middle cerebral artery

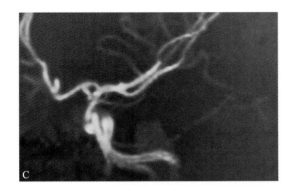
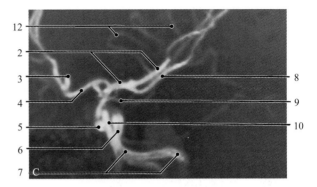

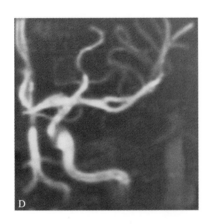
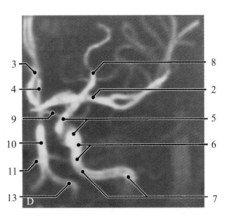

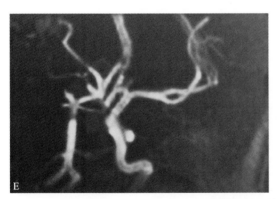

图 6-78　脑动脉，Willis 环，MRA

1. 后交通动脉　Posterior communicating artery
2. 大脑中动脉　Middle cerebral artery
3. 右侧大脑前动脉　Right anterior cerebral artery
4. 左侧大脑前动脉　Left anterior cerebral artery
5. 颈内动脉（虹吸段）　Internal carotid artery（"siphon"）
6. 颈内动脉（海绵窦段）　Internal carotid artery in cavernous sinus
7. 颈内动脉（颈动脉管段）　Internal carotid artery in carotid canal

8. 大脑后动脉　Posterior cerebral artery
9. 小脑上动脉　Superior cerebellar artery
10. 基底动脉　Basilar artery
11. 小脑前下动脉（AICA）　Anterior inferior cerebellar artery（AICA）
12. 大脑中动脉岛叶支　Insular branches of middle cerebral artery
13. 椎动脉　Vertebral artery

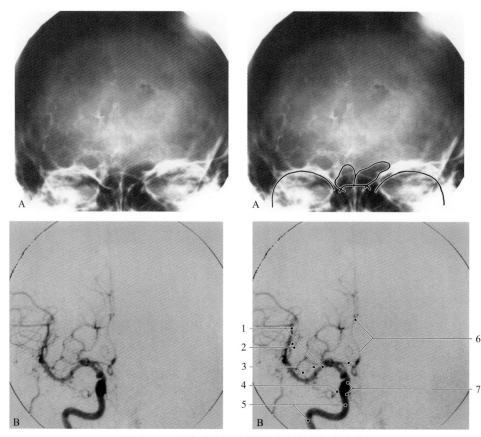

图 6-79　颈内动脉，动脉造影，前后位 X 线片

A. 原始 X 线片　B. 数字减影后 X 线片

1. 大脑中动脉　Middle cerebral artery
2. 岛叶动脉　Insular arteries
3. 外侧丘纹动脉　Lateral thalamostriate arteries
4. 眼动脉　Ophthalmic artery

5. 颈内动脉（颈动脉管段）　Internal carotid artery in carotid canal
6. 大脑前动脉　Anterior cerebral artery
7. 颈内动脉（虹吸段）　Carotid "syphon"

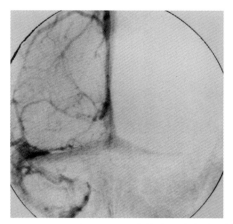

图 6-80　脑静脉，动脉造影静脉期（数字减影），前后位 X 线片

1. 大脑上静脉　Superior cerebral veins
2. 横窦　Transverse sinus
3. 乙状窦　Sigmoid sinus

4. 上矢状窦　Superior sagittal sinus
5. 窦汇　Confluens of sinuses
6. 岩下窦　Inferior petrous sinus

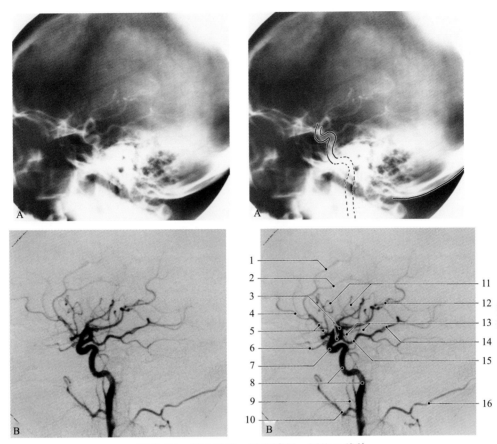

图 6-81　颈内动脉，动脉造影，侧位 X 线片

A. 原始 X 线片　B. 数字减影后 X 线片

1. 胼缘动脉　Callosomarginal artery
2. 胼周动脉　Pericallosal artery
3. 大脑中动脉　Middle cerebral artery
4. 额极动脉　Frontopolar artery
5. 大脑前动脉　Anterior cerebral artery
6. 眼动脉　Ophthalmic artery
7. 颈内动脉虹吸段　Carotid "syphon"
8. 颈内动脉（颈动脉管段）　Internal carotid artery in carotid canal
9. 脑膜中动脉　Middle meningeal artery
10. 上颌动脉　Maxillary artery
11. 岛叶动脉　Insular arteries
12. 大脑中动脉，顶叶支　Middle cerebral artery, parietal branches
13. 脉络膜前动脉　Anterior choroid artery
14. 大脑后动脉　Posterior cerebral artery
15. 后交通动脉　Posterior communicating artery
16. 枕动脉　Occipital artery

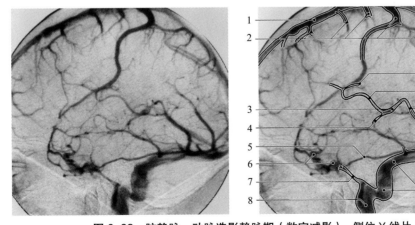

图 6-82　脑静脉，动脉造影静脉期（数字减影），侧位 X 线片

1. 上矢状窦　Superior sagittal sinus
2. 大脑上静脉　Superior cerebral veins
3. 大脑大静脉　Great cerebral vein（Galen）
4. 基底静脉　Basal vein（Rosenthal）
5. 岩上窦　Superior petrous sinus
6. 海绵窦　Cavernous sinus
7. 岩下窦　Inferior petrous sinus
8. 颈内静脉球　Bulb of internal jugular vein
9. 丘纹静脉　Thalamostriate vein
10. 大脑内静脉　Internal cerebral vein
11. 直窦　Straight sinus
12. 横窦　Transverse sinus
13. 乙状窦　Sigmoid sinus

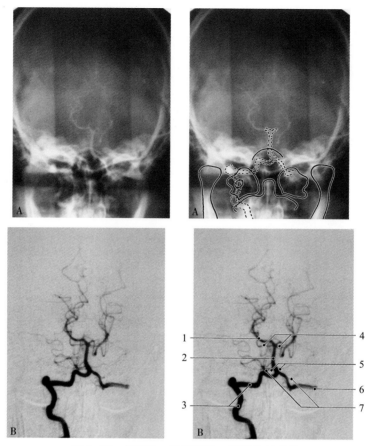

图 6-83　椎动脉，动脉造影，前后位 X 线片

A. 原始 X 线片　　B. 数字减影后 X 线片

1. 大脑后动脉　Posterior cerebral artery
2. 基底动脉　Basilar artery
3. 椎动脉　Vertebral artery
4. 小脑上动脉　Superior cerebellar arteries

5. 小脑前下动脉（AICA）　Anterior inferior cerebellar arteries（AICA）
6. 对侧椎动脉充盈　Overflow in contralateral vertebral artery
7. 小脑后下动脉（PICA）　Posterior inferior cerebellar arteries（PICA）

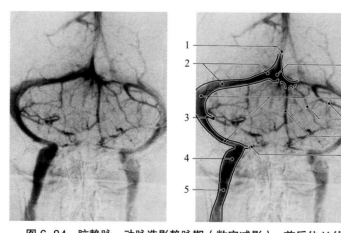

图 6-84　脑静脉，动脉造影静脉期（数字减影），前后位 X 线片

1. 上矢状窦　Superior sagittal sinus
2. 横窦　Transverse sinus
3. 岩上窦　Superior petrous sinus
4. 颈内静脉球　Bulb of internal jugular vein
5. 颈内静脉　Internal jugular vein

6. 窦汇　Confluence of sinuses
7. 乙状窦　Sigmoid sinus
8. 小脑半球下静脉　Inferior veins of cerebellar hemisphere
9. 小脑蚓下静脉　Inferior vermis vein
10. 岩下窦　Inferior petrous sinus

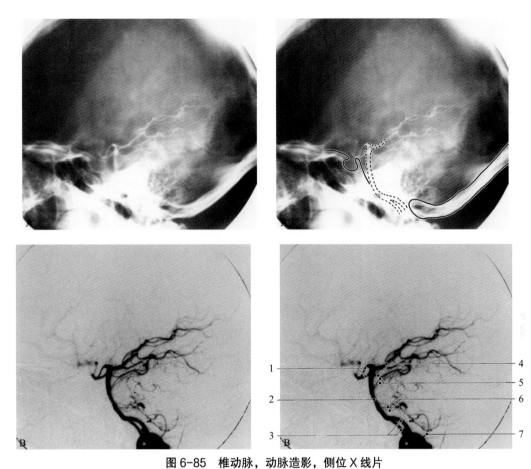

图 6-85　椎动脉，动脉造影，侧位 X 线片

A. 原始 X 线片　B. 数字减影后 X 线片

1. 后交通动脉　Posterior communicating arteries
2. 基底动脉　Basilar artery
3. 椎动脉　Vertebral arteries
4. 大脑后动脉　Posterior cerebral arteries

5. 小脑上动脉　Superior cerebellar arteries
6. 小脑前下动脉（AICA）Anterior inferior cerebellar arteries（AICA）
7. 小脑后下动脉（PICA）Posterior inferior cerebellar artery（PICA）

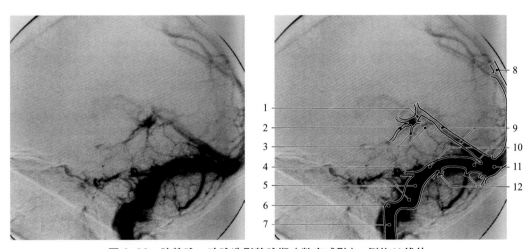

图 6-86　脑静脉，动脉造影静脉期（数字减影），侧位 X 线片

1. 大脑大静脉　Great cerebral vein
2. 基底静脉　Basal vein（Rosenthal）
3. 小脑上静脉　Superior cerebellar veins
4. 岩上窦　Superior petrous sinus
5. 乙状窦　Sigmoid sinus

6. 颈内静脉球　Bulb of the internal jugular vein
7. 颈内静脉　Internal jugular vein
8. 上矢状窦　Superior sagittal sinus
9. 直窦　Straight sinus

10. 横窦　Transverse sinus
11. 窦汇　Confluence of sinuses
12. 小脑下静脉　Inferior cerebellar veins

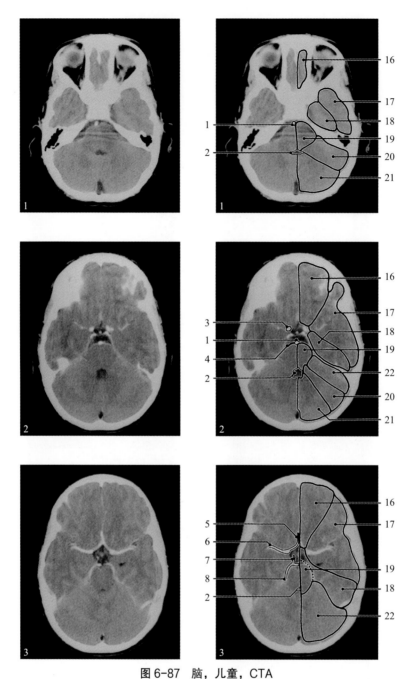

图 6-87 脑，儿童，CTA

在左侧大脑半球标记的脑动脉各支典型供血区

1. 基底动脉　Basilar artery
2. 第四脑室　Fourth ventricle
3. 颈内动脉　Internal carotid artery
4. 小脑前下动脉　Anterior inferior cerebellar artery
5. 大脑前动脉　Anterior cerebral artery
6. 大脑中动脉　Middle cerebral artery
7. 后交通动脉　Posterior communicating artery
8. 大脑后动脉　Posterior cerebral artery
9. 侧脑室，前角　Lateral ventricle，anterior horn
10. 尾状核　Caudate nucleus
11. 豆状核　Lentiform nucleus

12. 第三脑室　Third ventricle
13. 侧脑室，颞角　Lateral ventricle，temporal horn
14. 上丘　Superior colliculus
15. 小脑　Cerebellum
16. 大脑前动脉　Anterior cerebral artery
17. 大脑中动脉　Middle cerebral artery
18. 大脑后动脉　Posterior cerebral artery
19. 基底动脉　Basilar artery
20. 小脑前下动脉（AICA）　Anterior inferior cerebellar artery（AICA）
21. 小脑后下动脉（PICA）　Posterior inferior cerebellar artery（PICA）
22. 小脑上动脉　Superior cerebellar artery

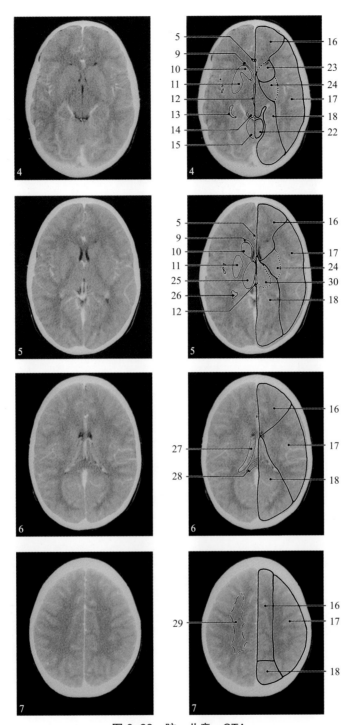

图 6-88　脑，儿童，CTA

在左侧大脑半球标记的脑动脉各支典型供血区，序号延续前页

23. 大脑前动脉纹状体支　Striate branches of anterior cerebral artery
24. 大脑中动脉豆纹支　Striato-lenticular branches of middle cerebral artery
25. 丘脑　Thalamus
26. 侧脑室，房部　Lateral ventricle，atrium
27. 侧脑室，中央部　Lateral ventricle，central part
28. 枕钳　Occipital forceps
29. 放射冠　Corona radiata
30. 大脑后动脉丘脑支　Thalamic branches of posterior cerebral artery

第三节　新生儿颅脑

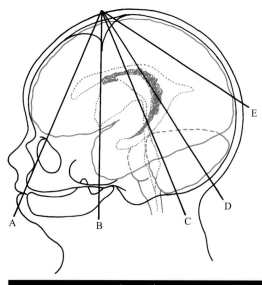

图 6-89　颅脑，新生儿，超声

示意图中的 A~E 线分别指示经新生儿前囟行下述超声斜冠状面检查时的方向

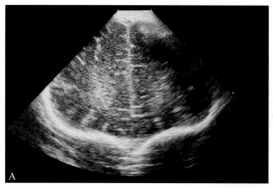

图 6-90　颅脑，新生儿，超声

1. 前囟　Anterior fontanelle
2. 上矢状窦　Superior sagittal sinus
3. 额叶　Frontal lobe
4. 额骨眶部　Orbital part of frontal bone
5. 眼眶　Orbita
6. 大脑纵裂　Longitudinal fissure of brain
7. 直回/嗅球　Straight gyrus/olfactory bulb
8. 鼻腔　Nasal cavity

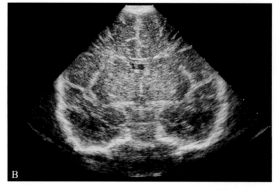

图 6-91　颅脑，新生儿，超声

1. 胼胝体　Corpus callosum
2. 尾状核　Caudate nucleus
3. 透明隔腔　Cave of septum pellucidum
4. 第三脑室　Third ventricle
5. 颞叶　Temporal lobe
6. 内囊　Internal capsule
7. 豆状核　Lentiform nucleus
8. 大脑外侧沟　Lateral sulcus（Sylvian）
9. 岛叶　Insula
10. 颈内动脉　Internal carotid artery
11. 垂体　Hypophysis
12. 蝶骨体　Body of sphenoidal bone

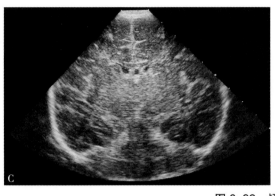

图 6-92　颅脑，新生儿，超声

1. 上矢状窦　Superior sagittal sinus
2. 大脑纵裂　Longitudinal fissure of brain
3. 胼胝体　Corpus callosum
4. 侧脑室，中央部　Lateral ventricle，central part
5. 透明隔腔　Cave of septum pellucidum
6. 第三脑室　Third ventricle
7. 脚间窝　Interpeduncular fossa
8. 中脑　Mesencephalon
9. 小脑　Cerebellum
10. 前囟　Anterior fontanelle
11. 大脑外侧沟　Lateral sulcus（Sylvian）
12. 岛叶　Insula
13. 豆状核和内囊　Lentiform nucleus and internal capsule
14. 丘脑　Thalamus
15. 海马　Hippocampus

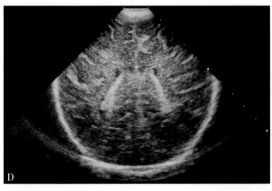
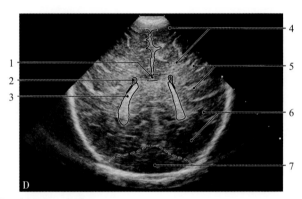

图 6-93　颅脑，新生儿，超声

1. 胼胝体　Corpus callosum
2. 侧脑室　Lateral ventricle
3. 侧脑室体部脉络丛　Choroid plexus in atrium of lateral ventricle
4. 额叶　Frontal lobe
5. 顶叶　Parietal lobe
6. 颞叶　Temporal lobe
7. 小脑　Cerebellum

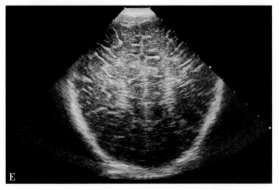
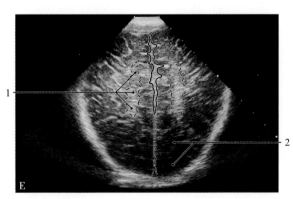

图 6-94　颅脑，新生儿，超声

1. 放射冠　Corona radiata
2. 枕叶　Occipital lobe

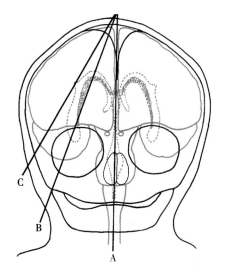

图 6-95　颅脑，新生儿，超声

示意图中的 A~C 线分别指示经新生儿前囟行下述超声矢状面和旁矢状面检查时的方向

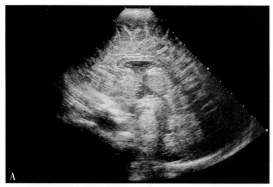

图 6-96　颅脑，新生儿，超声

1. 胼胝体　Corpus callosum
2. 透明隔及透明隔腔　Septum pellucidum（with cave）
3. 第三脑室　Third ventricle
4. 垂体　Hypophysis
5. 中脑　Mesencephalon
6. 脑桥　Pons
7. 延髓　Medulla oblongata

8. 前囟　Anterior fontanelle
9. 丘脑　Thalamus
10. 中脑顶盖　Tectum of mesencephalon
11. 中脑水管　Cerebral aqueduct
12. 第四脑室　Fourth ventricle
13. 小脑　Cerebellum

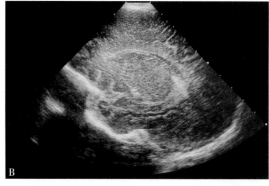
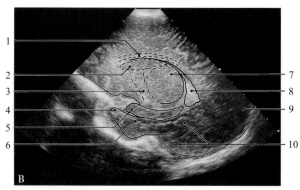

图 6-97　颅脑，新生儿，超声

1. 胼胝体　Corpus callosum
2. 侧脑室　Lateral ventricle
3. 内囊　Internal capsule
4. 颞叶钩回　Uncus of temporal lobe
5. 海马　Hippocampus

6. 海马旁回　Parahippocampal gyrus
7. 丘脑　Thalamus
8. 侧脑室体部脉络丛　Choroid plexus in atrium of lateral ventricle
9. 枕叶　Occipital lobe
10. 颞叶　Temporal lobe

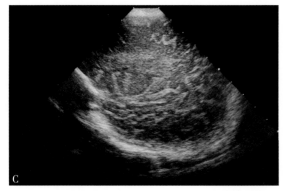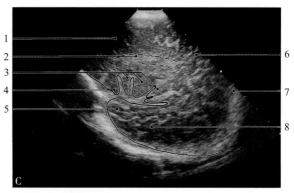

图 6-98　颅脑，新生儿，超声

1. 额叶　Frontal lobe
2. 放射冠　Corona radiata
3. 岛叶　Insula
4. 额叶岛盖　Operculum frontale

5. 外侧沟下方的颞叶岛盖　Operculum temporale below lateral sulcus
6. 顶叶　Parietal lobe
7. 枕叶　Occipital lobe
8. 颞叶　Temporal lobe

第七章

颈

喉

咽

横断位 CT

甲状腺

第一节 喉

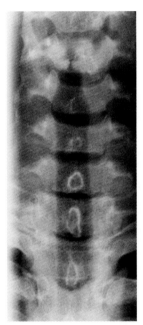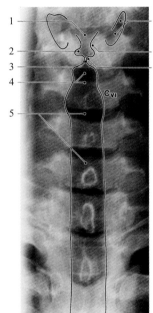

图 7-1 喉,前后位 X 线片

1. 喉前庭 Vestibule of larynx
2. 喉室 Sinus (ventricle) of the larynx
3. 声门裂 Rima glottidis
4. 声门下腔 Infraglottic cavity
5. 气管 Trachea
6. 梨状窝 Piriform fossa
7. 前庭襞 Vestibular fold
8. 声襞 Vocal fold

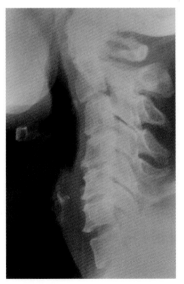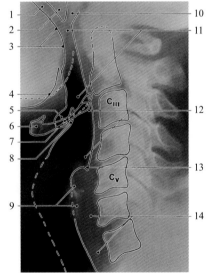

图 7-2 喉,侧位 X 线片

1. 口腔 Oral cavity
2. 悬雍垂 Uvula
3. 舌根 Root of tongue
4. 下颌角 Angle of mandible
5. 会厌谷 Vallecula
6. 舌骨体 Body of hyoid bone
7. 舌骨大角 Greater cornu of hyoid bone
8. 会厌 Epiglottis
9. 钙化的环状软骨板 Lamina of cricoid cartilage (calcified)
10. 鼻咽 Nasal part of pharynx
11. 口咽 Oral part of pharynx
12. 喉咽 Laryngeal part of pharynx
13. 食管入口 Entrance to esophagus
14. 食管 Esophagus

第二节　咽

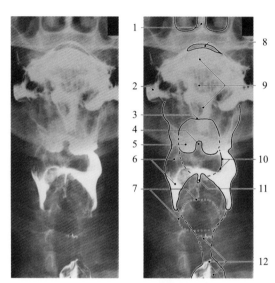

图 7-3　喉，吞钡后，前后位 X 线片

1. 鼻中隔　Nasal septum
2. 口前庭　Vestibule of the mouth
3. 会厌　Epiglottis
4. 舌会厌正中襞　Median glosso-epiglottic fold
5. 会厌谷　Vallecula
6. 梨状窝　Piriform fossa

7. 环状软骨板的轮廓　Contour of lamina of cricoid cartilage
8. 舌与腭间的空气　Air between tongue and palate
9. 口和咽内的钡　Barium in mouth and pharynx
10. 杓状会厌襞　Ary-epiglottic fold
11. 杓状软骨间切迹　Interarytenoid notch
12. 食管　Esophagus

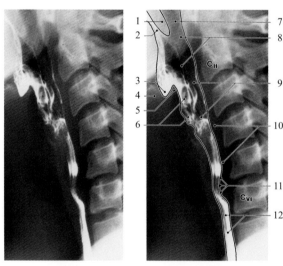

图 7-4　喉，吞钡后，侧位 X 线片

1. 悬雍垂　Uvula
2. 口腔　Oral cavity
3. 会厌谷　Vallecula
4. 舌骨　Hyoid bone
5. 会厌　Epiglottis
6. 梨状窝　Piriform fossa

7. 鼻咽　Nasal part of pharynx（nasopharynx）
8. 口咽　Oral part of pharynx（oropharynx）
9. 喉咽　Laryngeal part of pharynx（laryngopharynx）
10. 咽后间隙　Retropharyngeal space
11. 环咽肌压迹　Impression of cricopharyngeus muscle
12. 食管　Esophagus

第三节　横断位 CT

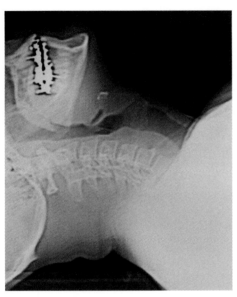

图 7-5　颈，横断位 CT 定位像

1. 下颌骨　Mandible	5. 齿状突　Dens axis
2. 会厌　Epiglottis	6. 舌骨　Hyoid bone
3. 悬雍垂　Uvula	7. 甲状软骨　Thyroid cartilage
4. 寰椎前弓　Anterior arch of atlas	8. 气管　Trachea

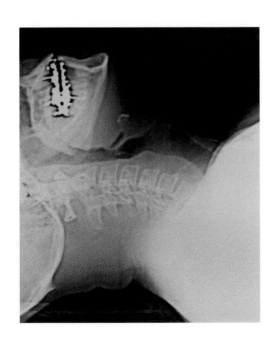
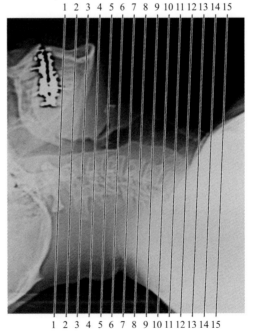

图 7-6　颈，横断位 CT 定位像

线 1~15 为下述 CT 图像的连续扫描层面，10mm 层厚

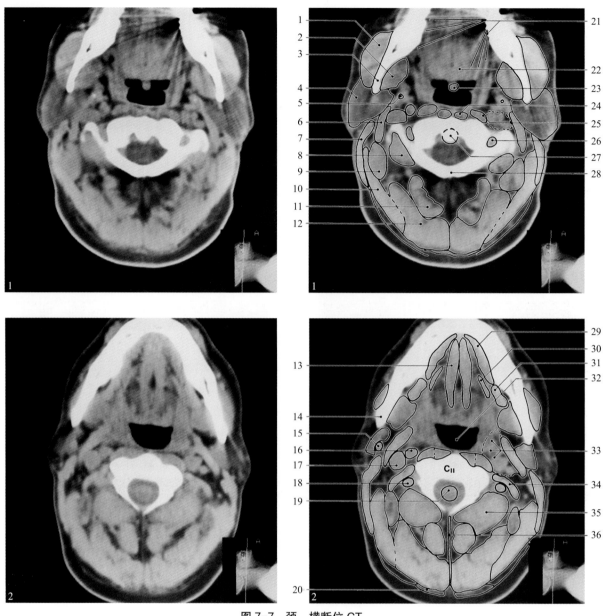

图 7-7　颈，横断位 CT

定位像见图 7-6

1. 咬肌　Masseter
2. 翼内肌　Medial pterygoid muscle
3. 下颌支　Ramus of mandible
4. 腮腺　Parotid gland
5. 茎突　Styloid process
6. 二腹肌后腹　Posterior belly of digastricus
7. 胸锁乳突肌　Sternocleidomastoid
8. 头下斜肌　Obliquus capitis inferior
9. 头最长肌　Longissimus capitis
10. 头夹肌　Splenius capitis
11. 头后大直肌　Rectus capitis posterior major
12. 头半棘肌　Semispinalis capitis
13. 颏舌肌　Genioglossus
14. 下颌角　Angle of mandible
15. 下颌后静脉　Retromandibular vein
16. 颈内动脉　Internal carotid artery
17. 颈内静脉　Internal jugular vein
18. 椎动脉　Vertebral artery
19. 脊髓　Spinal cord
20. 斜方肌　Trapezius
21. 牙齿填充物的伪影　Artefacts from dental filling
22. 舌　Tongue
23. 悬雍垂　Uvula
24. 颈长肌　Longus colli
25. 头长肌　Longus capitis
26. 寰椎横突孔　Foramen transversarium of atlas
27. 齿状突　Dens axis
28. 寰椎后弓　Posterior arch of atlas
29. 下颌舌骨肌　Mylohyoideus
30. 舌骨舌肌　Hyoglossus
31. 下颌下腺　Submandibular gland
32. 口咽　Oral part of pharynx
33. 咽旁间隙　Lateropharyngeal space
34. 肩胛提肌和颈夹肌　Levator scapulae，and splenius cervicis
35. 头下斜肌　Obliquus capitis inferior
36. 项韧带　Lig. nuchae

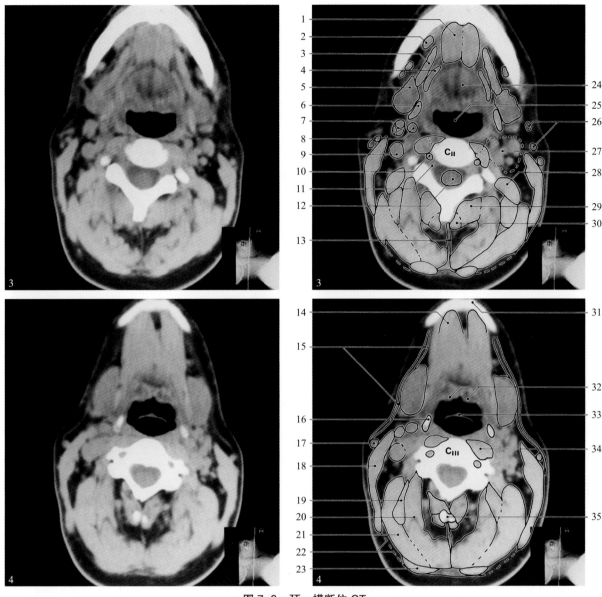

图 7-8　颈，横断位 CT

定位像见图 7-6

1. 颏舌骨肌　Geniohyoideus
2. 下颌下淋巴结　Submandibular lymph node
3. 下颌舌骨肌　Mylohyoideus
4. 舌骨舌肌　Hyoglossus
5. 下颌下腺　Submandibular gland
6. 二腹肌和茎突舌骨肌　Digastricus and stylohyoideus
7. 颈外动脉分支　External carotid artery（branching）
8. 颈内动脉　Internal carotid artery
9. 颈内静脉　Internal jugular vein
10. 椎动脉　Vertebral artery
11. 椎间孔及脊神经　Intervertebral foramen with spinal nerve
12. 脊髓　Spinal cord
13. 项韧带　Lig. nuchae
14. 二腹肌，前腹　Digastricus，anterior belly
15. 颈阔肌　Platysma
16. 舌骨大角　Greater cornu of hyoid bone
17. 颈外静脉　External jugular vein
18. 胸锁乳突肌　Sternocleidomastoid
19. 头最长肌　Longissimus capitis
20. 头半棘肌　Semispinalis capitis
21. 头夹肌　Splenius capitis
22. 颈深筋膜浅层　Superficial lamina of deep cervical fascia
23. 斜方肌　Trapezius
24. 舌根　Root of tongue
25. 口咽　Oral part of pharynx
26. 颈外静脉淋巴结　External jugular lymph nodes
27. 咽旁间隙（内含血管、神经、颈内静脉淋巴结）　Lateropharyngeal space with vessels，nerves and internal jugular lymph nodes
28. 颈夹肌和肩胛提肌　Splenius cervicis，and levator scapulae
29. 头下斜肌　Obliquus capitis inferior
30. 头后大直肌　Rectus capitis posterior major
31. 颏结节　Mental tuberosity
32. 舌扁桃体　Lingual tonsil
33. 会厌　Epiglottis
34. 颈长肌和头长肌　Longus colli，and longus capitis
35. C2 棘突　Spinous process of CⅡ

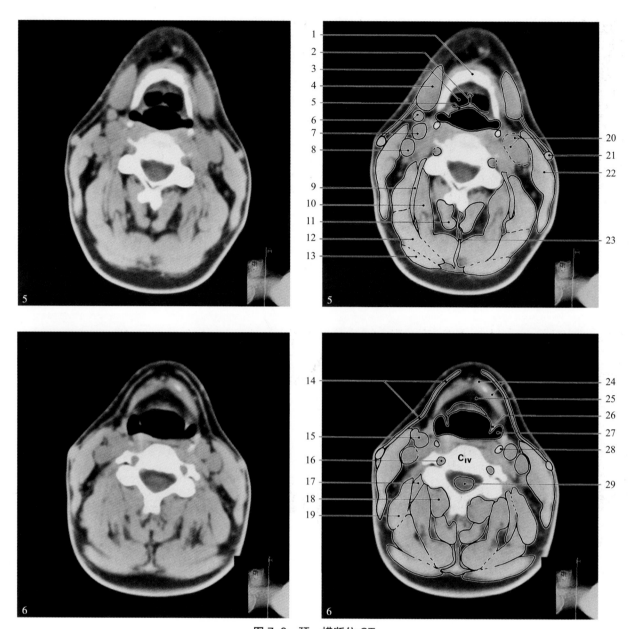

图 7-9　颈，横断位 CT

定位像见图 7-6

1. 舌骨体　Body of hyoid bone
2. 舌会厌正中襞　Median glosso-epiglottic fold
3. 会厌谷　Vallecula
4. 下颌下腺　Submandibular gland
5. 会厌　Epiglottis
6. 颈外动脉　External carotid artery
7. 颈动脉窦　Carotid sinus
8. 颈内静脉　Internal jugular vein
9. 头最长肌　Longissimus capitis
10. 头半棘肌　Semispinalis capitis
11. 颈半棘肌　Semispinalis cervicis
12. 头夹肌　Splenius capitis
13. 斜方肌　Trapezius
14. 颈阔肌　Platysma
15. 颈动脉分叉　Carotid bifurcation

16. 椎动脉　Vertebral artery
17. 颈最长肌　Longissimus cervicis
18. 回旋肌和多裂肌　Rotator and multifidus muscles
19. 肩胛提肌　Levator scapulae
20. 咽旁间隙　Lateropharyngeal space
21. 颈外静脉　External jugular vein
22. 胸锁乳突肌　Sternocleidomastoid
23. 项韧带　Lig. nuchae
24. 舌下肌　Infrahyoid muscles
25. 喉部脂肪垫　Laryngeal fat pad
26. 杓状会厌襞　Ary-epiglottic fold
27. 梨状窝　Piriform fossa
28. 甲状软骨上角　Superior cornu of thyroid cartilage
29. 脊髓　Spinal cord

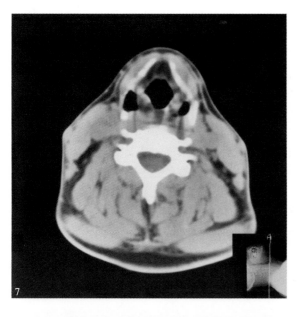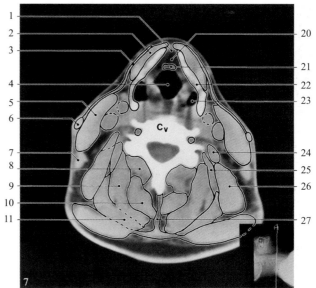

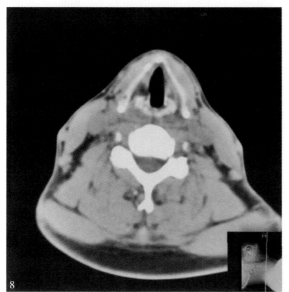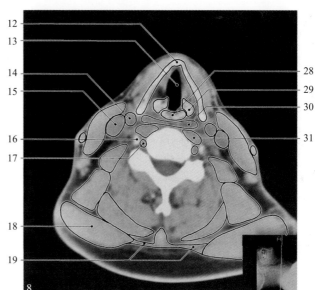

图 7-10　颈，横断位 CT

定位像见图 7-6

1. 甲状软骨上切迹　Thyroid notch
2. 舌下肌　Infrahyoid muscles
3. 颈阔肌　Platysma
4. 喉前庭　Vestibule of larynx
5. 胸锁乳突肌　Sternocleidomastoid
6. 颈外静脉　External jugular vein
7. 淋巴结　Lymph node
8. 回旋肌和多裂肌　Rotatores and multifidi muscles
9. 头半棘肌　Semispinalis capitis
10. 颈半棘肌　Semispinalis cervicis
11. 头夹肌　Splenius capitis
12. 喉结　Laryngeal prominence
13. 声带肌包绕的声门裂　Rima glottidis bordered by vocal muscle
14. 颈总动脉　Common carotid artery
15. 颈内静脉　Internal jugular vein
16. 横突前结节　Anterior tubercle of transverse process

17. 椎动脉　Vertebral artery
18. 斜方肌　Trapezius
19. 菱形肌腱膜　Speculum rhomboideum
20. 喉部脂肪垫　Laryngeal fat pad
21. 会厌　Epiglottis
22. 甲状软骨板　Lamina of thyroid cartilage
23. 梨状窝　Piriform fossa
24. 中斜角肌　Scalenus medius
25. 颈最长肌　Longissimus cervicis
26. 肩胛提肌　Levator scapulae
27. 项韧带　Lig. nuchae
28. 环状软骨板　Lamina of cricoid cartilage
29. 杓状软骨　Arythenoid cartilage
30. 喉咽部　Laryngeal part of pharynx
31. 颈长肌和头长肌　Longus colli and longus capitis

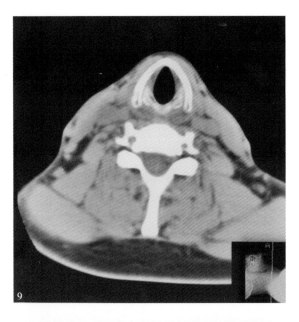
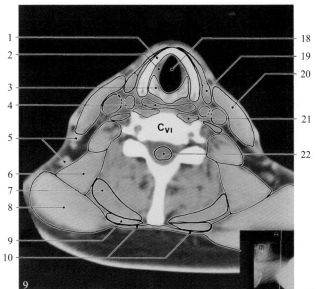
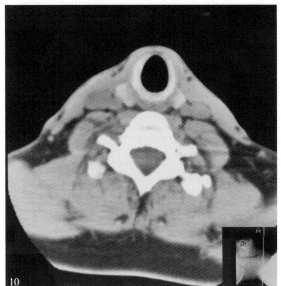
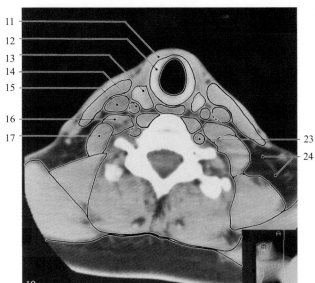

图 7-11 颈，横断位 CT

定位像见图 7-6

1. 甲状软骨板　Lamina of thyroid cartilage
2. 弹性圆锥　Conus elasticus
3. 环状软骨板　Lamina of cricoid cartilage
4. 喉咽　Laryngeal part of pharynx
5. 颈浅淋巴结　Superficial cervical lymph nodes
6. 肩胛提肌　Levator scapulae
7. 夹肌　Splenius
8. 斜方肌　Trapezius
9. 菱形肌　Rhomboideus
10. 菱形肌腱膜　Speculum rhomboideum
11. 舌下肌　Infrahyoid muscles
12. 环状软骨弓　Arch of cricoid cartilage

13. 甲状腺　Thyroid gland
14. 颈总动脉　Common carotid artery
15. 颈内静脉　Internal jugular vein
16. 前斜角肌　Scalenus anterior
17. 中斜角肌　Scalenus medius
18. 声门下腔　Cavitas infraglottica
19. 肩胛舌骨肌上腹　Omohyoideus，superior belly
20. 胸锁乳突肌　Sternocleidomastoid
21. 颈长肌和头长肌　Longus colli and longus capitis
22. 脊髓　Spinal cord
23. 椎动脉和静脉　Vertebral artery and vein
24. 颈外侧区　Lateral cervical region

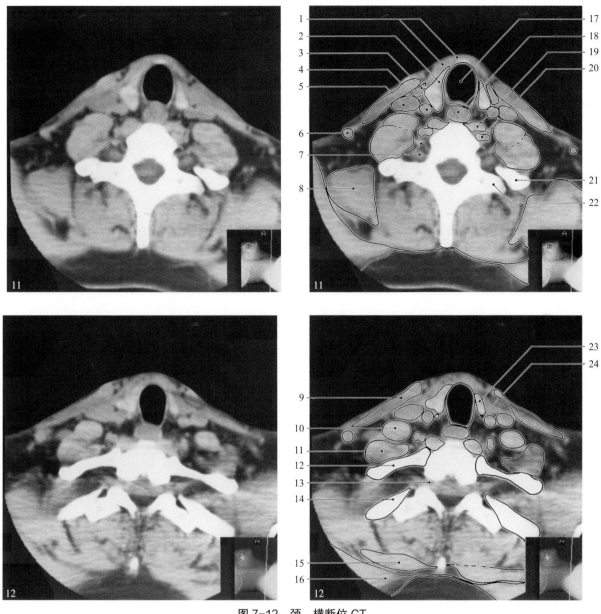

图 7-12 颈，横断位 CT

定位像见图 7-6

1. 胸骨舌骨肌和胸骨甲状肌　Sternohyoid，and sternothyroid muscles
2. 甲状腺右叶　Right lobe of thyroid gland
3. 肩胛舌骨肌上腹　Omohyoideus，superior belly
4. 颈总动脉　Common carotid artery
5. 颈内静脉　Internal jugular vein
6. 颈外静脉　External jugular vein
7. 臂丛根　Roots of brachial plexus
8. 肩胛提肌　Levator scapulae
9. 胸锁乳突肌　Sternocleidomastoid
10. 前斜角肌　Scalenus anterior
11. 中斜角肌　Scalenus medius
12. 第一肋骨颈　Neck of first rib
13. T1 神经　First thoracic spinal nerve
14. 第二肋骨　Second rib
15. 菱形肌　Rhomboideus
16. 斜方肌　Trapezius
17. 气管　Trachea
18. 食管　Esophagus
19. 颈长肌　Longus colli
20. 椎动、静脉　Vertebral artery and vein
21. 第一肋结节　Tubercle of first rib
22. T1 横突　Transverse process of Th I
23. 甲状腺左叶　Left lobe of thyroid gland
24. 甲状腺下动脉　Inferior thyroid artery

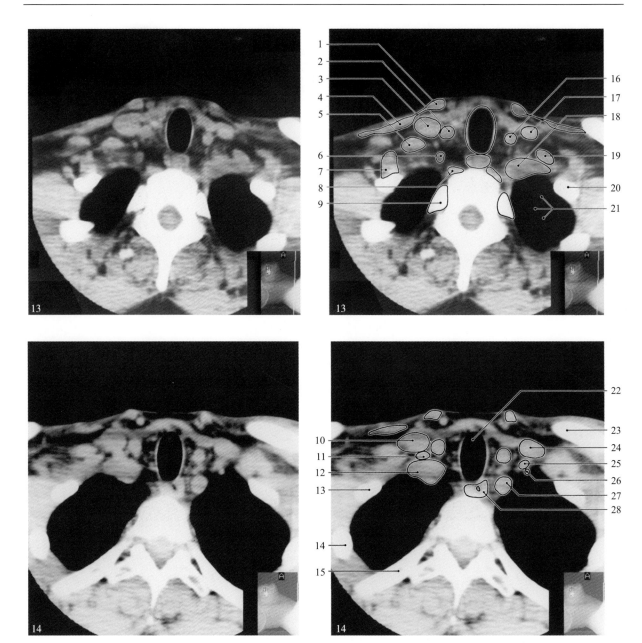

图 7-13　颈，横断位 CT

定位像见图 7-6

1. 胸锁乳突肌胸骨端　Sternal head of sternocleidomastoid
2. 右颈总动脉　Right common carotid artery
3. 右颈内静脉汇入右锁骨下静脉处　Right internal jugular vein joining with right subclavian vein
4. 胸锁乳突肌锁骨端　Clavicular head of sternocleidomastoid
5. 右前斜角肌　Right scalenus anterior
6. 右椎动脉　Right vertebral artery
7. 中斜角肌　Scalenus medius
8. 颈长肌　Longus colli
9. 第二肋骨头　Head of second rib
10. 右锁骨下静脉　Right subclavian vein
11. 右椎静脉　Right vertebral vein
12. 右锁骨下动脉　Right subclavian artery
13. 第一肋骨　First rib
14. 第二肋骨　Second rib

15. 第三肋骨　Third rib
16. 左颈总动脉　Left common carotid artery
17. 左颈内静脉　Left internal jugular vein
18. 左锁骨下动脉　Left subclavian artery
19. 左前斜角肌　Left scalenus anterior
20. 第一肋骨　First rib
21. 肺尖　Apex of lung
22. 气管　Trachea
23. 锁骨　Clavicle
24. 左锁骨下静脉　Left subclavian vein
25. 左椎静脉　Left vertebral vein
26. 胸廓内动脉　Internal thoracic artery
27. 左锁骨下动脉　Left subclavian artery
28. 食管　Esophagus

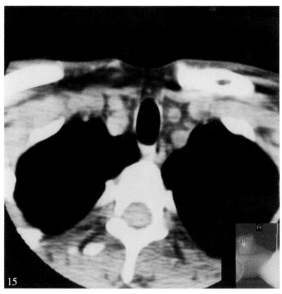
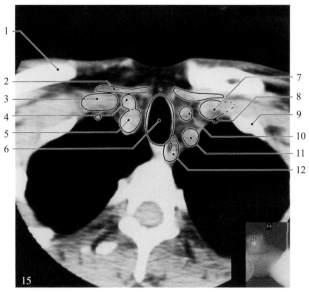

图 7-14 颈，横断位 CT

定位像见图 7-6

1. 锁骨 Clavicle
2. 舌骨下肌 Infrahyoid muscles
3. 右锁骨下静脉 Right subclavian vein
4. 右颈总动脉 Right common carotid artery
5. 头臂干 Brachiocephalic trunk
6. 气管 Trachea
7. 左锁骨下静脉 Left subclavian vein
8. 胸廓内动脉 Internal thoracic artery
9. 第一肋骨 First rib
10. 左颈总动脉 Left common carotid artery
11. 左锁骨下动脉 Left subclavian artery
12. 食管 Esophagus

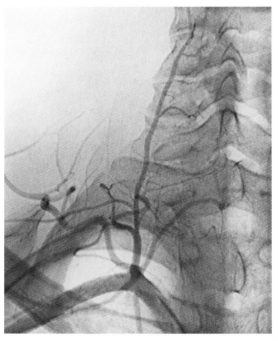
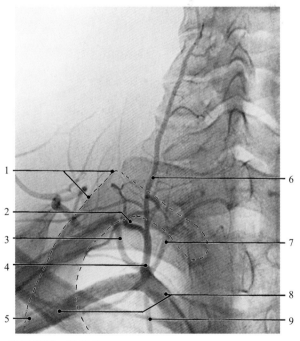

图 7-15 甲状颈干，动脉造影，X 线片

1. 第一肋骨 First rib
2. 颈横动脉 Transverse cervical artery
3. 肩胛上动脉 Suprascapular artery
4. 甲状颈干 Thyrocervical trunk
5. 腋动脉 Axillary artery
6. 颈升动脉 Ascending cervical artery
7. 甲状腺下动脉 Inferior thyroid artery
8. 锁骨下动脉 Subclavian artery
9. 胸廓内动脉 Internal thoracic artery

第四节　甲　状　腺

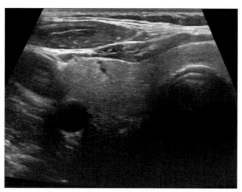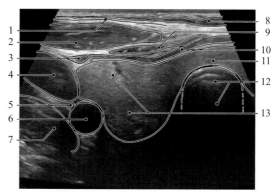

图 7-16　甲状腺，横切面，超声

1. 颈筋膜（浅层）　Cervical fascia（superficial layer）
2. 胸锁乳突肌　Sternocleidomastoideus
3. 肩胛舌骨肌　Omohyoideus
4. 颈内静脉　Internal jugular vein
5. 迷走神经　Vagal nerve
6. 颈总动脉　Common carotid artery
7. 前斜角肌　Scalenus anterior

8. 颈阔肌　Platysma
9. 胸骨舌骨肌　Sternohyoideus
10. 胸骨甲状肌　Sternothyroideus
11. 甲状腺峡部　Isthmus of thyroid gland
12. 气管（伴声影）　Trachea（with acoustic shadow）
13. 甲状腺（右叶）　Thyroid gland（right lobe）

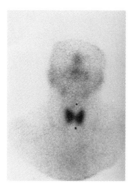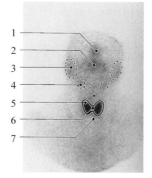

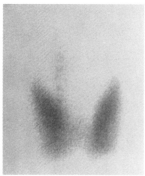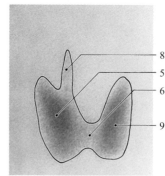

图 7-17　甲状腺，前位像，^{131}碘显像
（注：唾液腺和鼻黏膜腺体分泌碘）

1. 鼻　Nose
2. 口　Mouth
3. 腮腺　Parotid gland
4. 下颌下腺　Submandibular gland
5. 甲状腺右叶　Right lobe of thyroid gland

6. 甲状腺峡部　Isthmus of thyroid gland
7. 颈静脉切迹和喉结（上方）处的标记　Marker at jugular incisure and on laryngeal prominence（above）
8. 甲状腺锥状叶　Pyramidal lobe of thyroid gland
9. 甲状腺左叶　Left lobe of thyroid gland

第八章

胸

第一节 胸 廓

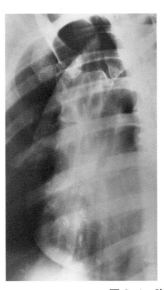
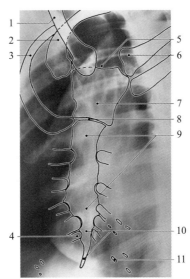

图 8-1 胸骨，斜位 X 线片

1. 锁骨体　Body of clavicle
2. 第一肋骨　First rib
3. 第二肋骨　Second rib
4. 第七肋骨　Seventh rib
5. 颈静脉切迹　Jugular incisure
6. 锁骨胸骨端　Sternal end of clavicle
7. 胸骨柄　Manubrium of sternum
8. 胸骨角　Sternal angle
9. 胸骨体　Body of sternum
10. 剑突　Xiphoid process
11. 钙化的肋软骨　Calcified costal cartilage

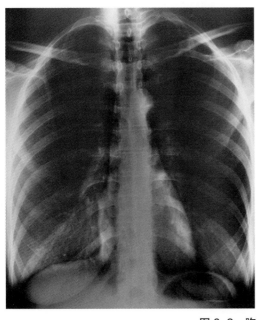
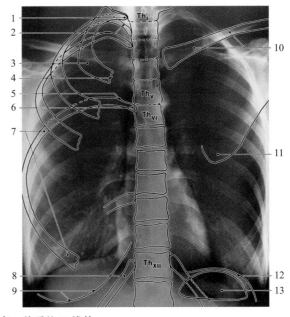

图 8-2 胸廓，前后位 X 线片

1. 第一肋骨头　Head of first rib
2. 第二肋骨颈　Neck of second rib
3. 第一肋骨体　Shaft of first rib
4. 肋骨－肋软骨连接处　Osteochondral junction
5. 第六肋骨结节　Tuberculum of costa Ⅵ
6. 第六肋骨头　Head of sixth rib
7. 第六肋骨体　Shaft of sixth rib
8. 第十二肋骨　12th rib
9. 乳房　Mamma
10. 锁骨　Clavicle
11. 肩胛骨下角　Inferior angle of scapula
12. 膈　Diaphragm
13. 胃内气体　Gastric air

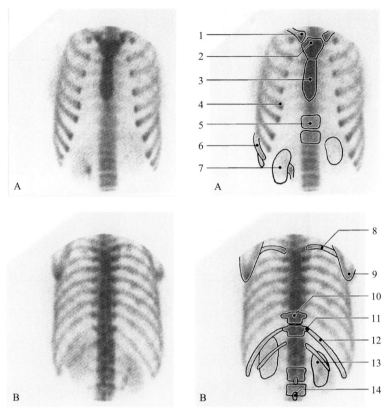

图 8-3　胸，⁹⁹锝 - 亚甲基二膦酸盐，骨显像

A. 前位像　B. 后位像

1. 锁骨胸骨端　Sternal end of clavicle
2. 胸骨柄　Manubrium of sternum
3. 胸骨体　Body of sternum
4. 第五肋骨 - 肋软骨连接处　Osteochondral junction（5th rib）
5. 第十胸（T10）椎体　Body of thoracic vertebra（Th Ⅹ）
6. 第九肋骨　Ninth rib
7. 右肾　Right kidney

8. 第四肋骨　Fourth rib
9. 肩胛骨下角　Inferior angle of scapula
10. 第十胸椎体　Body of thoracic vertebra（Th Ⅹ）
11. 椎体横突和肋骨颈　Transverse process of vertebra, and neck of rib
12. 第十一肋骨　11th rib
13. 右肾　Right kidney
14. 腰椎棘突　Spinous process of lumbar vertebra

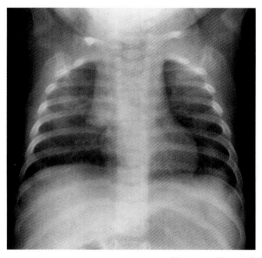
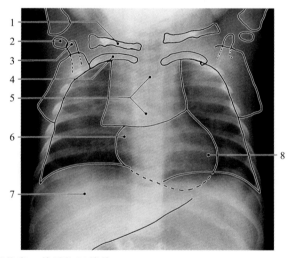

图 8-4　胸，1 个月儿童，前后位 Ｘ 线片

1. 锁骨　Clavicle
2. 肱骨头（骨化中心）　Humeral head（ossification center）
3. 肩峰　Acromion
4. 第一肋骨　First rib

5. 胸腺　Thymus
6. 右心房　Right atrium
7. 肝　Liver
8. 左心室　Left ventricle

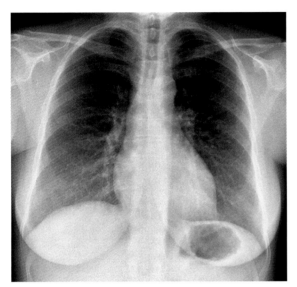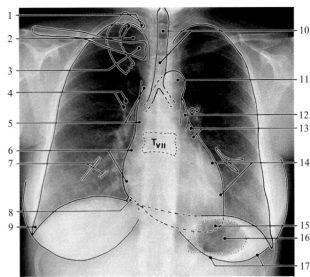

图 8-5　胸，深吸气，后前位 X 线片

1. 第一肋骨头　Head of first rib
2. 肺尖　Apex of lung
3. 锁骨胸骨端　Sternal end of clavicle
4. 支气管和肺血管（end-on）Bronchus and lung vessel（"end-on"）
5. 上腔静脉　Superior caval vein
6. 右心房　Right atrium
7. 肺血管　Lung vessels
8. 下腔静脉　Inferior caval vein
9. 肋膈角　Costodiaphragmatic sulcus
10. 气管　Trachea
11. 主动脉弓　Aortic arch
12. 肺动脉干　Pulmonary trunk
13. 左心耳　Left auricle
14. 左心室　Left ventricle
15. 心尖　Apex of heart
16. 胃内气体　Air in fundus of stomach
17. 乳房　Mamma

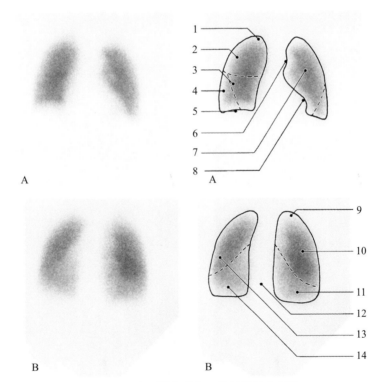

图 8-6　胸，¹³³氙吸入，放射性核素显像

A. 前位像　B. 后位像

1. 右肺尖　Apex of right lung
2. 右肺上叶　Superior lobe of right lung
3. 右肺中叶　Middle lobe of right lung
4. 右肺下叶　Inferior lobe of right lung
5. 右肺底　Base of right lung
6. 主动脉压迹　Impression from aorta
7. 左肺上叶　Superior lobe of left lung
8. 心切迹　Cardiac incisure
9. 右肺尖　Apex of right lung
10. 右肺上叶　Superior lobe of right lung
11. 右肺下叶　Inferior lobe of right lung
12. 纵隔　Mediastinum
13. 左肺上叶　Superior lobe of left lung
14. 左肺下叶　Inferior lobe of left lung

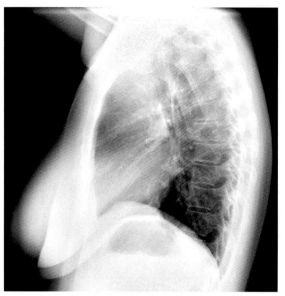

图 8-7 胸，侧位 X 线片

1. 胸骨柄　Sternum（manubrium）
2. 胸骨角　Sternum（angle）
3. 胸骨体　Sternum（body）
4. 支气管　Bronchus
5. 肺斜裂　Oblique fissure of lung
6. 膈（右穹窿）　Diaphragma（right dome）
7. 膈（左穹窿）　Diaphragma（left dome）

8. 胃底内气体　Air in fundus of stomach
9. 肩胛骨　Scapula
10. 气管　Trachea
11. 食管（含气）　Esophagus（with air）
12. 左心房　Left atrium
13. 肋膈角　Costodiaphragmatic sulcus

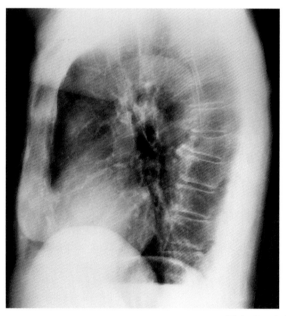
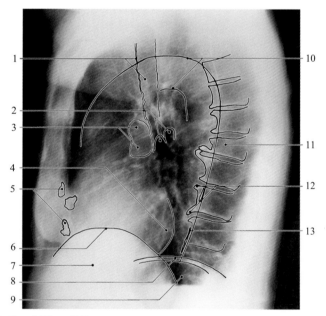

图 8-8 老年胸，侧位 X 线片

1. 气管（伴软骨钙化）　Trachea with calcified cartilage
2. 主支气管　Principal bronchi
3. 肺动脉　Pulmonary arteries
4. 左心室（增大）　Left ventricle（enlarged）
5. 钙化的肋软骨　Calcified costal cartilage
6. 右膈穹窿（松弛）　Right dome of diaphragm（relaxed）
7. 肝　Liver

8. 左膈穹窿　Left dome of diaphragm
9. 胃内气体　Gastric air
10. 主动脉弓（扩张）　Aortic arch（dilated）
11. 椎体（压缩）　Body of vertebra（collapsed）
12. 骨刺　Osteophytes
13. 主动脉壁钙化　Calcification of aortic wall

第二节　横断位 CT

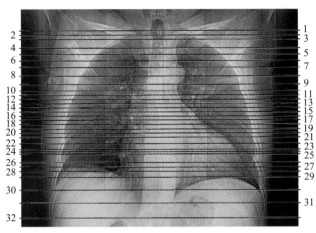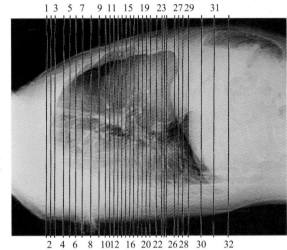

图 8-9　横断位 CT 定位像

线 1~32 为下述 CT 横断位图像扫描层面。层厚为 5mm，间隔 5~20mm。每一层面都有 3 幅图像，从上至下依次为骨窗（上）、软组织窗（中）和肺窗（下）。双臂举过头顶。通过右肘正中静脉注射对比剂。在骨窗图像，椎体以罗马数字标注，肋骨以阿拉伯数字标注。在肺窗图像，肺段以阿拉伯数字标注。

右肺分段

上叶

1. 尖段　Apical segment
2. 后段　Posterior segment
3. 前段　Anterior segment

中叶

4. 外侧段　Lateral segment
5. 内侧段　Medial segment

下叶

6. 上（背）段　Superior segment
7. 内基底段　Medial basal segment
8. 前基底段　Anterior basal segment
9. 外基底段　Lateral basal segment
10. 后基底段　Posterior basal segment

左肺分段

上叶

1. 尖段　Apical segment
2. 后段　Posterior segment
3. 前段　Anterior segment
4. 上舌段　Superior lingular segment
5. 下舌段　Inferior lingular segment

下叶

6. 上（背）段　Superior segment
7. 内基底段　Medial basal segment
8. 前基底段　Anterior basal segment
9. 外基底段　Lateral basal segment
10. 后基底段　Posterior basal segment

左肺 1、2 肺段通常起自尖后段支气管。注意：由于 CT 成像的部分容积效应，肺窗上支气管管径显得非常狭窄。箭头←、→和 ↔ 分别代表在前一层、后一层和前后两层图像中都可以看到同一解剖结构

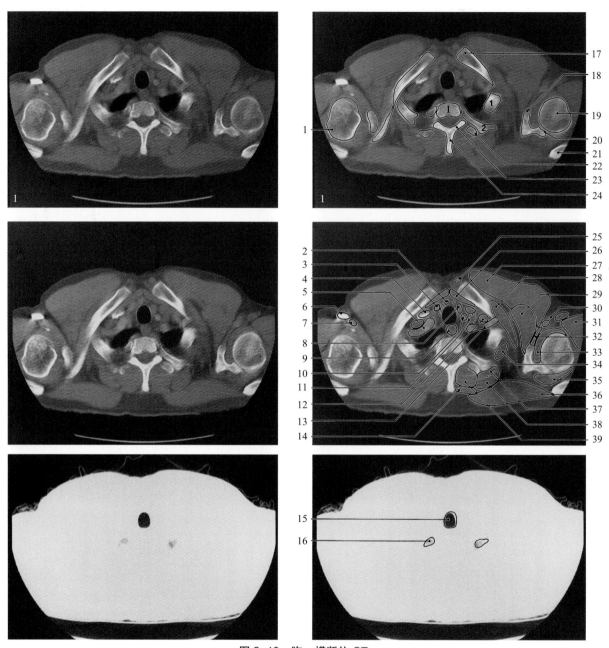

图 8-10　胸，横断位 CT

定位像见图 8-9

1. 肱骨大结节 Greater tubercle of humerus →
2. 颈前静脉　Anterior jugular vein
3. 右颈总动脉　Right common carotid artery →
4. 颈内静脉（内含对比剂）Internal jugular vein（with contrast）
5. 右锁骨下动脉　Right subclavian artery →
6. 腋静脉（内含对比剂）Axillary vein（with contrast）→
7. 腋动脉　Axillary artery →
8. 甲状腺下极　Lower pole of thyroid lobe
9. 食管　Esophagus →
10. 左颈内动脉　Left internal carotid artery →
11. 淋巴结　Lymph node
12. 前斜角肌　Scalenus anterior muscle →
13. 左锁骨下动脉　Left subclavian artery →

14. 菱形肌　Rhomboideus →
15. 气管　Trachea →
16. 肺尖　Apex of lung →
17. 锁骨胸骨端　Sternal end of clavicle →
18. 喙突　Coracoid process →
19. 肱骨头　Head of humerus →
20. 肩关节盂　Glenoid cavity →
21. 肩峰　Acromion →
22. 第二胸椎（T2）横突　Transverse process of Th Ⅱ
23. 椎弓板　Lamina of vertebral arch
24. 第一胸椎（T1）棘突　Spinous process of Th Ⅰ
25. 胸锁乳突肌胸骨头　Sternocleidomastoideus，sternal head →

26. 胸骨甲状肌和胸骨舌骨肌 Sternothyroideus and sternohyoideus →
27. 胸大肌　Pectoralis major →
28. 锁骨下肌　Subclavius muscle →
29. 胸小肌　Pectoralis minor →
30. 腋窝　Axillary fossa →
31. 大圆肌　Teres major →
32. 肱二头肌短头　Biceps brachii, short head →
33. 肩胛下肌　Subscapularis muscle →
34. 颈髂肋肌　Iliocostalis cervicis →
35. 冈上肌　Supraspinatus →
36. 斜方肌　Trapezius →
37. 最长肌　Longissimus →
38. 肩胛提肌　Levator scapulae →
39. 横突棘肌　Transversospinal muscles →

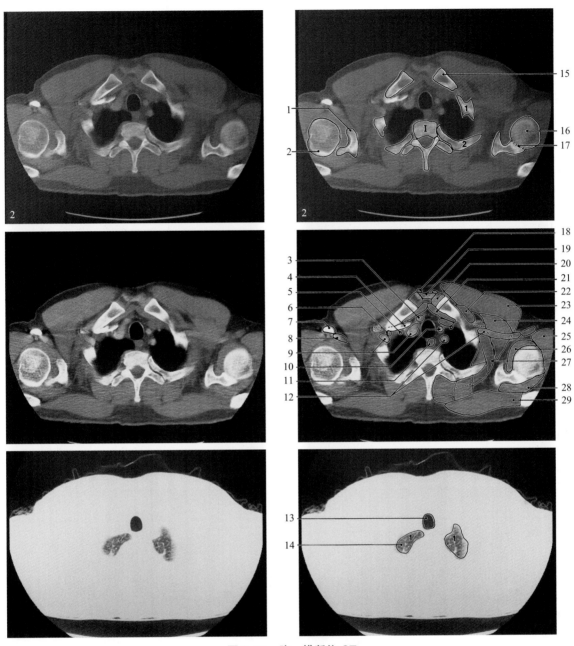

图 8-11 胸，横断位 CT

定位像见图 8-9

1. 喙突　Processus coracoideus ←
2. 肱骨大结节　Greater tubercle of humerus ←
3. 右颈总动脉　Right common carotid artery ←
4. 锁骨下静脉和颈内静脉汇合处　Subclavian and internal jugular vein，confluence ↔
5. 胸廓内动脉　Internal thoracic artery →
6. 前斜角肌（止点）　Scalenus anterior（insertion）←
7. 腋静脉（内含对比剂）　Axillary vein（with contrast）↔
8. 腋动脉　Axillary artery ↔
9. 右锁骨下动脉　Right subclavian artery ←
10. 左颈总动脉　Left common carotid artery ←
11. 食管　Esophagus ↔
12. 左锁骨下动脉　Left subclavian artery ←
13. 气管　Trachea →
14. 肺尖　Apex of lung ←

15. 锁骨胸骨端　Sternal end of clavicle ↔
16. 肱骨头　Head of humerus ↔
17. 肩关节　Glenohumeral joint ↔
18. 胸锁乳突肌胸骨头　Sternocleidomastoideus，sternal head ↔
19. 锁骨间韧带　Interclavicular ligament
20. 胸锁关节关节盘　Articular disc of sternoclavicular joint →
21. 胸骨舌骨肌和胸骨甲状肌　Sternohyoid and sternothyroid muscles ↔
22. 锁骨下肌　Subclavius muscle ←
23. 胸大肌　Pectoralis major ↔
24. 胸小肌　Pectoralis minor ←
25. 大圆肌　Teres major →
26. 肩胛下肌　Subscapularis ←
27. 前锯肌　Serratus anterior →
28. 冈上肌　Supraspinatus ←
29. 斜方肌　Trapezius ↔

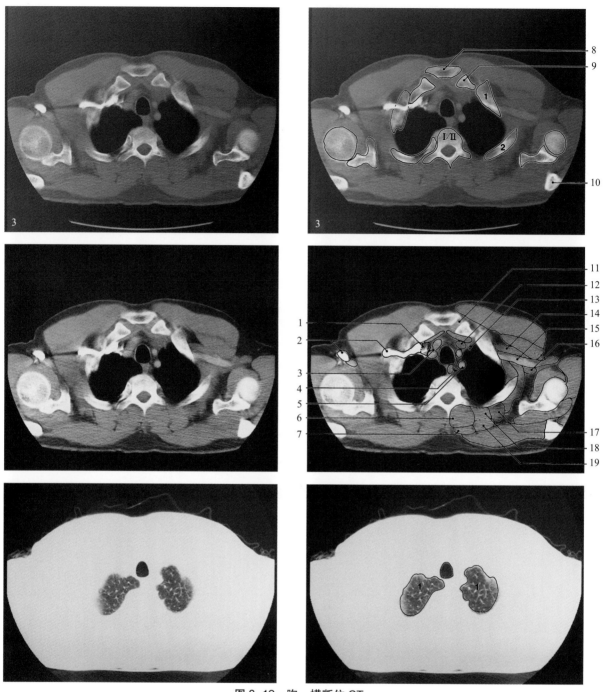

图 8-12　胸，横断位 CT

定位像见图 8-9

1. 锁骨下静脉与颈内静脉汇合处　Confluence of subclavian and internal jugular veins ←

2. 腋静脉（内含对比剂）　Axillary vein（with contrast）↔

3. 头臂干分叉处　Division of brachiocephalic trunk →

4. 胸导管　Thoracic duct →

5. 左锁骨下动脉　Left subclavian artery ↔

6. 横突棘肌　Transversospinal muscles ↔

7. 菱形肌　Rhomboideus ↔

8. 胸骨柄　Manubrium of sternum →

9. 锁骨胸骨端　Sternal end of clavicle ←

10. 肩峰　Acromion ←

11. 胸锁关节关节盘　Articular disc of sternoclavicular joint ←

12. 左头臂静脉　Left brachiocephalic vein ←

13. 胸廓内动脉　Internal thoracic artery ↔

14. 右腋静脉　Right axillary vein ↔

15. 右腋动脉　Right axillary artery ↔

16. 肩胛舌骨肌下腹　Omohyoideus, inferior belly ↔

17. 髂肋肌　Iliocostalis ↔

18. 最长肌　Longissimus ↔

19. 肩胛提肌　Levator scapulae ↔

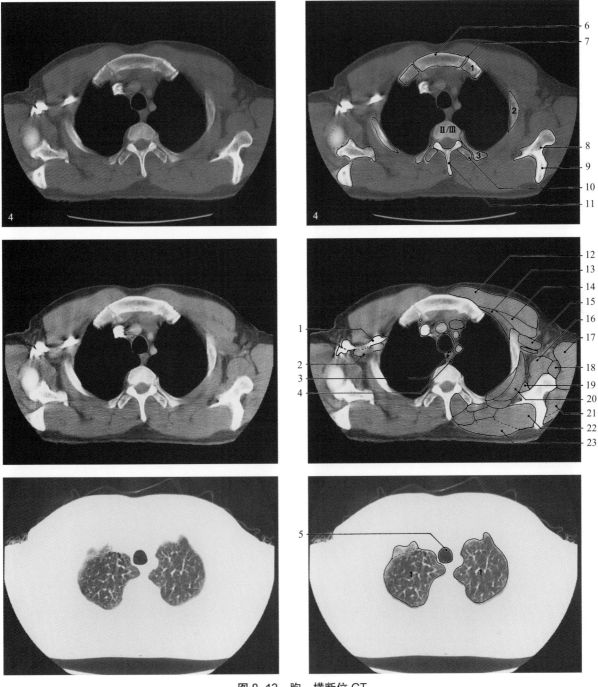

图 8-13　胸，横断位 CT

定位像见图 8-9

1. 右腋静脉（内含对比剂）　Right axillary vein with contrast ↔
2. 腋动脉　Axillary artery ←
3. 食管　Esophagus ↔
4. 胸导管　Thoracic duct ↔
5. 气管　Trachea ↔
6. 胸骨柄　Manubrium of sternum ↔
7. 第一肋软骨结合处　Synchondrosis of first rib
8. 肩胛颈　Neck of scapula
9. 肩胛冈　Spine of scapula →
10. 第三胸椎（T3）横突　Transverse process of Th Ⅲ
11. T2 棘突　Spinous process of Th Ⅱ
12. 胸大肌　Pectoralis major ↔

13. 肋间肌　Intercostal muscles ↔
14. 胸小肌　Pectoralis minor ↔
15. 左腋静脉　Left axillary vein ←
16. 肩胛下肌　Subscapularis ↔
17. 大圆肌　Teres major →
18. 小圆肌　Teres minor →
19. 肩胛舌骨肌下腹　Omohyoideus, inferior belly ←
20. 前锯肌　Serratus anterior ↔
21. 冈下肌　Infraspinatus →
22. 冈上肌　Supraspinatus ↔
23. 斜方肌　Trapezius ↔

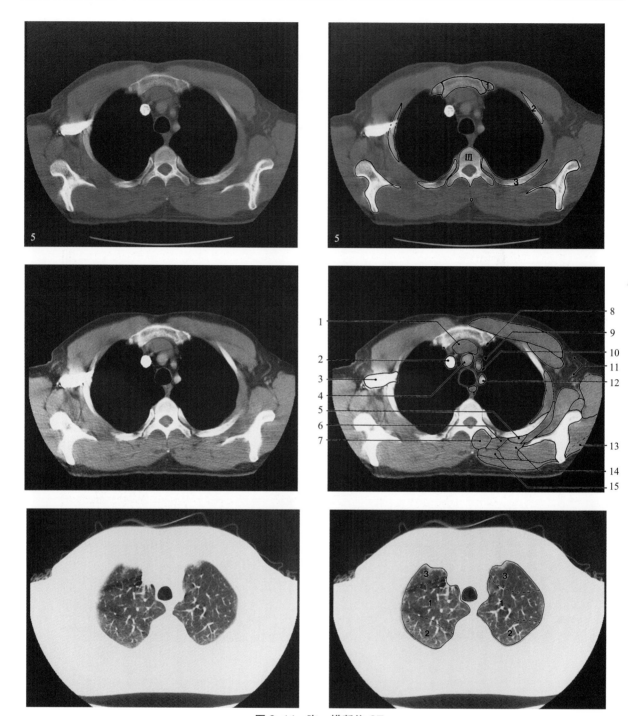

图 8-14　胸，横断位 CT

定位像见图 8-9

1. 左头臂静脉　Left brachiocephalic vein ↔
2. 右头臂静脉　Right brachiocephalic vein ↔
3. 右腋静脉　Right axillary vein →
4. 头臂干　Brachiocephalic trunk ↔
5. 髂肋肌　Iliocostalis ↔
6. 最长肌　Longissimus ↔
7. 横突棘肌　Transversospinal muscles ↔
8. 胸廓内动脉　Internal thoracic artery ↔

9. 左膈神经　Left phrenic nerve →
10. 左迷走神经　Left vagus nerve →
11. 腋窝内的神经、血管和淋巴结　Axillary fossa with nerves, vessels and lymph nodes ↔
12. 左锁骨下动脉　Left subclavian artery ←
13. 三角肌　Deltoideus ↔
14. 肩胛提肌　Levator scapulae ↔
15. 菱形肌　Rhomboideus ↔

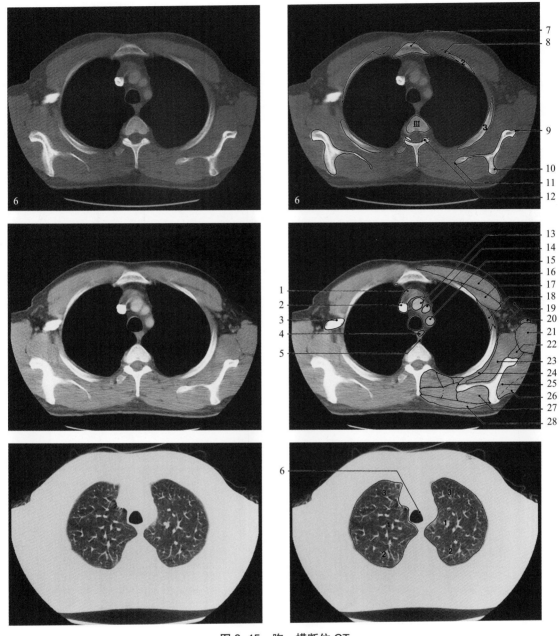

图 8-15 胸，横断位 CT

定位像见图 8-9

1. 左头臂静脉 Left brachiocephalic vein ←→
2. 右头臂静脉 Right brachiocephalic vein ←→
3. 右腋静脉 Right axillary vein ←
4. 食管 Esophagus ←→
5. 胸导管 Thoracic duct ←→
6. 气管 Trachea ←→
7. 胸骨柄 Manubrium of sternum ←→
8. 肋软骨 Costal cartilage ←→
9. 肩胛骨外侧缘 Lateral margin of scapula
10. 肩胛冈 Spine of scapula ←→
11. 肩胛骨内侧缘 Medial margin of scapula
12. T3~T4 关节突关节 Zygapophyseal joint Th Ⅲ ~ Ⅳ
13. 头臂干 Brachiocephalic trunk ←
14. 左颈总动脉 Left common carotid artery ←
15. 左锁骨下动脉 Left subclavian artery ←

16. 胸大肌 Pectoralis major ←→
17. 胸小肌 Pectoralis minor ←→
18. 肋间肌 Intercostal muscles ←→
19. 腋窝内的神经、血管和淋巴结 Axillary fossa with nerves, vessels and lymph nodes ←→
20. 背阔肌 Latissimus dorsi →
21. 大圆肌 Teres major →
22. 小圆肌 Teres minor →
23. 肩胛下肌 Subscapularis ←→
24. 前锯肌 Serratus anterior ←→
25. 冈下肌 Infraspinatus ←→
26. 三角肌 Deltoideus ←
27. 冈上肌 Supraspinatus ←→
28. 斜方肌 Trapezius →

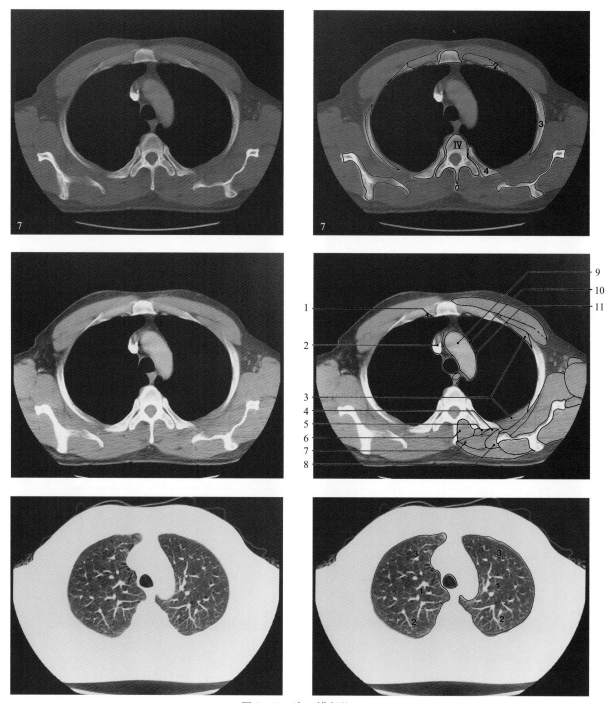

图 8-16 胸，横断位 CT

定位像见图 8-9

1. 胸廓内动静脉　Internal thoracic artery and vein ↔
2. 左、右头臂静脉汇合处　Confluence of right and left brachiocephalic veins ←
3. 肋间肌　Intercostal muscles ↔
4. 髂肋肌　Iliocostalis ↔
5. 最长肌　Longissimus ↔
6. 横突棘肌　Transversospinal muscles ↔
7. 菱形肌　Rhomboideus ↔
8. 肩胛提肌　Levator scapulae ↔
9. 主动脉弓　Aortic arch →
10. 左膈神经　Left phrenic nerve ↔
11. 左迷走神经　Left vagus nerve ↔

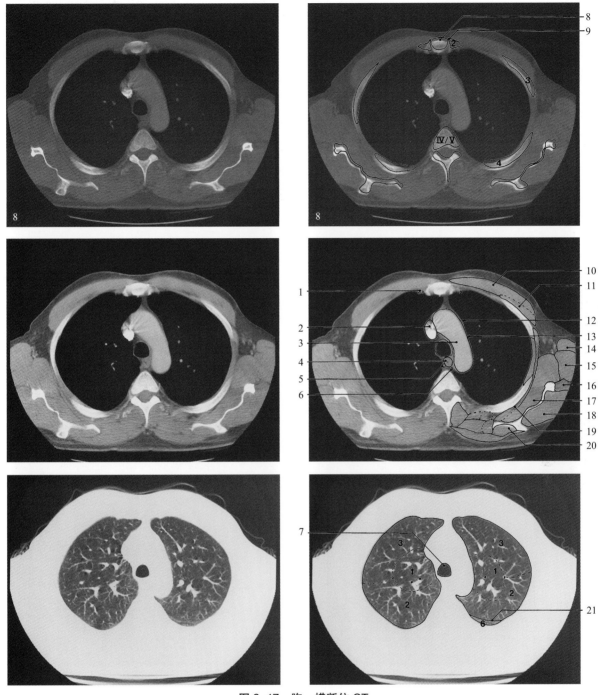

图 8-17 胸，横断位 CT
定位像见图 8-9

1. 胸廓内动静脉 Internal thoracic artery and vein ↔
2. 上腔静脉 Superior caval vein →
3. 主动脉弓 Aortic arch ←
4. 食管 Esophagus ↔
5. 奇静脉（右上肋间静脉） Azygos vein（right superior intercostal vein）→
6. 胸导管 Thoracic duct ↔
7. 气管 Trachea →
8. 胸骨体 Body of sternum →
9. 第二胸肋关节 Sternocostal joint of second rib
10. 胸大肌 Pectoralis major ↔

11. 胸小肌 Pectoralis minor ↔
12. 左膈神经 Left phrenic nerve ↔
13. 左迷走神经 Left vagus nerve ↔
14. 背阔肌 Latissimus dorsi ↔
15. 大圆肌 Teres major ↔
16. 小圆肌 Teres minor ↔
17. 肩胛下肌 Subscapularis ↔
18. 冈下肌 Infraspinatus ↔
19. 前锯肌 Serratus anterior ↔
20. 冈上肌 Supraspinatus ↔
21. 左肺斜裂 Oblique fissure of left lung →

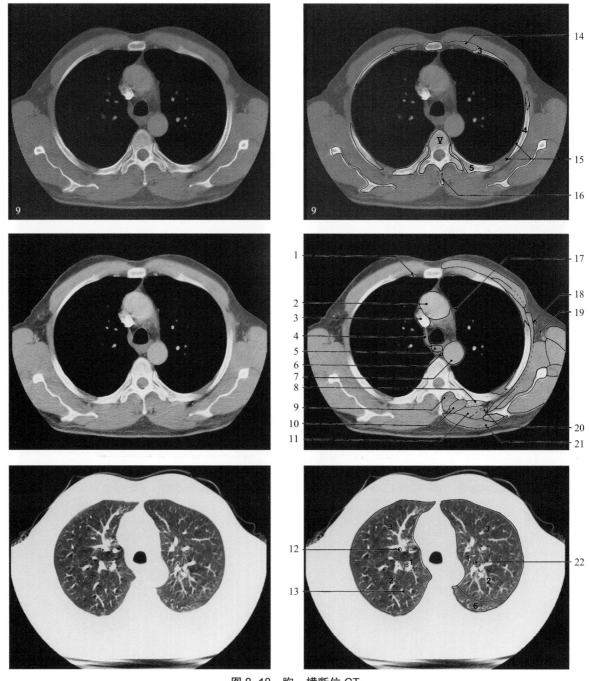

图 8-18　胸，横断位 CT
定位像见图 8-9

1. 胸廓内动静脉　Internal thoracic artery and vein ←→
2. 升主动脉　Ascending aorta →
3. 上腔静脉　Superior caval vein ←→
4. 奇静脉（弓）　Azygos vein（arch）→
5. 食管　Esophagus ←→
6. 胸导管　Thoracic duct ←→
7. 降主动脉　Descending aorta →
8. 髂肋肌　Iliocostalis
9. 横突棘肌　Transversospinal muscles ←→
10. 最长肌　Longissimus ←→
11. 菱形肌　Rhomboideus ←→
12. 前段支气管 BⅢ 的分支　Branch of anterior segmental bronchus

BⅢ →
13. 后段支气管 BⅡ 的分支　Branches of posterior segmental bronchus BⅡ
14. 肋软骨　Costal cartilage ←→
15. 肋沟　Costal sulcus
16. T4 棘突　Spinous process of Th Ⅳ
17. 左膈神经　Left phrenic nerve ←→
18. 胸外侧动脉　Lateral thoracic artery →
19. 腋窝　Axillary fossa ←→
20. 肩胛提肌　Levator scapulae ←→
21. 斜方肌　Trapezius ←→
22. 尖段支气管 BⅠ　Apical segmental bronchus BⅠ

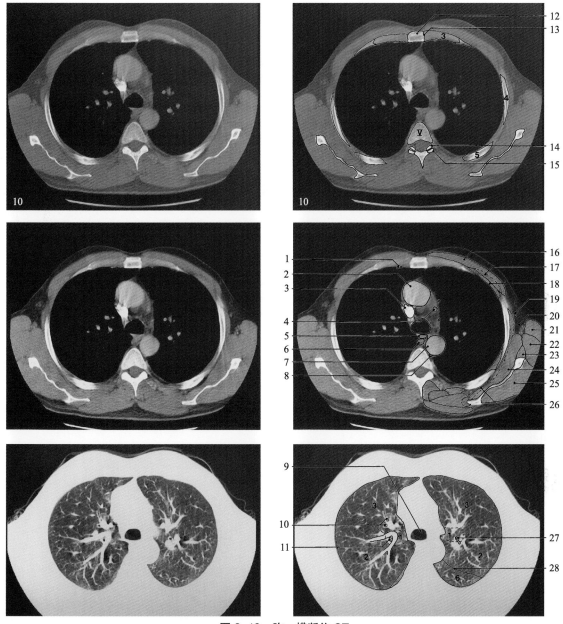

图 8-19 胸，横断位 CT

定位像见图 8-9

1. 胸廓内动静脉 Internal thoracic artery and vein ↔
2. 升主动脉 Ascending aorta ↔
3. 上腔静脉 Superior caval vein ↔
4. "主肺动脉窗" 内的动脉韧带（动脉导管）Ligamentum arteriosum
  （ductus arteriosus）in "aortopulmonary window"
5. 食管 Esophagus ↔
6. 奇静脉 Azygos vein ↔
7. 降主动脉 Descending aorta ↔
8. 半奇静脉 Hemiazygos vein →
9. 气管 Trachea ↔
10. 前段支气管 BⅢ 的分支 Branches of anterior segmental bronchus
  BⅢ →
11. 尖段支气管 BⅠ Apical segmental bronchus BⅠ ↔
12. 胸骨体 Body of sternum ↔
13. 第三胸肋关节 Sternocostal joint of third rib
14. T6 上关节突 Superior articular process of Th Ⅵ

15. T5 下关节突 Inferior articular process of Th Ⅴ
16. 胸大肌 Pectoralis major ↔
17. 胸小肌 Pectoralis minor ↔
18. 肋间肌 Intercostal muscles ↔
19. 胸外侧动脉 Lateral thoracic artery ↔
20. 腋窝 Axillary fossa ↔
21. 背阔肌 Latissimus dorsi ↔
22. 大圆肌 Teres major ↔
23. 小圆肌 Teres minor ↔
24. 肩胛下肌 Subscapularis ↔
25. 冈下肌 Infraspinatus ↔
26. 前锯肌 Serratus anterior ↔
27. 左肺尖后段支气管 BⅠ、BⅡ Common segmental bronchus of
  BⅠ and BⅡ of left lung →
28. 斜裂 Oblique fissure ↔

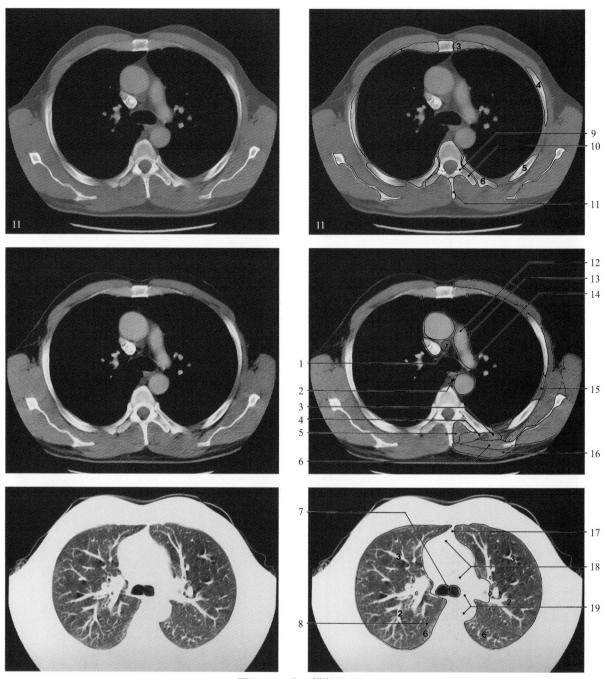

图 8-20　胸，横断位 CT

定位像见图 8-9

1. 隆突前淋巴结　Precarinal lymph node
2. 胸导管　Thoracic duct ↔
3. 髂肋肌　Iliocostalis ↔
4. 最长肌　Longissimus ↔
5. 横突棘肌　Transversospinal muscles ↔
6. 菱形肌　Rhomboideus ↔
7. 气管隆突（气管分叉）　Carina（Bifurcatio tracheae）→
8. 右肺斜裂　Oblique fissure of right lung ↔
9. T5~T6 关节突关节　Zygapophyseal joint Th Ⅴ/Ⅵ
10. T6 横突　Transverse process of Th Ⅵ

11. T5 棘突　Spinous process of Th Ⅴ
12. 肺动脉干　Pulmonary trunk →
13. 左膈神经　Left phrenic nerve →
14. 左肺动脉　Left pulmonary artery →
15. 肋间肌　Intercostal muscles ↔
16. 斜方肌　Trapezius ↔
17. 前纵隔　Anterior mediastinum →
18. 中纵隔　Middle mediastinum →
19. 后纵隔　Posterior mediastinum →

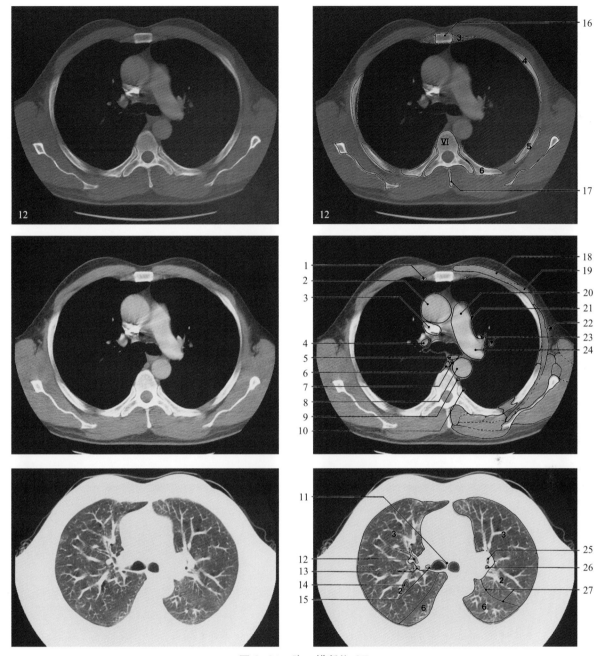

图 8-21 胸，横断位 CT

定位像见图 8-9

1. 胸廓内动静脉 Internal thoracic artery and vein ↔

2. 升主动脉 Ascending aorta ↔

3. 上腔静脉 Superior caval vein ↔

4. 右肺动脉上叶支 Superior lobal branch of right pulmonary artery →

5. 食管 Esophagus ↔

6. 奇静脉 Azygos vein ↔

7. 胸导管 Thoracic duct ↔

8. 降主动脉 Descending aorta ↔

9. 半奇静脉 Hemiazygos vein →

10. 交感干 Sympathetic trunk →

11. 气管隆突 Carina ←

12. 右肺上叶前段支气管 BⅢ Anterior

segmental bronchus BⅢ of right upper lobe

13. 右肺上叶尖段支气管 BⅠ Apical segmental bronchus BⅠ of right upper lobe ←

14. 右肺上叶后段支气管 BⅡ Posterior segmental bronchus BⅡ of right upper lobe

15. 右肺上叶支气管 Right superior lobar bronchus →

16. 胸骨体 Body of sternum ↔

17. T5 棘突 Spinous process of Th Ⅴ

18. 胸大肌 Pectoralis major ↔

19. 胸小肌 Pectoralis minor ↔

20. 肺动脉干 Pulmonary trunk

21. 左膈神经 Left phrenic nerve ↔

22. 胸外侧动静脉 Lateral thoracic artery and vein ↔

23. 左上肺静脉分支 Branches of upper left pulmonary vein →

24. 左肺动脉 Left pulmonary artery ↔

25. 左肺上叶前段支气管 BⅢ Anterior segmental bronchus BⅢ of left upper lobe →

26. 左肺上叶尖后段支气管 BⅠ+BⅡ Apicoposterior segmental bronchus BⅠ + BⅡ of left upper lobe

27. 左肺斜裂 Oblique fissure of left lung ↔

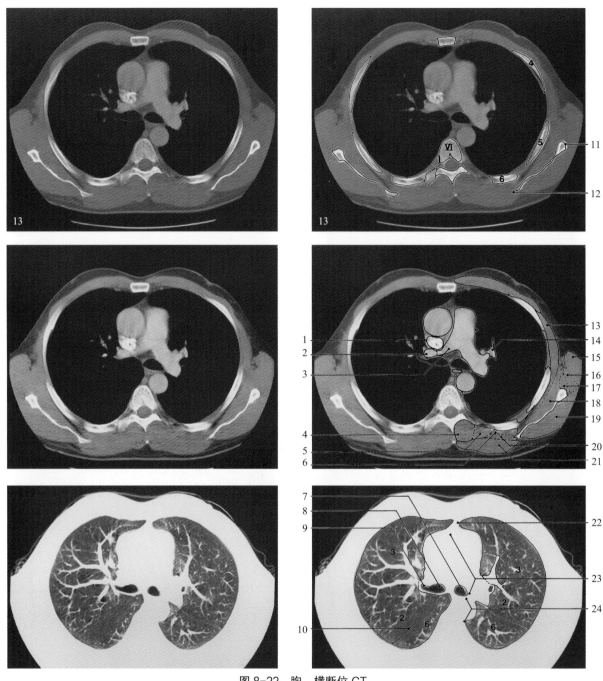

图 8-22　胸，横断位 CT

定位像见图 8-9

1. 右膈神经　Right phrenic nerve →
2. 右肺动脉上叶支　Superior lobar branch of right pulmonary artery
3. 右肺动脉　Right pulmonary artery →
4. 横突棘肌　Transversospinal muscles
5. 最长肌　Longissimus ↔
6. 髂肋肌　Iliocostalis ↔
7. 左主支气管　Left main bronchus →
8. 右主支气管　Right main bronchus →
9. 右上叶支气管　Right superior lobar bronchus ←
10. 右肺斜裂　Oblique fissure of right lung ↔
11. 肩胛骨外侧缘　Lateral margin of scapula ↔
12. 肩胛骨内侧缘　Medial margin of scapula ↔

13. 前锯肌　Serratus anterior ↔
14. 左上肺静脉分支　Branches of left upper pulmonary vein
15. 背阔肌　Latissimus dorsi ↔
16. 大圆肌　Teres major ↔
17. 小圆肌　Teres minor ↔
18. 肩胛下肌　Subscapularis ↔
19. 冈下肌　Infraspinatus ↔
20. 菱形肌　Rhomboideus ↔
21. 斜方肌　Trapezius ↔
22. 前纵隔　Anterior mediastinum ↔
23. 中纵隔　Middle mediastinum ↔
24. 后纵隔　Posterior mediastinum ↔

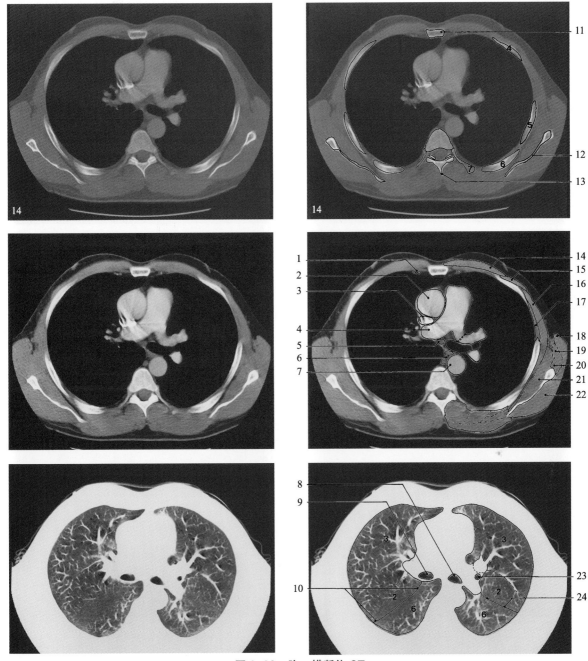

图 8-23　胸，横断位 CT

定位像见图 8-9

1. 胸廓内动静脉　Internal thoracic artery and vein ←→
2. 升主动脉　Ascending aorta ←→
3. 上腔静脉　Superior caval vein ←→
4. 右肺动脉　Right pulmonary artery ←→
5. 隆突下（气管分叉）淋巴结　Subcarinal（bifurcal）lymph node
6. 胸导管　Thoracic duct ←→
7. 降主动脉　Descending aorta ←→
8. 左主支气管　Left main bronchus ←→
9. 右主支气管　Right main bronchus ←→
10. 右肺斜裂　Oblique fissure of right lung ←→
11. 胸骨体　Body of sternum ←→
12. 肩胛骨　Scapula ←→

13. T6 棘突　Spinous process of Th Ⅵ
14. 胸大肌　Pectoralis major ←→
15. 胸小肌　Pectoralis minor ←→
16. 前锯肌　Serratus anterior ←→
17. 肋间肌　Intercostal muscles
18. 背阔肌　Latissimus dorsi ←→
19. 大圆肌　Teres major ←→
20. 小圆肌　Teres minor ←→
21. 肩胛下肌　Subscapularis ←→
22. 冈下肌　Infraspinatus ←→
23. 左上叶支气管上支　Upper left lobar bronchus, superior division
24. 左肺斜裂　Oblique fissure of left lung ←→

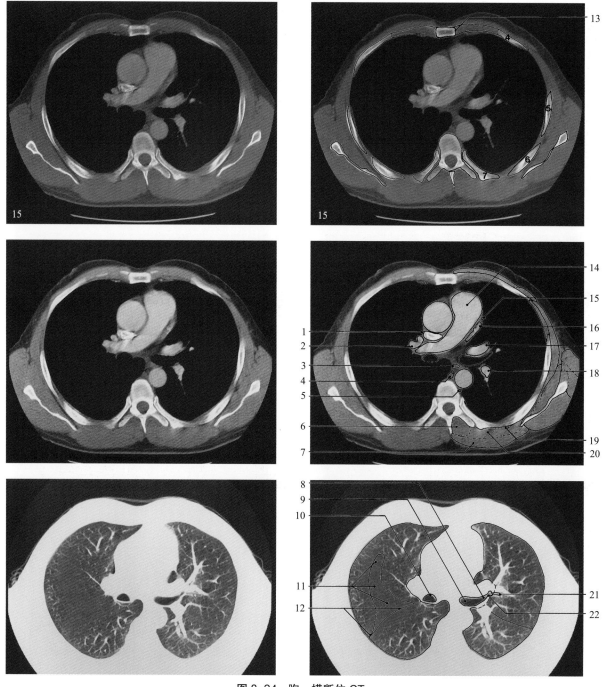

图 8-24　胸，横断位 CT

定位像见图 8-9

1. 右膈神经　Right phrenic nerve ↔
2. 右上肺静脉　Right superior pulmonary vein →
3. 食管　Esophagus ↔
4. 奇静脉　Azygos vein ↔
5. 半奇静脉　Hemiazygos vein ↔
6. 横突棘肌　Transversospinal muscles ↔
7. 斜方肌　Trapezius ↔
8. 左上叶支气管　Left upper lobar bronchus
9. 左主支气管　Left main bronchus ←
10. 右主支气管　Right main bronchus ←
11. 水平裂（在断层层面）　Horizontal fissure（in plane of sectioning）

12. 右肺斜裂　Oblique fissure of right lung ↔
13. 第四胸肋关节　Sternocostal joint of fourth rib
14. 肺动脉干　Pulmonary trunk ↔
15. 左膈神经　Left phrenic nerve ↔
16. 左心耳　Left auricle →
17. 左上肺静脉　Left upper pulmonary vein →
18. 左肺动脉下支　Inferior branch of left pulmonary artery →
19. 髂肋肌　Iliocostalis ↔
20. 最长肌　Longissimus ↔
21. 上舌段支气管 BⅣ　Superior lingular segmental bronchus BⅣ
22. 左肺上叶支气管舌支　Lingular division of left superior lobar bronchus

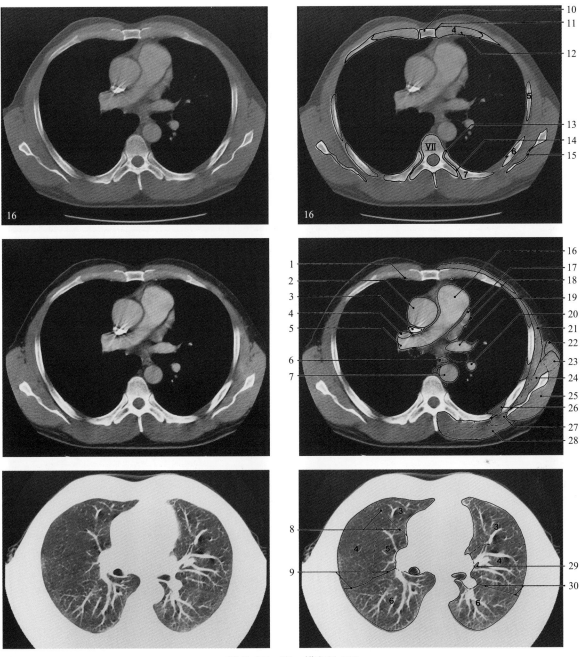

图 8-25　胸，横断位 CT

定位像见图 8-9

1. 胸廓内动静脉　Internal thoracic artery and vein ←

2. 升主动脉　Ascending aortae ←→

3. 上腔静脉　Superior caval vein ←→

4. 右上肺静脉　Right superior pulmonary vein ←→

5. 右肺动脉　Right pulmonary artery ←

6. 食管　Esophagus ←→

7. 降主动脉　Descending aorta ←

8. 右肺水平裂　Horizontal fissure of right lung ←→

9. 右肺斜裂　Oblique fissure of right lung ←→

10. 胸骨体　Body of sternum ←→

11. 第四胸肋关节　Sternocostal joint of fourth rib ←→

12. 肋软骨　Costal cartilage ←→

13. 肋椎关节　Costovertebral joint

14. 肋横突关节　Costotransverse joint

15. 肩胛骨　Scapula ←→

16. 肺动脉干　Pulmonary trunk ←→

17. 左心耳　Left auricle ←→

18. 左膈神经　Left phrenic nerve ←→

19. 左上肺静脉　Left superior pulmonary vein ←→

20. 左肺动脉下支　Inferior branch of left pulmonary artery ←→

21. 前锯肌　Serratus anterior ←→

22. 背阔肌　Latissimus dorsi ←→

23. 大圆肌　Teres major ←→

24. 肩胛下肌　Subscapularis ←→

25. 冈下肌　Infraspinatus ←→

26. 肋间肌　Intercostal muscles ←→

27. 菱形肌　Rhomboideus ←→

28. 斜方肌　Trapezius ←→

29. 下舌段支气管 BV　Inf. lingular segmental bronchus BV →

30. 左肺斜裂　Oblique fissure of left lung ←→

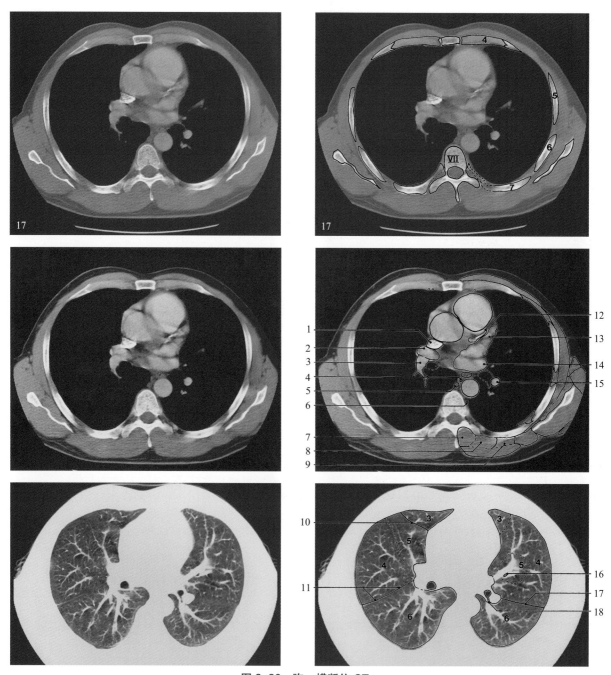

图 8-26 胸，横断位 CT

定位像见图 8-9

1. 上腔静脉　Superior caval vein ←
2. 右上肺静脉　Right superior pulmonary vein ←
3. 右肺动脉下支　Inferior branch of right pulmonary a. ↔
4. 胸导管　Thoracic duct ↔
5. 奇静脉　Azygos vein ↔
6. 半奇静脉　Hemiazygos vein →
7. 横突棘肌　Transversospinal muscles ↔
8. 最长肌　Longissimus ↔
9. 髂肋肌　Iliocostalis ↔
10. 水平裂　Horizontal fissure ↔

11. 右肺斜裂　Oblique fissure of right lung ↔
12. 左冠状动脉（伴钙化）　Left coronary artery（calcified）→
13. 左心耳　Left auricle ↔
14. 左上肺静脉入左心房处　Entrance of left superior pulmonary vein in left atrium ←
15. 左肺动脉下支　Inferior branch of left pulmonary artery ↔
16. 下舌段支气管 BV　Inf. lingular segmental bronchus BV ↔
17. 左肺斜裂　Oblique fissure of left lung ↔
18. 左下叶上段支气管 BⅥ　Superior segmental bronchus of left lower lobe BⅥ

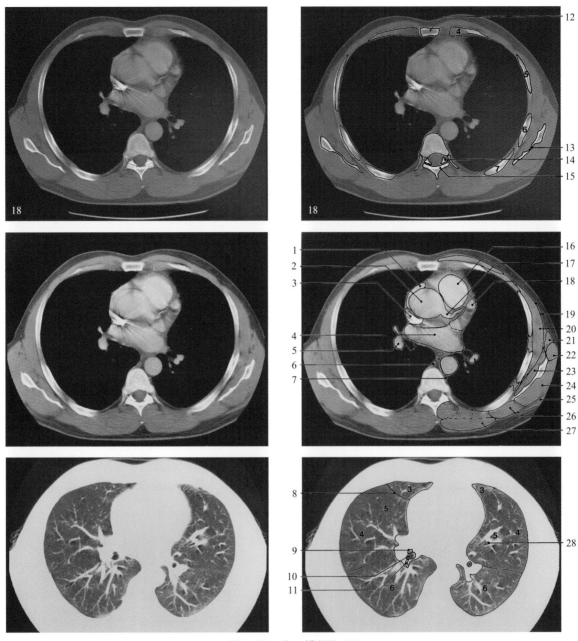

图 8-27　胸，横断位 CT

定位像见图 8-9

1. 右心耳　Right auricle →
2. 升主动脉（球部）　Ascending aorta（bulb）←
3. 上腔静脉入右心房处　Entrance of superior caval vein in right atrium ←
4. 左心房　Left atrium →
5. 右肺动脉下支　Inf. branch of right pulmonary artery ↔
6. 奇静脉　Azygos vein ↔
7. 半奇静脉　Hemiazygos vein ↔
8. 水平裂　Horizontal fissure ↔
9. 中叶支气管　Middle lobar bronchus
10. 下叶支气管　Inferior lobar bronchus
11. 右肺下叶上段支气管 BVI　Superior segmental bronchus BVI of right lower lobe
12. 胸骨体　Body of sternum →
13. 肩胛骨　Scapula →

14. T8 上关节突　Upper articular process of Th Ⅷ
15. T7 椎弓板　Lamina of vertebral arch Th Ⅶ
16. 肺动脉干　Pulmonary trunk ←
17. 左冠状动脉　Left coronary artery ←
18. 左心耳　Left auricle ←
19. 胸外侧动脉　Lateral thoracic artery ↔
20. 前锯肌　Serratus anterior ↔
21. 背阔肌　Latissimus dorsi ↔
22. 大圆肌　Teres major ↔
23. 肩胛下肌　Subscapularis ↔
24. 冈下肌　Infraspinatus ↔
25. 背阔肌　Latissimus dorsi ↔
26. 菱形肌　Rhomboideus ↔
27. 斜方肌　Trapezius ↔
28. 下舌段支气管 BV　Inf. lingular segmental bronchus BV ←

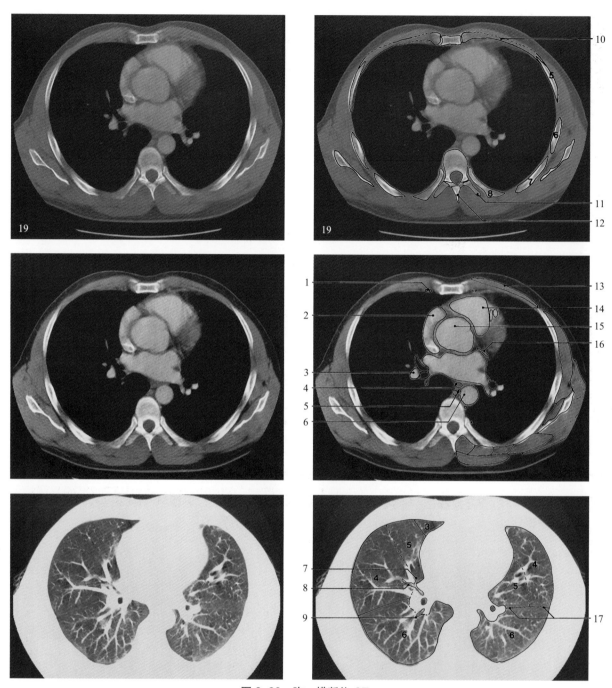

图 8-28 胸，横断位 CT

定位像见图 8-9

1. 胸廓内动静脉 Internal thoracic artery and vein ←→
2. 右心耳 Right auricle ←→
3. 右肺动脉下支 Inf. branch of right pulmonary artery ←→
4. 食管 Esophagus ←→
5. 胸导管 Thoracic duct ←→
6. 降主动脉 Descending aorta ←→
7. 中叶内侧段支气管 BV Medial segmental bronchus BV of middle lobe
8. 中叶外侧段支气管 BIV Lateral segmental bronchus BIV of middle lobe
9. 下叶上段支气管 BVI Superior segmental bronchus BVI of lower lobe
10. 肋软骨 Costal cartilage
11. T8 横突 Transverse process of Th VIII
12. T7 棘突 Spinous process of Th VII
13. 胸大肌 Pectoralis major ←→
14. 动脉圆锥 Conus arteriosus →
15. 主动脉球 Aortic bulb ←→
16. 左冠状动脉旋支 Circumflex branch of left coronary a. →
17. 左肺斜裂 Oblique fissure of left lung ←→

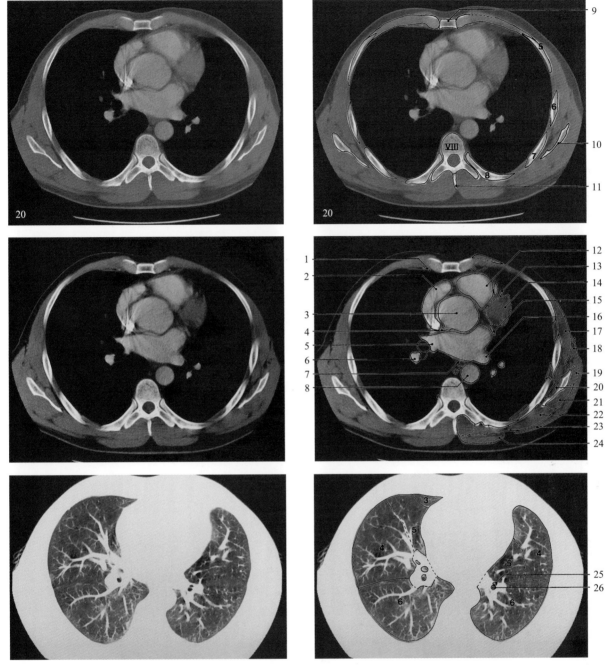

图 8-29　胸，横断位 CT

定位像见图 8-9

1. 胸廓内动静脉　Internal thoracic artery and vein ↔
2. 右心耳　Right auricle ↔
3. 主动脉球　Aortic bulb ↔
4. 右冠状动脉　Right coronary artery →
5. 右上肺静脉　Right superior pulmonary vein ←
6. 右肺动脉下支　Inferior branch of right pulmonary artery →
7. 食管　Esophagus ↔
8. 降主动脉　Descending aorta ↔
9. 胸骨体　Body of sternum ↔
10. 肩胛骨　Scapulae ↔

11. T7 棘突　Spinous process of Th Ⅶ
12. 动脉圆锥　Conus arteriosus ↔
13. 左冠状动脉前室间支　Anterior interventricular branch of left coronary artery →
14. 左心室　Left ventricle（grazing section）
15. 左冠状动脉旋支　Circumflex branch of left coronary a. ↔
16. 左下肺静脉　Left inferior pulmonary vein →
17. 前锯肌　Serratus anterior ↔
18. 背阔肌　Latissimus dorsi ↔
19. 大圆肌　Teres major ↔

20. 肩胛下肌　Subscapularis ←
21. 冈下肌　Infraspinatus ↔
22. 菱形肌　Rhomboideus ↔
23. 背阔肌　Latissimus dorsi ↔
24. 斜方肌　Trapezius ↔
25. 左肺下叶前内基底段支气管 BⅦ、BⅧ　Anteromedial segmental bronchus BⅦ + BⅧ of left lower lobe →
26. 左肺下叶外基底段支气管 BⅨ、BⅩ →　Basolateral segmental bronchus BⅨ + BⅩ of left lower lobe →

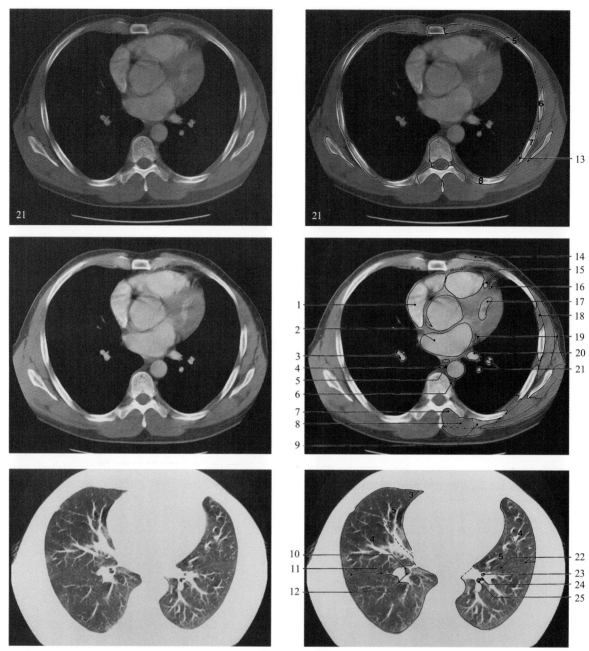

图 8-30　胸，横断位 CT

定位像见图 8-9

1. 右心房　Right atrium ↔
2. 左心房　Left atrium ↔
3. 右肺动脉下叶支　Branches of pulmonary artery to right lower lobe ↔
4. 奇静脉　Azygos vein ↔
5. 胸导管　Thoracic duct ↔
6. 半奇静脉　Hemiazygos vein ↔
7. 横突棘肌　Transversospinal muscles ↔
8. 最长肌　Longissimus ↔
9. 髂肋肌　Iliocostalis ↔
10. 右肺下叶前内基底段支气管 BⅦ、BⅧ　Medial and anterior segmental bronchus BⅦ +BⅧ of right lower lobe
11. 右肺斜裂　Oblique fissure of right lung ↔

12. 右肺下叶后外基底段气管 BⅨ、BⅩ　Lateral and posterior segmental bronchus BⅨ +BⅩ of right lower lobe
13. 肋沟　Sulcus costae
14. 胸大肌　Pectoralis major ↔
15. 心大静脉　Great cardiac vein
16. 左冠状动脉前室间支　Anterior interventricular branch of left coronary artery ↔
17. 左心室腔　Left ventricular lumen（grazing section）→
18. 肋间肌　Intercostal muscles ↔
19. 左冠状动脉旋支　Circumflex branch of left coronary artery ←

20. 左下肺静脉　Left inferior pulmonary vein ←
21. 左肺动脉下叶支　Branches of left pulmonary artery to lower lobe ↔
22. 左肺斜裂　Oblique fissure of left lung ↔
23. 左肺下叶前内基底段支气管 BⅦ、BⅧ　Anteromedial segmental bronchus BⅦ + BⅧ of left lower lobe ↔
24. 左肺下叶外基底段支气管 BⅨ　Lateral segmental bronchus BⅨ of left lower lobe ↔
25. 左肺下叶后基底段支气管 BⅩ　Posterior segmental bronchus BⅩ of left lower lobe ↔

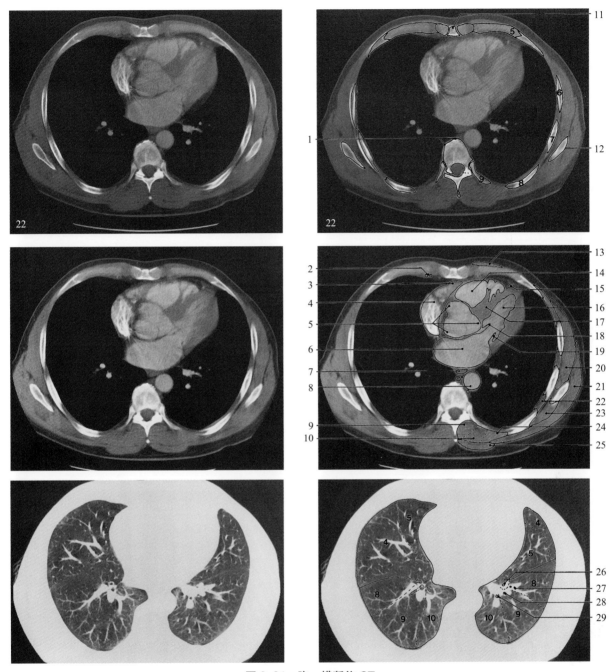

图 8-31 胸，横断位 CT

定位像见图 8-9

1. 钙化（骨刺）Calcification（osteophyte）
2. 胸廓内动静脉 Internal thoracic artery and vein ↔
3. 右心耳 Right auricle ←
4. 右心房 Right atrium ↔
5. 主动脉窦 Aortic sinuses
6. 左心房 Left atrium ↔
7. 食管 Esophagus ↔
8. 降主动脉 Descending aorta ↔
9. 横突棘肌 Transversospinal muscles ↔
10. 最长肌 Longissimus ↔
11. 胸骨体 Body of sternum ←
12. 肩胛骨下角 Inferior angle of scapula ←

13. 胸大肌 Pectoralis major ←
14. 动脉圆锥 Conus arteriosus ↔
15. 左冠状动脉前室间支 Anterior interventricular branch of left coronary artery ↔
16. 左心室 Left ventricle ↔
17. 室间隔 Interventricular septum ↔
18. 二尖瓣前尖 Anterior cusp of mitral valve
19. 二尖瓣后尖 Posterior cusp of mitral valve
20. 前锯肌 Serratus anterior ↔
21. 背阔肌 Latissimus dorsi ↔
22. 肋间肌 Intercostal muscles ↔
23. 菱形肌 Rhomboideus ↔

24. 髂肋肌 Iliocostalis ↔
25. 斜方肌 Trapezius ↔
26. 下叶内基底段支气管 BⅦ Medial segmental bronchus BⅦ of lower lobe ←
27. 下叶前基底段支气管 BⅧ Anterior segmental bronchus BⅧ of lower lobe（branch）←
28. 下叶外基底段支气管 BⅨ Lateral segmental bronchus BⅨ of lower lobe ←
29. 下叶后基底段支气管 BⅩ Posterior segmental bronchus BⅩ of lower lobe ←

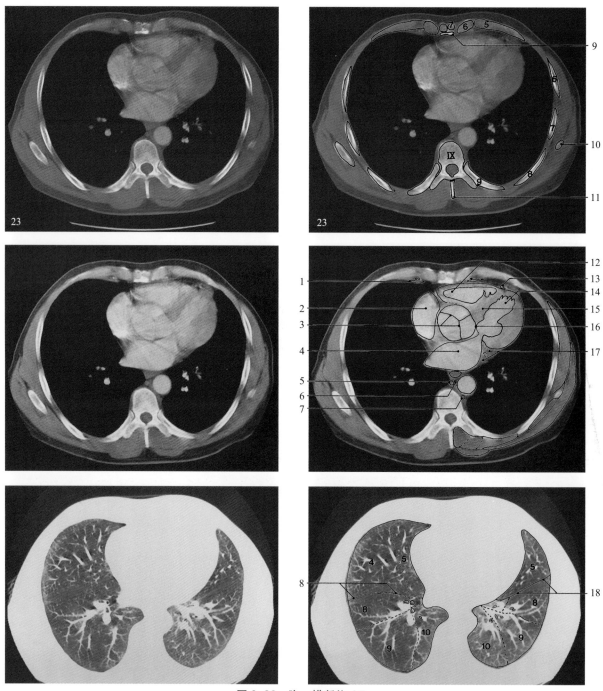

图 8-32　胸，横断位 CT

定位像见图 8-9

1. 胸横肌　Transversus thoracis muscle →
2. 右心房　Right atrium ↔
3. 主动脉瓣的半月瓣（闭合）　Semilunar valves of aortic valve（closed）
4. 左心房　Left atrium ↔
5. 奇静脉　Azygos vein ↔
6. 胸导管　Thoracic duct ↔
7. 半奇静脉　Hemiazygos vein →
8. 右肺斜裂　Oblique fissure of right lung ↔
9. 剑突　Xiphoid process →
10. 肩胛骨下角　Inferior angle of scapula ←

11. T8 棘突　Spinous process of Th Ⅷ
12. 动脉圆锥　Conus arteriosus ←
13. 左冠状动脉前室间支　Anterior interventricular branch of left coronary artery ↔
14. 左心室　Left ventricle ↔
15. 室间隔　Interventricular septum ↔
16. 左半月瓣附着于室间隔膜部上缘　Left semilunar valve attaching to upper edge of membranous part of interventricular septum
17. 冠状沟内的旋支和脂肪　Coronary sulcus with circumflex branch and fat ↔
18. 左肺斜裂　Oblique fissure of left lung ↔

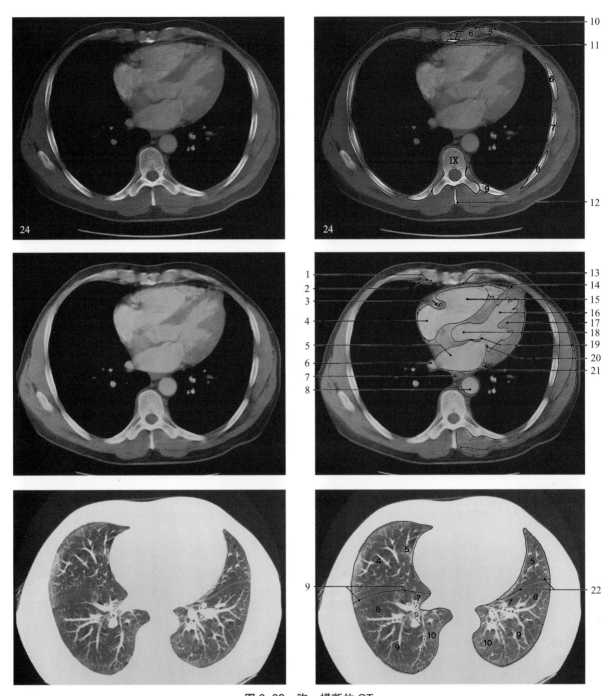

图 8-33　胸，横断位 CT

定位像见图 8-9

1. 胸廓内动静脉　Internal thoracic artery and vein ↔
2. 胸横肌　Transversus thoracis muscle ↔
3. 右冠状动脉和心大静脉　Right coronary artery and great cardiac vein ↔
4. 右心房　Right atrium ↔
5. 左心房　Left atrium ↔
6. 右下肺静脉　Right inferior pulmonary vein →
7. 食管　Esophagus ↔
8. 降主动脉　Descending aorta →
9. 右肺斜裂　Oblique fissure of right lung ↔
10. 融合的肋软骨　Fused costal cartilages
11. 剑突　Xiphoid process ↔

12. T8 棘突　Spinous process of Th Ⅷ
13. 纤维心包　Fibrous pericardium
14. 左冠状动脉前室间支　Anterior interventricular branch of left coronary artery ↔
15. 右心室　Right ventricle →
16. 左心室　Left ventricle ↔
17. 左心室后乳头肌　Post. papillary muscle of left ventricle ↔
18. 左心室流出道　Left ventricular outflow tract →
19. 二尖瓣前尖　Anterior cusp of mitral valve ↔
20. 二尖瓣后尖　Posterior cusp of mitral valve ↔
21. 左冠状动脉旋支　Circumflex branch of left coronary a. ↔
22. 左肺斜裂　Oblique fissure of left lung ↔

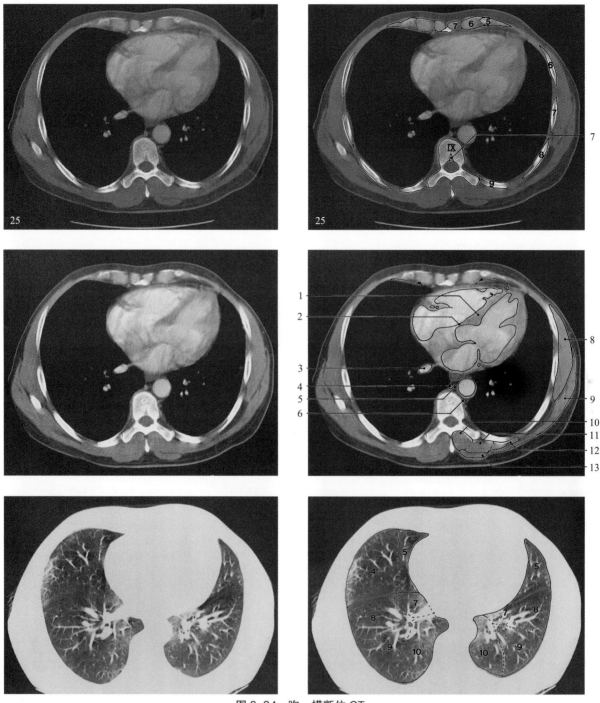

图 8-34 胸，横断位 CT

定位像见图 8-9

1. 室间隔 Interventricular septum ↔
2. 室间隔膜部 Membranous part of interventricular septum ←
3. 左下肺静脉 Left inferior pulmonary vein ←
4. 奇静脉 Azygos vein ↔
5. 胸导管 Thoracic duct ↔
6. 半奇静脉 Hemiazygos vein ↔
7. 椎基静脉 Basivertebral vein

8. 前锯肌 Serratus anterior ↔
9. 背阔肌 Latissimus dorsi ↔
10. 横突棘肌 Transversospinal muscles ↔
11. 最长肌 Longissimus ↔
12. 髂肋肌 Iliocostalis ↔
13. 斜方肌 Trapezius ↔

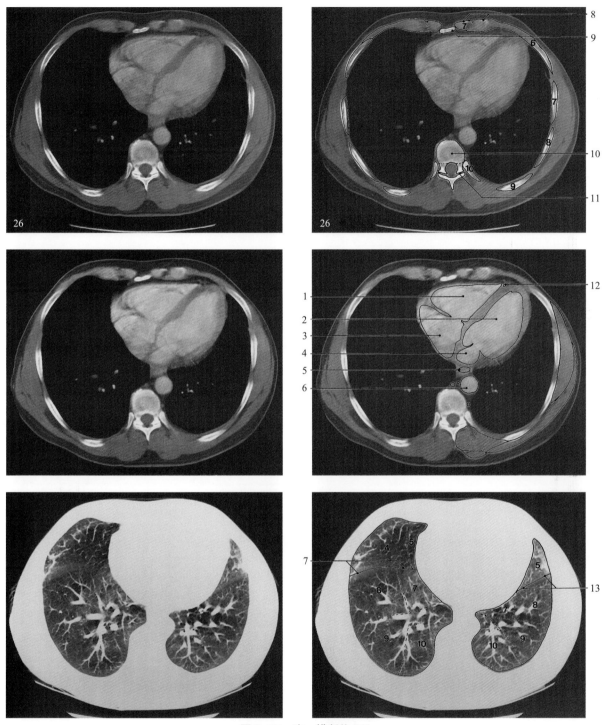

图 8-35　胸，横断位 CT

定位像见图 8-9

1. 右心室　Right ventricle ↔

2. 左心室　Left ventricle ↔

3. 右心房　Right atrium ↔

4. 左心房　Left atrium ←

5. 食管　Esophagus ↔

6. 降主动脉　Descending aorta ↔

7. 右肺斜裂　Oblique fissure of right lung ↔

8. 融合的肋软骨　Fused costal cartilages ↔

9. 剑突　Xiphoid process ↔

10. T9~T10 椎间盘　Intervertebral disc Th IX ~Th X

11. T9~T10 关节突关节　Zygopophysial joint Th IX ~Th X

12. 左冠状动脉前室间支　Anterior interventricular branch of left coronary artery ↔

13. 左肺斜裂　Oblique fissure of left lung ↔

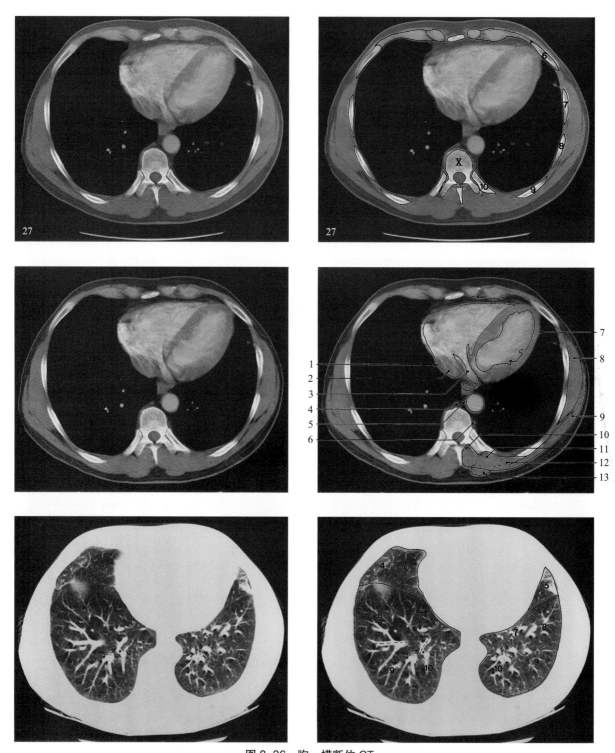

图 8-36　胸，横断位 CT

定位像见图 8-9

1. 右膈神经　Right phrenic nerve ←→
2. 下腔静脉右心房入口　Inferior caval vein, inlet in right atrium →
3. 冠状窦　Coronary sinus
4. 奇静脉　Azygos vein ←→
5. 胸导管　Thoracic duct ←→
6. 半奇静脉　Hemiazygos vein ←→
7. 左膈神经　Left phrenic nerve ←→

8. 前锯肌　Serratus anterior ←→
9. 背阔肌　Latissimus dorsi ←→
10. 横突棘肌　Transversospinal muscles ←→
11. 最长肌　Longissimus ←→
12. 髂肋肌　Iliocostalis ←→
13. 斜方肌　Trapezius ←→

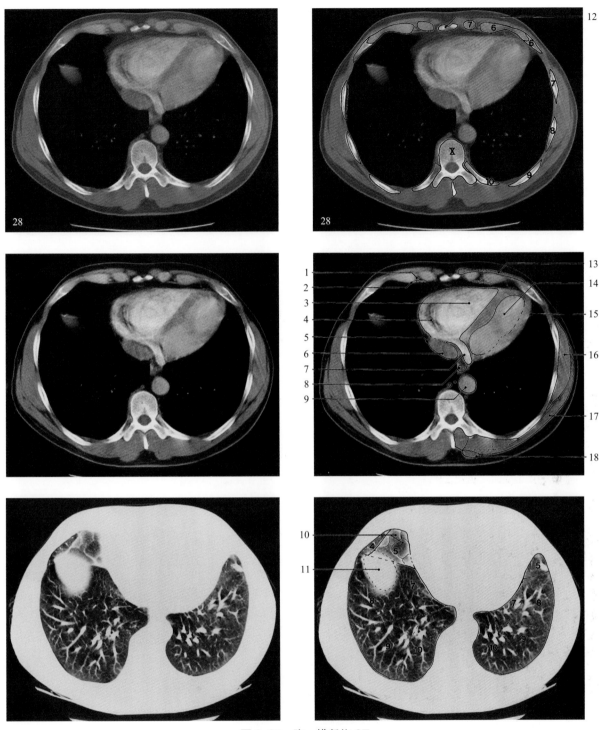

图 8-37　胸，横断位 CT

定位像见图 8-9

1. 胸廓内动脉　Internal thoracic artery ←→
2. 胸横肌　Transversus thoracis muscle ←→
3. 右心室　Right ventricle ←→
4. 右心房　Right atrium ←
5. 右膈神经　Right phrenic nerve ←
6. 下腔静脉　Inferior caval vein ←→
7. 冠状窦　Coronary sinus ←
8. 食管　Esophagus ←→
9. 降主动脉　Descending aorta ←→
10. 肺大泡　Bullae
11. 膈　Diaphragm
12. 剑突　Xiphoid process ←→
13. 腹直肌　Rectus abdominis →
14. 左心室　Left ventricle →
15. 左膈神经　Left phrenic nerve ←
16. 前锯肌　Serratus anterior ←→
17. 背阔肌　Latissimus dorsi ←→
18. 斜方肌　Trapezius ←→

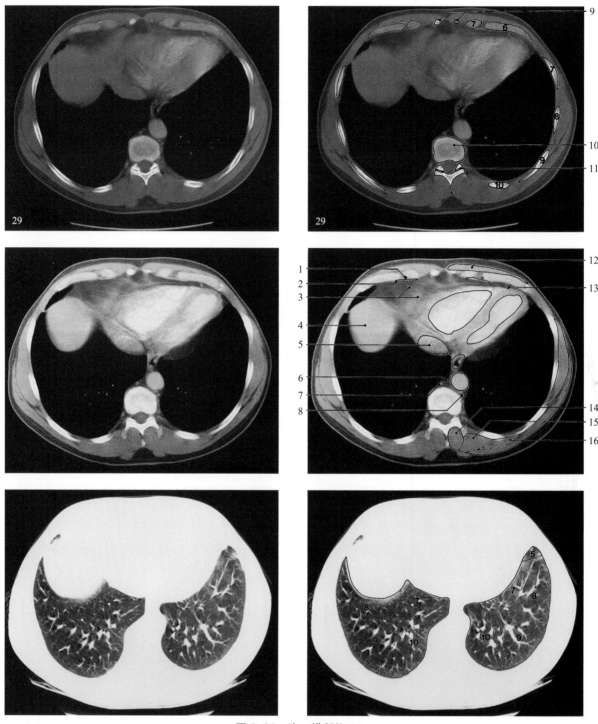

图 8-38 胸，横断位 CT

定位像见图 8-9

1. 胸廓内动脉　Internal thoracic artery ←
2. 胸横肌　Transversus thoracis muscle ←
3. 心外膜脂肪垫　Epicardial fat pad
4. 肝　Liver →
5. 下腔静脉　Inferior caval vein ←→
6. 胸导管　Thoracic duct ←→
7. 奇静脉　Azygos vein ←→
8. 半奇静脉　Hemiazygos vein ←→
9. 剑突（分叉）　Xiphoid process（forked）←

10. T10~T11 椎间盘　Intervertebral disc Th Ⅹ ~Th Ⅺ
11. T10~T11 关节突关节　Zygapophysial joint Th Ⅹ ~Th Ⅺ
12. 腹直肌　Rectus abdominis ←→
13. 左冠状动脉前室间支　Anterior interventricular branch of left coronary artery
14. 横突棘肌　Transversospinal muscles ←→
15. 最长肌　Longissimus ←→
16. 髂肋肌　Iliocostalis ←→

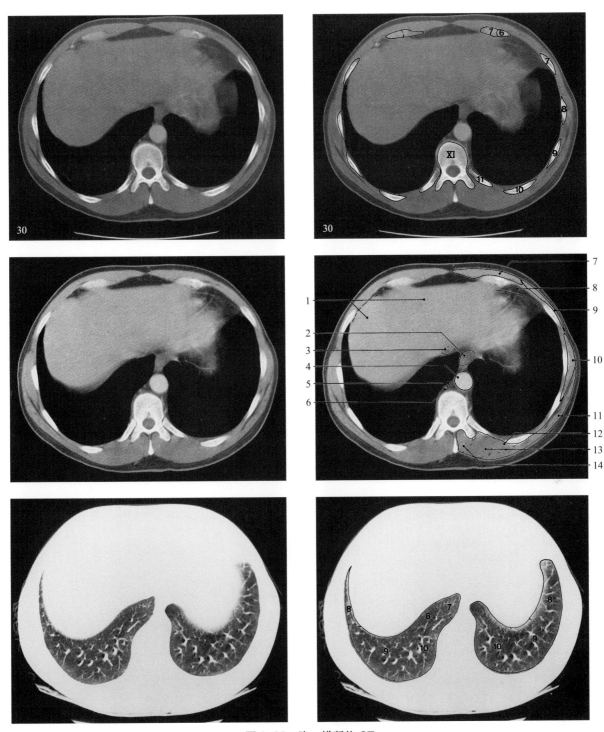

图 8-39　胸，横断位 CT

定位像见图 8-9

1. 肝　Liver ←→
2. 食管　Esophagus ←→
3. 下腔静脉　Inferior caval vein ←→
4. 降主动脉　Descending aorta ←→
5. 胸导管　Thoracic duct ←→
6. 奇静脉　Azygos vein ←→
7. 腹直肌　Rectus abdominis ←→

8. 肋膈角　Costodiaphragmatic recess →
9. 腹外斜肌　Obliquus externus abdominis →
10. 前锯肌　Serratus anterior ←→
11. 背阔肌　Latissimus dorsi ←→
12. 髂肋肌　Iliocostalis ←→
13. 最长肌　Longissimus ←→
14. 横突棘肌　Transversospinal muscles ←→

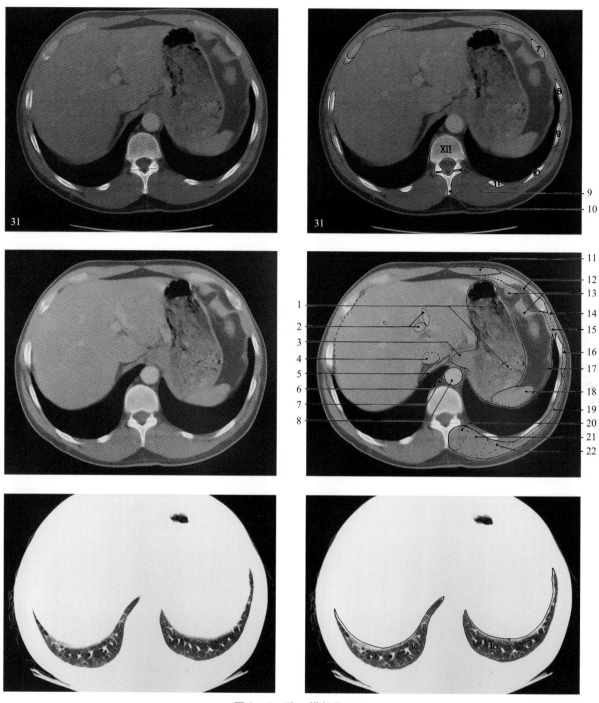

图 8-40　胸，横断位 CT

定位像见图 8-9

1. 胃　Stomach →
2. 门静脉　Portal veins
3. 食管腹段　Esophagus，abdominal part ←
4. 下腔静脉　Inferior caval vein ↔
5. 右膈脚　Right crus of diaphragm →
6. 奇静脉　Azygos vein ↔
7. 胸导管 / 乳糜池　Thoracic duct/Cisterna chyli ↔
8. 降主动脉　Descending aorta ↔
9. T11~T12 关节突关节　Zygapophysial joint Th XI ~Th XII
10. T11 棘突　Spinous process of Th XI
11. 腹直肌　Rectus abdominis ↔

12. 肋膈角　Costodiaphramatic recess ←
13. 膈收缩纹　Contraction furrows in diaphragm →
14. 腹外斜肌　Obliquus externus abdominis ↔
15. 肋间肌　Intercostal muscles ↔
16. 前锯肌　Serratus anterior ←
17. 膈　Diaphragm →
18. 脾　Spleen →
19. 背阔肌　Latissimus dorsi ↔
20. 横突棘肌　Transversospinal muscles ↔
21. 最长肌　Longissimus ↔
22. 髂肋肌　Iliocostalis ↔

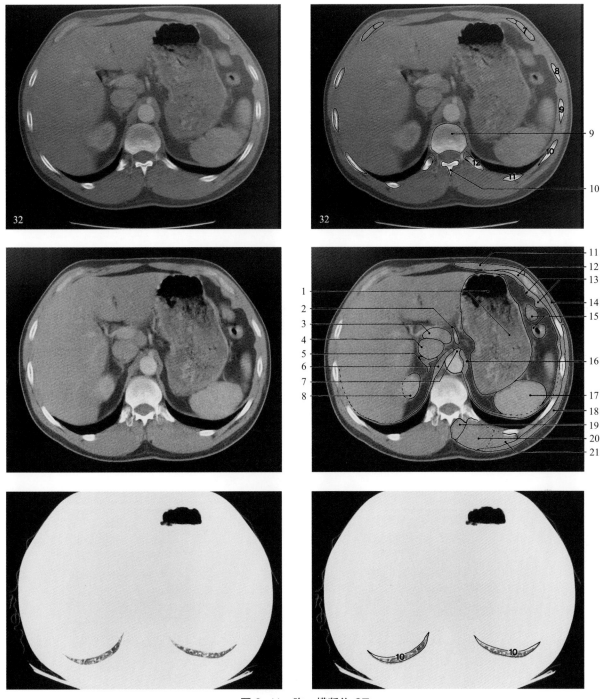

图 8-41 胸，横断位 CT

定位像见图 8-9

1. 胃　Stomach ←
2. 胃左动脉　Left gastric artery
3. 门静脉　Portal vein
4. 下腔静脉　Inferior caval vein ←
5. 右肾上腺　Right suprarenal gland
6. 右膈脚　Right crus of diaphragm ←
7. 腹腔干　Celiac trunk
8. 右肾上极　Upper pole of right kidney
9. T12~L1 椎间盘　Intervertebral disc Th XII ~L I
10. T12 棘突　Spinous process Th XII
11. 腹直肌　Rectus abdominis ←

12. 肋膈角　Costodiaphragmatic recess ←
13. 膈收缩纹　Contraction furrows in diaphragm ←
14. 腹外斜肌　Obliquus externus abdominis ←
15. 结肠左曲　Left flexure of colon
16. 左膈脚　Left crus of diaphragm ←
17. 脾　Spleen ←
18. 背阔肌　Latissimus dorsi ←
19. 横突棘肌　Transversospinal muscles ←
20. 最长肌　Longissimus ←
21. 髂肋肌　Iliocostalis ←

第三节　心脏和大血管

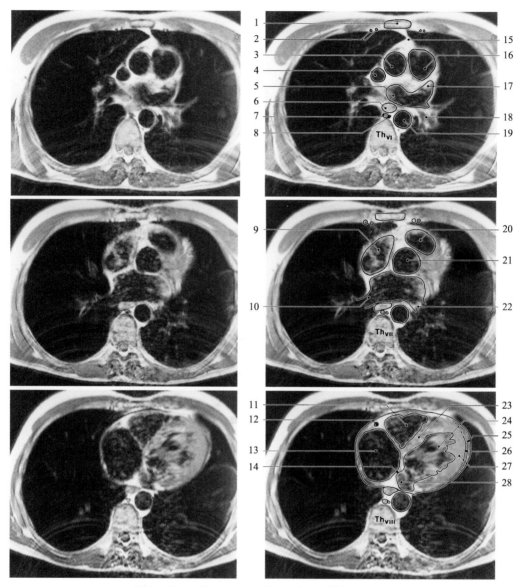

图 8-42　心脏，T6、T7 和 T8 水平，横断位 MR

T1WI

1. 胸骨体　Body of sternum
2. 胸廓内动静脉　Internal thoracic artery and vein
3. 升主动脉　Ascending aorta
4. 上腔静脉　Superior caval vein
5. 左心房　Left atrium
6. 食管　Esophagus
7. 奇静脉　Azygos vein
8. 胸导管　Thoracic duct
9. 右心房　Right atrium
10. 右下肺静脉　Right inferior pulmonary vein
11. 右心室　Right ventricle
12. 右冠状动脉　Right coronary artery
13. 右心房　Right atrium
14. 房间隔　Interatrial septum
15. 前纵隔（胸骨心包韧带）　Anterior mediastinum（sternopericardial ligament）
16. 肺动脉干　Pulmonary trunk
17. 左心耳　Left auricle
18. 左肺根　Root of left lung
19. 胸主动脉　Thoracic aorta
20. 动脉圆锥　Conus arteriosus
21. 主动脉球　Bulb of aorta
22. 左下肺静脉　Left inferior pulmonary vein
23. 室间隔　Interventricular septum
24. 左心室　Left ventricle
25. 心包　Pericardial sac
26. 心包腔　Pericardial cavity
27. 左心室心肌　Myocardium of left ventricle
28. 左心房　Left atrium

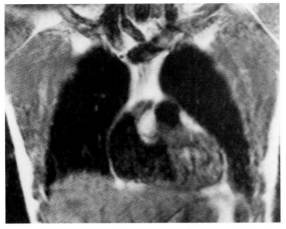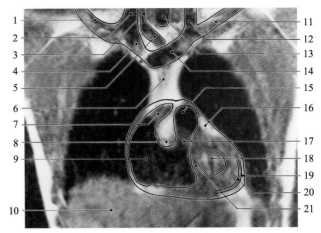

图 8-43　心脏，冠状位 MR

T1WI

1. 右锁骨下静脉　Right subclavian vein
2. 右颈内静脉　Right internal jugular vein
3. 右颈总动脉　Right common carotid artery
4. 右头臂静脉　Right brachiocephalic vein
5. 头臂干　Brachiocephalic trunk
6. 上纵隔及胸腺　Superior mediastinum with thymus
7. 右心房　Right atrium
8. 室上嵴　Supraventricular crest
9. 右心室　Right ventricle
10. 肝　Liver
11. 左锁骨下静脉　Left subclavian vein

12. 左颈内静脉　Left internal jugular vein
13. 气管　Trachea
14. 左头臂静脉　Left brachiocephalic vein
15. 肺动脉干　Pulmonary trunk
16. 心外膜脂肪　Epicardial fat
17. 动脉圆锥　Conus arteriosus
18. 左心室腔　Left ventricular cavity
19. 心包　Pericardial sac
20. 心包腔　Pericardial cavity
21. 室间隔　Interventricular septum

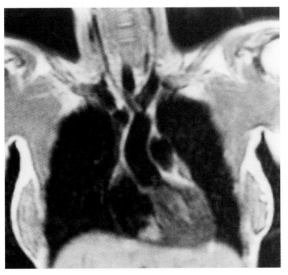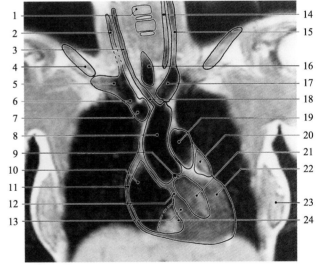

图 8-44　心脏，冠状位 MR

T1WI

1. 颈椎体　Body of cervical vertebra
2. 右颈内静脉　Right internal jugular vein
3. 右颈总动脉　Right common carotid artery
4. 锁骨　Clavicle
5. 右锁骨下静脉　Right subclavian vein
6. 右头臂静脉　Right brachiocephalic vein
7. 上腔静脉　Superior caval vein
8. 升主动脉　Ascending aorta
9. 主动脉瓣　Aortic valve

10. 右心房　Right atrium
11. 右心房壁、心包和胸膜　Right atrial wall, pericardium and pleura
12. 室间隔，膜部　Interventricular septum, membranous part
13. 室间隔，肌部　Interventricular septum, muscular part
14. 左颈总动脉　Left common carotid artery
15. 左颈内静脉　Left internal jugular vein

16. 气管　Trachea
17. 左头臂静脉　Left brachiocephalic vein
18. 头臂干　Brachiocephalic trunk
19. 肺动脉干　Pulmonary trunk
20. 左心耳　Left auricle
21. 左心室　Left ventricle
22. 左心室心肌　Myocardium of left ventricle
23. 乳房　Mamma
24. 右心室　Right ventricle

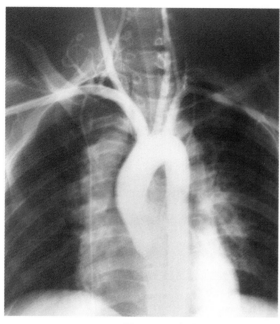
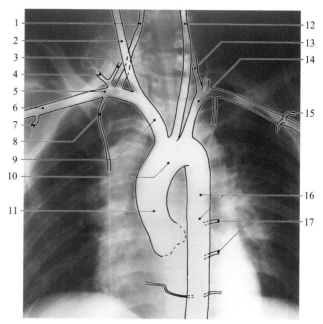

图 8-45　主动脉弓和大动脉，主动脉造影，前后位 X 线片（轻度斜位）

1. 右侧椎动脉　Right vertebral artery
2. 右颈总动脉　Right common carotid artery
3. 甲状腺下动脉　Inferior thyroid artery
4. 颈横动脉　Transverse cervical artery
5. 右锁骨下动脉　Right subclavian artery
6. 腋动脉　Axillary artery
7. 肩胛下动脉　Subscapular artery
8. 胸廓内动脉　Internal thoracic artery
9. 头臂干　Brachiocephalic trunk
10. 主动脉弓　Aortic arch
11. 升主动脉　Ascending aorta
12. 左颈总动脉　Left common carotid artery
13. 左侧椎动脉　Left vertebral artery
14. 左锁骨下动脉　Left subclavian artery
15. 胸肩峰动脉　Thoraco-acromial artery
16. 胸主动脉　Thoracic aorta
17. 肋间动脉　Intercostal arteries

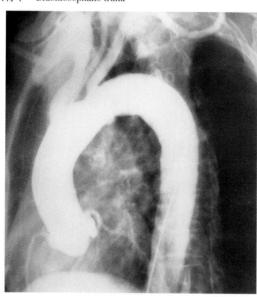
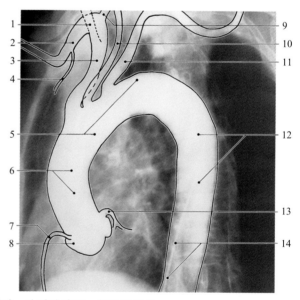

图 8-46　主动脉弓和大动脉，主动脉造影，斜位 X 线片

1. 右颈总动脉　Right common carotid artery
2. 右锁骨下动脉　Right subclavian artery
3. 头臂干　Brachiocephalic trunk
4. 胸廓内动脉　Internal thoracic artery
5. 主动脉弓　Aortic arch
6. 升主动脉　Ascending aorta
7. 右冠状动脉　Right coronary artery
8. 主动脉窦　Aortic sinus
9. 右侧椎动脉　Right vertebral artery
10. 左颈总动脉　Left common carotid artery
11. 左锁骨下动脉　Left subclavian artery
12. 胸主动脉　Thoracic aorta
13. 左冠状动脉　Left coronary artery
14. 导管　Catheter

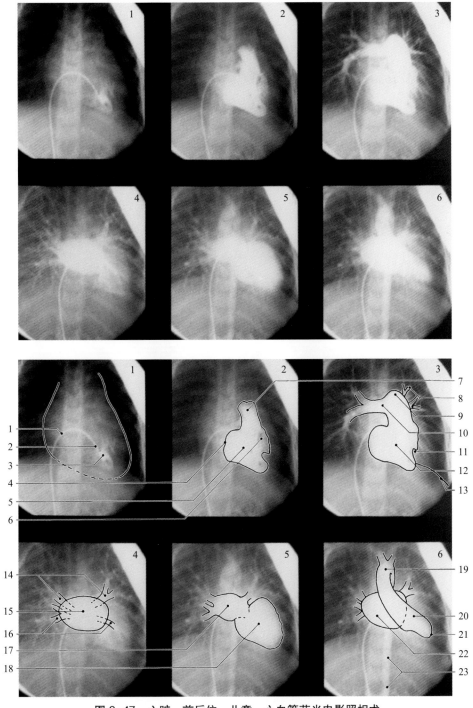

图 8-47 心脏，前后位，儿童，心血管荧光电影照相术

心血管造影 6 帧图像

1. 右心房内的导管 Catheter in right atrium
2. 右心室内的导管尖 Tip of catheter in right ventricle
3. 对比剂初始外流 Initial outflow of contrast medium
4. 三尖瓣（闭合）Tricuspid valve（closed）
5. 右心室（收缩早期）Right ventricle（early systole）
6. 肉柱 Trabeculae carneae
7. 肺动脉干 Pulmonary trunk
8. 左肺动脉分支 Branches of left pulmonary artery
9. 左肺动脉 Left pulmonary artery
10. 右肺动脉 Right pulmonary artery
11. 右心室前乳头肌 Anterior papillary muscle of right ventricle
12. 右心室（收缩期）Right ventricle（systole）
13. 膈 Diaphragm
14. 上肺静脉 Superior pulmonary veins
15. 左心房（舒张期）Left atrium（diastole）
16. 下肺静脉 Inferior pulmonary veins
17. 左心房（收缩期）Left atrium（systole）
18. 左心室（舒张期）Left ventricle（diastole）
19. 主动脉弓 Aortic arch
20. 左心室（收缩期）Left ventricle（systole）
21. 左心室尖 Apex of left ventricle
22. 左心房（舒张期）Left atrium（diastole）
23. 腹主动脉 Abdominal aorta

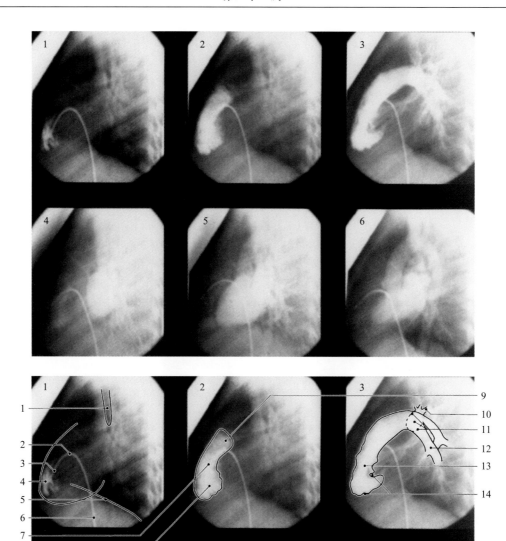

图 8-48　心脏，侧位，儿童，心血管荧光电影照相术

心血管造影 6 帧图像

1. 气管　Trachea
2. 右心房内的导管　Catheter in right atrium
3. 右心室内的导管尖　Tip of catheter in right ventricle
4. 对比剂初始外流　Initial outflow of contrast medium
5. 膈　Diaphragm
6. 下腔静脉内的导管　Catheter in inferior caval vein
7. 动脉圆锥（漏斗）　Conus arteriosus（infundibulum）
8. 右心室（收缩早期）　Right ventricle（early systole）
9. 肺动脉干　Pulmonary trunk
10. 肺动脉上叶支　Pulmonary artery branches to upper lobes
11. 右肺动脉（纵向观）　Right pulmonary artery（longitudinal view）
12. 左肺动脉分支　Branches of left pulmonary artery

13. 右心室（收缩期）　Right ventricle（systole）
14. 肉柱　Trabeculae carneae
15. 上肺静脉　Superior pulmonary veins
16. 左心房（舒张期）　Left atrium（diastole）
17. 下肺静脉　Inferior pulmonary veins
18. 左心室（舒张期）　Left ventricle（diastole）
19. 左心房（收缩期）　Left atrium（systole）
20. 主动脉弓　Aortic arch
21. 主动脉窦　Aortic sinus
22. 左心房（舒张期）　Left atrium（diastole）
23. 左心室（收缩期）　Left ventricle（systole）
24. 降主动脉　Descending aorta

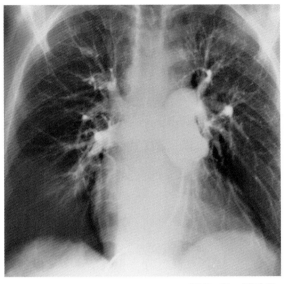

图 8-49　肺动脉，动脉造影，前后位 X 线片

1. 左肺动脉　Left pulmonary artery
2. 右上叶动脉　Right upper lobe artery
3. 右肺动脉　Right pulmonary artery
4. 中叶动脉　Middle lobe artery
5. 右下叶动脉　Right lower lobe artery

6. 左上叶动脉　Left upper lobe artery
7. 左下叶动脉　Left lower lobe artery
8. 肺动脉干　Pulmonary trunk
9. 肺动脉瓣　Pulmonary valve
10. 导管　Catheter

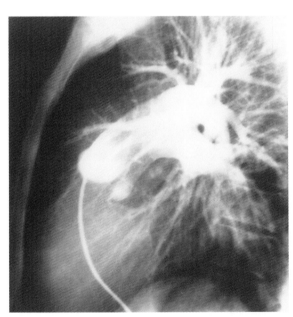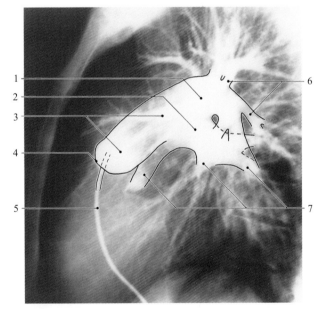

图 8-50　肺动脉，动脉造影，侧位 X 线片

1. 左肺动脉　Left pulmonary artery
2. 右肺动脉　Right pulmonary artery
3. 肺动脉干　Pulmonary trunk
4. 肺动脉瓣　Pulmonary valve

5. 右心室内的导管　Catheter in right ventricle
6. 左肺动脉分支　Branches of left pulmonary artery
7. 右肺动脉分支　Branches of right pulmonary artery

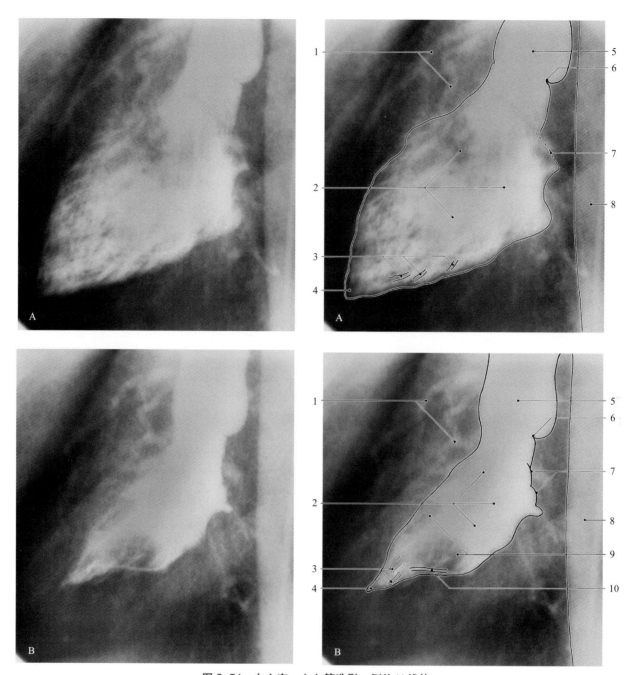

图 8-51　左心室，心血管造影，侧位 X 线片

A. 舒张期　B. 收缩期

1. 冠状动脉　Coronary arteries
2. 左心室　Left ventricle
3. 肉柱　Trabeculae carneae
4. 左心室尖　Apex of left ventricle
5. 主动脉球　Aortic bulb

6. 主动脉口半月瓣　Semilunar valve of aortic ostium
7. 二尖瓣　Mitral valve
8. 胸主动脉　Thoracic aorta
9. 前后乳头肌　Anterior and posterior papillary muscle
10. 导管　Catheter

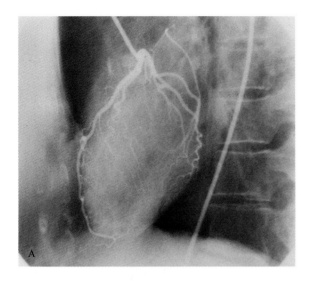
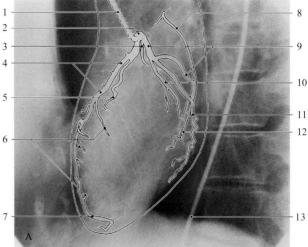

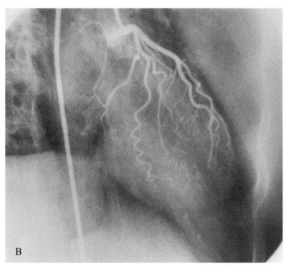
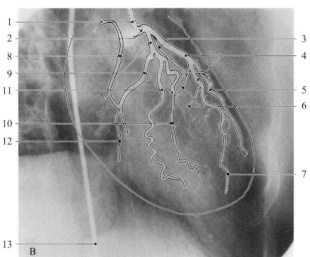

图 8-52 左冠状动脉,动脉造影,X 线片

A. 左侧位 X 线片 B. 右前斜位(RAO)X 线片

1. 导管,尖部位于左冠状动脉口 Catheter with tip in orifice of left coronary artery
2. 左冠状动脉主干 Left coronary artery, main stem
3. 中间支 Intermediate ramus
4. 前室间动脉(左前降支) Anterior interventricular artery(left anterior descendent, LAD)
5. 左对角支 Left diagonal artery
6. 前室间隔支 Anterior septal rami
7. 心尖处左前降支 LAD at apex of the heart
8. 心房支 Atrial ramus
9. 旋支 Circumflex artery
10. 左室前支(前缘支) Anterior left ventricular branch(anterior marginal branch)
11. 钝缘支 Obtuse marginal branch
12. 左室后支(后缘支) Posterior left ventricular branch(posterior marginal branch)
13. 主动脉内导管 Catheter in aorta

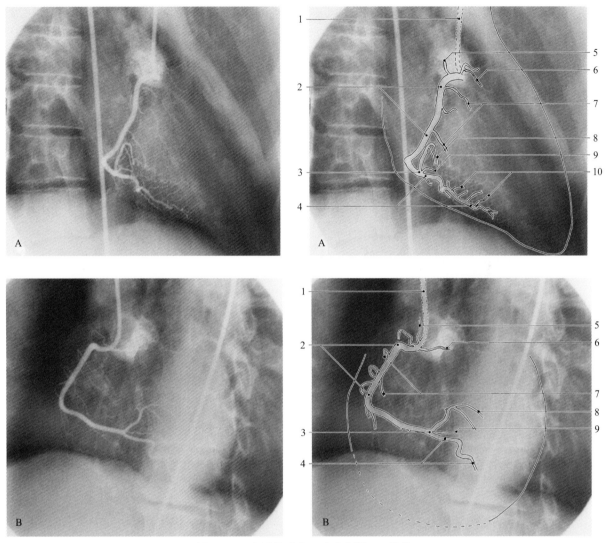

图 8-53　右冠状动脉，动脉造影，X 线片

A. 右前斜位（RAO）X 线片　　B. 左前斜位（LAO）X 线片

1. 导管，尖部位于右冠状动脉口　Catheter with tip in orifice of right coronary artery
2. 右冠状动脉　Right coronary artery
3. 房室交点　Crux of heart
4. 后室间支　Posterior interventricular artery
5. 窦房结支　Sinus node artery
6. 动脉圆锥支　Conus artery
7. 右室前支（缘支）　Anterior right ventricular rami（marginal branches）
8. 左室支末端　Terminal left ventricular ramus
9. 房室结支　Atrio-ventricular node artery
10. 后室间隔支　Posterior septal rami

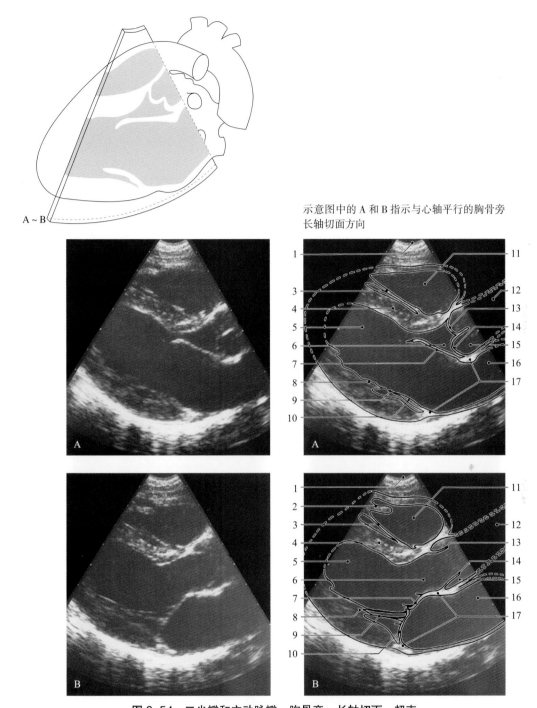

示意图中的 A 和 B 指示与心轴平行的胸骨旁长轴切面方向

图 8-54 二尖瓣和主动脉瓣，胸骨旁，长轴切面，超声

A. 舒张期 B. 收缩期

1. 探头置于胸骨左缘第四肋间 Probe over fourth left intercostal space
2. 右心室前乳头肌 Anterior papillary muscle of right ventricle
3. 隔缘肉柱（非恒定出现） Septomarginal trabecula（inconstant）
4. 室间隔 Interventricular septum
5. 左心室 Left ventricle
6. 左室流出道 Left ventricular outflow tract
7. 二尖瓣前叶 Anterior cusp of mitral valve
8. 乳头肌 Papillary muscle
9. 腱索 Chorda tendinea

10. 二尖瓣后叶 Posterior cusp of mitral valve
11. 右心室 Right ventricle
12. 升主动脉 Ascending aorta
13. 主动脉瓣右冠瓣 Right semilunar cusp of aortic valve
14. 主动脉瓣无冠瓣 Posterior semilunar cusp of aortic valve
15. 主动脉窦 Aortic sinus
16. 左心房 Left atrium
17. 二尖瓣纤维性瓣环 Fibrous annulus of mitral ostium

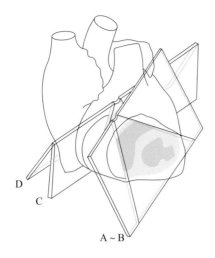

示意图中的 A~D 指示与心轴垂直的胸骨旁短
轴切面方向

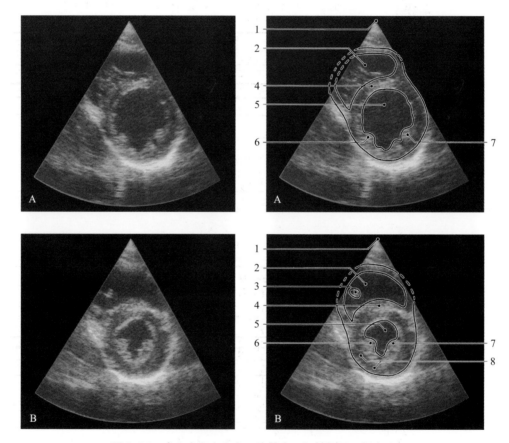

图 8-55　右心室和左心室，胸骨旁，短轴切面，超声

A（A~B）. 舒张期　B（C~D）. 收缩期

1. 探头置于左侧第三肋间　Probe over third left intercostal space
2. 右心室　Right ventricle
3. 隔缘肉柱（调节束）Septomarginal trabecula（moderator band）
4. 室间隔　Interventricular septum
5. 左心室　Left ventricle
6. 左室后乳头肌　Posterior papillary muscle of left ventricle
7. 左室前乳头肌　Anterior papillary muscle of left ventricle
8. 左室后壁　Posterior wall of left ventricle

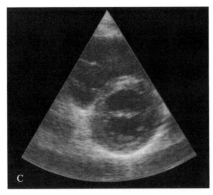
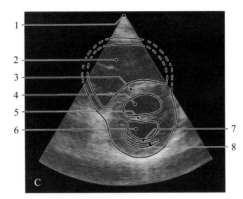

图 8-56　二尖瓣，胸骨旁，短轴切面，超声

切面 C 所在平面方向如前页示意图

1. 探头置于第三肋间　Probe over third intercostal space
2. 右心室　Right ventricle
3. 室间隔　Interventricular septum
4. 左室流出道　Left ventricular outflow tract
5. 二尖瓣前叶　Anterior cusp of mitral valve
6. 二尖瓣口　Mitral ostium
7. 二尖瓣后叶　Posterior cusp of mitral valve
8. 室壁与后叶间隙　Blood between ventricular wall, and posterior cusp

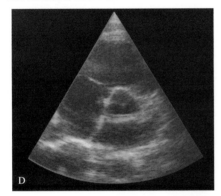
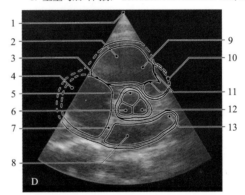

图 8-57　主动脉瓣，胸骨旁，短轴切面，超声

切面 D 所在平面方向如前页示意图

1. 探头置于第三肋间　Probe over third intercostal space
2. 右心室　Right ventricle
3. 三尖瓣　Tricuspid valve
4. 右心房　Right atrium
5. 主动脉瓣右冠瓣　Right semilunar cusp
6. 主动脉瓣无冠瓣　Posterior semilunar cusp of aortic valve
7. 房间隔　Interatrial septum
8. 左心房　Left atrium
9. 动脉圆锥　Conus arteriosus
10. 肺动脉干　Pulmonary trunk
11. 肺动脉瓣　Pulmonary valve
12. 主动脉瓣左冠瓣　Left semilunar cusp of aortic valve
13. 左心耳　Left auricle

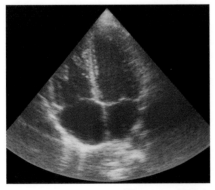
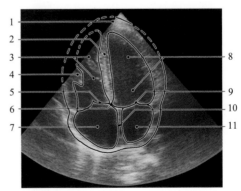

图 8-58　四腔心，探头置于心尖部，超声

1. 心尖　Apex of heart
2. 室间隔　Interventricular septum
3. 右心室和调节束　Right ventricle with moderator band
4. 前乳头肌　Anterior papillary muscle
5. 三尖瓣　Tricuspid valve
6. 室间隔，膜部　Membraneous part of interventricular septum
7. 右心房　Right atrium
8. 左心室　Left ventricle
9. 二尖瓣　Mitral valve
10. 房间隔　Interatrial septum
11. 左心房　Left atrium

第四节　食　　管

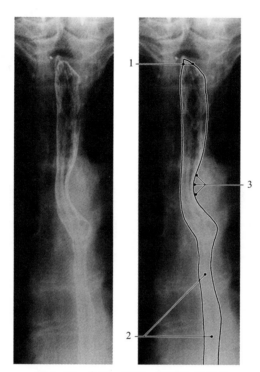

图 8-59　食管，吞钡，前后位 X 线片

1. 食管（环形）括约肌　Cricoesophageal sphincter
2. 食管胸段　Esophagus，thoracic part
3. 主动脉弓压迹　Impression from aortic arch

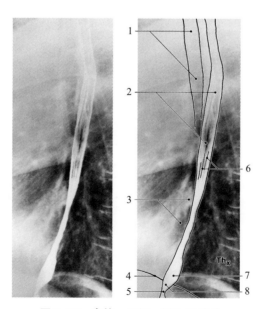

图 8-60　食管，吞钡，侧位 X 线片

1. 气管　Trachea
2. 食管　Esophagus
3. 左心房　Left atrium
4. 膈　Diaphragm
5. 贲门　Cardia
6. 黏膜皱襞　Mucosal folds
7. 膈壶腹（放射学术语）　"Ampulla ph-renica"（radiology term）
8. 食管腹段　Abdominal part of esophagus

第五节 乳 房

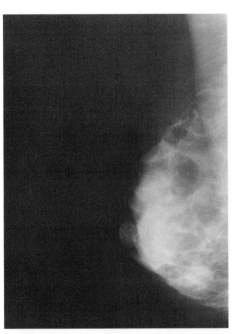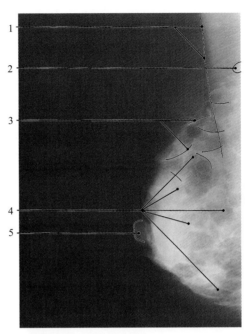

图 8-61 乳房，青年人，乳房钼靶摄影，斜位 X 线片

1. 胸大肌 Pectoralis major
2. 腋窝淋巴结 Axillary lymph node
3. 悬韧带（Cooper 韧带）Suspensory ligaments（Cooper）
4. 纤维腺体组织 Fibroglandular tissue
5. 乳头 Nipple

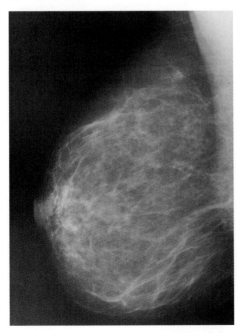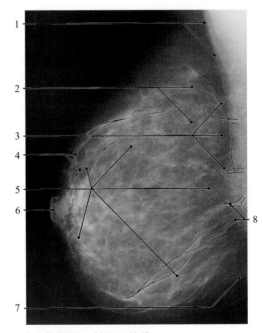

图 8-62 乳房，中年人，乳房钼靶摄影，斜位 X 线片

1. 胸大肌 Pectoralis major
2. 乳腺腋突 Axillary process of mammary gland
3. 乳腺后方脂肪 Retroglandular fat
4. 悬韧带（Cooper 韧带）Suspensory ligaments（Cooper）
5. 纤维腺体组织 Fibroglandular tissue
6. 乳头 Nipple
7. 乳房下沟 Inframammary sulcus
8. 血管 Vessels

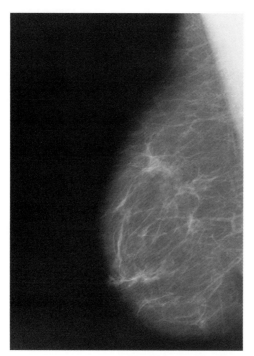
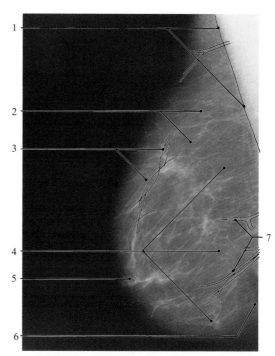

图 8-63　乳房，老年人，乳房钼靶摄影，斜位 X 线片

1. 胸大肌　Pectoralis major
2. 乳房腋突　Axillary process of mamma
3. 悬韧带（Cooper 韧带）　Suspensory ligaments（Cooper）
4. 腺体组织间脂肪　Fat involuted glandular tissue
5. 乳头　Nipple
6. 乳房下沟　Inframammary sulcus
7. 血管　Vessels

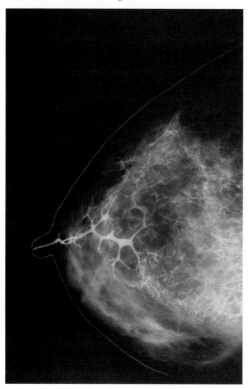
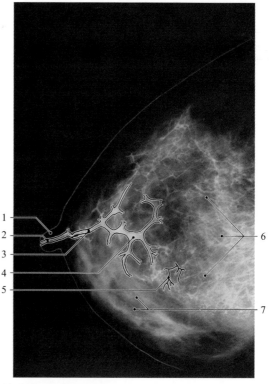

图 8-64　乳房，导管造影，侧位 X 线片

1. 乳头　Nipple
2. 输乳管　Lactiferous duct
3. 输乳管窦　Lactiferous sinus
4. 大分泌管　Major excretory duct
5. 小分泌管　Minor excretory duct
6. 对比剂充填的腺体　Glandular tissue with contrast filling
7. 无对比剂充填的腺体　Glandular tissue without contrast filling

第六节　胸　导　管

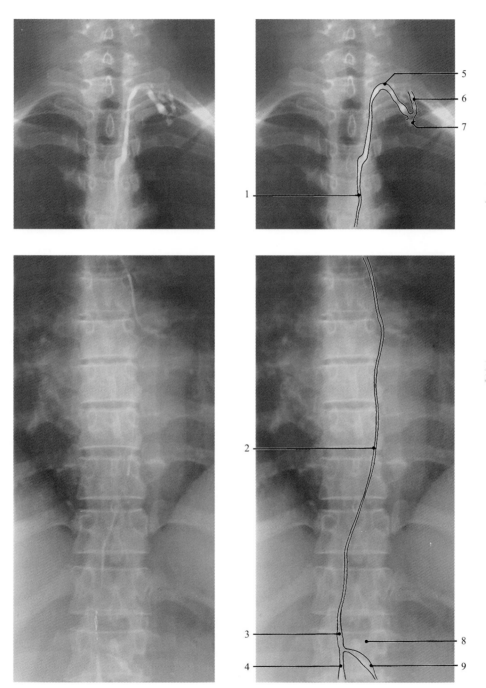

图 8-65　胸导管，淋巴造影，前后位 X 线片

1. 胸导管，T4 水平　Thoracic duct at level of Th Ⅳ
2. 胸导管，T9~T10 水平　Thoracic duct at level of Th Ⅸ ~Th Ⅹ
3. 乳糜池　Cisterna chyli
4. 右腰干　Right lumbar trunk
5. 胸导管弓　Arch of thoracic duct
6. 颈干（充盈）Jugular trunk（overflow）
7. 胸导管注入锁骨下静脉处　Opening of thoracic duct into subclavian vein
8. L1 椎体　First lumbar vertebra
9. 左腰干　Left lumbar trunk

第九章

腹　部

第一节　横断位 CT

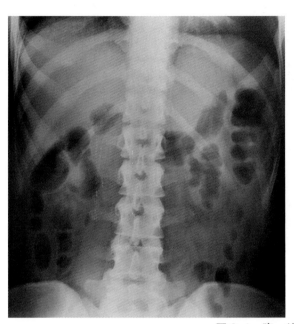
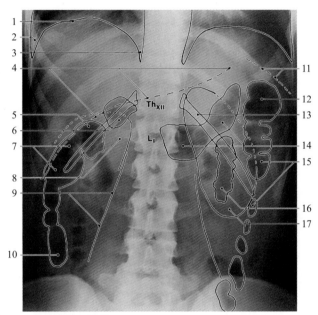

图 9-1　腹，站立位，前后位 X 线片

胃肠道内气体形成天然对比，勾勒出胃肠道轮廓

1. 膈　Diaphragm
2. 肋膈角　Costodiaphragmatic sulcus
3. 膈纵隔隐窝　Mediastinodiaphragmatic sulcus
4. 肝下缘　Lower border of liver
5. 结肠肝曲　Hepatic flexure of colon
6. 十二指肠球部（放射学术语）　Duodenal cap（radiology term）
7. 升结肠　Ascending colon
8. 右肾上极　Upper pole of right kidney
9. 腰大肌（外侧缘）　Psoas major（lateral contour）
10. 盲肠　Cecum
11. 脾下缘　Lower border of spleen
12. 结肠脾曲　Splenic flexure of colon
13. 第十二肋骨　12th rib
14. 胃　Stomach
15. 降结肠　Descending colon
16. 空肠　Jejunum
17. 左肾下极　Lower pole of left kidney

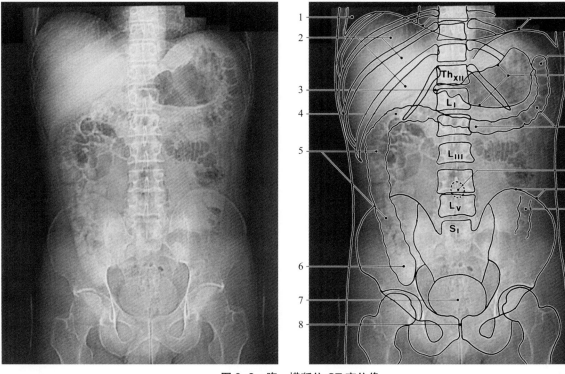

图 9-2 腹，横断位 CT 定位像

1. 肋膈角 Costodiaphragmatic sulcus	6. 盲肠 Cecum	11. 胃大小弯 Curvatures of stomach
2. 肝 Liver	7. 膀胱 Urinary bladder	12. 横结肠 Transverse colon
3. 十二指肠球部 Duodenal cap	8. 耻骨联合 Symphysis pubis	13. 脐的位置 Position of umbilicus
4. 结肠肝曲 Hepatic flexure of colon	9. 膈 Diaphragm	14. 髂嵴 Iliac crest
5. 升结肠 Ascending colon	10. 结肠脾曲 Splenic flexure of colon	15. 降结肠 Descending colon

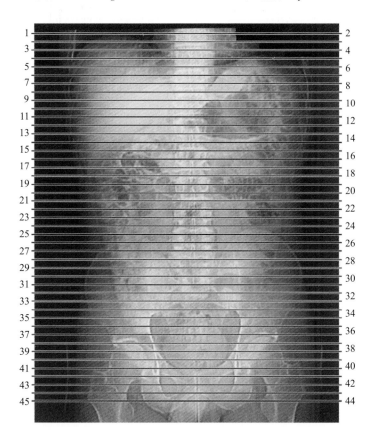

图 9-3 腹，横断位 CT 定位像

线 1~45 为下述 CT 横断位图像连续扫描层面，层厚为 10mm。胃肠道经口服对比剂显像。泌尿系通过排泄静脉注射的水溶性对比剂显像。先前淋巴造影残留的对比剂使部分髂淋巴结和腰淋巴结显影

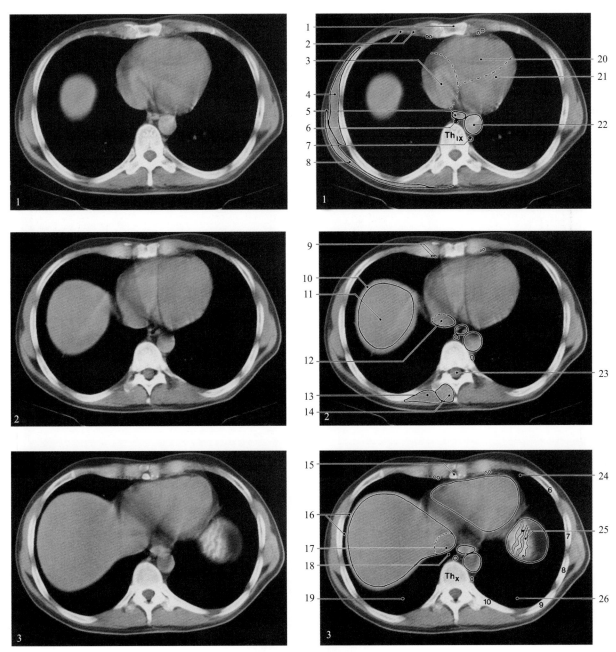

图 9-4 腹，横断位 CT

定位像见图 9-3

1. 胸骨体 Body of sternum
2. 钙化的肋软骨 Calcified costal cartilage
3. 右心房 Right atrium
4. 前锯肌 Serratus anterior
5. 食管 Esophagus
6. 奇静脉 Azygos vein
7. 半奇静脉 Hemiazygos vein
8. 背阔肌 Latissimus dorsi
9. 胸廓内动静脉 Internal thoracic artery and vein
10. 膈 Diaphragm

11. 肝右叶 Right lobe of liver
12. 下腔静脉 Inferior caval vein
13. 胸髂肋肌和胸最长肌 Iliocostalis thoracis，and longissimus thoracis
14. 横突棘肌 Transversospinal muscles
15. 剑突 Xiphoid process
16. 肋膈角 Costodiaphragmatic groove
17. 下腔静脉 Inferior caval vein
18. 膈纵隔隐窝 Phrenico-mediastinal groove
19. 右肺下叶 Lower lobe of right lung

20. 右心室 Right ventricle
21. 左心室 Left ventricle
22. 胸主动脉 Thoracic aorta
23. 脊髓 Spinal cord
24. 左肺舌段 Lingula of left lung
25. 胃底黏膜皱襞 Rugae in fundus of stomach
26. 左肺下叶 Lower lobe of left lung
肋骨已计数 Ribs are numbered

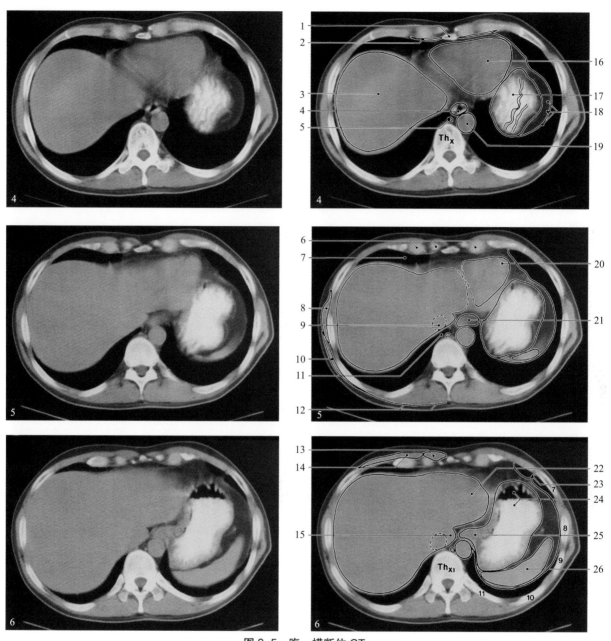

图 9-5　腹，横断位 CT

定位像见图 9-3

1. 剑突　Xiphoid process
2. 胸横肌　Transversus thoracis
3. 肝右叶　Right lobe of liver
4. 食管　Esophagus
5. 奇静脉　Azygos vein
6. 肋软骨　Costal cartilage
7. 肋膈角及右肺下缘　Costo-diaphragmatic groove with inferior margin of right lung
8. 前锯肌　Serratus anterior
9. 下腔静脉　Inferior caval vein
10. 背阔肌　Latissimus dorsi
11. 膈纵隔隐窝　Phrenico-mediastinal groove
12. 胸腰筋膜　Thoracolumbar fascia
13. 腹直肌　Rectus abdominis
14. 腹外斜肌　Obliquus externus abdominis
15. 肝尾状叶　Caudate lobe of liver
16. 心　Heart
17. 胃底黏膜皱襞　Fundus of stomach with rugae
18. 壁胸膜、膈和壁腹膜　Parietal pleura, diaphragm, and parietal peritoneum
19. 胸主动脉　Thoracic aorta
20. 心尖　Apex of heart
21. 食管腹段　Esophagus, abdominal part
22. 肝左叶　Left lobe of liver
23. 左肺斜裂　Oblique fissure of left lung
24. 胃底，内有气体和钡剂　Fundus of stomach with air and barium
25. 贲门　Cardia
26. 脾　Spleen
肋骨已计数　Ribs are numbered

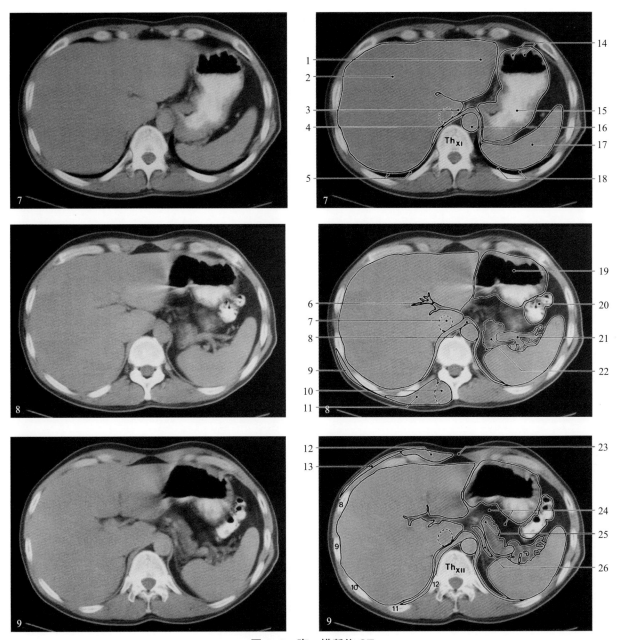

图 9-6　腹，横断位 CT

定位像见图 9-3

1. 肝左叶　Left lobe of liver
2. 肝右叶　Right lobe of liver
3. 肝尾状叶　Caudate lobe of liver
4. 膈腰部　Lumbar part of diaphragm
5. 右肺下缘　Inferior margin of right lung
6. 肝门　Porta hepatis
7. 下腔静脉　Inferior caval vein
8. 右膈脚　Right crus of diaphragm
9. 背阔肌　Latissimus dorsi
10. 横突棘肌　Transversospinal muscles

11. 髂肋肌和最长肌　liocostalis and longissimus
12. 腹直肌　Rectus abdominis
13. 腹外斜肌　Obliquus externus abdominis
14. 胃底黏膜皱襞　Rugae in fundus of stomach
15. 胃体　Body of stomach
16. 胸主动脉　Thoracic aorta
17. 脾　Spleen
18. 左肺下缘　Inferior margin of left lung
19. 胃体内气体　Air in body of stomach

20. 结肠脾曲　Splenic flexure of colon
21. 脾血管　Splenic vessels
22. 胰尾　Tail of pancreas
23. 白线　Linea alba
24. 网膜囊及周围腹腔脂肪　Omental bursa with surrounding peritoneal fat
25. 胰体　Body of pancreas
26. 脾动脉　Splenic artery
肋骨已计数　Ribs are numbered

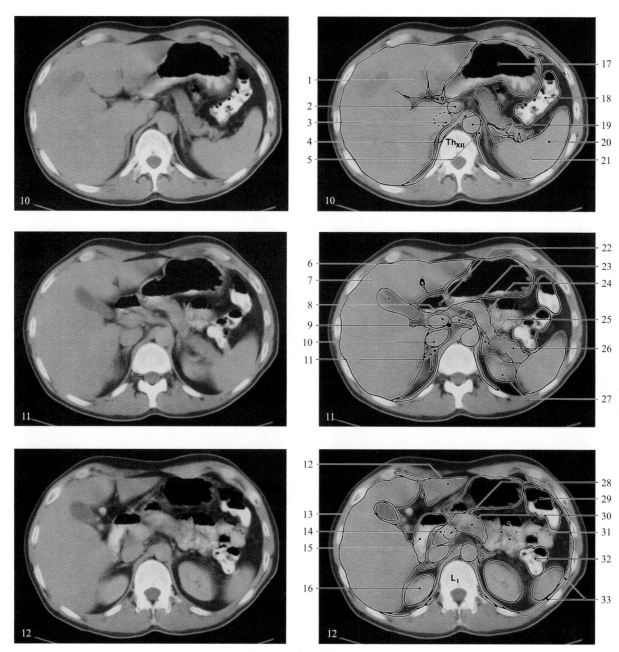

图 9-7　腹，横断位 CT

定位像见图 9-3

1. 肝门　Porta hepatis
2. 门静脉　Portal vein
3. 下腔静脉　Inferior caval vein
4. 右膈脚　Right crus of diaphragm
5. 左膈脚　Left crus of diaphragm
6. 肝圆韧带　Lig. teres hepatis
7. 胆囊　Gall bladder
8. 门静脉　Portal vein
9. 胆总管　Bile duct（choledochus）
10. 下腔静脉　Inferior caval vein
11. 右肾上腺　Right suprarenal gland
12. 肝左叶　Left lobe of liver

13. 胆囊壁　Wall of gall bladder
14. 胰头　Head of pancreas
15. 十二指肠上部　Superior part of duodenum
16. 右肾上极　Upper pole of right kidney
17. 胃体　Body of stomach
18. 结肠脾曲　Splenic flexure of colon
19. 腹主动脉　Abdominal aorta
20. 脾　Spleen
21. 脾血管　Splenic vessels
22. 十二指肠球部　Duodenal cap（bulbus）
23. 肝总动脉　Common hepatic artery
24. 腹腔干　Celiac trunk

25. 左肾上腺　Left suprarenal gland
26. 胰尾　Tail of pancreas
27. 左肾上极　Upper pole of left kidney
28. 胰后方门静脉　Portal vein behind pancreas
29. 横结肠　Transverse colon
30. 胰体　Body of pancreas
31. 空肠（内含气体和钡剂）　Jejunum with air and barium
32. 降结肠　Descending colon
33. 膈　Diaphragm

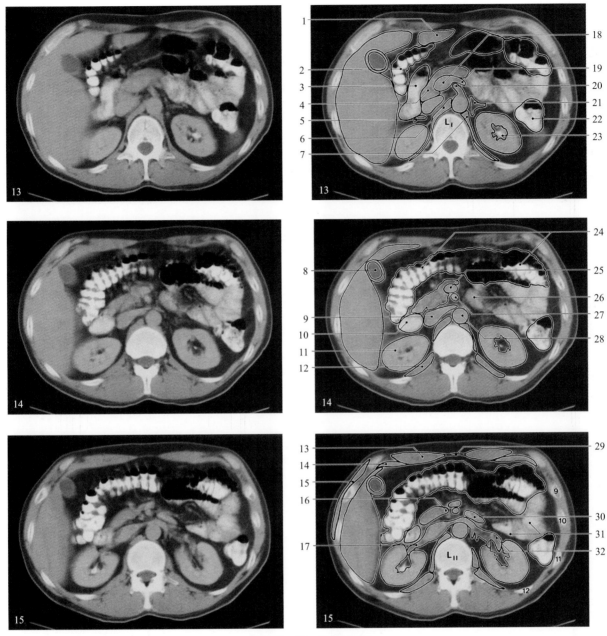

图 9-8　腹，横断位 CT

定位像见图 9-3

1. 肝左叶　Left lobe of liver
2. 结肠肝曲　Hepatic flexure of colon
3. 十二指肠上部　Superior part of duodenum
4. 胰头　Head of pancreas
5. 右肾上腺　Right suprarenal gland
6. 右膈脚　Right crus of diaphragm
7. 左膈脚　Left crus of diaphragm
8. 胆囊底　Fundus of gall bladder
9. 下腔静脉　Inferior caval vein
10. 十二指肠降部　Descending part of duodenum
11. 右肾　Right kidney
12. 腰方肌　Quadratus lumborum

13. 腹直肌　Rectus abdominis
14. 腹横肌　Transversus abdominis
15. 腹外斜肌　Obliquus externus abdominis
16. 胰腺钩突　Uncinate process of pancreas
17. 右肾静脉　Right renal vein
18. 门静脉　Portal vein
19. 脾静脉　Splenic vein
20. 肠系膜上动脉　Superior mesenteric artery
21. 左肾上腺　Left suprarenal gland
22. 降结肠　Descending colon
23. 肾窦　Sinus renalis
24. 横结肠　Transverse colon

25. 肠系膜上静脉　Superior mesenteric vein
26. 十二指肠空肠曲　Duodenojejunal flexure
27. 肠系膜上动脉　Superior mesenteric artery
28. 腹主动脉　Abdominal aorta
29. 白线　Linea alba
30. 十二指肠升部　Ascending part of duodenum
31. 空肠　Jejunum
32. 左肾静脉　Left renal vein

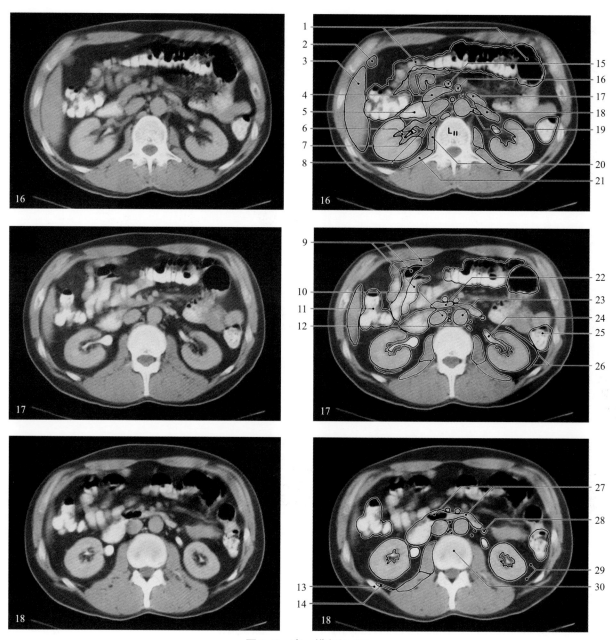

图 9-9　腹，横断位 CT

定位像见图 9-3

1. 横结肠（内含气体和对比剂） Transverse colon with air and contrast
2. 胆囊底　Fundus of gall bladder
3. 肝右叶　Right lobe of liver
4. 胰头　Head of pancreas
5. 十二指肠降部　Descending part of duodenum
6. 肾窦　Sinus renalis dxt.
7. 右肾盂　Pelvis of right kidney
8. 右肾动脉　Right renal artery
9. 空肠　Jejunum
10. 下腔静脉　Inferior caval vein
11. 升结肠　Ascending colon
12. 主动脉旁淋巴结　Paraaortic lymph nodes
13. 第十二肋骨　12th rib
14. 外侧弓状韧带　Lateral arcuate ligament
15. 肠系膜上静脉　Superior mesenteric vein
16. 肠系膜上动脉　Superior mesenteric artery
17. 十二指肠升部　Ascending part of duodenum
18. 左肾静脉　Left renal vein
19. 左肾动脉　Left renal artery
20. 腰大肌　Psoas major
21. 腰方肌　Quadratus lumborum
22. 胰腺钩突　Uncinate process of pancreas
23. 腹主动脉　Abdominal aorta
24. 左肾盂　Pelvis of left kidney
25. 降结肠　Descending colon
26. 肾筋膜　Renal fascia
27. 十二指肠水平部　Horizontal part of duodenum
28. 肠系膜下静脉　Inferior mesenteric vein
29. 腹膜后脂肪　Retroperitoneal fat
30. L2~L3 椎间盘　Intervertebral disc LⅡ~LⅢ

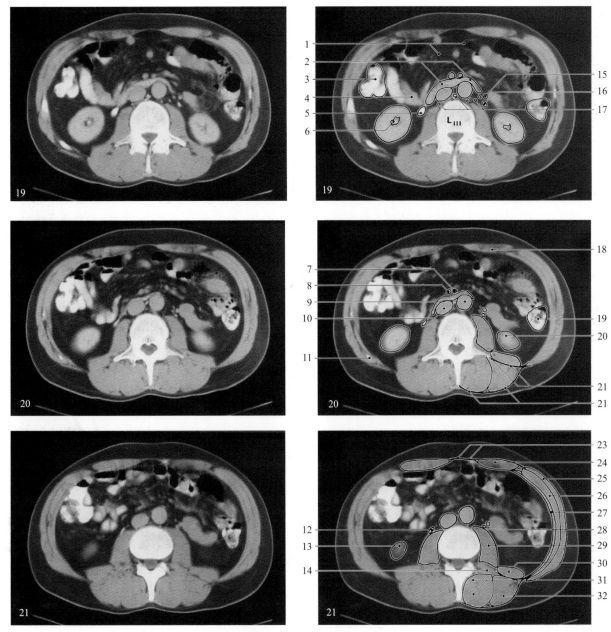

图 9-10　腹，横断位 CT

定位像见图 9-3

1. 肠系膜脂肪　Mesenterial fat
2. 十二指肠水平部　Horizontal part of duo-denum
3. 升结肠　Ascending colon
4. 空肠　Jejunum
5. 右肾盂　Pelvis of right kidney
6. 肾窦　Sinus renalis
7. 肠系膜上动脉　Superior mesenteric artery
8. 肠系膜上静脉　Superior mesenteric vein
9. 腹主动脉　Abdominal aorta
10. 下腔静脉　Inferior caval vein
11. 第十二肋骨（尖）　12th rib（tip）

12. 右输尿管　Right ureter
13. 右肾下极　Lower pole of right kidney
14. 横突间肌　Intertransversarius muscle
15. 肠系膜下静脉　Inferior mesenteric vein
16. 左肾盂　Pelvis of left kidney
17. 腰淋巴结　Lumbar lymph nodes
18. 腹直肌腱划　Tendinous intersection in rectus abdominis
19. 降结肠　Descending colon
20. 左肾下极　Lower pole of left kidney
21. 腰腱膜　Lumbar aponeurosis
22. 胸腰筋膜　Thoracolumbar fascia

23. 白线　Linea alba
24. 腹直肌　Rectus abdominis
25. 腹外斜肌　Obliquus externus abdominis
26. 腹内斜肌　Obliquus internus abdominis
27. 腹横肌　Transversus abdominis
28. 左输尿管　Left ureter
29. 腰大肌　Psoas major
30. 腰方肌　Quadratus lumborum
31. 横突棘肌　Transversospinal muscles
32. 腰髂肋肌和胸最长肌　Iliocostalis lum-borum，and longissimus thoracis

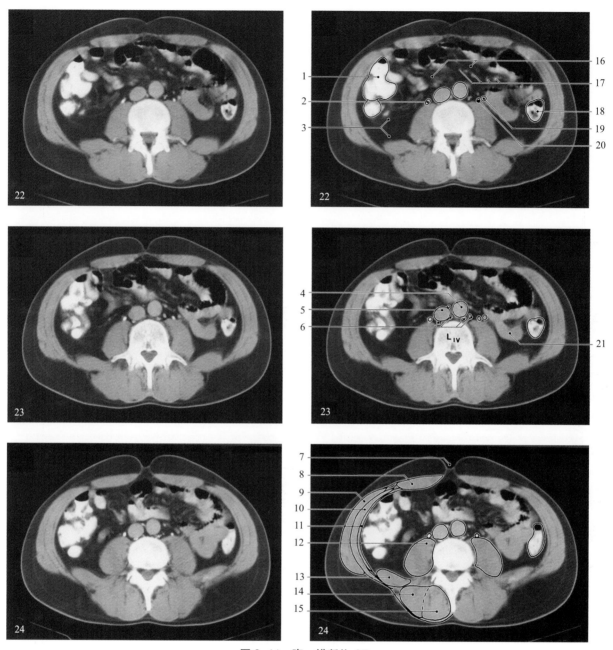

图 9-11　腹，横断位 CT

定位像见图 9-3

1. 升结肠　Ascending colon
2. 右输尿管　Right ureter
3. 腹膜后脂肪　Retroperitoneal fat
4. 腹主动脉　Abdominal aorta
5. 下腔静脉　Inferior caval vein
6. 腹主动脉旁淋巴结　Paraaortic lymph nodes
7. 脐　Umbilicus
8. 腹直肌　Rectus abdominis
9. 腹外斜肌　Obliquus externus abdominis
10. 腹内斜肌　Obliquus internus abdominis
11. 腹横肌　Transversus abdominis
12. 腰大肌　Psoas major
13. 腰方肌　Quadratus lumborum
14. 竖脊肌　Erector spinae
15. 横突棘肌（主要为多裂肌）　Transver-sospinal muscles（mostly multifidi）
16. 肠系膜脂肪　Mesenterial fat
17. 肠系膜血管　Mesenterial vessels
18. 降结肠　Descending colon
19. 肠系膜下静脉　Inferior mesenteric vein
20. 左输尿管　Left ureter
21. 小肠袢　Small intestinal loop

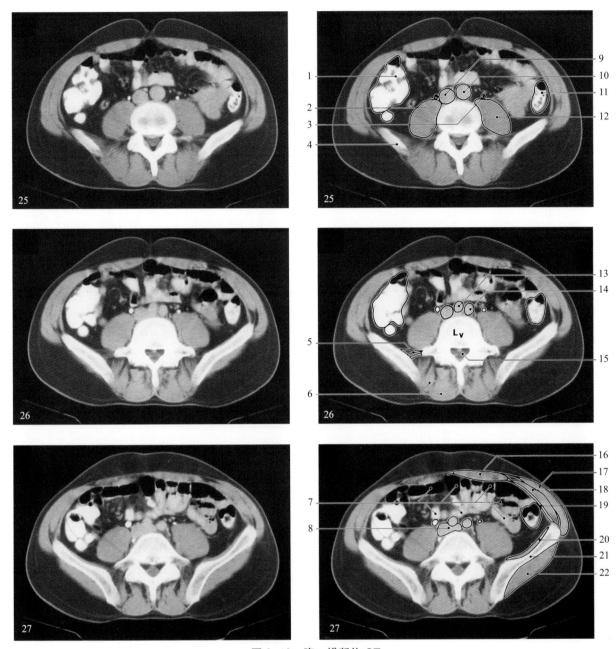

图 9-12　腹，横断位 CT

定位像见图 9-3

1. 升结肠　Ascending colon
2. 右输尿管　Right ureter
3. 左输尿管　Left ureter
4. 髂嵴　Iliac crest
5. 髂腰韧带　Iliolumbar ligament
6. 竖脊肌　Erector spinae
7. 小肠，内有钡剂和气体　Small intestine with barium and air
8. 下腔静脉（分支处）Inferior caval vein（bifurcation）
9. 下腔静脉　Inferior caval vein
10. 腹主动脉　Abdominal aorta
11. 降结肠　Descending colon
12. 腰大肌　Psoas major
13. 右髂总动脉　Right common iliac artery
14. 左髂总动脉　Left common iliac artery
15. 马尾　Cauda equina
16. 腹直肌　Rectus abdominis
17. 腹外斜肌　Obliquus externus abdominis
18. 腹内斜肌　Obliquus internus abdominis
19. 腹横肌　Transversus abdominis
20. 髂肌　Iliacus
21. 髂骨翼　Wing of ilium
22. 臀中肌　Gluteus medius

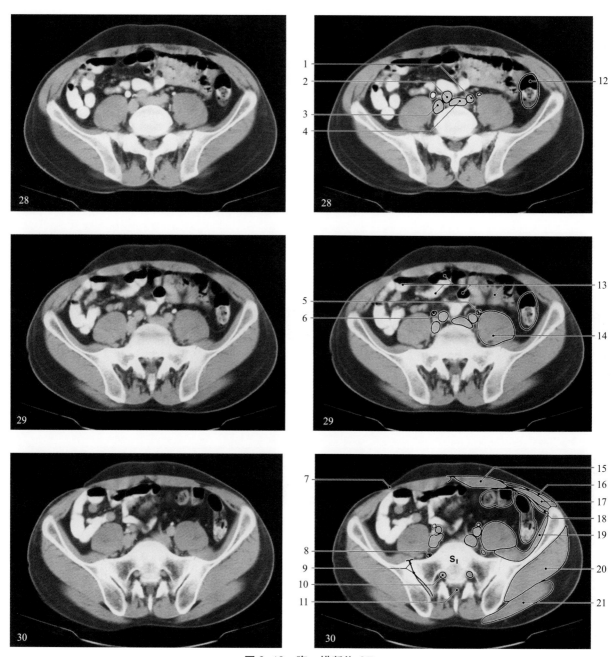

图 9-13　腹，横断位 CT

定位像见图 9-3

1. 左髂总动脉　Left common iliac artery
2. 右髂总动脉　Right common iliac artery
3. 右髂总静脉　Right common iliac vein
4. 左髂总静脉　Left common iliac vein
5. 左输尿管　Left ureter
6. 右输尿管　Right ureter
7. 阑尾切除术后瘢痕　Appendectomy scar
8. 腰骶干　Lumbosacral trunk

9. 骶髂关节　Sacro-iliac joint
10. S1 神经根　Spinal nerve root S I
11. （骶管内）马尾　Cauda equina in sacral canal
12. 降结肠　Descending colon
13. 小肠　Small intestine
14. 腰大肌　Psoas major
15. 腹直肌　Rectus abdominis

16. 腹外斜肌　Obliquus externus abdominis
17. 腹内斜肌　Obliquus internus abdominis
18. 腹横肌　Transversus abdominis
19. 髂肌　Iliacus
20. 臀中肌　Gluteus medius
21. 臀大肌　Gluteus maximus

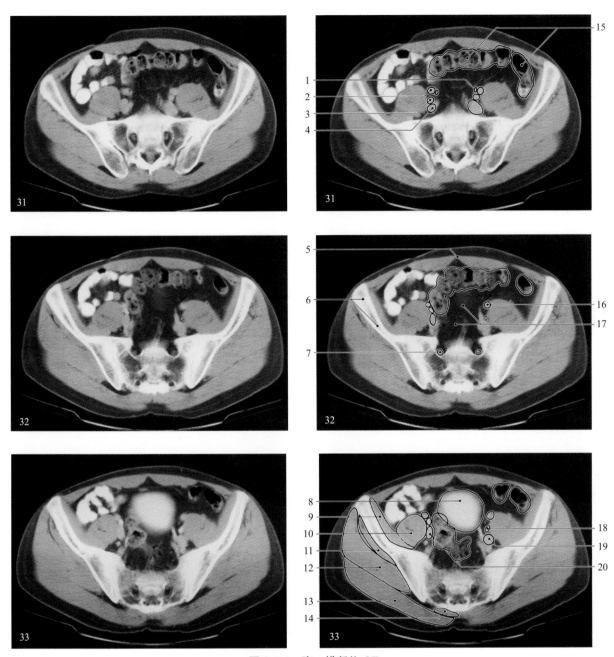

图 9-14　腹，横断位 CT

定位像见图 9-3

1. 左输尿管　Left ureter
2. 右髂外动脉　Right external iliac artery
3. 右髂内动脉　Right internal iliac artery
4. 右髂总静脉　Right common iliac vein
5. 白线　Linea alba
6. 髂骨（翼）　Ilium（wing）
7. （骶孔内）S1 神经　Spinal nerve S I in pelvic

sacral foramen
8. 膀胱　Urinary bladder
9. 髂肌　Iliacus
10. 腰大肌　Psoas major
11. 臀小肌　Gluteus minimus
12. 臀中肌　Gluteus medius
13. 臀大肌　Gluteus maximus

14. 竖脊肌（起点）　Erector spinae（origin）
15. 乙状结肠　Sigmoid colon
16. 左髂外动脉　Left external iliac artery
17. 肠系膜脂肪　Mesenterial fat
18. 左输尿管　Left ureter
19. 左髂外静脉　Left external iliac vein
20. 右髂外静脉　Right external iliac vein

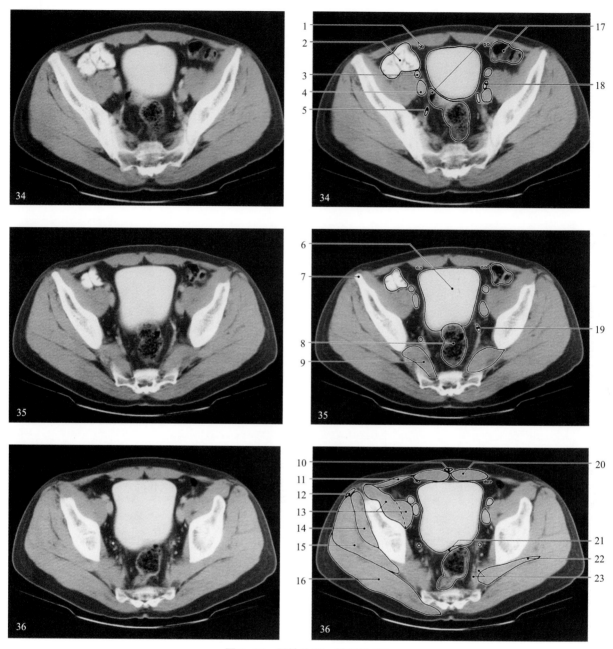

图 9-15 男性盆腔，横断位 CT

定位像见图 9-3

1. 腹壁下动静脉 Inferior epigastric artery and vein
2. 盲肠 Cecum
3. 右髂外动脉 Right external iliac artery
4. 右髂外静脉 Right external iliac vein
5. 右输尿管 Right ureter
6. 膀胱 Urinary bladder
7. 髂前上棘 Anterior superior iliac spine
8. 直肠 Rectum
9. 梨状肌 Piriformis
10. 锥状肌 Pyramidalis muscle
11. 腹外斜肌、腹内斜肌和腹横肌 Obliquus externus，–internus，and transversus abdominis
12. 阔筋膜张肌（起点） Tensor fasciae latae（origin）
13. 髂腰肌 Iliopsoas
14. 臀小肌 Gluteus minimus
15. 臀中肌 Gluteus medius
16. 臀大肌 Gluteus maximus
17. 乙状结肠 Sigmoid colon
18. 髂外淋巴结，内含对比剂 External iliac lymph node with contrast medium
19. 左输尿管 Left ureter
20. 腹直肌 Rectus abdominis
21. 直肠膀胱襞 Rectovesical fold
22. 梨状肌（肌腱） Piriformis（tendon）
23. 骶丛 Sacral plexus

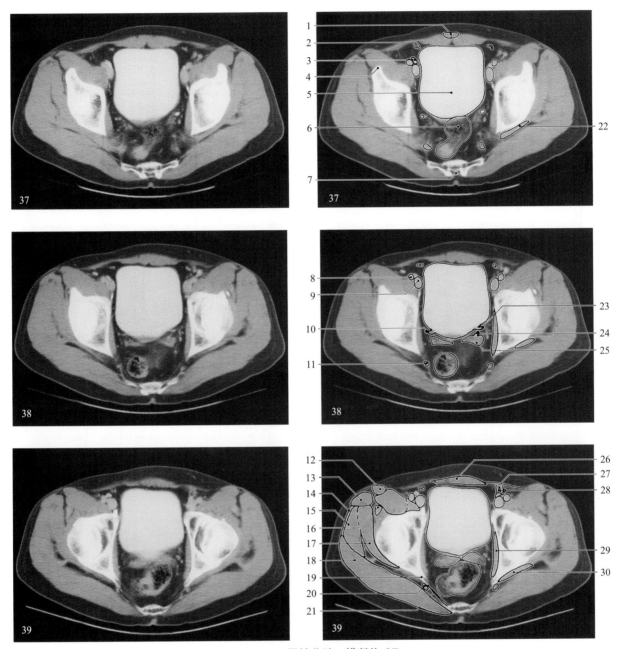

图 9-16　男性盆腔，横断位 CT

定位像见图 9-3

1. 锥状肌　Pyramidalis muscle
2. 腹壁下动静脉　Inferior epigastric artery and vein
3. 含对比剂的淋巴结　Lymph node with contrast medium
4. 髂前下棘　Anterior inferior iliac spine
5. 膀胱　Urinary bladder
6. 直肠　Rectum
7. 骶管裂孔　Hiatus sacralis
8. 右髂外动脉　Right external iliac artery
9. 右髂外静脉　Right external iliac vein
10. 右输尿管　Right ureter

11. 梨状肌下孔内的坐骨神经　Sciatic nerve in infrapiriform foramen
12. 缝匠肌　Sartorius
13. 阔筋膜张肌　Tensor fasciae latae
14. 髂胫束　Iliotibial tract
15. 臀中肌　Gluteus medius
16. 股直肌　Rectus femoris
17. 臀小肌　Gluteus minimus
18. 臀大肌　Gluteus maximus
19. 坐骨棘　Ischial spine
20. 坐骨神经　Sciatic nerve
21. 骶棘韧带　Sacrospinous ligament

22. 梨状肌（肌腱）　Piriformis（tendon）
23. 左输尿管　Left ureter
24. 输精管　Ductus deferens
25. 精囊　Seminal vesicle
26. 腹直肌　Rectus abdominis
27. 腹外斜肌（腱膜）　Obliquus externus abdominis（aponeurosis）
28. 腹壁下血管、睾丸血管和输精管　Inferior epigastric vessels, testicular vessels and deferent duct
29. 闭孔内肌　Obturatorius internus
30. 上孖肌　Gemellus superior

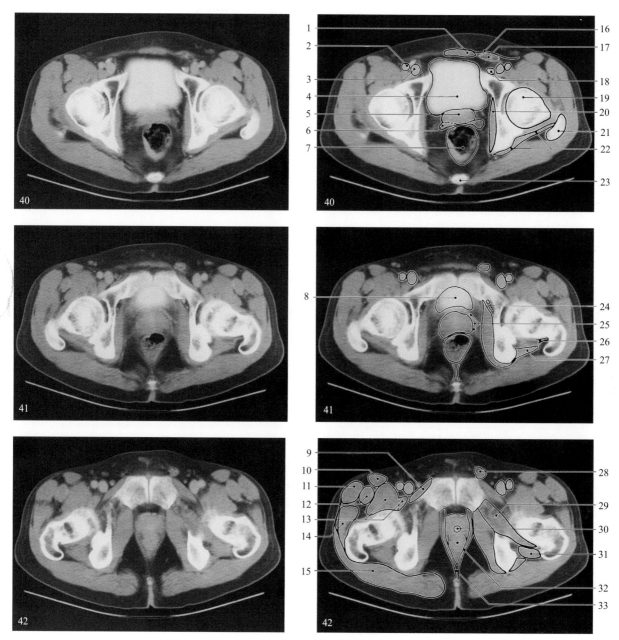

图 9-17　男性盆腔，横断位 CT

定位像见图 9-3

1. 腹直肌（肌腱）　Rectus abdominis （tendon）
2. 右髂外动脉　Right external iliac artery
3. 右髂外静脉　Right external iliac vein
4. 膀胱　Urinary bladder
5. 前列腺　Prostate
6. 精囊　Seminal vesicle
7. 直肠　Rectum
8. 膀胱底　Fundus of urinary bladder
9. 耻骨肌　Pectineus
10. 缝匠肌　Sartorius
11. 阔筋膜张肌　Tensor fasciae latae
12. 股直肌　Rectus femoris
13. 髂腰肌　Iliopsoas
14. 臀中肌和臀小肌　Gluteus medius and minimus
15. 臀大肌　Gluteus maximus
16. 腹股沟管浅环　Superficial inguinal anulus
17. 精索　Spermatic cord
18. 腹股沟深淋巴结　Deep inguinal lymph node
19. 股骨头　Head of femur
20. 闭孔内肌　Obturatorius internus
21. 大转子　Greater trochanter
22. 上孖肌和闭孔内肌（肌腱）　Gemellus superior and obturatorius internus （tendon）
23. 尾骨　Coccyx
24. 闭膜管内的闭孔动脉和神经　Obturator artery and nerve in obturator canal
25. 前列腺静脉丛　Prostatic venous plexus
26. 闭孔外肌（肌腱）　Obturatorius externus （tendon）
27. 下孖肌　Gemellus inferior
28. 精索（右侧去除）　Spermatic cord（removed on right side）
29. 闭孔外肌　Obturatorius externus
30. 尿道前列腺部　Prostatic part of urethra
31. 股方肌　Quadratus femoris
32. 肛提肌　Levator ani
33. 肛尾韧带　Anococcygeal ligament

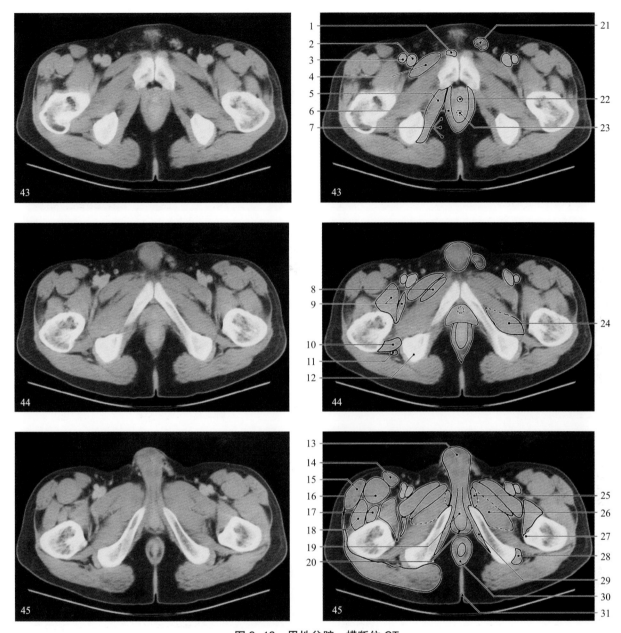

图 9-18　男性盆腔，横断位 CT

定位像见图 9-3

1. 长收肌（起点） Adductor longus（origin）
2. 股静脉 Femoral vein
3. 股动脉 Femoral artery
4. 耻骨肌 Pectineus
5. 闭孔内肌 Obturatorius internus
6. 耻骨直肠肌 Puborectalis
7. 坐骨肛门窝 Ischiorectal fossa
8. 长收肌 Adductor longus
9. 髂腰肌 Iliopsoas
10. 股方肌 Quadratus femoris
11. 坐骨神经 Sciatic nerve
12. 坐骨结节 Ischial tuberosity

13. 阴茎 Penis
14. 缝匠肌 Sartorius
15. 阔筋膜张肌 Tensor fasciae latae
16. 股直肌 Rectus femoris
17. 股中间肌 Vastus intermedius
18. 股外侧肌 Vastus lateralis
19. 尿道球 Bulb of penis
20. 球海绵体肌 Bulbocavernosus
21. 精索（右侧去除） Spermatic cord（removed on right side）
22. 尿道前列腺部 Prostatic part of urethra

23. 肛管 Anal canal
24. 闭孔外肌 Obturatorius externus
25. 股薄肌 Gracilis
26. 短收肌 Adductor brevis
27. 小转子 Lesser trochanter
28. 股二头肌（起点） Biceps femoris（origin）
29. 阴茎脚和坐骨海绵体肌 Crus penis and ischiocavernosus
30. 肛门括约肌 Anal sphincter muscles
31. 臀裂 Crena ani

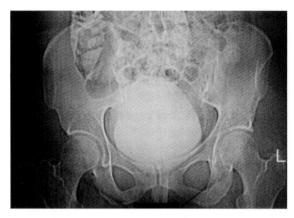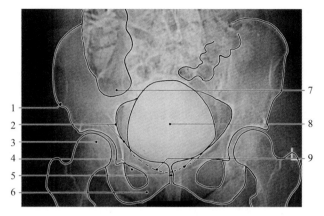

图 9-19　女性盆腔，横断位 CT 定位像

1. 髂前上棘　Anterior superior iliac spine
2. 界线（髂耻线）　Linea terminalis
3. 股骨头　Head of femur
4. 闭孔　Obturator foramen
5. 耻骨联合　Symphysis pubis
6. 耻骨下支　Inferior ramus of pubis
7. 盲肠　Cecum
8. 膀胱　Urinary bladder
9. 膀胱底　Fundus of bladder

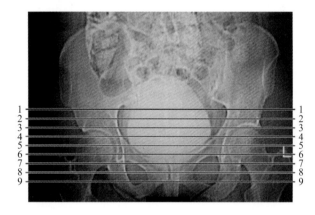

图 9-20　女性盆腔，横断位 CT 定位像

线 1~9 为下述 CT 横断位图像连续扫描层面，层厚为 10mm。胃肠道经口服对比剂显像。泌尿系通过排泄静脉注射的水溶性对比剂显像

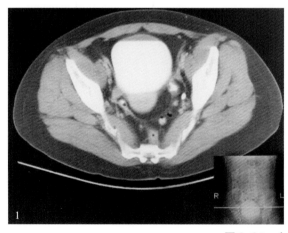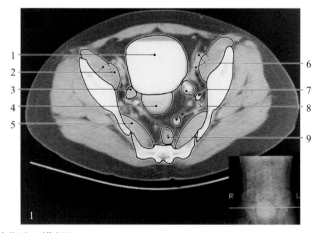

图 9-21　女性盆腔，横断位 CT

定位像见图 9-20

1. 膀胱　Urinary bladder
2. 髂腰肌　Iliopsoas
3. 右卵巢　Right ovary
4. 子宫体　Corpus uteri
5. 梨状肌　Piriformis
6. 髂外动脉和静脉　External iliac artery and vein
7. 左输尿管　Left ureter
8. 乙状结肠　Sigmoid colon
9. 直肠　Rectum

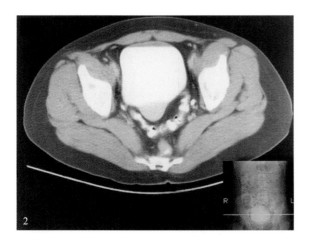
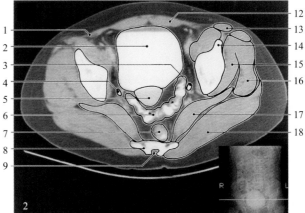

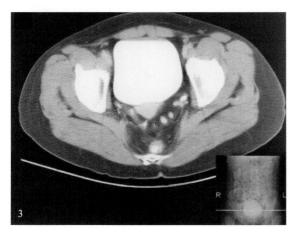
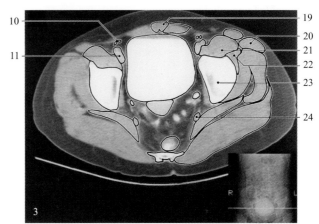

图 9-22 女性盆腔，横断位 CT

定位像见图 9-20

1. 腹股沟韧带　Inguinal ligament
2. 膀胱　Urinary bladder
3. 左输尿管　Left ureter
4. 右输尿管　Right ureter
5. 子宫体　Corpus uteri
6. 乙状结肠　Sigmoid colon
7. 直肠　Rectum
8. 骶骨　Sacrum
9. 骶管裂孔　Hiatus sacralis

10. 腹壁下动静脉　Inferior epigastric artery and vein
11. 髂外动静脉　External iliac artery and vein
12. 腹直肌　Rectus abdominis
13. 缝匠肌　Sartorius
14. 髂前下棘　Anterior inferior iliac spine
15. 臀小肌　Gluteus minimus
16. 臀中肌　Gluteus medius
17. 梨状肌　Piriformis

18. 臀大肌　Gluteus maximus
19. 锥状肌　Pyramidalis muscle
20. 阔筋膜张肌　Tensor fasciae latae
21. 髂腰肌　Iliopsoas
22. 股直肌　Rectus femoris
23. 髂骨体　Body of ilium
24. 坐骨神经　Sciatic nerve

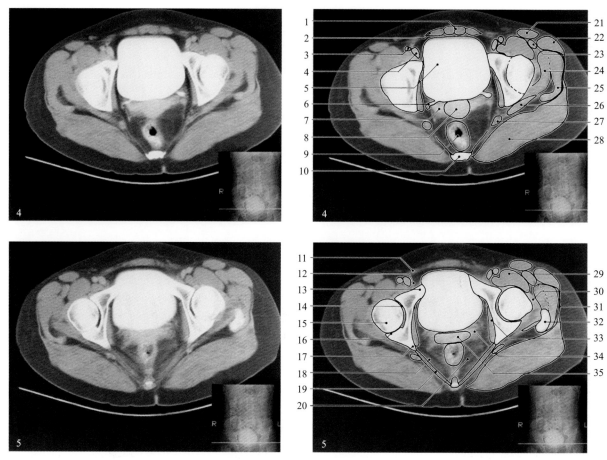

图 9-23 女性盆腔，横断位 CT

定位像见图 9-20

1. 锥状肌 Pyramidalis
2. 腹直肌 Rectus abdominis
3. 髂外动脉 External iliac artery
4. 髂外静脉 External iliac vein
5. 膀胱 Urinary bladder
6. 右输尿管 Right ureter
7. 子宫旁组织 Parametrium
8. 子宫颈 Cervix uteri
9. 直肠 Rectum
10. 尾骨 Coccyx
11. 腹股沟韧带 Inguinal ligament
12. 腹股沟深淋巴结 Deep inguinal lymph node

13. 耻骨上支 Superior ramus of pubis
14. 髋臼窝 Acetabular fossa
15. 股骨头 Head of femur
16. 月状面 Lunate surface
17. 坐骨棘 Ischial spine
18. 尾骨肌 Coccygeus muscle
19. 骶棘韧带 Sacrospinous ligament
20. 肛提肌 Levator ani
21. 缝匠肌 Sartorius
22. 阔筋膜张肌 Tensor fasciae latae
23. 股直肌 Rectus femoris
24. 臀小肌 Gluteus minimus
25. 臀中肌 Gluteus medius

26. 梨状肌 Piriformis
27. 坐骨神经 Sciatic nerve
28. 臀大肌 Gluteus maximus
29. 髂腰肌 Iliopsoas
30. 髂股韧带 Iliofemoral ligament
31. 髂胫束 Iliotibial tract
32. 大转子 Greater trochanter
33. 闭孔内肌 Obturatorius internus
34. 阴道静脉丛 Vaginal venous plexus
35. 阴道 Vagina

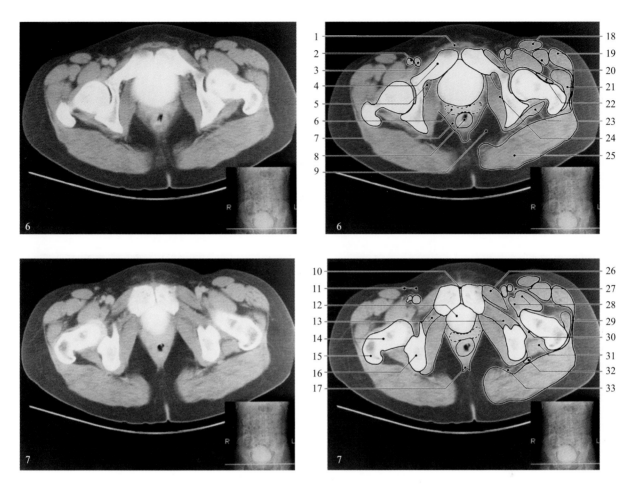

图 9-24 女性盆腔，横断位 CT

定位像见图 9-20

1. 腹直肌和锥状肌 Rectus abdominis, and pyramidalis
2. 股动脉 Femoral artery
3. 股静脉 Femoral vein
4. 耻骨上支 Superior ramus of pubis
5. 闭膜管 Obturator canal
6. 阴道 Vagina
7. 肛提肌 Levator ani
8. 直肠 Rectum
9. 坐骨直肠窝 Ischiorectal fossa
10. 耻骨联合 Symphysis pubica
11. 腹股沟浅淋巴结 Superficial inguinal lymph nodes
12. 膀胱底 Fundus of urinary bladder
13. 闭孔外肌 Obturatorius externus
14. 股骨颈 Neck of femur
15. 大转子 Greater trochanter
16. 坐骨体 Body of ischium
17. 肛尾韧带 Anococcygeal ligament
18. 缝匠肌 Sartorius
19. 阔筋膜张肌 Tensor fasciae latae
20. 股直肌 Rectus femoris
21. 臀中肌、臀小肌 Gluteus medius and minimus
22. 髂股韧带 Iliofemoral ligament
23. 上、下孖肌和闭孔内肌肌腱 Gemelli and tendon of obturatorius internus
24. 闭孔内肌 Obturatorius internus
25. 臀大肌 Gluteus maximus
26. 耻骨肌 Pectineus
27. 股神经 Femoral nerve
28. 髂腰肌 Iliopsoas
29. 髂胫束 Iliotibial tract
30. 坐股韧带 Ischiofemoral ligament
31. 股方肌 Quadratus femoris
32. 坐骨神经 Sciatic nerve
33. 骶结节韧带 Sacrotuberal ligament

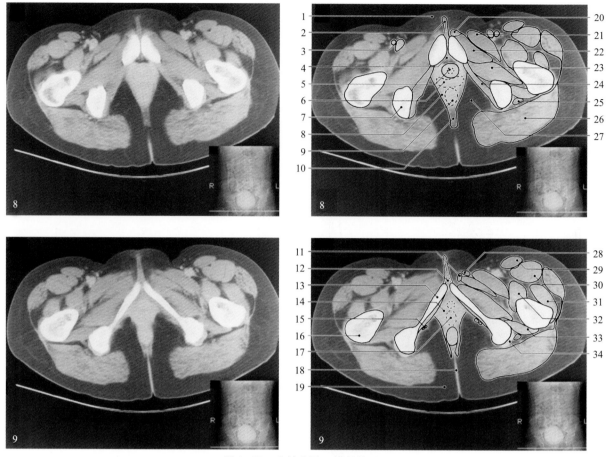

图 9-25　女性盆腔，横断位 CT

定位像见图 9-20

1. 阴阜　Mons pubis（veneris）
2. 女阴裂　Rima pudendi
3. 股动静脉　Femoral artery and vein
4. 弓状下窝　Subarcuate lacuna
5. 女性尿道和尿道外括约肌　Urethra feminina, and sphincter urethrae externa
6. 阴道　Vagina
7. 坐骨结节　Ischial tuberosity
8. 肛提肌　Levator ani
9. 肛管　Anal canal
10. 肛尾韧带　Anococcygeal ligament
11. 股薄肌　Gracilis
12. 阴蒂　Clitoris
13. 耻骨下支　Inferior ramus of pubis
14. 前庭球　Bulb of vestibule
15. 阴部内动静脉和阴部神经　Internal pudendal artery and vein, and pudendal nerve
16. 股骨　Femur
17. 阴道前庭　Vestibule of vagina
18. 臀裂　Crena ani
19. 皮下脂肪　Subcutaneous fat
20. 长收肌（起点）　Adductor longus（origin）
21. 耻骨肌　Pectineus
22. 短收肌　Adductor brevis
23. 闭孔外肌　Obturatorius externus
24. 闭孔内肌　Obturatorius internus
25. 坐骨神经　Sciatic nerve
26. 臀大肌　Gluteus maximus
27. 坐骨直肠窝　Ischiorectal fossa
28. 长收肌（肌腱）　Adductor longus（tendon）
29. 缝匠肌　Sartorius
30. 股直肌　Rectus femoris
31. 股外侧肌　Vastus lateralis
32. 髂腰肌　Iliopsoas
33. 股方肌　Quadratus femoris
34. 半膜肌、半腱肌和股二头肌的共同起点　Common origin of semimembranosus, semitendinosus, and biceps femoris

第二节　胃和十二指肠

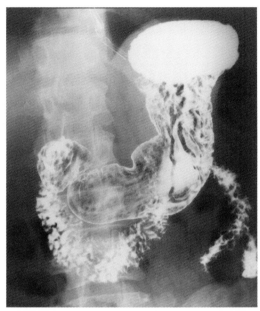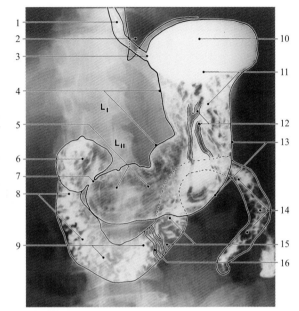

图 9-26　胃和十二指肠，气钡双重对比造影，斜位 X 线片

1. 食管　Esophagus
2. 左肺　Left lung
3. 贲门　Cardia
4. 胃小弯　Lesser curvature of stomach
5. 幽门窦　Pyloric antrum
6. 十二指肠球部　Duodenal cap（bulbus）
7. 幽门　Pyloric orifice
8. 十二指肠降部　Descending part of duodenum
9. 十二指肠水平部　Horizontal part of duodenum
10. 胃底　Fundus of stomach
11. 胃体　Body of stomach
12. 胃黏膜皱襞　Rugae gastricae
13. 胃大弯　Greater curvature of stomach
14. 空肠　Jejunum
15. 十二指肠升部　Ascending part of duodenum
16. 环状皱襞（Kerckring 皱襞）　Circular folds（Kerckring）

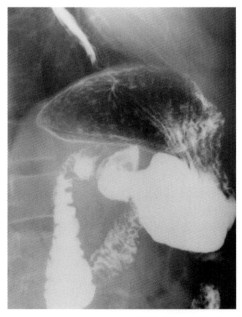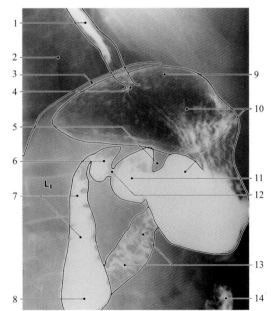

图 9-27　胃和十二指肠，气钡双重对比造影，侧位 X 线片

1. 食管　Esophagus
2. 肺　Lung
3. 膈和胃壁　Diaphragm and gastric wall
4. 贲门　Cardia
5. 收缩沟　Contraction furrow
6. 十二指肠球部　Duodenal cap（bulbus）
7. 十二指肠降部　Descending part of duodenum
8. 十二指肠水平部　Horizontal part of duodenum
9. 胃底　Fundus of stomach
10. 胃体　Body of stomach
11. 幽门窦　Pyloric antrum
12. 幽门　Pyloric orifice
13. 十二指肠升部　Ascending part of duodenum
14. 空肠　Jejunum

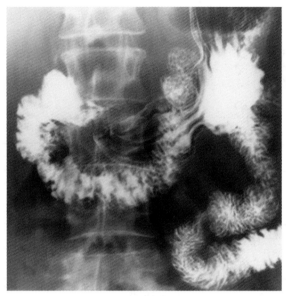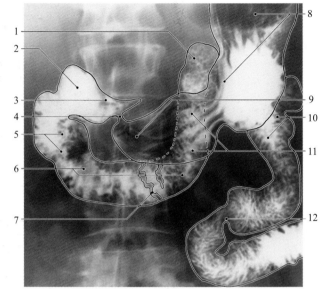

图 9-28　十二指肠，气钡双重对比造影，前后位 X 线片

1. 十二指肠空肠曲　Duodenojejunal flexure
2. 十二指肠上部　Superior part of duodenum
3. 十二指肠球部　Duodenal cap（bulbus）
4. 幽门管　Pyloric canal
5. 十二指肠降部　Descending part of duodenum
6. 十二指肠水平部　Horizontal part of duodenum
7. 环状皱襞（Kerckring 皱襞）Circular folds（Kerckring）
8. 胃体　Body of stomach
9. 幽门窦　Pyloric antrum
10. 空肠　Jejunum
11. 十二指肠升部　Ascending part of duodenum
12. 空肠蠕动性收缩　Peristaltic contraction in jejunum

第三节　小　肠

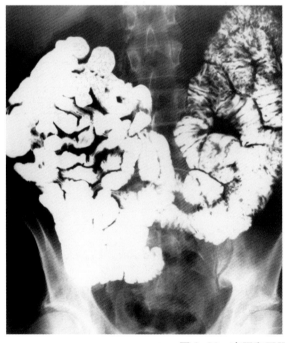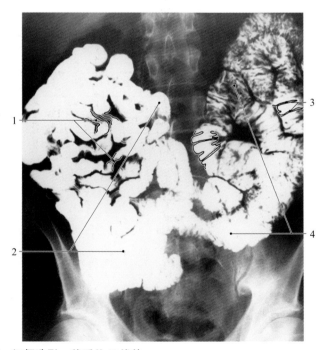

图 9-29　空肠和回肠，钡餐造影，前后位 X 线片

1. 回肠蠕动性收缩　Peristaltic contractions in ileum
2. 回肠　Ileum
3. 空肠环状皱襞　Circular folds in jejunum
4. 空肠　Jejunum

第四节　结肠和直肠

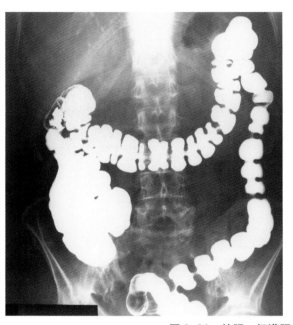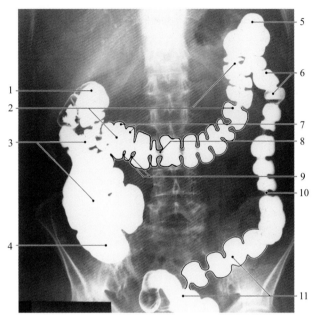

图 9-30　结肠，钡灌肠，单对比造影，前后位 X 线片

1. 结肠肝曲　Hepatic flexure of colon	5. 结肠脾曲　Splenic flexure of colon	9. 半月襞　Semilunar folds
2. 横结肠　Transverse colon	6. 降结肠　Descending colon	10. 蠕动性收缩　Peristaltic contraction
3. 升结肠　Ascending colon	7. 结肠袋　Haustra	11. 乙状结肠　Sigmoid colon
4. 盲肠　Cecum	8. 蠕动性收缩　Peristaltic contraction	

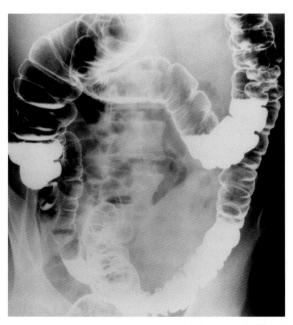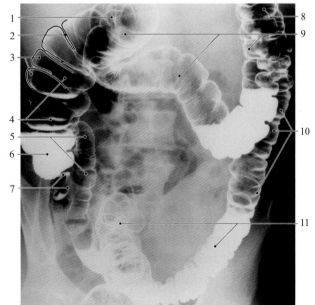

图 9-31　结肠，双重对比造影，前后位 X 线片

1. 结肠肝曲　Hepatic flexure of colon	5. 回肠末段　Terminal ileum	9. 横结肠　Transverse colon
2. 半月襞　Semilunar folds	6. 盲肠　Cecum	10. 降结肠　Descending colon
3. 结肠袋　Haustra	7. 阑尾　Vermiform appendix	11. 乙状结肠　Sigmoid colon
4. 升结肠　Ascending colon	8. 结肠脾曲　Splenic flexure of colon	

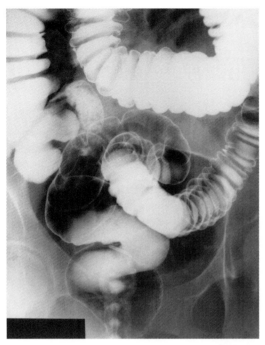
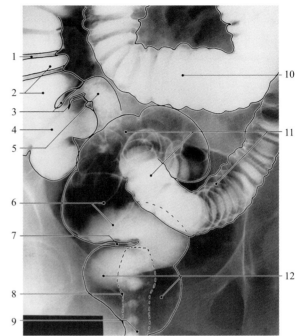

图 9-32　直肠，双重对比造影，前后位 X 线片

1. 半月襞　Semilunar fold
2. 升结肠　Ascending colon
3. 回盲瓣　Ileocaecal valve
4. 盲肠　Cecum
5. 回肠末段　Terminal ileum
6. 直肠　Rectum
7. 直肠横襞　Transverse fold of rectum
8. 导管　Tube
9. 肛管　Anal canal
10. 横结肠　Transverse colon
11. 乙状结肠　Sigmoid colon
12. 直肠壶腹　Rectal ampulla

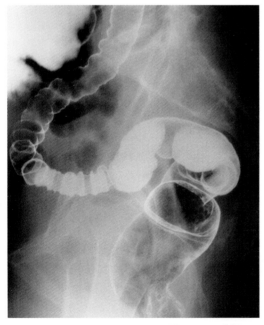
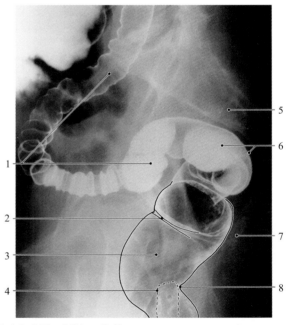

图 9-33　直肠，双重对比造影，侧位 X 线片

1. 乙状结肠　Sigmoid colon
2. 直肠横襞　Transverse fold of rectum
3. 直肠壶腹　Rectal ampulla
4. 导管　Tube
5. 骶骨　Sacrum
6. 直肠骶曲　Sacral flexure of rectum
7. 尾骨　Coccyx
8. 直肠会阴曲　Perineal flexure of rectum

第五节　肝和胰腺

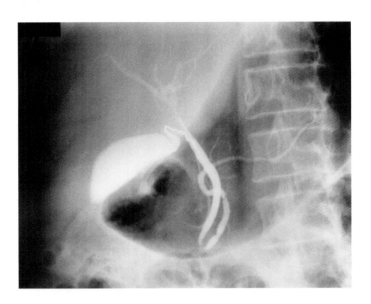

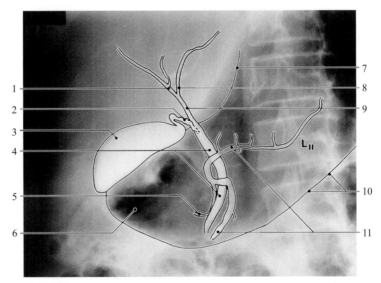

图 9-34　胆道，内镜下逆行胰胆管造影（ERCP），前后位 X 线片

1. 肝右管　Right hepatic duct
2. 胆囊管　Cystic duct
3. 胆囊　Gall bladder
4. 胆总管　Bile duct（choledochus）
5. 副胰管（Santorini 管）　Accessory

pancreatic duct（Santorini）
6. 幽门窦（充气）　Pyloric antrum（air-filled）
7. 胃小弯　Lesser curvature of stomach
8. 肝左管　Left hepatic duct
9. 肝总管　Common hepatic duct

10. 胃大弯　Greater curvature of stomach
11. 胰管（Wirsung 管）　Pancreatic duct（Wirsung）

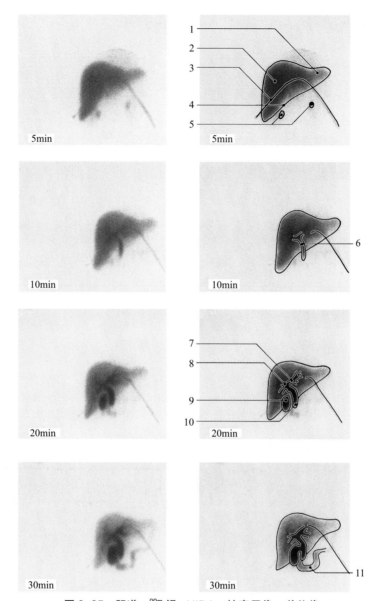

图 9-35　胆道，⁹⁹ᵐ锝 -HIDA，核素显像，前位像

胆道排泄 HIDA，静脉注射后 5、10、20、30min

1. 肝左叶　Left lobe of liver	5. 右、左肾盂　Right and left renal pelvis	9. 胆囊　Gall bladder
2. 肝右叶　Right lobe of liver	6. 肝总管　Common hepatic duct	10. 胆总管　Bile duct（choledochus）
3. 肋弓标线　Mark on rib curvature	7. 肝左管　Left hepatic duct	11. 十二指肠　Duodenum
4. 肝下缘　Inferior margin of liver	8. 肝右管　Right hepatic duct	

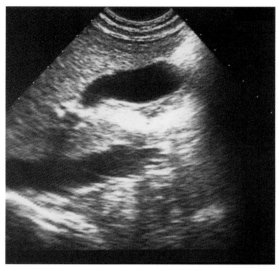
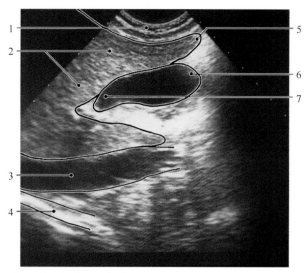

图 9-36 胆囊，深吸气，肋下矢状面，超声

1. 前腹壁 Anterior abdominal wall
2. 肝 Liver
3. 下腔静脉 Inferior caval vein
4. 膈 Diaphragm
5. 肝下缘 Inferior margin of liver
6. 胆囊底 Fundus of gall bladder
7. 胆囊颈 Neck of gall bladder

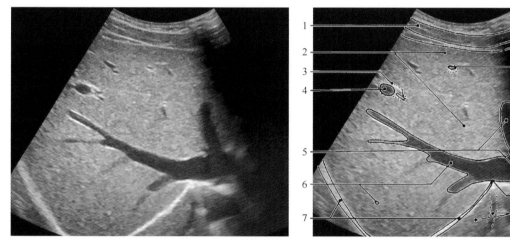

图 9-37 肝，肋下，斜横切面，超声

1. 腹肌 Abdominal wall muscles
2. 肝右叶 Right liver lobe
3. 门静脉周围结缔组织 Periportal connective tissue
4. 门静脉较大分支 Portal vein（large branch）
5. 下腔静脉和肝中静脉 Inferior caval vein and middle hepatic vein
6. 肝右静脉和肝小静脉 Right hepatic vein and small hepatic vein
7. 膈 Diaphragm
8. 门静脉较小分支 Portal vein（small branch）
9. 膈腔静脉裂孔 Caval opening in diaphragm
10. 镜面伪像 Mirror artefact

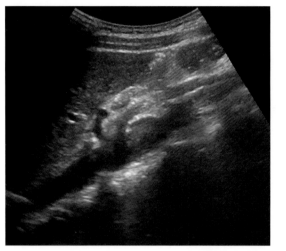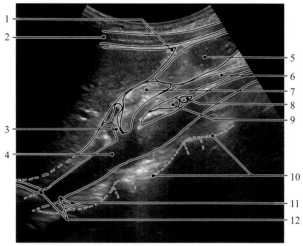

图 9-38　上腹部，正中矢状面，超声

1. 肝下缘　Inferior margin of liver	5. 胃　Stomach	9. 胰腺钩突　Pancreas（uncinate process）
2. 腹肌　Abdominal muscles	6. 肠系膜上动脉　Superior mesenteric artery	10. 脊柱　Vertebral column
3. 腹腔干　Celiac trunk	7. 胰体　Pancreas（body）	11. 膈　Diaphragm
4. 腹主动脉　Aorta	8. 左肾静脉　Left renal vein	12. 主动脉裂孔　Aortic hiatus

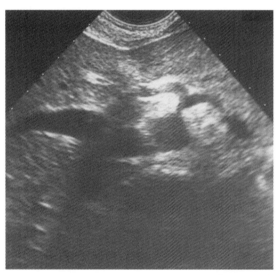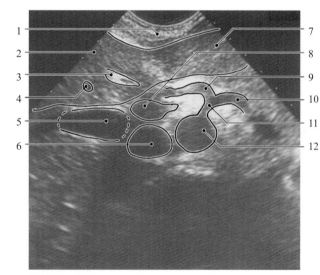

图 9-39　上腹部，横切面，超声

1. 前腹壁　Anterior abdominal wall	5. 胆囊　Gall bladder	9. 肝总动脉　Common hepatic artery
2. 肝右叶　Right lobe of liver	6. 下腔静脉　Inferior caval vein	10. 脾动脉　Splenic artery
3. 门静脉分支　Portal tract	7. 肝左叶　Left lobe of liver	11. 腹腔干　Celiac trunk
4. 肝静脉　Hepatic vein	8. 门静脉　Portal vein	12. 腹主动脉　Abdominal aorta

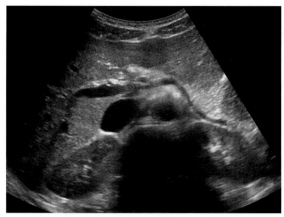
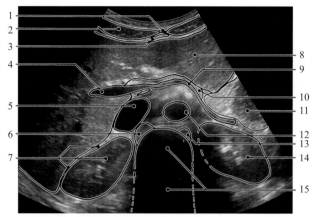

图 9-40　上腹部，横切面，超声

1. 腹白线　Linea alba
2. 腹直肌　Rectus abdominis
3. 肝镰状韧带　Falciform ligament of liver
4. 门静脉　Portal vein
5. 下腔静脉　Inferior caval vein
6. 膈（右脚）　Diaphragm（right crus）

7. 右肾和肝肾隐窝（Morrison 囊）　Right kidney and hepatorenal recess（Morrison's pouch）
8. 肝左叶　Left lobe of liver
9. 脾静脉　Splenic vein
10. 胰尾　Pancreas（tail）

11. 胃　Stomach
12. 腹主动脉　Aorta
13. 膈（左脚）　Diaphragm（left crus）
14. 左肾　Left kidney
15. 椎体（后伴声影）　Vertebral body（with acoustic shadow）

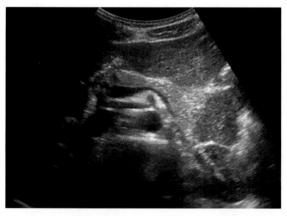
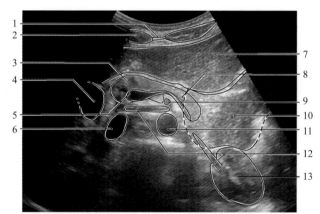

图 9-41　上腹部，横切面，超声

1. 腹白线　Linea alba
2. 腹直肌　Rectus abdominis
3. 胰头　Pancreas（head）
4. 胆囊　Gall bladder
5. 门静脉　Portal vein

6. 下腔静脉　Inferior caval vein
7. 肝左叶　Left lobe of liver
8. 胰尾　Pancreas（tail）
9. 肠系膜上动脉　Superior mesenteric artery
10. 胃　Stomach

11. 腹主动脉　Aorta
12. 左肾静脉　Left renal vein
13. 左肾　Left kidney

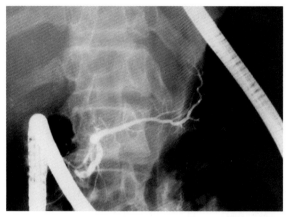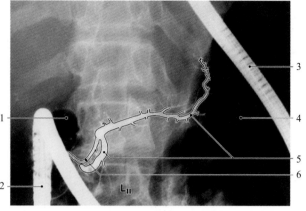

图 9-42　胰管，内镜下逆行胰管造影，前后位 X 线片

1. 十二指肠球部（含气） Duodenal cap
   （with air）
2. 十二指肠降部内的内镜　Endoscope
   in descending part of duodenum
3. 胃内的内镜　Endoscope in stomach
4. 胃体（充气） Body of stomach（inflated）
5. 胰管　Pancreatic duct（Wirsung）
6. 副胰管　Accessory pancreatic duct
   （Santorini）

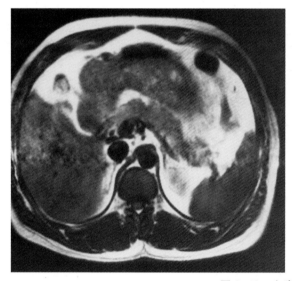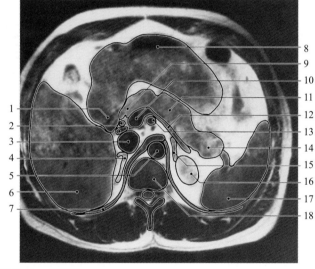

图 9-43　上腹及胰腺，横断位 MR

1. 十二指肠　Duodenum
2. 胆总管和肝固有动脉　Bile duct and hepatic
   artery proper
3. 下腔静脉　Inferior caval vein
4. 右肾上腺　Right suprarenal gland
5. 膈主动脉裂孔内的主动脉　Aorta in aortic
   aperture of diaphragm
6. 肝　Liver
7. 膈腰部　Lumbar part of diaphragm
8. 胃　Stomach
9. 胰头　Head of pancreas
10. 肝门静脉　Portal vein
11. 胰体　Body of pancreas
12. 脾静脉　Splenic vein
13. 肠系膜上动脉　Superior mesenteric artery
14. 胰尾　Tail of pancreas
15. 左肾上腺　Left suprarenal gland
16. 左肾上极　Upper pole of left kidney
17. 脾　Spleen
18. T12~L1 椎间盘　Intervertebral disc Th
    XII~LI

第六节　脾

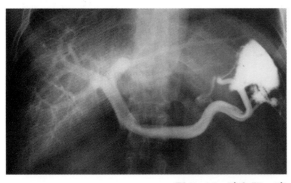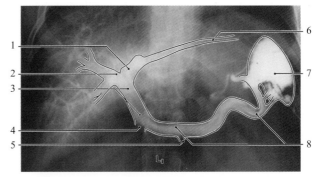

图 9-44　脾和肝，脾 - 门静脉造影，前后位 X 线片

1. 门静脉左支　Left branch of portal vein
2. 门静脉右支　Right branch of portal vein
3. 门静脉　Portal vein
4. 肠系膜上静脉（入口）Superior mesenteric vein（entrance）
5. 肠系膜下静脉（入口）Inferior mesenteric vein（entrance）
6. 门静脉肝左叶支　Portal branch in left lobe of liver
7. 脾　Spleen
8. 脾静脉　Splenic vein

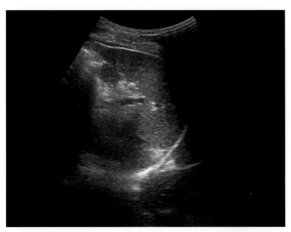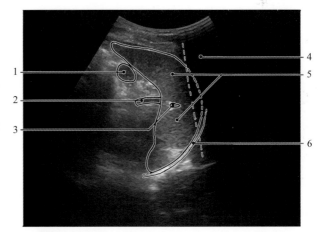

图 9-45　脾，肋间横切面，超声

1. 副脾　Accessory spleen
2. 脾静脉　Splenic vein
3. 脾血管　Splenic vessel
4. 肋骨声影　Acoustic shadow of rib
5. 脾　Spleen
6. 膈　Diaphragm

第七节　动脉和静脉

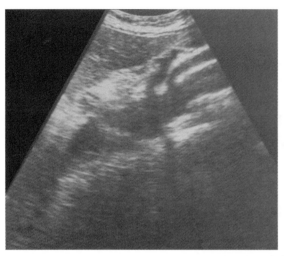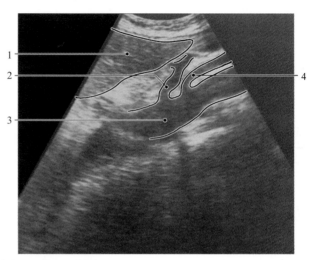

图 9-46　腹主动脉，矢状面，超声

1. 肝　Liver
2. 腹腔干　Celiac trunk
3. 腹主动脉　Abdominal aorta
4. 肠系膜上动脉　Superior mesenteric artery

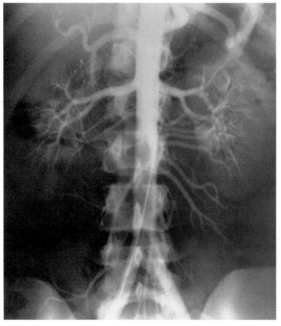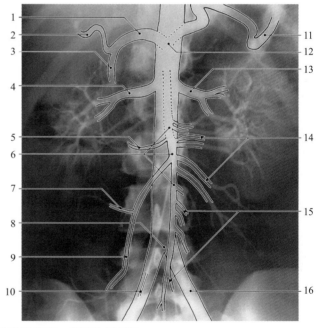

图 9-47　腹主动脉，主动脉造影，前后位 X 线片

1. 肝总动脉　Common hepatic artery
2. 肝固有动脉　Hepatic artery proper
3. 胃十二指肠动脉　Gastroduodenal artery
4. 右肾动脉　Right renal artery
5. 中结肠动脉　Middle colic artery
6. 肠系膜上动脉　Superior mesenteric artery
7. 右结肠动脉　Right colic artery
8. 主动脉分叉　Aortic bifurcation
9. 回结肠动脉　Iliocolic artery
10. 导管　Catheter
11. 脾动脉　Splenic artery
12. 腹腔干　Celiac trunk
13. 左肾动脉　Left renal artery
14. 空肠动脉　Jejunal arteries
15. 回肠动脉　Ileal arteries
16. 左髂总动脉　Left common iliac artery

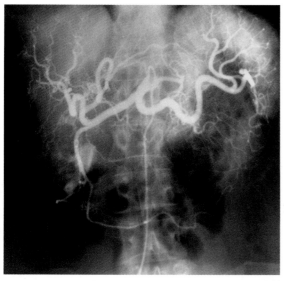
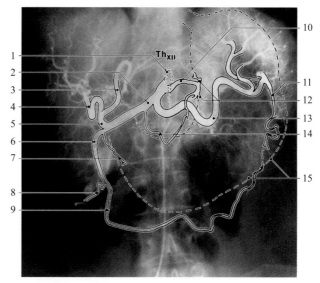

图 9-48 腹腔干，动脉造影（动脉期），前后位 X 线片

1. 腹腔干内的导管尖 Catheter tip in celiac trunk
2. 肝总动脉 Common hepatic artery
3. 肝动脉左支 Left branch of hepatic artery
4. 肝动脉右支 Right branch of hepatic artery
5. 肝固有动脉 Hepatic artery proper
6. 胃十二指肠动脉 Gastroduodenal artery
7. 十二指肠上动脉 Supraduodenal artery
8. 胰十二指肠上动脉 Superior pancreatico-duodenal artery
9. 胃网膜右动脉 Right gastro-omental artery
10. 胃左动脉 Left gastric artery
11. 胃网膜左动脉 Left gastro-omental artery
12. 胃左动脉分支 Branches of left gastric artery
13. 脾动脉 Splenic artery
14. 胃右动脉 Right gastric artery
15. 胃轮廓（虚线） Contour of ventricle（stippled）

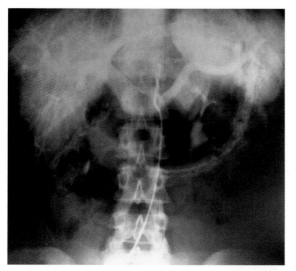
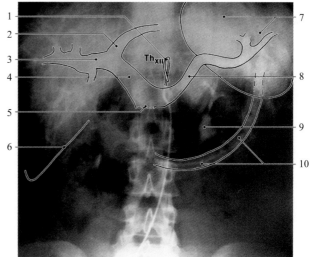

图 9-49 门静脉，腹腔动脉造影（静脉期），前后位 X 线片（见图 9-48）

1. 腹腔干内导管影 Catheter in celiac trunk
2. 门静脉左支 Left branch of portal vein
3. 门静脉右支 Right branch of portal vein
4. 门静脉 Portal vein
5. 肠系膜上静脉（入口） Superior mesenteric vein（entrance）
6. 肝下缘 Lower margin of liver
7. 脾 Spleen
8. 脾静脉 Splenic vein
9. 左肾盂 Pelvis of left kidney
10. 胃壁（胃大弯） Gastric wall（greater curvature）

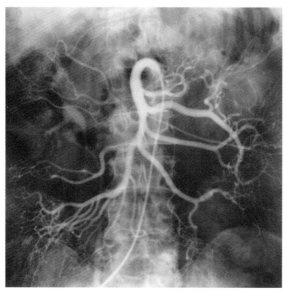
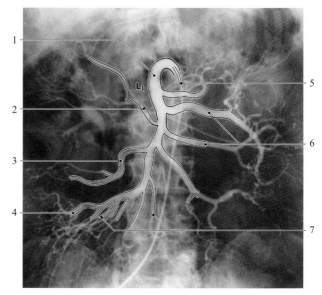

图 9-50　肠系膜上动脉，动脉造影，前后位 X 线片

1. 肠系膜上动脉　Superior mesenteric artery　　4. 回结肠动脉　Ileocolic artery　　6. 空肠动脉　Jejunal arteries
2. 中结肠动脉　Middle colic artery　　5. 导管　Catheter　　7. 回肠动脉　Ileal arteries
3. 右结肠动脉　Right colic artery

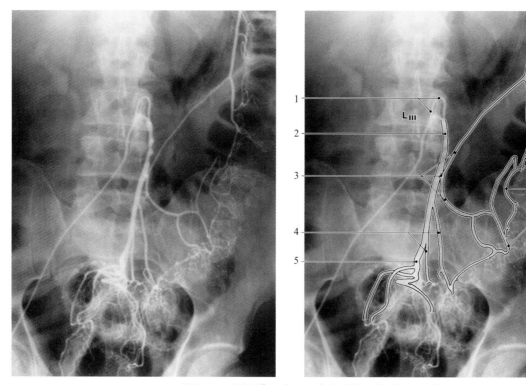

图 9-51　肠系膜下动脉，动脉造影，前后位 X 线片

1. 导管　Catheter　　3. 左结肠动脉　Left colic artery　　5. 直肠上动脉　Superior rectal artery
2. 肠系膜下动脉　Inferior mesenteric artery　　4. 乙状结肠动脉　Sigmoid arteries　　6. 结肠缘动脉　Marginal artery

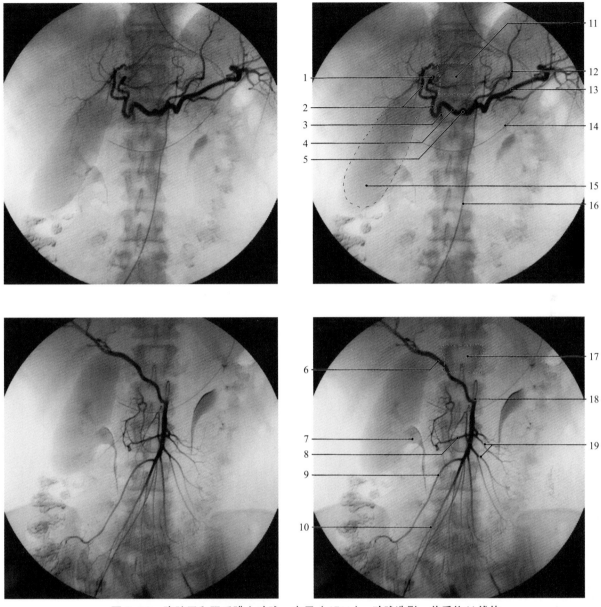

图 9-52　腹腔干和肠系膜上动脉，变异（15%），动脉造影，前后位 X 线片

肝右动脉起自肠系膜上动脉

1. 胃右动脉　Right gastric artery	8. 中结肠动脉　Middle colic artery	15. 胆囊　Gall bladder
2. 肝左动脉　Left hepatic artery	9. 右结肠动脉　Right colic artery	16. 主动脉内导管　Catheter in aorta
3. 胃十二指肠动脉　Gastroduodenal artery	10. 回结肠动脉　Iliocolic artery	17. L1 椎体　First lumbar vertebra
4. 肝总动脉　Common hepatic artery	11. L1 椎体　First lumbar vertebra	18. 肠系膜上动脉　Superior mesenteric artery
5. 腹腔干　Celiac trunk	12. 胃左动脉　Left gastric artery	19. 空肠动脉　Jejunal arteries
6. 肝右动脉　Right hepatic artery	13. 脾动脉　Splenic artery	
7. 肾盂　Renal pelvis	14. 胃内导管　Catheter in stomach	

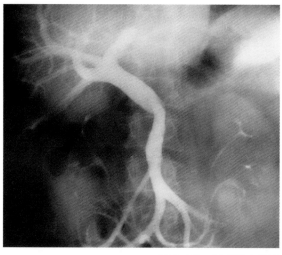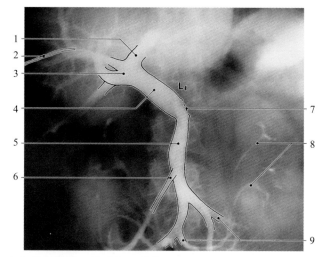

图 9-53　肠系膜上静脉，经肝静脉造影，前后位 X 线片

1. 门静脉左支　Left branch of portal vein
2. 经肝导管　Transhepatic catheter
3. 门静脉右支　Right branch of portal vein
4. 门静脉　Portal vein
5. 肠系膜上静脉　Superior mesenteric vein
6. 中结肠静脉　Middle colic vein
7. 脾静脉（入口）　Splenic vein（entrance）
8. 左肾盂（重复畸形）　Pelvis of left kidney（duplex）
9. 空肠静脉　Jejunal veins

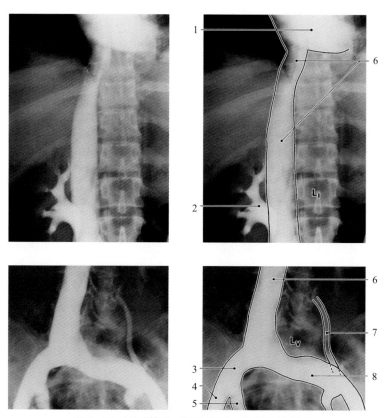

图 9-54　下腔静脉，静脉造影，前后位 X 线片

1. 右心房　Right atrium
2. 右肾盂　Pelvis of right kidney
3. 右髂总静脉　Right common iliac vein
4. 右髂外静脉　Right external iliac vein
5. 右髂内静脉　Right internal iliac vein
6. 下腔静脉　Inferior caval vein
7. 左输尿管　Left ureter
8. 左髂总静脉　Left common iliac vein

第八节 淋 巴 系 统

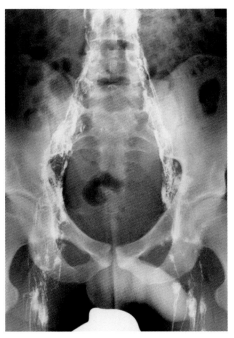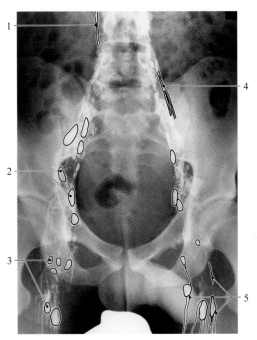

图 9-55 腰淋巴系，淋巴造影，第一天，前后位 X 线片

对比剂注入双足淋巴管

1. 右腰干　Right lumbar trunk
2. 髂外淋巴结　External iliac lymph nodes
3. 腹股沟浅淋巴结　Superficial inguinal lymph nodes

4. 髂腰主淋巴管　Major iliolumbar lymphatic vessels
5. 腹股沟浅淋巴结的输入和输出淋巴管　Afferent and efferent lymphatic vessels of superficial inguinal lymph nodes

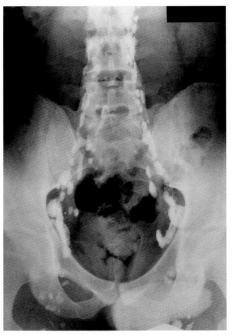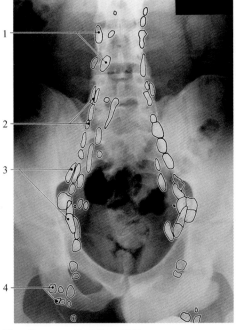

图 9-56 腰淋巴结，淋巴造影，第二天，前后位 X 线片

1. 腰（主动脉旁）淋巴结　Lumbar （paraaortic）lymph nodes

2. 髂总淋巴结　Common iliac lymph nodes
3. 髂外淋巴结　External iliac lymph nodes

4. 腹股沟浅淋巴结　Superficial inguinal lymph nodes

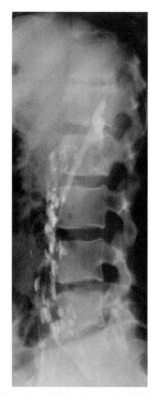
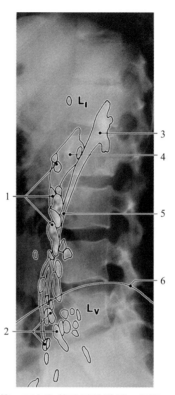

图 9-57　腰淋巴结，淋巴造影（第二天）和静脉尿路造影，侧位 X 线片

1. 腰（主动脉旁）淋巴结　Lumbar（paraaortic）lymph nodes
2. 髂总淋巴结　Common iliac lymph nodes
3. 左肾盂　Pelvis of left kidney

4. 右肾盂　Pelvis of right kidney
5. 左输尿管　Left ureter
6. 髂嵴　Iliac crest

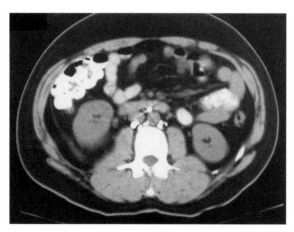
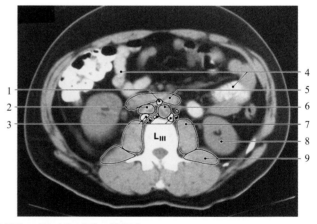

图 9-58　腰淋巴结，淋巴造影和口服对比剂后，横断位 CT

1. 腰（主动脉前）淋巴结　Lumbar（preaortic）lymph node
2. 下腔静脉　Inferior caval vein
3. 腰（主动脉旁）淋巴结　Lumbar（paraaortic）lymph nodes

4. 小肠　Small intestine
5. 十二指肠水平部　Horizontal part of duodenum
6. 腹主动脉　Abdominal aorta

7. 腰大肌　Psoas major
8. 左肾　Left kidney
9. 腰方肌　Quadratus lumborum

第十章

泌尿生殖系统

肾
膀胱和尿道
男性生殖器官
女性生殖器官和胚胎
胎儿

第一节　肾

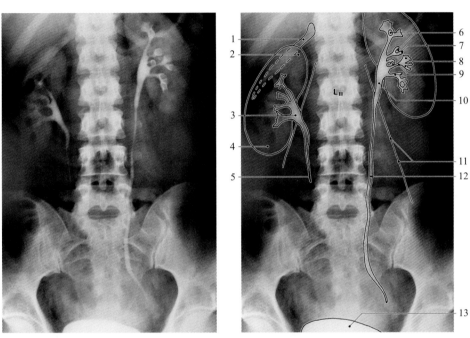

图 10-1　尿路，静脉尿路造影，前后位 X 线片

静脉注射对比剂后 15min

1. 第十二肋骨　12th rib
2. 右肾上极　Upper pole of right kidney
3. 右肾盂　Pelvis of right kidney
4. 右肾下端　Lower pole of right kidney
5. 右输尿管　Right ureter

6. 肾乳头　Renal papillae
7. 肾小盏穹隆　Fornix of minor calyx
8. 肾小盏　Minor calices
9. 肾大盏　Major calices
10. 左肾盂　Pelvis of left kidney

11. 腰大肌（外侧缘）　Psoas major (lateral contour)
12. 左输尿管　Left ureter
13. 膀胱　Urinary bladder

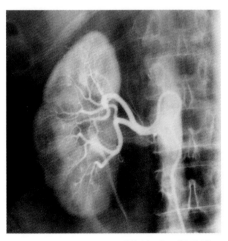
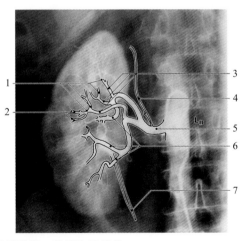

图 10-2　肾动脉，动脉造影，前后位 X 线片

1. 弓状动脉　Arcuate arteries
2. 小叶间动脉　Interlobular arteries
3. 叶间动脉　Interlobar arteries

4. 肾上腺下动脉　Inferior suprarenal artery
5. 右肾动脉　Right renal artery
6. 肾段动脉　Segmental arteries

7. 右输尿管　Right ureter

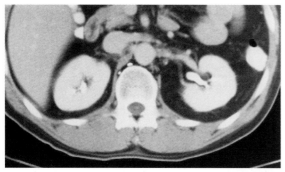
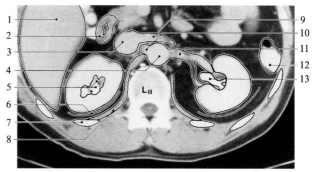

图 10-3　肾，静脉和口服对比剂后，横断位 CT

1. 肝　Liver
2. 十二指肠降部　Descending part of duodenum
3. 下腔静脉　Inferior caval vein
4. 腹主动脉　Abdominal aorta
5. 肾窦　Renal sinus
6. 肾筋膜　Renal fascia
7. 第十二肋骨　12th rib
8. 膈腰部骨　Lumbar part of diaphragm
9. 左肾静脉　Left renal vein
10. 右肾动脉　Right renal artery
11. 左肾动脉　Left renal artery
12. 降结肠　Descending colon
13. 左肾盂　Pelvis of left kidney

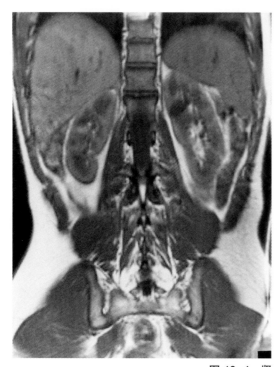
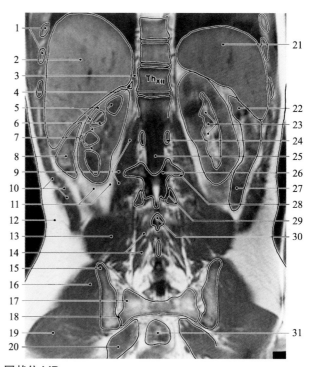

图 10-4　肾，冠状位 MR
T1WI

1. 肋骨　Ribs
2. 肝　Liver
3. 膈腰部　Lumbar part of diaphragm
4. 右肾上腺　Right suprarenal gland
5. 肾皮质　Renal cortex
6. 肾锥体　Renal pyramids
7. 肾柱　Renal columns
8. 升结肠　Ascending colon
9. 腰大肌　Psoas major
10. 腹壁肌肉　Abdominal wall muscles
11. 肾周脂肪　Perirenal fat
12. 皮下脂肪　Subcutaneous fat
13. 腰方肌　Quadratus lumborum
14. 横突棘肌　Transversospinal muscles
15. 髂嵴　Iliac crest
16. 臀中肌　Gluteus medius
17. 骶翼　Ala of sacrum
18. 骶髂关节　Sacro-iliac joint
19. 臀大肌　Gluteus maximus
20. 梨状肌　Piriformis
21. 脾　Spleen
22. 结肠脾曲　Splenic flexure of colon
23. 肾窦　Renal sinus
24. L2 椎弓根　Pedicle of vertebral arch LⅡ
25. 椎管　Vertebral canal
26. L3 椎弓板　Lamina of vertebral arch LⅢ
27. 降结肠　Descending colon
28. L3 横突　Transverse process of LⅢ
29. L3~L4 关节突关节　Zygapophysial（facet）joint LⅢ~LⅣ
30. L4 棘突　Spinous process of LⅣ
31. 直肠　Rectum

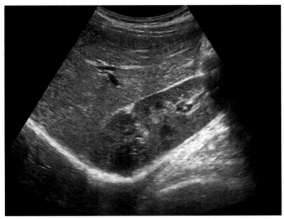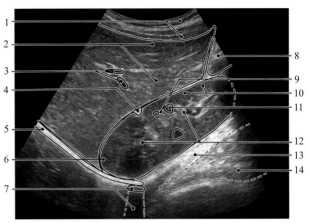

图 10-5 肾，纵切面，超声

1. 腹壁肌肉　Abdominal wall muscles
2. 肝右叶　Right liver lobe
3. 门静脉分支　Portal vein branches
4. 胎儿分叶状肾残迹　Residue of fetal lobulation
5. 膈　Diaphragm
6. 右肾上极　Upper pole of right kidney
7. 第十二肋骨及声影　12th rib with acoustic shadow

8. 横结肠　Transverse colon
9. 肾柱　Renal column
10. 肾皮质　Renal cortex
11. 肾锥体　Renal pyramid
12. 肾窦　Renal sinus
13. 肾周脂肪　Pararenal fat
14. 腰大肌　Psoas major

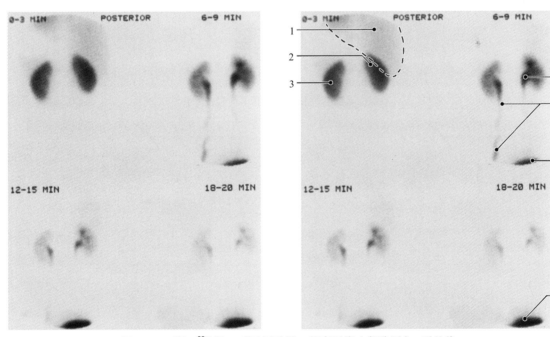

图 10-6 肾，^{99m} 锝 - 碘马尿酸钠，核素显像（肾造影），后位像
静脉注射 ^{99m} 锝 - 碘马尿酸钠后按一定间隔时间采集 4 次

1. 肝　Liver
2. 右肾　Right kidney
3. 左肾（位置通常高于右肾）　Left kidney（usually more cranial than the right）

4. 肾盂　Renal pelvis
5. 输尿管　Ureter
6. 膀胱　Urinary bladder

第二节　膀胱和尿道

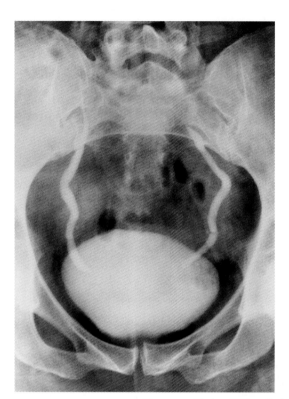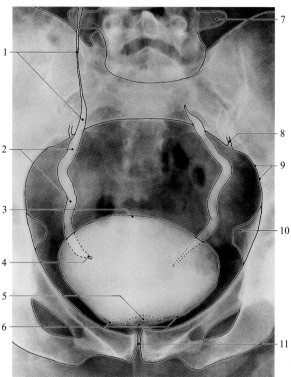

图 10-7　膀胱，男性，静脉尿路造影，前后位，倾斜 X 线片

静脉注射对比剂后 20min

1. 输尿管腹部　Abdominal part of ureter
2. 输尿管盆部　Pelvic part of ureter
3. 膀胱顶　Apex of urinary bladder
4. 输尿管壁内部　Intramural part of ureter
5. 前列腺压迹　Impression of prostate
6. 膀胱底　Fundus of urinary bladder
7. 第五腰椎横突　Transverse process of L V
8. 骶髂关节　Sacro-iliac joint
9. 弓状线　Linea arcuata
10. 坐骨棘　Ischial spine
11. 耻骨联合　Pubic symphysis

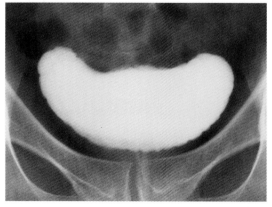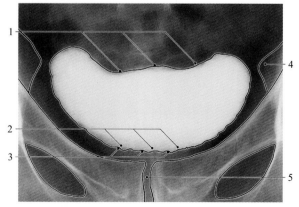

图 10-8　膀胱，女性，静脉尿路造影，前后位，倾斜 X 线片

1. 子宫压迹　Impression of uterus
2. 膀胱底　Fundus of urinary bladder
3. 膀胱壁肌轮廓　Contours of trabecular muscle in bladder wall
4. 坐骨棘　Ischial spine
5. 耻骨联合　Pubic symphysis

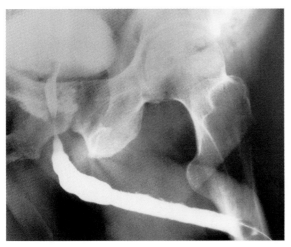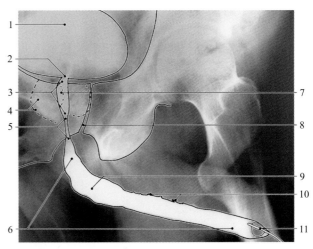

图 10-9　尿道，男性，尿道造影，斜位 X 线片

1. 膀胱　Urinary bladder
2. 尿道内口　Internal urethral orifice
3. 尿道前列腺部　Prostatic part of urethra
4. 对比剂外溢至前列腺　Overflow of contrast medium into prostatic glands
5. 尿道膜部　Membranous part of urethra
6. 尿道海绵体部　Spongiose part of urethra
7. 精阜的位置　Site of colliculus seminalis（verumontanum）
8. 耻骨联合　Pubic symphysis
9. 尿道球　Urethral bulb
10. 尿道陷窝　Urethral lacunae
11. 舟状窝内的球囊导管　Balloon catheter in navicular fossa

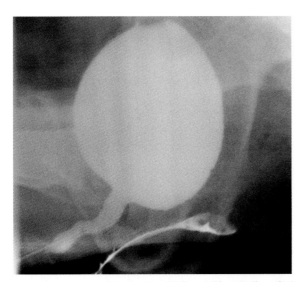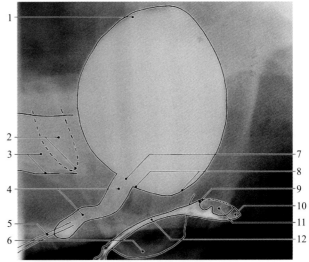

图 10-10　尿道，女性，阴道 - 膀胱 - 尿道造影（KCU），排尿中，侧位 X 线片

1. 膀胱尖　Apex of urinary bladder
2. 耻骨联合　Pubic symphysis
3. 股骨　Femoral bone
4. 尿道　Urethra
5. 导管　Catheter
6. 坐骨结节　Ischial tuberosity
7. 尿道内口　Internal urethral orifice
8. 膀胱三角　Trigone of bladder
9. 阴道前穹　Anterior fornix of vagina
10. 阴道后穹　Posterior fornix of vagina
11. 子宫颈阴道部　Vaginal part of cervix uteri
12. 阴道　Vagina

第三节　男性生殖器官

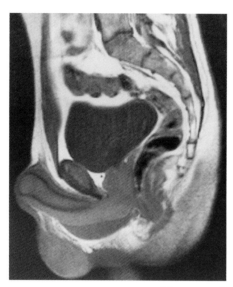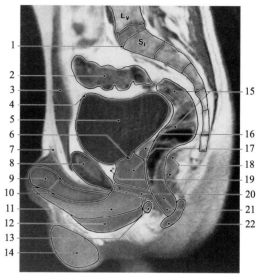

图 10-11　男性盆腔，正中位 MR

T1WI

1. 骶岬　Promontory
2. 乙状结肠　Sigmoid colon
3. 腹直肌　Rectus abdominis
4. 膀胱顶　Apex of urinary bladder
5. 膀胱　Urinary bladder
6. 尿道内口　Internal orifice of urethra
7. 阴茎系韧带　Fundiform ligament of penis
8. 耻骨联合　Pubic symphysis
9. 海绵体　Corpus cavernosum
10. 白膜　Tunica albuginea
11. 尿道球　Bulb of penis
12. 球海绵体肌　Bulbospongiosus muscle
13. 尿道球腺　Bulbo-urethral gland（Cowper）
14. 睾丸　Testis
15. 直肠　Rectum
16. 输精管壶腹　Ampulla of deferent duct
17. 前列腺　Prostate
18. 肛提肌　Levator ani
19. 耻骨后间隙　Retropubic space（cavum Retzii）
20. 尿生殖膈　Urogenital diaphragm
21. 肛管　Anal canal
22. 肛门外括约肌皮下部　Sphincter ani externus，subcutaneous part

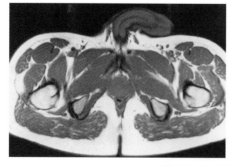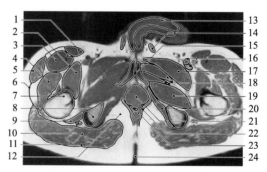

图 10-12　男性盆腔，横断位 MR

T1WI

1. 缝匠肌　Sartorius
2. 髂腰肌　Iliopsoas
3. 股直肌　Rectus femoris
4. 股外侧肌　Vastus lateralis
5. 阔筋膜张肌　Tensor fasciae latae
6. 髂胫束　Iliotibial tract
7. 股骨　Femoral bone
8. 坐骨结节　Ischial tuberosity
9. 股方肌　Quadratus femoris
10. 坐骨神经　Sciatic nerve
11. 臀大肌　Gluteus maximus
12. 坐骨直肠窝　Ischiorectal fossa
13. 海绵体　Corpus cavernosum
14. 精索　Spermatic cord
15. 耻骨联合　Pubic symphysis
16. 股动静脉　Femoral artery and vein
17. 耻骨肌　Pectineus
18. 长收肌和短收肌　Adductor longus and brevis
19. 闭孔外肌　Obturatorius externus
20. 闭孔内肌　Obturatorius internus
21. 前列腺　Prostate
22. 肛提肌　Levator ani
23. 直肠　Rectum
24. 臀裂　Crena ani

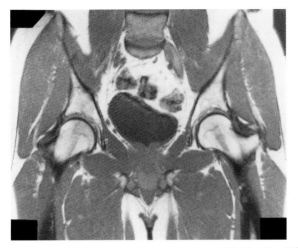
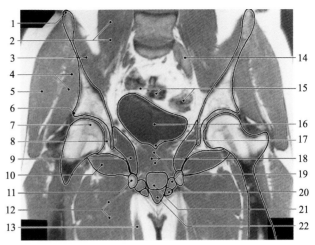

图 10-13 男性盆腔，冠状位 MR

T1WI

1. 髂嵴　Iliac crest
2. 腰大肌　Psoas major
3. 髂肌　Iliacus
4. 臀小肌　Gluteus minimus
5. 臀中肌　Gluteus medius
6. 髋臼缘　Acetabular rim
7. 股骨头　Femoral head
8. 髋臼窝　Acetabular fossa
9. 闭孔内肌　Obturatorius internus
10. 闭孔外肌　Obturatorius externus
11. 耻骨下支　Inferior ramus of pubis
12. 内收肌　Adductor muscles
13. 股薄肌　Gracilis
14. 左髂总静脉　Left common iliac vein
15. 乙状结肠　Sigmoid colon
16. 膀胱　Urinary bladder
17. 尿道内口　Internal orifice of urethra
18. 前列腺　Prostate
19. 阴茎脚　Crus penis
20. 坐骨海绵体肌　Ischiocavernosus muscle
21. 尿道球　Bulb of penis
22. 球海绵体肌　Bulbospongiosus muscle

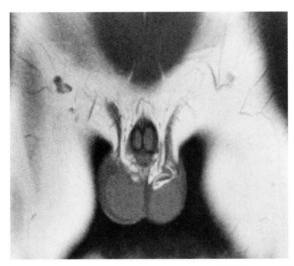
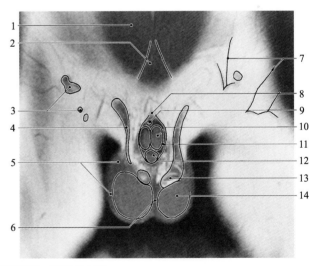

图 10-14 阴茎和阴囊，冠状位 MR

T1WI

1. 腹直肌　Rectus abdominis
2. 锥状肌　Pyramidalis muscle
3. 腹股沟浅淋巴结　Superficial inguinal lymph nodes
4. 精索　Spermatic cord
5. 阴囊　Scrotum
6. 阴囊中隔　Septum of scrotum
7. 浅层血管　Superficial vessels
8. 阴茎悬韧带　Suspensory ligament of penis
9. 阴茎背深静脉　Deep dorsal vein of penis
10. 阴茎海绵体　Corpus cavernosum
11. 阴茎肾筋膜　Deep fascia of penis
12. 尿道海绵体　Corpus spongiosum
13. 附睾　Epididymis
14. 睾丸　Testis

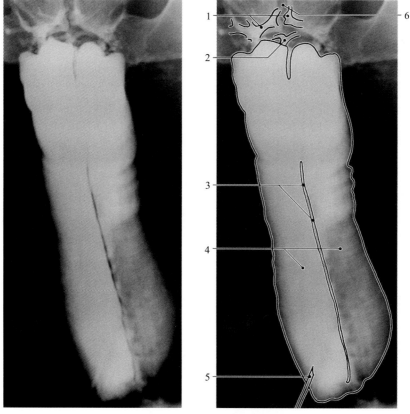

图 10-15　阴茎，海绵体造影，前后位 X 线片

1. 前列腺静脉丛　Prostatic venous plexus
2. 阴茎背深静脉　Deep dorsal vein of penis
3. 阴茎中隔　Septum of penis
4. 阴茎海绵体　Corpora cavernosa
5. 注射部位　Injection site
6. 耻骨联合　Pubic symphysis

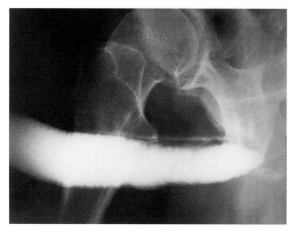

图 10-16　阴茎，海绵体造影，侧位 X 线片

1. 阴茎海绵体　Corpus cavernosum
2. 股骨头　Femoral head
3. 耻骨联合　Pubic symphysis
4. 阴茎背深静脉　Deep dorsal vein of penis
5. 阴茎导静脉　Emissary veins of penis

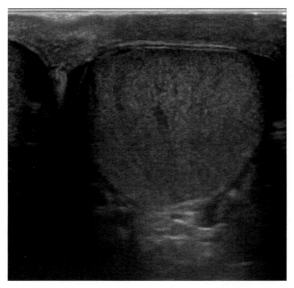

图 10-17 睾丸，横断面，超声

1. 肉膜、精索外筋膜和提睾肌筋膜 Dartos fascia, external spermatic fascia and cremasteric fascia
2. 阴囊中隔 Septum of scrotum
3. 精索内筋膜 Internal spermatic fascia
4. 鞘膜（壁层） Tunica vaginalis（parietal layer）
5. 白膜 Tunica albuginea
6. 睾丸血管 Testicular vessels
7. 附睾 Epididymis

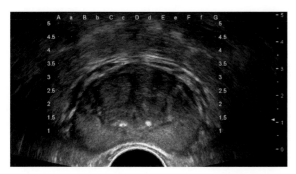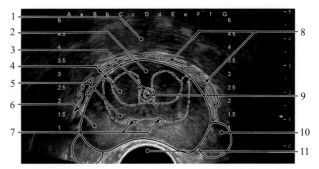

图 10-18 前列腺，横切面，超声

图像上叠加了用于活检定位的坐标

1. 膀胱壁 Bladder wall
2. 前列腺纤维肌肉基质区 Fibromuscular zone of prostate
3. 尿道周围区 Periurethral zone
4. 移行区 Transitional zone
5. 中央区 Central zone
6. 外周区 Peripheral zone
7. 钙化 Calcifications
8. 前列腺静脉丛 Prostatic venous plexus
9. 尿道 Urethra
10. 精囊腺 Seminal vesicle
11. 经直肠探头 Transducer in rectum

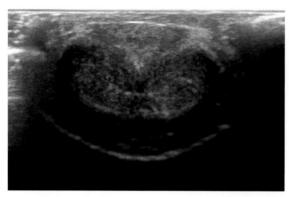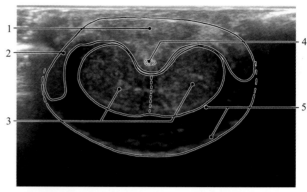

图 10-19　阴茎，横断面，超声

1. 尿道海绵体　Corpus spongiosum
2. 阴茎头冠　Corona glandis
3. 阴茎海绵体（前部相连）　Corpora cavernosa（connected anteriorly）

4. 尿道　Urethra
5. 包皮（回缩）　Prepuce（retracted）

第四节 女性生殖器官和胚胎

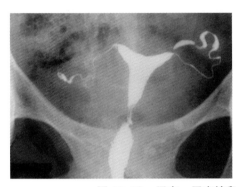
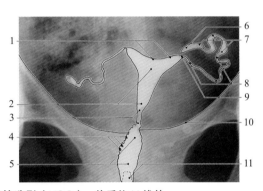

图 10-20 子宫，子宫输卵管造影（HSG），前后位 X 线片

1. 子宫腔底 Fundus of uterine cavity
2. 子宫腔 Uterine cavity
3. 子宫峡（子宫下段） Isthmus（"lower uterine segment"）
4. 宫颈棕榈襞 Palmate folds of cervix
5. 宫颈管（扩张和延展） Canal of cervix（dilated and stretched）
6. 输卵管漏斗 Infundibulum of uterine tube

7. 输卵管壶腹 Ampulla of uterine tube
8. 输卵管峡 Isthmus of uterine tube
9. 输卵管子宫口 Uterine ostium of uterine tube
10. 耻骨梳 Pecten of pubis
11. 导管 Tube

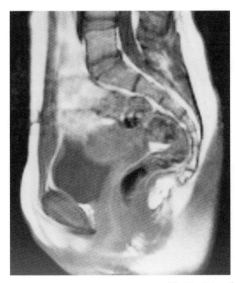
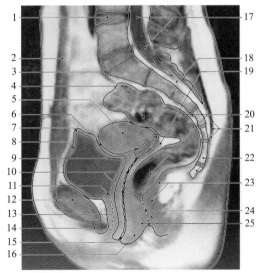

图 10-21 女性盆腔，正中位 MR

T1WI

1. 椎间盘 Intervertebral disc
2. 腹直肌 Rectus abdominis
3. 骶岬 Promontory
4. 乙状结肠 Sigmoid colon
5. 子宫 Uterus
6. 膀胱子宫陷凹 Vesico-uterine pouch
7. 膀胱尖 Apex of urinary bladder
8. 膀胱壁 Wall of urinary bladder
9. 阴道后穹 Posterior fornix of vagina
10. 阴道 Vagina

11. 尿道内口 Internal orifice of urethra
12. 耻骨联合 Pubic symphysis
13. 尿道 Urethra
14. 阴蒂 Clitoris
15. 阴道口 Vaginal orifice
16. 会阴 Perineum
17. 硬脊膜囊及马尾 Dural sac with cauda equina
18. 骶管 Sacral canal
19. 子宫直肠陷凹（Douglasi 腔） Recto-

uterine pouch（fossa Douglasi）
20. 直肠 Rectum
21. 腰腱膜覆盖骶管裂孔 Lumbar apon-eurosis covering sacral hiatus
22. 尾骨 Coccyx
23. 肛提肌 Levator ani
24. 肛管 Anal canal
25. 肛门外括约肌 Sphincter ani externus

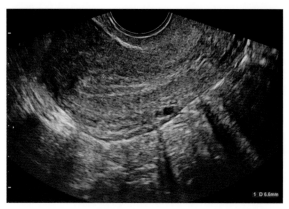
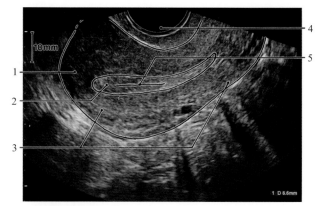

图 10-22　子宫，矢状面，超声

内膜厚度（D）：3.3mm×2

1. 子宫（底部）　Uterus（fundus）
2. 增殖晚期（排卵期）内膜　Endometrium in late proliferative phase（time of ovulation）
3. 子宫体（肌层）　Body of uterus（myometrium）
4. 置于阴道前穹的探头　Transducer in anterior fornix of vagina
5. 宫腔　Uterine cavity

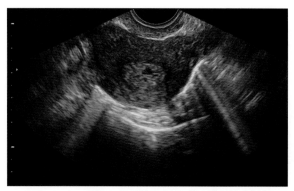
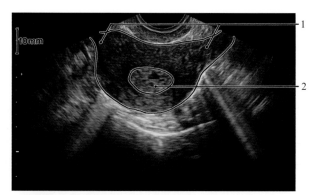

图 10-23　子宫，宫底横切面，超声

1. 子宫角　Uterine horns
2. 分泌期（黄体期）内膜　Endometrium in secretory（luteal）phase

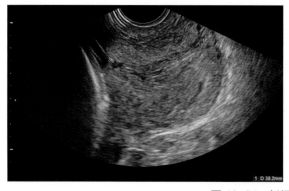
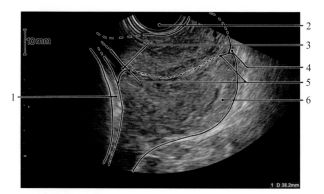

图 10-24　妊娠子宫，矢状面，超声

宫颈管长度（D）：38mm

1. 胎儿颅骨　Calvaria of fetus
2. 置于阴道穹的探头　Transducer in fornix of vagina
3. 宫颈内口　Internal ostium of cervix
4. 宫颈外口　Cervix of uterus（external ostium）
5. 宫颈管　Cervical canal
6. 宫颈阴道部　Vaginal part of cervix

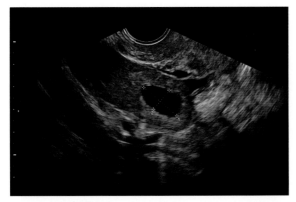

图 10-25　卵巢，超声

1. 髂外动脉　External iliac artery
2. 髂外静脉　External iliac vein
3. 置于阴道前穹的探头　Transducer in anterior vaginal fornix
4. 子宫　Uterus
5. 卵巢　Ovary
6. 三级卵泡（11mm×19mm）　Tertiary follicle（11mm×19mm）

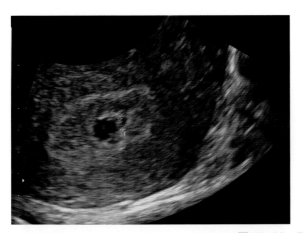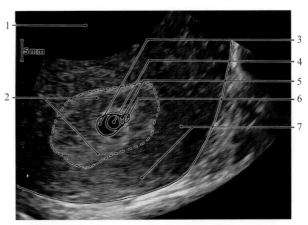

图 10-26　胚胎，孕龄 3w6d

1. 阴道内探头　Transducer in vagina
2. 子宫内膜蜕膜化　Decidua reaction in endometrium
3. 绒毛膜腔　Chorionic cavity
4. 初级卵黄囊　Primary yolk sac
5. 胚胎（长 2.6mm）　Embryon（length 2.6 mm）
6. 羊膜腔　Amniotic cavity
7. 子宫肌层　Myometrium

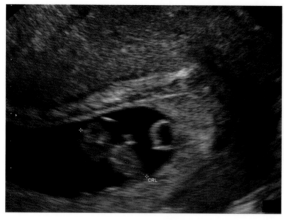

图 10-27　胚胎，孕龄 7w6d，顶臀长（CRL）15mm

1. 胎头　Head
2. 上肢　Upper extremity
3. 躯干　Trunk
4. 羊膜腔　Amniotic cavity
5. 子宫内膜（蜕膜）　Endometrium（decidua）
6. 绒毛膜和羊膜融合　Fused chorion and amnion
7. 羊膜　Amnion
8. 绒毛膜腔　Chorionic cavity
9. 次级卵黄囊（残迹）　Secundary yolk sac（remnant）

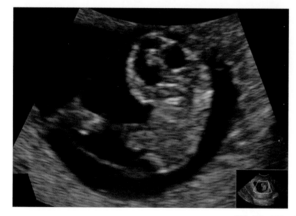

图 10-28　胚胎，孕龄 8w2d

1. 羊膜　Amnion
2. 脐带及其胎盘植入点　Umbilical cord and placental insertion
3. 胎盘　Placenta
4. 中脑水管 / 中脑　Cerebral aqueduct/mesencephalon
5. 第四脑室 / 菱脑　Fourth ventricle/rhombencephalon
6. 第三脑室 / 间脑　Third ventricle/diencephalon
7. 羊膜腔　Amniotic cavity
8. 生理性中肠疝　Physiological herniation of midgut into umbilical cord
9. 绒毛膜腔　Chorionic cavity

第五节　胎　　儿

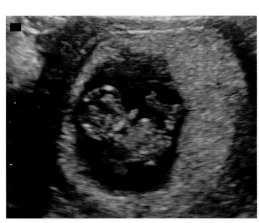

图 10-29　孕龄 9w4d，CRL23mm

1. 包蜕膜　Decidua capsularis
2. 胎头　Head
3. 上肢　Arm
4. 羊膜腔　Amniotic cavity
5. 胎盘　Placenta
6. 脐带（胎盘植入点）　Umbilical cord（placental insertion）
7. 下肢　Legs

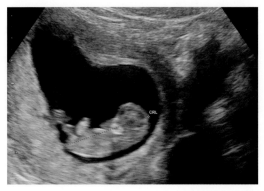
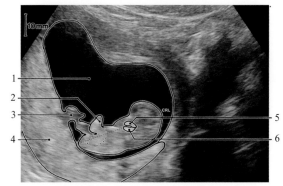

图 10-30　孕龄 10w5d，CRL40mm

1. 羊膜腔　Amniotic cavity
2. 下肢　Leg
3. 脐带　Umbilical cord
4. 胎盘　Placenta
5. 上颌骨　Maxilla
6. 下颌骨　Mandibula

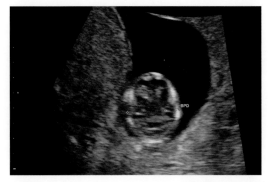
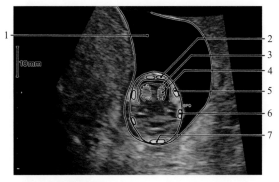

图 10-31　孕龄 11w4d，胎头横切面

1. 羊膜腔　Amniotic cavity
2. 额骨　Frontal bone
3. 大脑皮质　Cerebral cortex
4. 侧脑室内脉络丛　Choroid plexus in lateral ventricle
5. 颞骨　Temporal bone
6. 顶骨　Parietal bone
7. 枕骨　Occipital bone

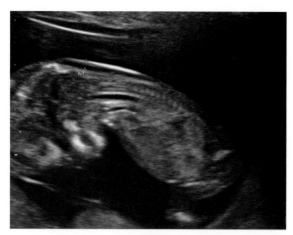

图 10-32　孕龄 12w3d，颈部，颈项透明层（NT）检查，矢状面

1. 枕骨　Occipital bone
2. 主动脉　Aorta
3. 下颌骨　Mandibula
4. 上颌骨　Maxilla
5. 颈项透明层（颈部皮下积液），NF1.9mm（此孕周时正常高限为2.4mm）　Nuchal translucency（subcutaneous edema），

NF1.9mm（Normal for this GA is up to 2.4 mm）
6. 皮肤界面　Reflection from skin
7. 椎管　Vertebral canal
8. 椎体及其骨化中心　Vertebral bodies with ossification centers
9. 髂骨　Ilium

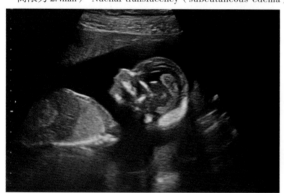
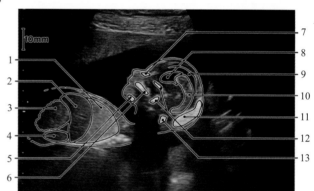

图 10-33　孕龄 14w5d，胎头，矢状面

1. 肺　Lung
2. 肝　Liver
3. 肠　Gut
4. 肾　Kidney
5. 下颌骨　Mandibula
6. 上颌骨和上腭　Maxilla and palate
7. 鼻骨　Nasal bone
8. 侧脑室　Lateral ventricle
9. 大脑皮质　Cerebral cortex
10. 脉络丛　Choroid plexus
11. 枕骨　Occipital bone
12. 蝶骨　Sphenoid bone
13. 寰椎和枢椎　Atlas and axis

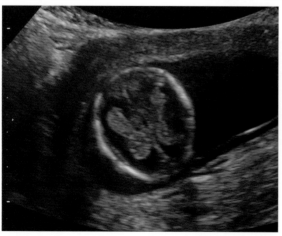
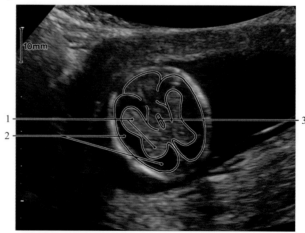

图 10-34　孕龄 14w5d，脑部，横切面

1. 侧脑室内脉络丛　Choroid plexus in lateral ventricle
2. 大脑皮质　Cerebral cortex
3. 第三脑室　Third ventricle

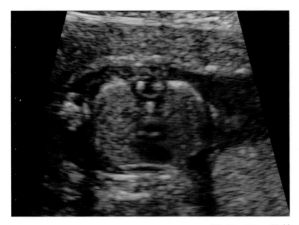

图 10-35　孕龄 14w6d，胸腔，横切面

1. 上肢　Arm
2. 心脏　Heart
3. 肋骨　Rib
4. 椎弓骨化中心　Ossification centers in vertebral arch
5. 椎管　Vertebral canal
6. 椎体骨化中心　Ossification center in vertebral body
7. 肺　Lungs

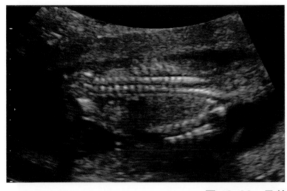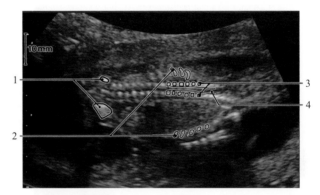

图 10-36　孕龄 15w0d，脊柱，冠状面

1. 髋　Coxae
2. 肋骨　Ribs
3. （胸）椎弓骨化中心　Ossification centers in vertebral arch（thoracic）
4. 椎管　Vertebral canal

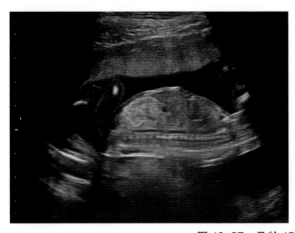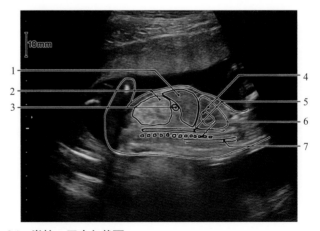

图 10-37　孕龄 15w0d，脊柱，正中矢状面

1. 肝　Liver
2. 肠　Gut
3. 胃　Stomach
4. 心脏和肺　Heart and lung
5. 主动脉　Aorta
6. 椎体　Vertebral bodies
7. 椎管　Vertebral canal

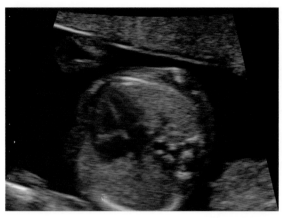

图 10-38　孕龄 15w2d，四腔心切面

1. 右心室　Right ventricle	5. 左心房　Left atrium	9. 主动脉　Aorta
2. 三尖瓣　Tricuspid valve	6. 左心室　Left ventricle	10. 肺静脉　Pulmonary veins
3. 右心房　Right atrium	7. 十字交叉　Crux cordis	11. 肋骨　Rib
4. 卵圆孔　Oval foramen	8. 二尖瓣　Mitral valve	

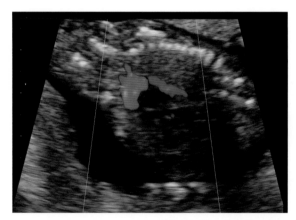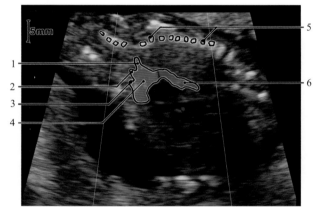

图 10-39　孕龄 15w2d，主动脉弓，彩色多普勒血流成像

| 1. 左锁骨下动脉　Left subclavian artery | 3. 头臂干　Brachiocephalic trunk | 5. 脊柱　Vertebral column |
| 2. 左颈总动脉　Left common carotid artery | 4. 主动脉弓　Aortic arch | 6. 降主动脉　Descending aorta |

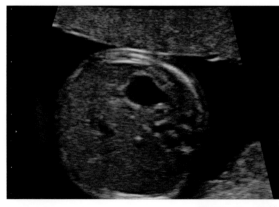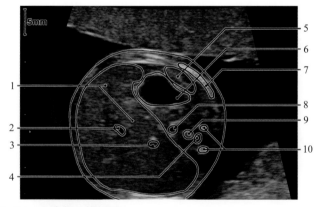

图 10-40　孕龄 15w2d，上腹部，横切面

1. 肝　Liver	6. 胃　Stomach
2. 脐静脉　Umbilical vein	7. 肋骨　Rib
3. 下腔静脉　Inferior caval vein	8. 主动脉　Aorta
4. 椎管　Vertebral canal	9. 椎体骨化中心　Ossification center of vertebral body
5. 脾　Spleen	10. 椎弓骨化中心　Ossification centers of vertebral arch

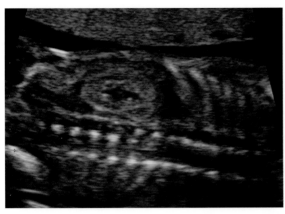
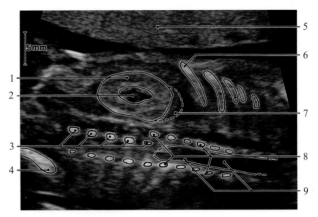

图 10-41　孕龄 15w2d，脊柱，冠状面

由于切面略有偏斜导致了 3 和 8 之间的差别

1. 肾实质　Renal parenchyma
2. 肾窦　Renal sinus
3. 椎体骨化中心　Ossification centers in vertebral bodies
4. 髂骨　Ilium
5. 胎盘　Placenta

6. 肋骨　Rib
7. 肾上腺　Suprarenal gland
8. 椎弓骨化中心　Ossification centers in vertebral arches
9. 椎管　Vertebral canal

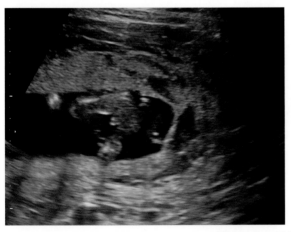
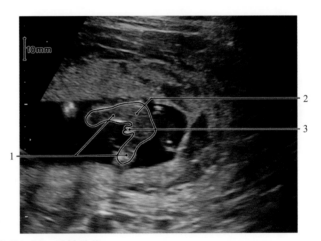

图 10-42　孕龄 15w0d，男性胎儿

1. 下肢　Legs
2. 臀　Buttock
3. 男性外生殖器　Male genitals

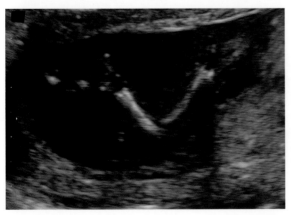
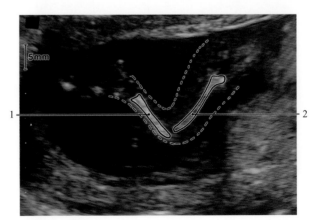

图 10-43　孕龄 14w3d，下肢

1. 胫骨　Tibia
2. 股骨　Femur

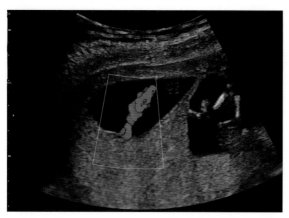

图 10-44　胎儿，双绒毛膜双胎，彩色多普勒血流成像

1. 脐动脉　Umbilical arteries
2. 脐静脉　Umbilical vein
3. 胎盘　Placenta
4. 绒毛膜间隔（两平滑绒毛膜融合）　Chorionic septum（2 fused leafs of chorion leave）

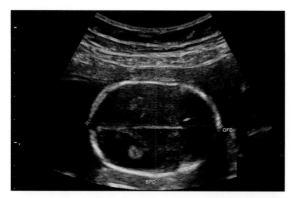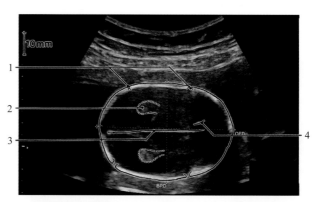

图 10-45　孕龄 19w1d，脑部，横切面

双顶径（BPD）：43mm，枕额径（OFD）：61mm

1. 颅缝　Sutures
2. 侧脑室体部内脉络丛　Choroid plexus in atrium of lateral ventricle
3. 大脑镰　Falx cerebri
4. 侧脑室额角内侧壁　Reflection from medial wall in frontal horn of lateral ventricle

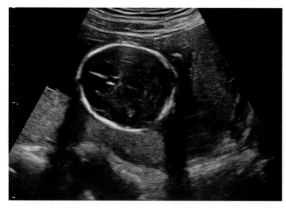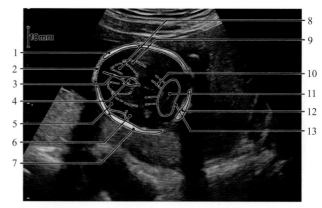

图 10-46　孕龄 19w6d，脑部，横切面，"小脑切面"

1. 额骨　Frontal bone
2. 前囟　Anterior fontanelle
3. 大脑镰　Falx cerebri
4. 透明隔腔　Cave of septum pellucidum
5. 额叶皮质　Frontal cortex
6. 颞叶皮质　Temporal cortex
7. 顶骨　Parietal bone
8. 侧脑室额角　Frontal horn of lateral ventricle
9. 脉络丛　Choroid plexus
10. 大脑脚　Cerebral crus
11. 小脑　Cerebellum
12. 枕骨　Occipital bone
13. 小脑延髓池　Cisterna magna

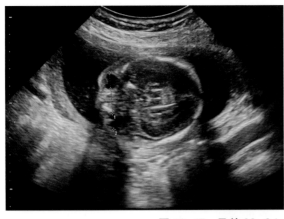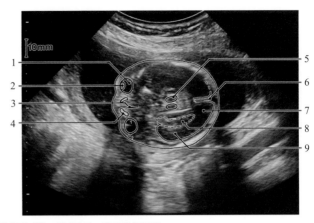

图 10-47　孕龄 22w0d，脑部和眼，横切面，"丘脑切面"

眶间距：14mm，眶外距：33mm

1. 眼球　Eyeball
2. 晶状体　Lens
3. 鼻中隔　Nasal septum
4. 鼻骨　Nasal bone
5. 丘脑　Thalamus
6. 大脑镰　Falx cerebri
7. 枕叶　Occipital lobe
8. 脉络丛　Choroid plexus
9. 颞叶　Temporal lobe

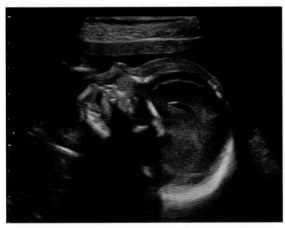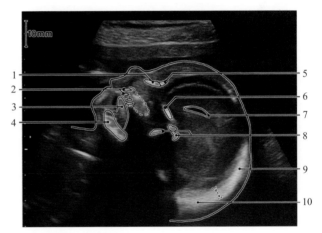

图 10-48　孕龄 21w1d，面部，矢状面

1. 鼻骨　Nasal bone
2. 上颌骨和牙齿　Teeth in maxilla
3. 舌　Tongue
4. 下颌骨和牙齿　Mandible with teeth
5. 额骨　Frontal bone
6. 蝶骨小翼　Minor wing of sphenoid
7. 侧脑室额角　Frontal horn of lateral ventricle
8. 蝶骨　Sphenoid
9. 顶骨　Parietal bone
10. 枕骨　Occipital bone

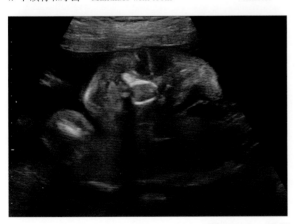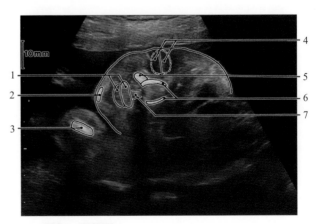

图 10-49　孕龄 21w1d，面部，冠状面

1. 唇　Lips
2. 下颌骨（颏下点）　Mandible (gnathion)
3. 肱骨　Humerus
4. 眼睑　Eyelids
5. 上颌骨　Maxilla
6. 鼻骨　Nasal bones
7. 人中　Philtrum

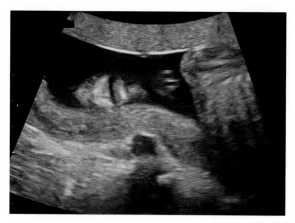

图 10-50　孕龄 20w3d，唇，冠状面

1. 唇　Lips
2. 鼻尖　Nasal tip
3. 脐带　Umbilical cord
4. 颏下点　Gnathion

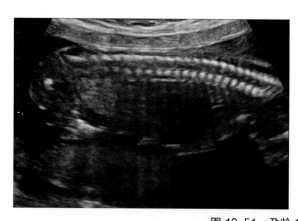
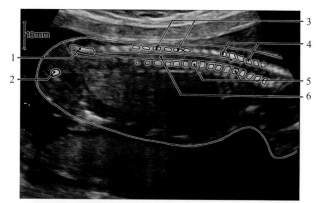

图 10-51　孕龄 19w0d，脊柱，矢状面

3 和 4 之间略有偏斜

1. 骶骨　Sacrum
2. 坐骨　Ischium
3. 椎弓板　Laminae of vertebral arches
4. 棘突　Spinous processes of vertebrae
5. 椎体　Bodies of vertebrae
6. 椎管　Vertebral canal

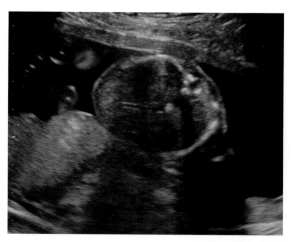
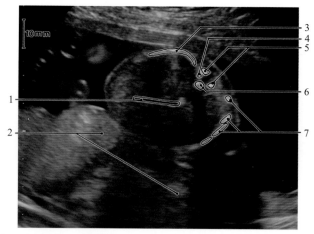

图 10-52　孕龄 19w4d，躯干，横切面

1. 脐静脉　Umbilical vein
2. 胎盘　Placenta
3. 肋骨　Rib
4. 肋骨头　Head of rib
5. 椎弓　Vertebral arch
6. 椎体　Body of vertebra
7. 肋骨　Ribs

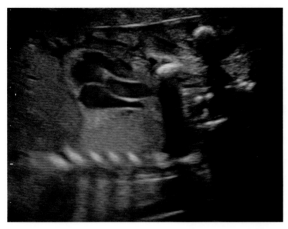

图 10-53　孕龄 21w0d，心脏和大血管，斜切面

1. 肺动脉干　Pulmonary trunk
2. 右心室和室间隔　Right ventricle and interventricular septum
3. 左心室　Left ventricle
4. 肝　Liver
5. 下腔静脉　Inferior caval vein
6. 右心房　Right atrium
7. 锁骨　Clavicle
8. 主动脉　Aorta
9. 上腔静脉　Superior caval vein
10. 肺　Lung
11. 膈　Diaphragm
12. 肋骨　Ribs

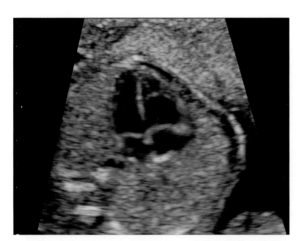
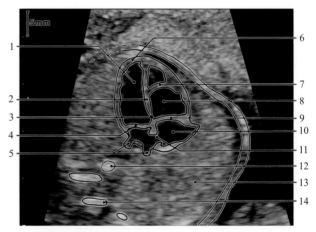

图 10-54　孕龄 19w5d，心脏，四腔心切面

1. 左心室　Left ventricle
2. 室间隔（肌部）　Interventricular septum（muscular part）
3. 室间隔（膜部，"十字交叉"）Interventricular septum（membranous part，"crux cordis"）
4. 二尖瓣　Mitral valve（bicuspid valve）
5. 肺静脉　Pulmonary veins
6. 心尖　Apex of heart
7. 隔缘肉柱（调节束）　Septomarginal trabecula（"moderator band"）
8. 右心室　Right ventricle
9. 三尖瓣　Tricuspid valve
10. 右心房　Right atrium
11. 卵圆孔　Oval foramen
12. 脊柱　Spine
13. 右肺　Right lung
14. 肋骨　Rib

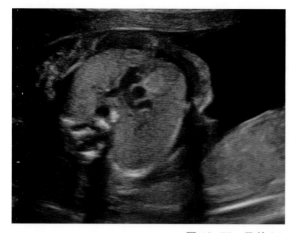

图 10-55　孕龄 21w4d，胸部和大血管，横切面

1. 左肺　Left lung
2. 右室流出道　Outlet tract of right ventricle
3. 肺动脉干　Pulmonary trunk
4. 左肺动脉　Left pulmonary artery
5. 降主动脉　Descending aorta
6. 左主支气管　Left main bronchus

7. 升主动脉　Ascending aorta
8. 上腔静脉　Superior caval vein
9. 右肺　Right lung
10. 右肺动脉　Right pulmonary artery
11. 右主支气管　Right main bronchus
12. 肋骨和椎体　Rib and vertebral body

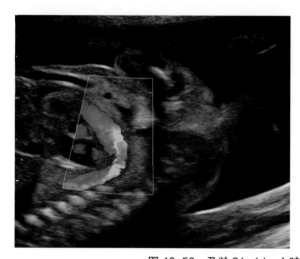
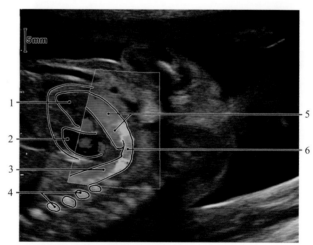

图 10-56　孕龄 21w1d，心脏和动脉导管，彩色多普勒血流成像

1. 右心室　Right ventricle
2. 左心室　Left ventricle
3. 降主动脉　Descending aorta

4. 椎体　Vertebral bodies
5. 肺动脉干　Pulmonary trunk
6. 动脉导管　Ductus arteriosus

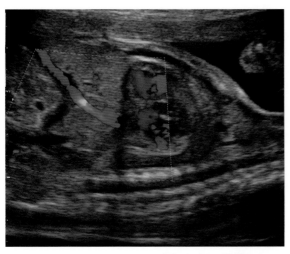

图 10-57 孕龄 21w1d，脐静脉，彩色多普勒血流成像

1. 脐静脉 Umbilical vein
2. 肝 Liver
3. 肠 Gut
4. 右心室 Right ventricle
5. 左心室 Left ventricle
6. 主动脉 Aorta
7. 椎管 Vertebral canal
8. 椎体 Body of vertebra

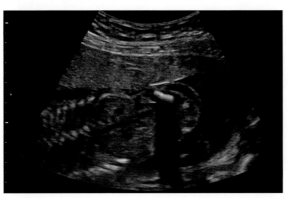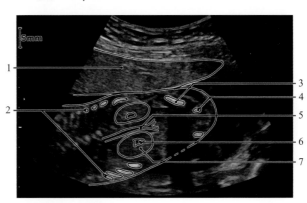

图 10-58 孕龄 19w0d，肾脏，冠状面

1. 胎盘 Placenta
2. 肋骨 Ribs
3. 髂骨 Ilium
4. 坐骨 Ischium
5. 腹主动脉 Aorta
6. 肾窦 Renal sinus
7. 肾实质 Renal parenchyma

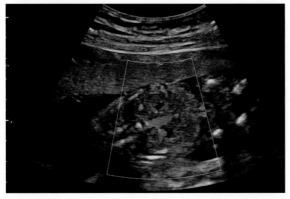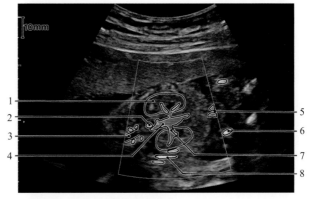

图 10-59 孕龄 19w0d，肾动脉，冠状面，彩色多普勒血流成像

1. 肾 Kidney
2. 椎体 Vertebral body
3. 椎管 Vertebral canal
4. 腹主动脉 Aorta
5. 髂内血管 Internal iliac vessels
6. 坐骨 Ischium
7. 肾动脉 Renal artery
8. 肋骨 Rib

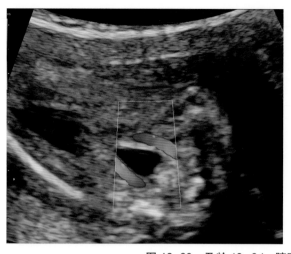

图 10-60　孕龄 19w6d，膀胱和脐动脉，彩色多普勒血流成像

1. 股骨　Femur
2. 膀胱　Urinary bladder
3. 脐动脉　Umbilical arteries
4. 骶岬　Promontory
5. 髋　Coxae

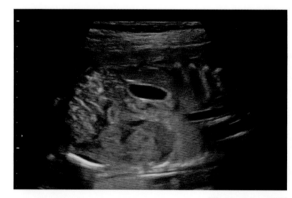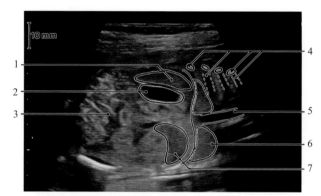

图 10-61　孕龄 21w1d，腹部，冠状面

1. 脾　Spleen
2. 胃　Stomach
3. 肠　Gut
4. 肋骨（后伴声影）Ribs（with acoustic shadows）
5. 主动脉　Aorta
6. 肺　Lung
7. 肝右叶　Liver（right lobe）

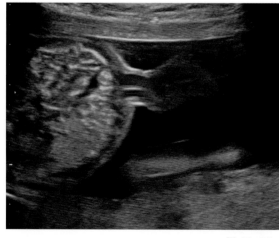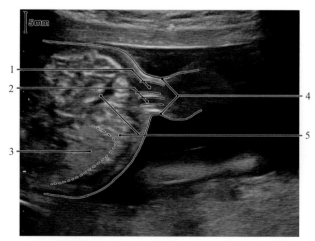

图 10-62　孕龄 21w1d，脐部

1. 脐静脉　Umbilical vein
2. 脐动脉　Umbilical artery
3. 肝　Liver
4. 脐带　Umbilical cord
5. 肠　Gut

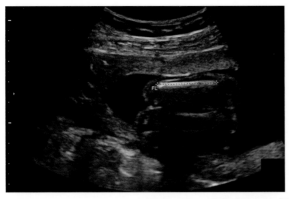

图 10-63 孕龄 18w6d，股骨长（FL），骨化骨干长度 30mm

1. 股骨 Femur	2. 臀 Buttock	3. 膝 Knee

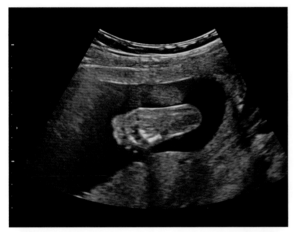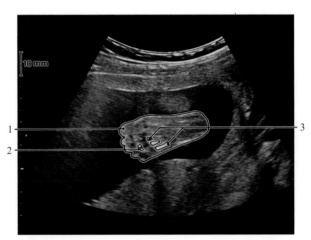

图 10-64 孕龄 22w2d，足

1. 大踇趾 Great toe	2. 近端趾骨 Proximal phalanges	3. 跖骨 Metatarsals

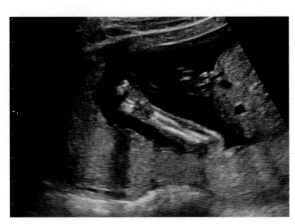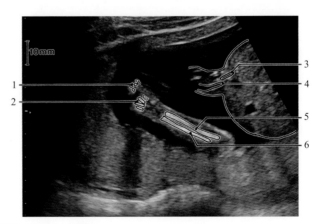

图 10-65 孕龄 19w6d，前臂

1. 指骨 Phalanges	3. 脐动脉 Umbilical artery	5. 尺骨 Ulna
2. 掌骨 Metacarpals	4. 脐静脉 Umbilical vein	6. 桡骨 Radius

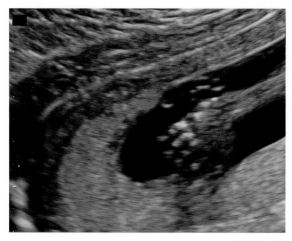
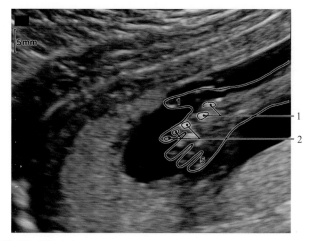
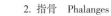

图 10-66　孕龄 16w0d，手

1. 掌骨　Metacarpals　　　　　　　　　　　　2. 指骨　Phalanges

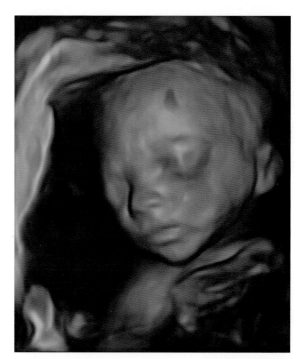
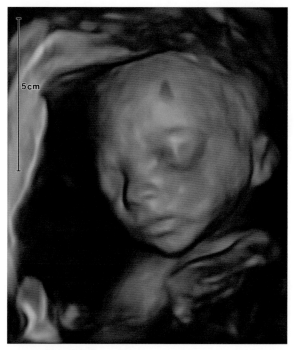

图 10-67　孕龄 23w0d，三维超声图像

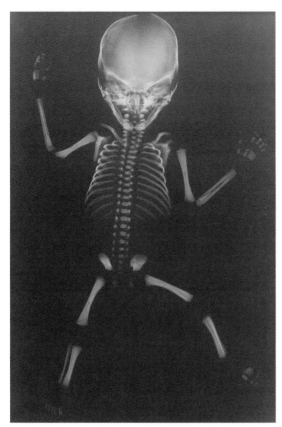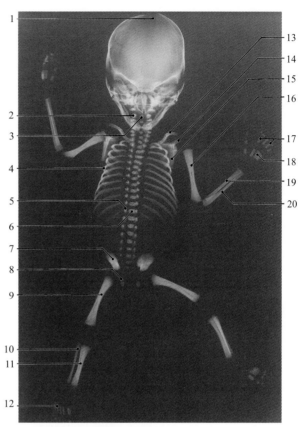

图 10-68　胎儿，18w，CRL140mm，流产，前后位 X 线片

1. 前囟　Anterior fontanelle
2. 第二颈椎椎弓（骨化中心）Arch of second cervical vertebra（ossification center）
3. 第二颈椎体（骨化中心）Body of second cervical vertebra（ossification center）
4. 第五肋骨　Fifth rib
5. 第十二胸椎椎弓（骨化中心）Arch of 12th thoracic vertebra（ossification center）
6. 第十二胸椎体（骨化中心）Body of 12th thoracic vertebra（ossification center）
7. 髂骨　Ilium
8. 耻骨　Pubis
9. 股骨（骨干）Femur（diaphysis）
10. 腓骨　Fibula
11. 胫骨（骨干）Tibia（diaphysis）
12. 跖骨　Metatarsals
13. 锁骨　Clavicle
14. 喙突　Coracoid process
15. 肩胛骨　Scapula
16. 肱骨（骨干）Humerus（diaphysis）
17. 指骨　Phalanges
18. 掌骨　Metacarpals
19. 桡骨　Radius
20. 尺骨　Ulna

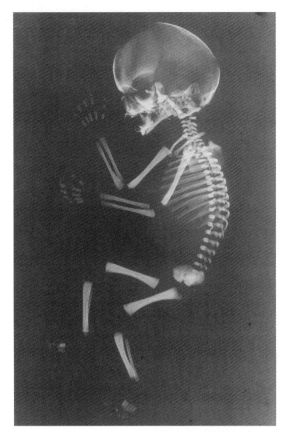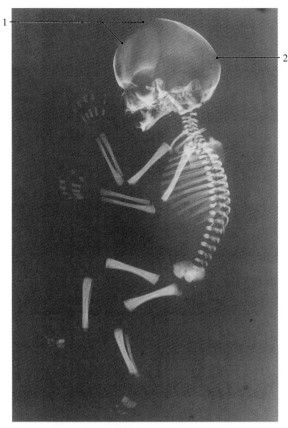

图 10-69 胎儿，18w，CRL140mm，流产，侧位 X 线片

1. 前囟 Anterior fontanelle　　　　　　　　　　　　　　　2. 后囟 Posterior fontanelle

影像诊断检查方法及相关概念

B 型超声成像（B–mode imaging） 采用"辉度模式"的超声成像方法。见第 37 页。

CAT 计算机轴向断层成像。沿身体长轴垂直方向行 CT 扫描。

CT 血管造影（CT angiography） 见第 324 页。

DXA/DEXA 检查（DXA/DEXA scanning） 见第 12 页。

HIDA 核素显像 参见胆囊核素显像。

IVP 静脉肾盂造影，参见尿路造影。

MDP 核素显像（MDP–scintigraphy） 参见亚甲基二膦酸盐核素显像。

MRA 磁共振血管成像。见第 29 页。

MRI 磁共振成像。见第 19 页。

M 型超声（M–mode） 采用"运动模式"的超声检查。见第 37 页。

Seldinger 技术（Seldinger technique） 将细管（导管）导入血管的方法。例如，用套管刺穿动脉后，通过套管引入一根柔韧的导丝，然后将套管拔出。一根不透 X 线的导管被放置在导线上引入动脉，随后可以通过对导管的透视观察将其导入较小的血管中。这项技术允许选择性地导入小血管和其他狭窄的空心结构。

SPECT 单光子发射计算机断层扫描。常与 CT 扫描相结合（SPECT–CT）。见第 44 页。

T1 加权成像（T1 weighted imaging） MR 成像序列，图像中对比度代表组织中质子 T1 弛豫时间的差异。见第 22 页。

T2 加权成像（T2 weighted imaging） MR 成像序列，图像中对比度代表组织中质子 T2 弛豫时间的差异。见第 22 页。

X 光片（roentgenogram） X 线胶片。

X 线电影摄影（cineradiography） 应用胶片或录像带记录 X 线荧光屏的实时图像。

X 线平片（plain film radiography） 投影 X 线摄影。不使用对比剂的 X 线检查。腹部平片通常采用仰卧位和直立位，以观察腹部脏器内气体分布的变化。见第 403 页。

X 线摄影（Radiogram，Radiograph） 常规 X 线成像。

X 线摄影（roentgenography） X 线成像。

X 线体层摄影（tomography） 对身体某一选定断面成像。通过 X 线管和胶片在曝光期间同步和反向运动进行的常规 X 线摄影。见第 9 页。也见于计算机断层扫描和磁共振成像。见第 13 页和第 26 页。

钡（barium） 硫酸钡在水中的悬浮液。用作消化道造影

Anatomy in Diagnostic Imaging, Third Edition. Peter Fleckenstein and Jørgen Tranum–Jensen.

© 2014 Peter Fleckenstein, Jørgen Tranum–Jensen and Peter Sand Myschetzky. Published 2014 by John Wiley & Sons, Ltd.

的对比剂。见第 425~428 页。

钡餐（barium meal） 吞钡后的上消化道 X 线检查。见第 425~426 页。

钡灌肠（barium enema） 经肛门注入钡剂后的结肠和直肠 X 线检查。检查前必须服用缓泻剂和（或）清洁灌肠。见第 427~428 页。

表面再现（surface rendering） 一种图像后处理方法：在选定密度范围内，只有信号密度差异巨大的体素才能用来重建图像。见第 17 页。

彩色多普勒血流成像（Color-flow Doppler imaging） 一种根据血流方向和多普勒频移进行彩色编码并叠加到普通灰阶超声图像上的技术，尤其适用于心血管超声检查。见第 39 页和 470 页。

超声波检查法（Sonography） 参见超声检查。

超声检查（Ultrasonography，Sonography） 基于高频声波反射的一种影像学检查方法。见第 34 页。

超声心动图（Echocardiography，Ultrasonic cardiography） 心脏超声检查。在实时成像时，常使用 M 型超声检查以提供心壁或瓣膜的定量信息，使用双功超声和彩色多普勒血流成像以获得血流的速度和方向信息。

成像板（imaging plate） 记录 X 线图像的装置，基于存储在复合物中的潜在影像，通过红色激光读取，并且可以通过强曝光而重复使用。

磁共振成像（magnetic resonance imaging） 即 MRI、MR 和 NMR 成像。见第 19 页。

单对比（single contrast） 使用一种阳性或阴性对比剂进行 X 线检查。

胆道核素显像（biliary tree scintigraphy） 参见胆囊核素显像。

胆管造影术（cholangiography） 应用对比剂的胆管树成像。以前是通过静脉内注射对比剂（静脉内胆管造影术），现在是直接将对比剂注入胆管内。后者可经三种途径进行：经皮（参见经皮肝穿刺胆道造影术），或通过内镜（经内镜逆行胆管造影术），或通过手术插入胆道内的导管（术前或术后胆管造影术）。可行 X 线、CT 或 MRI 检查。

胆囊核素显像（cholecysto-scintigraphy） 应用放射性核素显示胆管树和胆囊。经常使用 ^{99m}Tc 标记的亚氨基二乙酸衍生物，如 ^{99m}Tc-HIDA。见第 430 页。

胆系造影成像（cholangiogram） 胆囊和胆管的 X 线成像。

导管造影术（ductography） 组织内导管（如乳腺导管）的 X 线检查，对比剂由导管入口注射。

低回声（Hypoechoic） 超声检查术语，用来描述某组织或结构产生的回波较周围少。

低密度（hypodense） CT 扫描用术语，用来描述某组织或结构使 X 线衰减的比周围少。

低信号（hypointense） MR 检查术语，用来描述某组织或结构产生的磁共振信号比周围少。

定位像（scout view） 用于 CT 和 MR 扫描定位的图像。见第 13 页。

动脉造影（arteriography） 动脉成像。直接穿刺动脉或用 Seldinger 技术插入套管并注入水溶性对比剂，快速进行单次 X 线成像或电影成像记录对比剂通过动脉分支的过程。当对比剂进入静脉系统曝光时，即为静脉期。见第 437 页。

对比剂（contrast media） 用于提高器官或腔隙成像效果的混合物。见第 17 页。

多层扫描（multislice scanning） 在 CT 和 MR 扫描时，同步记录多个断层。见第 13 页。

多普勒超声检查（Doppler scanning） 分析多普勒频移的超声检查。

多普勒频移（Doppler shifts） 因波源与接收者间相对速度发生变化导致声波频率出现的显著变化。当波源和接收者彼此相向运动时，声波频率增加，而相背运动则频率降低。这种现象被用于测量血流方向和速度。见第 39 页。

放射性核素（radionuclide） 放射性同位素。

放射性同位素成像（radioisotope imaging） 参见核素显像。

肺灌注核素显像（lung perfusion scintigraphy） 静脉注射示踪剂（通常为 ^{99m}Tc 标记的白蛋白）后的肺血流灌注放射性同位素检查。

肺灌注扫描（perfusion lung scanning） 参见肺灌注核素显像。

肺通气核素显像（lung ventilation scintigraphy） 吸入放射性气体（通常为 ^{133}Xe 或 ^{81m}Kr）后的肺通气放射性同位素检查。见第 349 页。

钆（gadolinium） 强而稳定的钆螯合物具有高肾脏清除率，可用作磁共振成像的对比剂。见第 26 页。

干板 X 线摄影（xeroradiography） 一种先前使用的特殊摄影技术，使用涂有半导体（如硒）的金属板，类似于静电复印，主要用于软组织 X 线成像。

高回声（Hyperechoic） 超声检查术语，用来描述某组织或结构产生的回波较周围多。

高密度（hyperdense） CT 扫描用术语，用来描述某组织或结构使 X 线衰减的比周围多。

高信号（hyperintense） MR 检查术语，用来描述某组织或结构产生的磁共振信号比周围多。

骨矿含量（bone mineral content，BMC） 见第 12 页。

骨密度（bone mineral density，BMD） 见第 12 页。

关节造影（arthrography） 将水溶性对比剂或空气注入关节滑膜腔内，通常两者兼有（双对比）。

冠状动脉造影（coronary arteriography） 选择性注射对比剂的冠状动脉成像。通常应用 Seldinger 技术经股动脉或肱动脉穿刺。

冠状面（coronal section） 放射学术语，用于额切面断层图像的表述。

核素显像（scintigraphy） 放射性示踪物质在器官和组织中放射性强度和分布的成像。见第 41 页。

亨氏单位，CT 值（Hounsfield unit，CT number） X 线衰减单位（相对于水和空气而言）。见第 14 页。

回声（Echo） 参见超声检查。

回声特性（Echogenicity） 组织 / 结构在超声检查中产生回波的能力。

脊髓造影（myelography） 脊髓成像。通过腰穿或枕下穿刺将水溶性对比剂注入蛛网膜下腔，随后行蛛网膜下腔 X 线或 CT 成像（CTM）。

计算机断层摄影（computed tomography，CT） CT 扫描。X 线断层摄影技术。见第 12 页。

减影成像（subtraction imaging） 摄影或数字方法，以改善诊断用 X 线成像的对比度，例如从动脉造影图像中去除骨阴影（见数字减影血管造影）。

胶体核素显像（colloid scintigraphy） 静脉内注射放射性核素（常为 ^{99m}Tc）标记的胶体颗粒，这些胶体颗粒被组织内的巨噬细胞吞噬后使组织显影，因此常用于肝、脾的显像。

经肝穿刺置管（transhepatic catheterization） 参见经皮肝穿刺门静脉造影或胆道造影。

经皮肝穿刺胆道造影（percutaneous transhepatic cholangiography，PTC） 经皮肝内胆管插管后胆道 X 线造影检查。

经皮肝穿刺门静脉造影（percutaneous transhepatic portography） 经皮肝穿刺门静脉分支插管后，门静脉和（或）其分支 X 线造影检查。参见 Seldinger 静脉插管技术。

经食管检查（Transesophageal） 经过食管进行的超声检查。

经阴道检查（Transvaginal） 经过阴道进行的超声检查。

经直肠检查（Transrectal） 经过直肠进行的超声检查。

精囊造影（Vesiculography） 通过射精管注射对比剂后行精囊和输精管 X 线检查。

静脉 – 动脉造影（venous arteriography） 静脉注射对比剂后动脉显影，特别适用于数字减影和 CT 成像。

静脉尿路造影（intravenous urography） 参见尿路造影。

静脉造影（phlebography，venography） 静脉成像。通常直接穿刺周围静脉远端，然后注入对比剂到 X 线成像区域。也可采用 Seldinger 技术行选择性静脉造影。

快速小角度激发（FLASH） 磁共振成像方法之一，通过梯度回波缩短数据采集时间。见第 28 页。

泪囊造影或泪器造影（dacryocystography or dacryography） 经双侧泪点插管注入对比剂后，行泪小管、泪囊和鼻泪管 X 线摄影。

邻碘马尿酸钠核素显像（hippuran scintigraphy） 应用放射性同位素标记的邻碘马尿酸钠通过肾脏排泄而进行泌尿道的放射性核素检查。见第 447 页。

淋巴管造影（lymphangiography） 参见淋巴造影。

淋巴造影（lymphography） 注射油性含碘对比剂后的淋巴管和淋巴结 X 线检查。在双足淋巴管注射对比剂后，可见腹股沟、髂外和腰淋巴结。同理，在手部淋巴管注射对比剂后，可见同侧腋窝淋巴结。注射后几小时（早期）拍摄的 X 线片显示淋巴管。次日或以后拍摄的 X 线片仅显示淋巴结。淋巴造影可以得到优质的淋巴管和淋巴结影像，但现在已被磁共振成像所取代，很少应用。见第 441~442 页。

螺旋 CT 扫描（helical CT scanning） 在 CT 扫描期间，患者扫描床匀速移动，扫描时间因此缩短。应用多层螺旋 CT，一个全身 CT 扫描时间可以缩减至以秒来计算。见第 13 页。

门静脉造影（portal phlebography，portography） 门静脉 X 线检查。可在脾内注射对比剂后（脾静脉造影、脾门静脉造影）、脾动脉造影静脉期间（动脉 – 门静脉造影）或经皮肝穿刺门静脉插管后进行。

弥散加权成像（diffusion weighted imaging） MR 成像序列之一，图像对比源于质子扩散迁移率的不同。见第 30 页。

内镜检查（endoscopy） 通过管状光学器械对器官进行直视下检查。这种仪器通常由光纤维构成，常用来检查呼吸道、胃肠道、腹膜及胸膜腔、膀胱、生殖系统和关节腔。

内镜下逆行胰胆管造影（endoscopic retrograde cholangio–pancreatography，ERCP） 对比剂逆行注入胆管和胰管的 X 线摄影检查。导管经置于十二指肠的内镜进入壶腹。见第 429、434 页。

逆行尿道造影（retrograde urethrography） 参见尿道造影。

逆行肾盂造影（retrograde pyelography） 经膀胱镜置管于输尿管内，注入水溶性对比剂后行肾盂、肾盏和输尿管的 X 线检查。

尿道造影（urethrography） 尿道 X 线检查。可将水溶性对比剂通过尿道口注入，也可以在膀胱内存有对比剂时，通过排尿对尿道进行检查。也见于膀胱尿道造影。

尿路造影（urography） 也叫静脉尿路造影或静脉肾盂造影（IVP）。静脉注射水溶性对比剂，利用其由肾脏排泄的特点，对肾脏、输尿管和膀胱行 X 线检查。对比剂集中在尿液中，依次显示肾实质、肾盏、肾盂、输尿管和膀胱。除提供尿路图像外，检查还提供了有关肾脏排泄功能的信息。见第 445 页。

排尿性膀胱造影（micturating cystography） 排尿时膀胱的 X 线检查，现已很少应用。见第 449 页。

排泄性尿路造影（excretory urography） 参见尿路造影。

膀胱尿道 X 线摄影（cystourethrography） 膀胱和尿道的 X 线成像检查。将水溶性对比剂注入膀胱，在排尿过程中观察膀胱和尿道。

膀胱造影（cystography） 应用水溶性对比剂检查膀胱。

平板探测器（flat panel detector） X 线的电子探测器，类似 X 线摄影胶片。见第 11 页。

腔静脉造影（cavography） 腔静脉的 X 线血管造影检查，对比剂通常同时注入双侧股静脉。见第 440 页。

腔内超声检查（Endoluminal ultrasound scanning） 将超声波发射和接收装置（探头）置于血管或器官的管腔内进行检查，如经食管的超声心动图检查、经阴道的子宫检查或经直肠的前列腺检查。

全颌曲面断层片（orthopantomography） 参见全景 X 线片。

全景 X 线片（panoramic radiograph，panorama） 应用特殊 X 线断层技术进行牙和邻近骨质的 X 线检查，产生通过牙弓的弯曲层面。

容积再现（volume rendering） 图像后处理方法：只允许在一个或多个选定密度范围内的体素对图像做出贡献。

见第 17、18 页。

乳腺导管造影（galactography，Mammary ductography） 将对比剂注入乳腺导管系统后行乳腺导管 X 线检查。见第 398 页。

乳腺钼靶 X 线摄影（mammography） 低千伏（20~30kV）乳房 X 线检查，具有良好的软组织辨识度。见第 397 页。

射线不可透（radiopaque） 吸收和散射 X 线的材料或结构，这样的物体在成像时显亮色。

射线可透（radiolucent） 容易被 X 线穿透的材料或结构，这样的物体在成像时显暗色。

神经根造影（radiculography） 将水溶性对比剂注入蛛网膜下腔后，行脊神经根 X 线检查。

肾动脉造影（renal arteriography） 应用 Seldinger 技术对肾动脉及其分支进行选择性动脉造影。

肾显像（renography） 放射性标记药物肾排泄的核素显像和定量检查，如用 ^{99m}Tc 标记的邻碘马尿酸钠。

肾盂造影（pyelography） 肾盂 X 线检查。可经皮将对比剂注入肾盂或间接注入，参见逆行肾盂造影。

矢状面（sagittal section） 与身体正中平面平行的切面。

室腔（心室或脑室）造影（ventriculography）（1）通过导管注入对比剂，用 X 线或超声检查心室。见第 390 页。（2）脑室内引入对比剂后行脑部 X 线检查（现已弃用）。

输卵管造影（salpingogram） 参见子宫输卵管造影。

数字减影血管造影（digital subtraction angiography，DSA） 应用减影技术的血管造影成像。注射对比剂后，通过计算机图像处理技术提高血管成像效果，即对比剂注射前后所摄图像相减去除相同的部分，使图像对比度得到提高。见第 11~12 页。

双顶径（biparietal diameter，BPD） 胎儿头部双侧顶骨间的最大距离，测量时应垂直于大脑镰。超声检查时可用来确定胎儿孕周。见第 459 和 464 页。

双功超声检查（Duplex scanning） 超声成像的同时，根据图像上选定位置的多普勒频移计算血流速度。

双能减影（dual energy subtraction） 高、低两种不同管电压所摄 X 线图像相减。骨骼对比度可以增加也可以降低。见第 12 页。

双重对比检查（double-contrast examination） 联合使用阳性和阴性对比剂（通常为钡和空气），最常用于结肠检查，即在钡灌肠后注入适量空气。见第 425~427 页。

顺行肾盂造影（antegrade pyelography） 肾盂穿刺并注射对比剂，然后行尿路 X 线检查（通常经超声引导）。

梯度回波（gradient echoes） 激发自旋质子发射信号的磁共振成像方法。见第 24 页。

体素（voxel） 在 CT 或 MR 扫描中的最小体积单元，其平均 X 线衰减或 MR 信号强度已被确定。体素在 2D 图像中表示为像素。见第 12 页。

通气显像（ventilation scintigraphy） 参见肺通气显像。

同位素显像（isotope scintigraphy） 使用发射 γ 射线的放射性同位素检查，同时靶向特定的器官或组织。其在特定器官中的时间依赖性聚积和（或）排出由伽马照相机记录和显示。

透视（fluoroscopy） 在一涂有薄层特殊材料的屏幕上 X 线摄影成像，此材料发荧光的强度与入射 X 线的强度成正比。该屏幕替代了摄影胶片，可以直接观看，也可以经摄像机播放。见第 387 页。

吞钡（barium swallow） 吞咽钡剂时行食管 X 线检查。见第 334 页、396 页。

涎腺造影（sialography） 涎腺及其导管的成像，通常通过扩张导管外口插管并注射对比剂。

像素（pixel） 数字图像中最小元素。参见体素。

小肠灌肠（small bowel enema） 经十二指肠置管注入对比剂后的小肠 X 线成像。

心血管造影（cardioangiography） 参见血管心脏造影。

选择性动脉造影（selective arteriography） 对选定的动脉进行 X 线检查，通常用 Seldinger 技术将导管插入小动脉。

血管电影造影术（cineangiography） 在血管内注射对比剂期间，应用 X 线电影摄影法的一种动脉检查。

血管心脏造影（angiocardiography） 心脏和毗邻大血管的 X 线检查。应用 Seldinger 技术经股静脉穿刺置管，对比剂经导管注入右心室。对比剂流动被快速成像序列记录（如 X 线电影成像）。见第 387~388 页。

血管造影（angiography） 常规 X 线、CT 和 MR 成像，或超声血管成像［动脉（参见动脉造影）、静脉（参见静脉造影）或淋巴系统（参见淋巴管造影）］。

亚甲基二膦酸盐核素显像（methylene diphosphonate scintigraphy，MDP scintigraphy） 应用 ^{99m}Tc 标记的亚甲基二膦酸盐进行骨骼放射性同位素检查。它能随着组织矿物质代谢，成比例地浓聚在钙化组织中。因此，长骨生长板周围最为浓聚。见第 51、93、100、121、144 和 204 页。

翼片（bite-wing radiography） 口腔内牙 X 线片。摄片时患者咬住被胶片包裹的突起。见第 340 页。

阴道膀胱尿道造影（kolpo-cysto-urethrography，KCU） 在休息、咳嗽和排尿时进行的女性阴道、膀胱和尿道的 X 线检查。对比剂经导管进入膀胱和阴道。现在已很少使用该造影法。见第 449 页。

阴茎海绵体造影（cavernosography） 直接注入对比剂的阴茎海绵体 X 线检查。静脉引流同样可看。见第 452 页。

右侧位（right lateral） X 线侧位投照，患者右侧部最靠近胶片或图像记录仪。

右前斜位（right anterior oblique，RAO） X 线斜位投照，患者右前外侧部最靠近胶片或图像记录仪。

孕龄（Gestational age） 从末次月经第一天开始计算的妊娠时间。

正电子发射断层扫描（positron emission tomography，PET） 放射性同位素成像技术，应用发射正电子的同位素。经常结合 CT（PET-CT）。见第 42~44 页。

正中切面（median） 参见正中矢状面。

正中矢状面（midsagittal） 正中切面。身体中线的矢状切面。

支气管造影（bronchography） 注入对比剂（通常通过置于主支气管中的导管）后的支气管树 X 线成像。现在已被内镜检查或 CT 虚拟内镜检查所代替。

质子自旋密度加权成像（proton spin density weighted imaging） 一种磁共振成像序列，图像的对比度大致反映了软组织中质子的浓度。见第 29 页。

轴（axial） 垂直或沿身体的轴（中线）。此术语用于常规 X 线检查时，指定位 X 线经过的路径，且胶片垂直于身体长轴。在 CT 和 MR 检查时用来表示身体的横断面（横截面），即"轴位"。

主动脉造影（aortography） 主动脉及其分支的 X 线、CT 或 MR 检查。通常应用 Seldinger 技术经股动脉穿刺置管（经股动脉主动脉造影术），注入水溶性对比剂，也可直接穿刺腹主动脉（腰主动脉造影术）。见第 386、436 页。

子宫输卵管造影（hysterosalpingography，HSG） 碘对比剂通过子宫外口注入，然后经过子宫、输卵管进入腹膜腔，在此过程中行 X 线检查。

自旋回波（spin echoes） 在磁共振成像中激发无线电信号的方法。见第 24 页。

最大密度投影（maximum intensity projection，MIP） 一种 CT 图像后处理方法，处理员选择一个器官（包含在多幅 CT 图像中），由平行假想的"射线"投影产生一个二维图像，其中只有每一个"射线"通过的具有最高 CT 值的体素被保留用于投影图像。该技术主要应用于 CT 血管造影。见第 17 页。

左侧位（left lateral） X 线侧位投照，患者左侧部最靠近胶片或图像记录仪。

左前斜位（left anterior oblique，LAO） X 线斜位投照，患者左前外侧部最靠近胶片或图像记录仪。

索 引

Anatomy in Diagnostic Imaging, Third Edition. Peter Fleckenstein and Jørgen Tranum–Jensen.

© 2014 Peter Fleckenstein, Jørgen Tranum–Jensen and Peter Sand Myschetzky. Published 2014 by John Wiley & Sons, Ltd.